临床百家

中国医学临床百家·病例精解

胸膜与纵隔疑难少见病例精解

曾惠清　曾运祥 / 主　编

科学技术文献出版社
SCIENTIFIC AND TECHNICAL DOCUMENTATION PRESS
·北京·

图书在版编目（CIP）数据

胸膜与纵隔疑难少见病例精解 / 曾惠清，曾运祥主编. —北京：科学技术文献出版社，2022. 9

ISBN 978-7-5189-8962-1

Ⅰ. ①胸… Ⅱ. ①曾… ②曾… Ⅲ. ①胸膜疾病—病案—汇编 ②纵膈疾病—病案—汇编 Ⅳ. ① R561 ② R564

中国版本图书馆 CIP 数据核字（2022）第 034320 号

胸膜与纵隔疑难少见病例精解

策划编辑：李　丹　责任编辑：李　丹　吴　微　责任校对：王瑞瑞　责任出版：张志平

出 版 者　科学技术文献出版社
地　　址　北京市复兴路15号　　邮编　100038
编 务 部　（010）58882938，58882087（传真）
发 行 部　（010）58882868，58882870（传真）
邮 购 部　（010）58882873
官方网址　www.stdp.com.cn
发 行 者　科学技术文献出版社发行　全国各地新华书店经销
印 刷 者　北京虎彩文化传播有限公司
版　　次　2022 年 9 月第 1 版　2022 年 9 月第 1 次印刷
开　　本　787×1092　1/16
字　　数　445 千
印　　张　37.75
书　　号　ISBN 978-7-5189-8962-1
定　　价　218.00元

《胸膜与纵隔疑难少见病例精解》

编委会

主　编

曾惠清　厦门大学附属中山医院
曾运祥　广州呼吸健康研究院

副主编

张孝斌　厦门大学附属中山医院
郭伟峰　福建医科大学附属泉州第一医院
汪金林　广州呼吸健康研究院
沈盼晓　广州呼吸健康研究院
罗雄彪　厦门大学
杜艳萍　厦门大学附属中山医院
蔡雪莹　厦门大学附属中山医院
黄茂宏　厦门大学附属中山医院
成　潇　厦门大学附属中山医院

编　委（按姓氏笔画排序）

王洺辉　厦门大学附属翔安医院
方耀堂　福建医科大学第三临床医学院

朱秀妮　福建医科大学第三临床医学院
李　琪　厦门大学附属中山医院
李艳萍　福建医科大学第三临床医学院
余慧莲　厦门大学附属厦门妇幼保健院
张永俊　厦门大学附属中山医院
陈　燕　厦门大学附属中山医院
陈享星　厦门大学附属中山医院
林秀丽　厦门大学附属中山医院
郑耐珊　福建医科大学第三临床医学院
赵锦裕　厦门大学附属中山医院
洪　城　广州呼吸健康研究院
黄　滢　福建医科大学第三临床医学院
徐明鹏　广州呼吸健康研究院
黄叶梅　厦门大学附属中山医院
黄秋芬　厦门医学院附属第二医院
赖燕婷　厦门大学附属中山医院
蔡芋晴　福建医科大学第三临床医学院

钟南山院士赠序

呼吸系统疾病是我国因病致死的主要病因。其中肺部感染居感染性疾病死因的第一位，肺癌居恶性肿瘤死因的第一位。肺脏是一个与外界相通的器官，胸膜与纵隔作为呼吸系统的重要组成部分，相对而言是密闭的。呼吸系统疾病及全身性疾病均可累及胸膜和纵隔。近年来，胸膜与纵隔疾病患病率呈上升趋势，同时部分疑难少见病例由于疾病表现不典型、原发病或基础病的多样性均会累及胸膜或纵隔，加上特异性的实验室检查有限、创伤性介入检查技术欠缺，常给临床上该部位的诊治带来极大的困惑。提高对胸膜与纵隔疾病的认知及诊治水平，是呼吸专科医生面临的重要任务。

由中华医学会呼吸病学分会胸膜与纵隔疾病学组成员曾惠清、曾运祥两位教授主编的《胸膜与纵隔疑难少见病例精解》是国内第一部介绍胸膜与纵隔疑难病例的专著，对呼吸界同道来说是一件喜事。本书汇集并筛选了厦门大学附属中山医院、广州呼吸健康研究院和福建医科大学附属泉州第一医院等多家医院多年来临床诊治的优秀、疑难及少见病例共 86 例，内容将基础与临床、理论与实践、经验与教训、论述与剖析融于一体，系统介绍胸膜与纵隔疑难少见病的诊断思路、诊疗策略，结合近年来的前沿进展，深入探讨并解析。本书的出版对认识该类疾病无疑具有极大的帮助和促进作用，是值得向呼吸专科医师推荐的实用参考用书。在此，我谨向参与本书编写的所有编者付出的辛勤劳动表示感谢！同时也希望继续收集该类疾病的临床案例，使今后再版更加丰富。我深信本书问世将会受到广大读者的欢迎和好评。

祝贺《胸膜与纵隔疑难少见病例精解》出版发行！

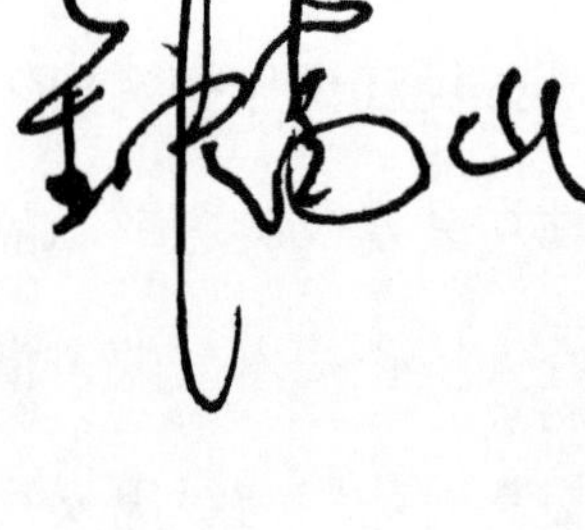

主编简介

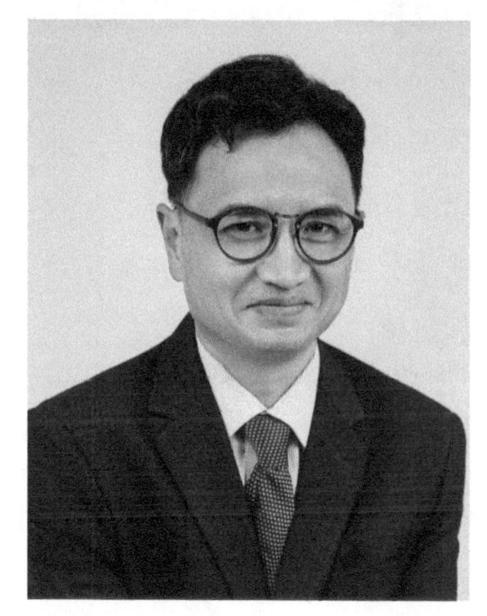

曾惠清，主任医师，教授，厦门大学、福建医科大学博士、硕士研究生导师。

现任厦门大学附属中山医院呼吸与危重症医学科主任，中华医学会呼吸病学分会胸膜与纵隔疾病学组委员，欧洲呼吸病学会（European Respiratory Society，ERS）会员，第一、第二届中国医师协会呼吸医师分会委员，中国医学装备协会呼吸病学装备技术专业委员会委员，中国医药协会呼吸病委员会理事，国家呼吸系统疾病临床医学研究中心厦门大学分中心主任，福建省海峡两岸医药卫生交流协会呼吸分会副会长，福建省医学会呼吸病学分会常务委员兼胸膜病学组组长。兼任科技部、福建省卫生科技项目评审专家，《中国罕少见病精选病例丛书》编委会副主任委员，《疑难病杂志》等3部杂志编委。

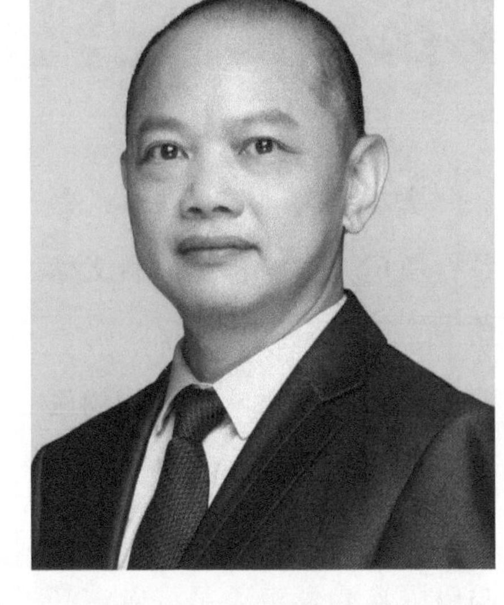

曾运祥，医学硕士，副主任医师。

现任广州医科大学附属第一医院、广州呼吸健康研究院呼吸与危重症学科副主任、病区主任、胸膜与纵隔疾病专业组主任。现任中华医学会呼吸病学分会胸膜与纵隔疾病学组副组长。

长期从事呼吸与危重症专业的医疗、教学与科研工作。擅长无创机械通气、睡眠呼吸障碍性疾病、呼吸介入等诊疗。目前主攻方向为胸膜与纵隔疾病，特别是胸膜疑难病、恶性胸腔积液的免疫微环境等。近几年来发表胸膜疾病相关SCI收录文章20余篇。

前 言

呼吸系统疾病作为内科系统疾病中最主要的病种之一，严重危害着人类的健康。胸膜处于肺脏的周边，纵隔是两侧纵隔胸膜之间的间隔及器官的总称，胸膜与纵隔是呼吸系统的重要组成部分，但由于种种原因，在我国长期以来重视程度相对不足。胸膜与纵隔疾病患病率近年来有明显的上升趋势，中华医学会呼吸病学分会胸膜与纵隔疾病学组筹备工作从2018年开始，我们作为学组成员，提高呼吸专科医生对该类疾病的认识及疑难少见病的综合诊疗水平是责无旁贷的，也是广大呼吸专科青年医生的迫切期望。

我们查阅资料，国内目前尚未见介绍胸膜与纵隔疑难少见病的专著，促使我们萌发撰写本书的念头。本书收集了厦门大学附属中山医院、广州呼吸健康研究院和福建医科大学附属泉州第一医院等多家医院10余年来诊治的有价值、有代表性及最后有明确诊断的疑难少见病例86例，分为胸膜腔感染性疾病，胸膜、纵隔肿瘤，变态反应、风湿免疫及合并肺间质性疾病，乳糜胸、气胸及其他罕见病五章，每个病例均包含病情介绍、诊疗经过、最后诊断、治疗与转归、重要提示、讨论和评述，并添加病例图片。每个病例均由在临床上亲自诊治的医生进行整理和解析，编者从临床资料入手，结合近几年的进展深入探讨并分析。这些病例都凝聚了一线临床专家的智慧和心血，期望对呼吸专科医生在该类临床疑难少见病的诊治工作中能有所帮助。

本书在编写过程中，得到了七所大学附属医院呼吸内科主任及专家的大力支持，从而能在大家繁忙的临床工作中以较短的时间组织完稿，在此对各位编者表示由衷的感谢！愿我们的努力能起到抛砖引玉的作用，也能够得到呼吸同道们的认同，同时也盼望更多的呼吸同道能积极加入胸膜与纵隔疾病的各级学会，重视对本领域疾病的诊治工作，促进本学科的发展。

限于编者水平，书上疏漏或不当之处肯定不少，烦请广大读者能提出宝贵意见，批评指正。

曾惠清　曾运祥

目 录

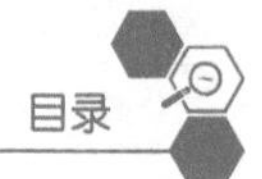

第一章
胸膜腔感染性疾病

病例 1　糖尿病，类风湿关节炎，脓胸

一、病情介绍

患者，男性，69 岁，农民。

以“咳嗽、咳痰、气促 8 天”为主诉于 2021 年 5 月 31 日入院。

现病史：8 天前患者无明显诱因出现咳嗽、咳痰，为白色黏痰，伴有活动后气促，登 2 层楼即气促明显，无发热、畏寒，无胸痛、咯血、盗汗，无心悸、心前区压榨感，无夜间阵发性呼吸困难、端坐呼吸，门诊查胸部 CT 提示“右侧包裹性积液，双侧间质性肺炎，肺气肿、肺大疱”，收住入院。

既往史：高血压病史 8 年；糖尿病病史 2 年，胰岛素控制血糖；“类风湿关节炎”病史 3 年，口服“硫酸羟氯喹、来氟米特、甲泼尼

龙、艾拉莫德片”药物治疗；1年前行内科胸腔镜下肺大疱切除术。吸烟40年，2包/日，戒烟3年，无嗜酒。家族史无特殊。

入院查体：发育正常，浅表淋巴结未触及肿大，口唇无发绀，桶状胸，双肺呼吸音低，双肺未闻及干湿性啰音，未闻及胸膜摩擦音；心律齐，各瓣膜听诊区未闻及杂音，腹部脏器检查无特殊；神经系统检查无特殊。

辅助检查：白细胞 13.67×10^9/L，中性粒细胞 10.91×10^9/L；红细胞沉降率120 mm/h，超敏C-反应蛋白118.2 mg/L，类风湿因子167 IU/mL，降钙素原0.17 ng/mL，脑钠肽486 ng/L，生化白蛋白32.6 g/L；肺肿瘤标志物未见异常，结核感染T细胞检测阴性，痰结核菌涂片阴性；免疫球蛋白、抗核抗体、抗双链DNA抗体、抗ENA抗体谱、抗中性粒细胞胞质抗体均阴性；血清G试验、GM试验均为阴性；PPD皮试阴性。肺部CT（图1-1）提示右侧包裹性积液引流术后，双侧间质性肺炎，肺气肿、肺大疱。右侧胸腔积液常规有核细胞无法检测。胸腔积液生化：腺苷脱氨酶（adenosine deaminase，ADA）7.8 U/L，总蛋白40 g/L，葡萄糖（glucose，GLU）1.8 mmol/L，乳酸脱氢酶（lactate dehydrogenase，LDH）237 U/L。

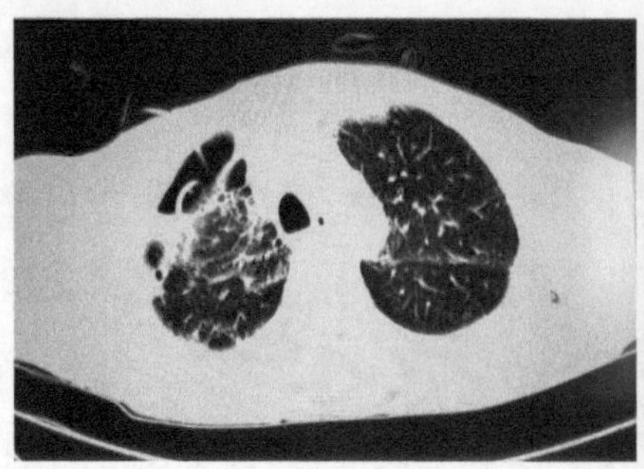
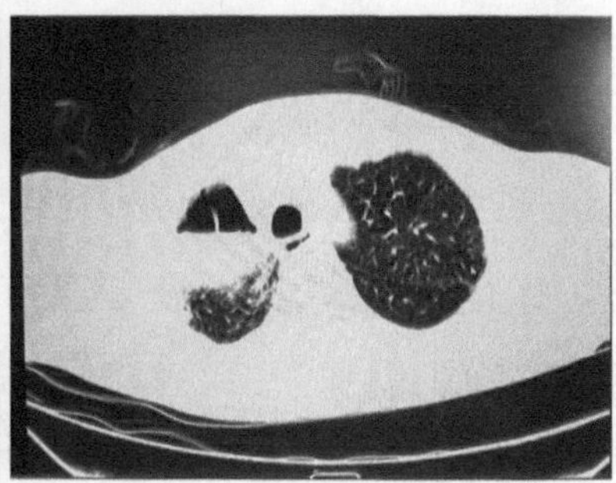

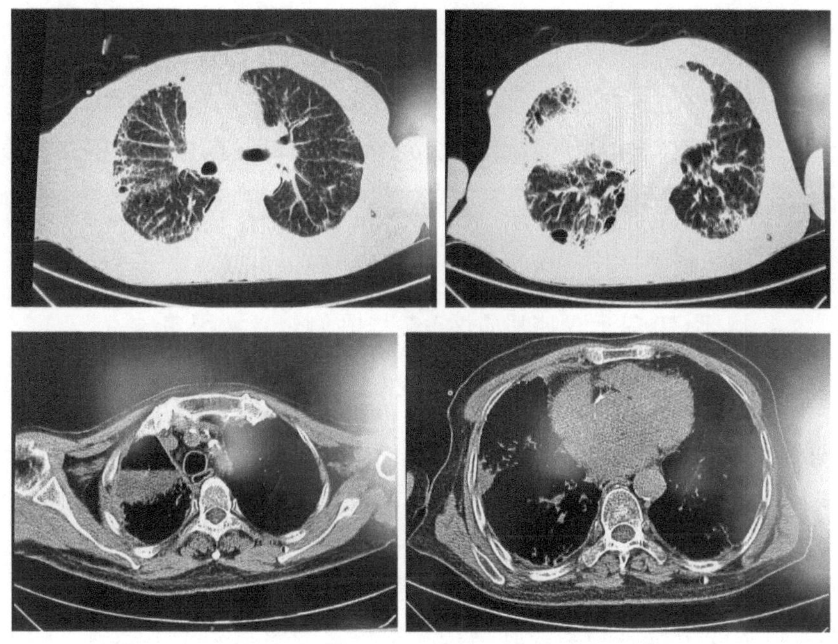

图 1-1　肺部 CT（2021 年 6 月 1 日）

二、诊疗经过

入院后予亚胺培南西司他丁钠抗感染治疗，行 B 超引导下右侧胸膜腔穿刺胸腔积液送检，胸腔积液引流出白色浓稠分泌物，予替硝唑及碳酸氢钠冲洗脓腔，送检胸腔积液培养两次提示烟曲霉，停用抗生素，予每日两性霉素 B 胸膜腔内保留灌洗并引流，并静脉滴注伏立康唑抗真菌治疗。

三、最后诊断

烟曲霉性脓胸；间质性肺病并感染；糖尿病；类风湿关节炎；高血压病；双肺肺大疱。

四、治疗与转归

引流管脓液逐步减少并颜色变清亮，症状好转，患者坚决要求出院，出院后予以口服伏立康唑。

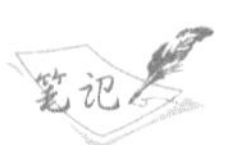

五、重要提示

1. 患者为老年男性，急性病程。

2. 既往有糖尿病、类风湿关节炎，长期口服糖皮质激素及免疫抑制剂。

3. 以咳嗽、咳痰、气促为表现。

4. 胸部 CT 提示双肺间质性改变，右侧包裹性积液。

5. 胸腔积液提示白色浓稠分泌物，两次胸腔积液培养提示烟曲霉。

六、讨论

曲霉性脓胸临床少见，主要是曲霉侵犯胸膜所致，既往报道常见于行胸腔引流、肺恶性肿瘤切除术后及肺曲霉病手术患者，因胸腔积液微生物检出率较低，诊断和治疗都存在一定的难度。

临床表现：以发热、咳嗽、咳痰为主要表现，部分患者有胸痛、气促。

实验室检查：胸腔积液检查对本病诊断有重要意义：①胸腔积液为脓性分泌物；②胸腔积液培养提示烟曲霉。

诊断和鉴别诊断：以无菌性胸腔积液培养查见曲霉或者胸膜活检组织中证实曲霉成分存在确诊。需与结核性脓胸及细菌性脓胸相鉴别，结核性脓胸因细胞免疫受刺激，淋巴细胞明显增多，腺苷脱氢酶（ADA）在胸腔积液中含量明显增高，胸腔积液 ADA 超过 45 U/L 应考虑结核性脓胸；细菌性脓胸伴有炎性指标升高，胸腔积液常规白细胞明显升高，细胞以多核细胞为主，如 LDH/ADA ＞ 20 应考虑细菌感染所致脓胸。

治疗：曲霉性脓胸以抗曲霉治疗、胸膜腔穿刺抽液引流和胸膜腔内药物灌注冲洗治疗为主。①抗曲霉治疗：可选用两性霉素 B、伏

立康唑及卡泊芬净等，部分严重病例可考虑两种抗真菌药物联用，药物疗程由患者的病情决定，脓胸时疗程宜长；②胸膜腔穿刺引流：既有助于诊断，又可以减轻腔内曲霉负荷，避免胸膜粘连、增厚；③胸膜腔内药物灌注冲洗：包括碳酸氢钠、生理盐水、0.5% 碘伏、两性霉素 B 灌洗等。

七、评述

本例患者患有糖尿病、类风湿关节炎，并长期口服免疫抑制剂，肺部 CT 提示双肺间质性改变并右侧包裹性积液，引流液提示脓性分泌物，经两次培养提示烟曲霉，经胸膜腔引流并灌洗两性霉素 B 及静脉滴注伏立康唑治疗后，胸腔积液引流逐步减少并颜色变清亮。治疗曲霉性脓胸的关键是胸膜腔中药物浓度是否达到治疗水平。脓胸患者的胸膜表面增厚并产生一些酸性物质，使抗真菌药物弥散到胸腔积液的量减少。伏立康唑对曲霉性脓胸也有良好的治疗作用，它在胸腔积液与血浆中的渗出比例为 45% ～ 95%，Matsuda 等测定了伏立康唑在血浆和胸腔积液中的药物浓度，证明伏立康唑在胸腔积液中的药物浓度高于对烟曲霉菌的最低抑菌浓度（0.5 μg/mL）。为了增加胸膜腔内的药物浓度，选择两性霉素 B 胸膜腔灌注与伏立康唑联合抗真菌治疗，监测患者的生化、血常规无明显变化，提示两性霉素 B 胸腔灌洗不良反应少，两药联合使用治疗脓胸耐受性好；曲霉性脓胸疗程较长，应根据具体病情决定疗程。

（黄茂宏　曾惠清）

参考文献

1. 冯强，骆文宗，余国伟．电视胸腔镜手术治疗曲霉性脓胸合并支气管胸膜瘘．中华结核和呼吸杂志，2007，30（11）：872-873.

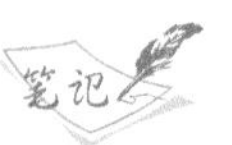

2. 徐健，刘春芳，王运铎，等.伏立康唑联合两性霉素 B 治疗曲霉菌性脓胸 1 例报道.中华医院感染杂志，2013，23（13）：3233-3234.
3. 陈天君.烟曲霉感染引起脓气胸 1 例.第三军医大学学报，2010，32（16）：1792-1796.
4. 张英姿，邹建财，张志豪，等.两性霉素 B 胸膜腔灌洗治疗白色念珠菌性脓胸 1 例.今日药学，2016，26（8）：549-551.
5. 王成，刘庆华，赵娜，等.内科胸腔镜诊治曲菌病性脓胸 2 例.山东大学学报（医学版），2017，55（4）：107-110.
6. MATSUDA T，KOREEDA Y，MATAKI H，et al. A case of aspergillus empyema successfully treated with combination therapy of voriconazole and micafungin：excellent penetration of voriconazole and micafungin into pleural fluid.Internal Medicine，2010，49（12）：1163-1169.

笔记

病例2　双肺弥漫病变，三系减少，双侧胸腔积液

一、病情介绍

患者，男性，54岁，农民。

以“反复咳嗽、咳痰、气促9个月，加重1周”为主诉于2020年9月17日入院。

现病史：9个月前患者无明显诱因出现咳痰，呈拉丝白色黏痰，伴有活动后气促，休息可缓解，无痰中带血、消瘦、低热，无胸痛、夜间呼吸困难。2个月前气促症状加重，痰量较前增多，伴有消瘦、心悸、腹胀等不适，无发热、畏冷，无胸痛，就诊于当地医院，诊断：①双侧胸腔积液；②肺部感染；③白细胞减少、贫血。予相关处理症状稍缓解出院，近1周上述呼吸道症状再次加重，就诊于厦门大学附属中山医院。自发病以来，体重下降8 kg。

既往史：甲状腺功能亢进病史20年，已行^{131}I治疗。石矿工作史20余年，无烟酒嗜好。家族史无特殊。

入院查体：慢性病容，浅表淋巴结未触及肿大，双下肺可闻及湿性啰音，未闻及干性啰音，未闻及胸膜摩擦音。心界向左扩大，心律不齐，未闻及杂音，腹部脏器检查无特殊；神经系统检查无特殊。

辅助检查：入院后血气分析（吸氧浓度29%）：二氧化碳分压38 mmHg（1 mmHg = 0.133 kPa），氧分压74 mmHg，pH 7.42，氧饱和度95%。血常规：白细胞2.41×10^9/L，中性粒细胞1.85×10^9/L，血小板97×10^9/L，血红蛋白96 g/L。红细胞沉降率42 mm/h，降钙

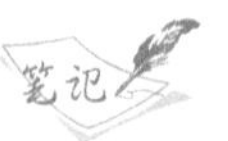

素原 0.26 ng/mL，脑钠肽 1954 ng/L，生化白蛋白 20.9 g/L。风湿因子、免疫球蛋白、抗核抗体、抗双链 DNA 抗体、抗 ENA 抗体谱、抗中性粒细胞胞质抗体、男性肿瘤标志物全套均阴性。心电图提示心房颤动，心脏彩超提示全心扩大，二尖瓣中度反流，中度肺动脉高压，左室整体收缩功能低限，微量心包积液。肺功能：限制性通气功能障碍（重度）。肺部 CT（图 2-1）：双肺弥漫粟粒样改变，纵隔、肺门淋巴结肿大，双侧少量胸腔积液。PET-CT（图 2-2）：双侧胸膜增厚并氟代脱氧葡萄糖（fluorodeoxyglucose，FDG）代谢轻度增高，双肺尘埃沉着，左锁骨区、双肺门、纵隔及膈上多发 FDG 代谢增高淋巴结，$SUVmax = 1.6$，肝胃间隙内、腹膜后及肠系膜区多发 FDG 代谢略增高肿大淋巴结、脾大。PPD 皮试阴性，左侧胸腔积液常规白细胞 1489×10^6/L，单个核细胞 1394×10^6/L，单个核比值 93.6%。胸腔积液生化 ADA 28.2 U/L，总蛋白 36.8 g/L，GLU 5.46 mmol/L，LDH 369.4 U/L。胸腔积液脱落细胞未查见肿瘤细胞，骨髓穿刺形态学检查可见分类不明细胞约 1%，骨髓活检未见明显异型细胞。

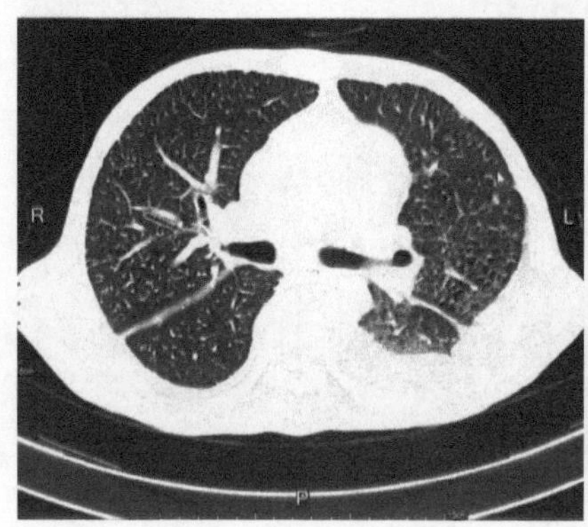

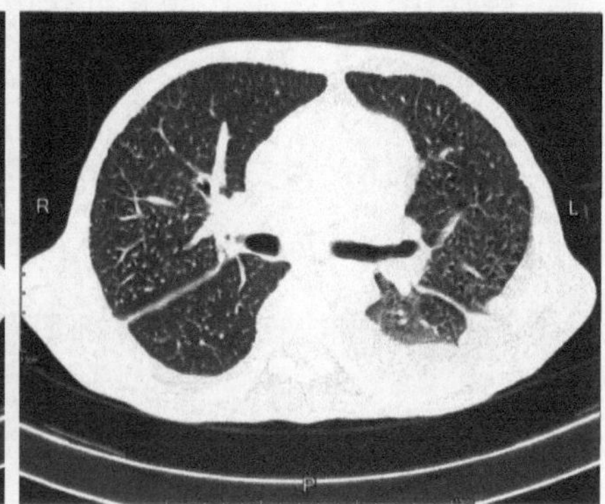

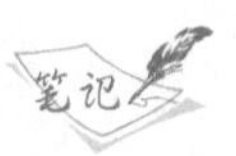

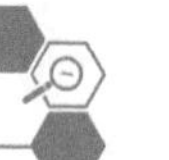

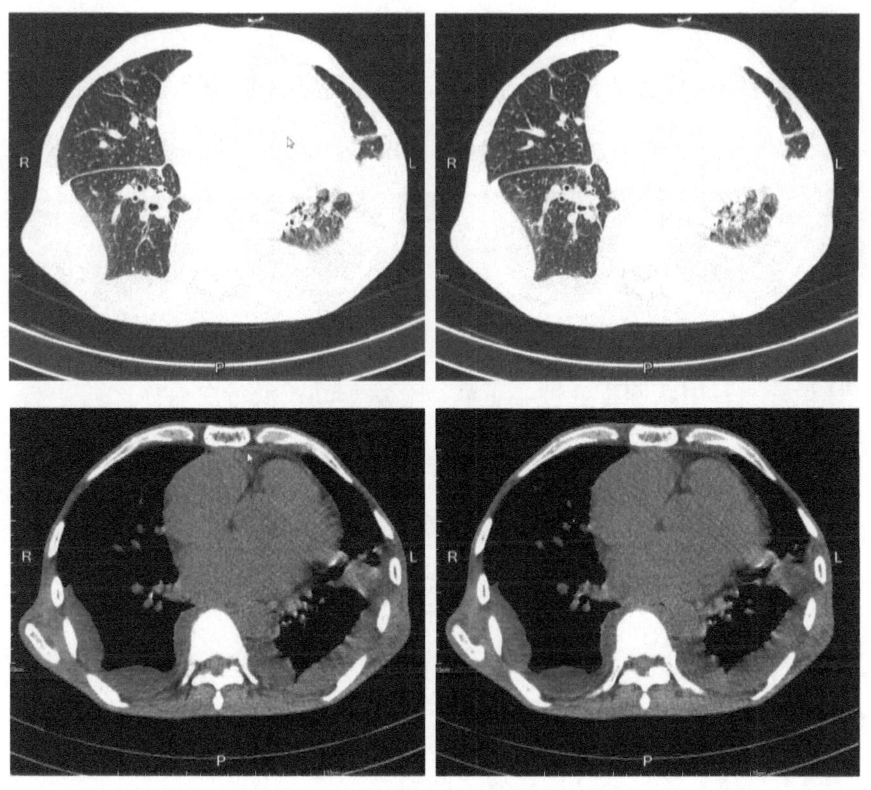

图 2-1　肺部 CT（2020 年 9 月 21 日）

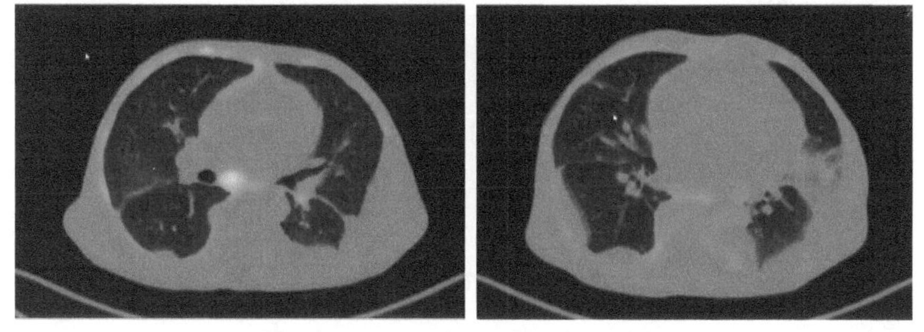

图 2-2　PET-CT（2020 年 9 月 21 日）

二、诊疗经过

入院后行左侧胸膜腔穿刺胸腔积液送检，考虑结核性胸膜炎可能，予以异烟肼利福平 + 乙胺丁醇 + 吡嗪酰胺四联抗结核治疗及口服甲泼尼龙片 8 mg、bid 治疗，患者出现反复高热，另血常规三系减

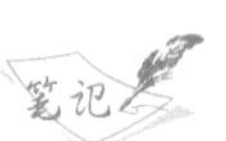

少、脾大，纵隔、腹腔多发淋巴结肿大，考虑淋巴瘤不能排除，予行两次骨髓穿刺及活检，提示不明分类细胞占 1%，后送检胸腔积液下一代测序（next generation sequencing，NGS），提示结核分枝杆菌阳性。

三、最后诊断

结核性胸膜炎；肺尘埃沉着病（尘肺）；甲状腺功能亢进症；^{131}I 治疗后；甲状腺毒症性心脏病；心房颤动；低蛋白血症。

四、治疗与转归

抗结核至第3周后体温恢复正常，病情好转，带结核药物出院，3 个月后随访 CT 示双肺弥漫病变同前相仿，胸腔积液基本消退。

五、重要提示

1. 患者为中年男性，慢性病程，急性加重，既往有粉尘接触史。

2. 咳嗽、咳痰、气促，反复高热。

3. 肺部 CT 示双肺弥漫病变，纵隔、双肺门多发肿大淋巴结，双侧胸腔积液，心脏增大。

4. 胸腔积液常规是单核细胞为主，胸腔积液生化 ADA 升高，胸腔积液 NGS 示结核分枝杆菌阳性。

六、讨论

结核性胸膜炎主要是结核分枝杆菌侵犯胸膜所致，胸膜感染结核菌后出现充血、渗出、坏死、增生、纤维化等炎性病变，胸膜活检病理以典型结核肉芽肿为改变。

临床表现：以发热、胸痛为主要表现。

实验室检查：胸腔积液检查对本病诊断有重要意义：①胸腔积液为渗出液，胸腔积液细胞以淋巴细胞为主；② ADA ＞ 45 U/L 有重要参考意义；③胸腔积液离心后涂片查见抗酸杆菌或培养提示结

核分枝杆菌；④胸腔积液 NGS 检出结核分枝杆菌；⑤胸腔积液 T 细胞斑点试验阳性。

诊断和鉴别诊断：确诊以胸腔积液找到结核菌为依据（或胸膜病理所见为结核性肉芽肿），但由于进入胸膜腔的结核菌极少，加上胸腔积液的稀释作用，以及取材、送检等因素影响，常规胸腔积液检测结核菌的阳性率低于 10%，胸膜活检受制于取材标本大小、部位、操作者技术及手术费用等，不能广泛开展；结核性胸膜炎患者因细胞免疫受刺激，淋巴细胞明显增多，ADA 在胸腔积液中含量明显增高，胸腔积液 ADA 超过 45 U/L 应考虑结核性胸膜炎；结核性胸膜炎应与肺炎旁胸腔积液鉴别，通常肺炎旁胸腔积液伴有炎性指标升高，胸腔积液常规白细胞明显升高，细胞以多核细胞为主，如 LDH/ADA ＞ 20 应考虑细菌感染导致胸腔积液。另外，需与癌性胸腔积液相鉴别，癌性胸腔积液通常生长迅速，胸腔积液脱落细胞学检查查见癌细胞或胸膜活检病理明确恶性肿瘤。

治疗：结核性胸膜炎以抗结核治疗、胸膜腔穿刺抽液和糖皮质激素治疗为主。①抗结核药物治疗分为强化治疗及巩固治疗，强化期必须采用两种以上抗菌药物，持续 2 ～ 3 个月，巩固期则以 2 ～ 3 种药联用为宜，为期 4 ～ 6 个月；②胸膜腔穿刺既有助于诊断，又可以减轻毒性症状，使体温下降，解除肺、心及血管的受压，改善呼吸，更重要的是，可以防止纤维蛋白沉着和胸膜增厚，使肺功能免遭损害；③糖皮质激素的应用可减轻机体的变态反应和炎性反应，使毒性症状很快减退，胸腔积液迅速吸收，减少胸膜粘连、增厚。

七、评述

本例患者肺部 CT 提示双肺弥漫粟粒样改变合并双侧胸腔积液，经治疗后复查，结合既往粉尘接触史，考虑肺尘埃沉着病（尘肺），双侧胸腔积液考虑与心功能不全及低蛋白血症相关；胸腔积液常规

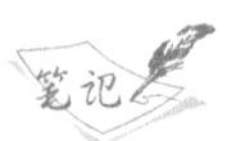

及生化非典型结核改变，经正规抗结核及糖皮质激素治疗，起初效果不佳，伴有三系减少，纵隔、腹腔多发淋巴结肿大及脾大，骨穿结果查见不明分类细胞，易与淋巴瘤混淆。本例患者行PET-CT检查，提示增大淋巴结代谢轻度增高、骨髓活检未见异型淋巴细胞，不符合淋巴瘤改变，结核病所致嗜血综合征也可导致上述改变，最终本例患者通过胸腔积液NGS检出结核分枝杆菌及继续抗结核治疗后病情好转确诊结核性胸膜炎。据文献报道，胸腔积液中NGS结核分枝杆菌阳性预测值高达93.33%，阴性预测值为22.67%，稍低于胸腔积液T细胞斑点试验的阳性预测值93.88%、阴性预测值36.59%，临床上可把两种方法结合，更有利于提高结核性胸膜炎的检出率。治疗上可采取抗结核治疗、充分引流胸腔积液及应用糖皮质激素。

（黄茂宏　曾惠清）

参考文献

1. 中华医学会结核病学分会.肺结核诊断和治疗指南.中华结核和呼吸杂志，2001，24：70-74.
2. 中国防痨协会.结核病诊断细菌学检验规程.中国防痨杂志，1996，18（1）：28-31.
3. ROMERO S，MARTINEZ A，HERNANDEZ L，et al. Light's criteriarevisited：consistency and comparison with new proposed alternative criteria for separating pleural transudates from exudates. Respiration，2000，67（1）：18-23.
4. 邢祖林.胸膜疾病治疗方案探讨.中华结核和呼吸杂志，2001，24（1）：19-21.
5. 黄娜，魏明莉.白细胞介素-27基因多态性与结核性胸腔积液的相关性分析.中华肺部疾病杂志，2018，11（3）：329-330.

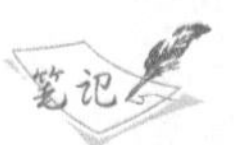

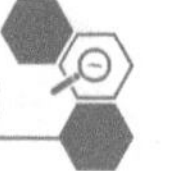

病例 3　胸痛，发热，咳嗽、咳痰，胸腔积液

一、病情介绍

患者，男性，46 岁，自由职业。

以“胸痛、咳嗽、咳痰半月余，发热 6 天”为主诉于 2018 年 10 月 10 日入院。

现病史：患者于入院半月前出现右侧胸痛，翻身时明显，偶有咳嗽、咳痰，为白色泡沫痰，无发热，无胸闷、气促等不适，自行服用“双氯芬酸钠缓释胶囊、甲钴胺片”后疼痛可好转，但反复发作，深呼吸、咳嗽时疼痛加重，就诊外院查肺部 CT，提示右肺及左肺下叶感染，右肺下叶肺脓肿形成可能，右侧胸腔积液；住院期间出现发热，体温最高达 38.8 ℃，伴畏冷、咽痛，胸痛、咳嗽、咳痰同前，予“头孢哌酮舒巴坦 + 莫西沙星”抗感染治疗 6 天后仍反复发热，最高 38 ℃，就诊前 1 天出现活动后气促，转诊于厦门大学附属中山医院，拟“双侧肺炎、胸腔积液”收住呼吸与危重症医学科，近 2 个月来，间断有盗汗、午后潮热表现。

既往史：痛风病史 6 年，未规律治疗；过敏性鼻炎 5 年，间断发作，未治疗。

入院查体：体温 37.5 ℃，脉搏 83 次 / 分，呼吸 20 次 / 分，血压 107/69 mmHg。神志清楚，消瘦体型，左下肺可闻及少量湿性啰音，右肺呼吸音减低，右上肺可闻及少量湿性啰音。心律齐，各瓣膜未闻及病理性杂音；腹软，肝脾肋下未触及；双下肢无水肿。

辅助检查：白细胞 11.88×10^9/L，中性粒细胞 8.96×10^9/L，中性

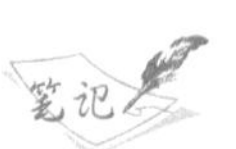

粒细胞比值 75.4%；C- 反应蛋白 185.59 mg/L；降钙素原 0.19 ng/mL。尿液肺炎链球菌抗原、血浆隐球菌抗原、肺炎支原体抗体、冷凝集试验、血 G+GM 试验、血及痰结核相关检查、血培养均为阴性。肺肿瘤标志物未见明显异常。心脏彩超：①轻度二尖瓣反流；②轻度三尖瓣反流，轻度肺动脉高压；③左室整体收缩功能正常。胸部 CT（图 3-1）：双肺炎症，右侧胸腔积液伴包裹。

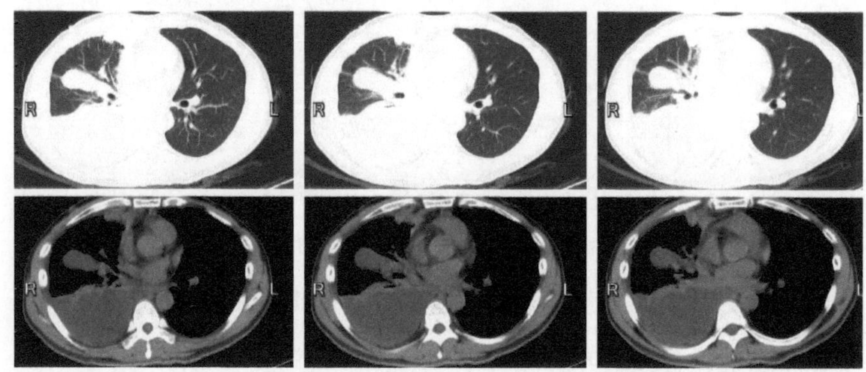

图 3-1　胸部 CT（2018 年 10 月 9 日）：右肺团片影，右侧胸腔积液伴包裹，右肺膨胀不全

二、诊疗经过

予“莫西沙星 + 哌拉西林他唑巴坦”抗感染、化痰处理，行胸腔积液定位提示少量胸腔积液，暂未予胸腔穿刺，经抗感染治疗 1 周后仍有发热，复查胸部 CT 提示右肺多发斑片，团片影同前相仿，右侧胸腔积液伴包裹（图 3-2）。复查胸腔积液定位提示大量胸腔积液，遂行胸腔穿刺胸腔积液送检常规、生化、培养、胸腔积液 NGS，结果回报“ADA 51.2 U/L、总蛋白 49.6 g/L、GLU 2.32 mmol/L、LDH 3149.3 U/L、氯 107.8 mmol/L；李凡他试验阳性；细胞总数 6298×10^6/L、白细胞 1598×10^6/L”，胸腔积液 NGS 检出产线菌属，予改用“阿莫西林钠克拉维酸钾”抗感染，并引流胸腔积液，患者体温控制，症状改善。在局麻下行“胸腔镜检查”（图 3-3），分隔出

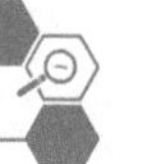

大量脓性纤维并送病理，病理诊断（图 3-4）：（胸膜腔）肌纤维母细胞增生，伴淋巴细胞、浆细胞及中性粒细胞浸润，局灶坏死。出院前复查胸部 CT（图 3-5）：炎症较前吸收，胸腔积液较前吸收。

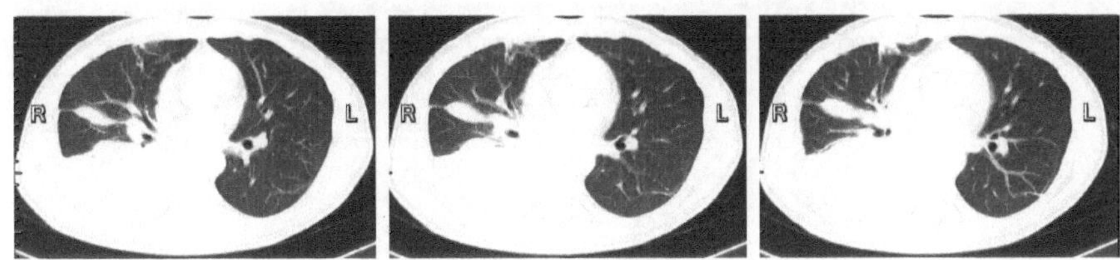

图 3-2　胸部 CT（2018 年 10 月 16 日）：右肺团片影，右侧胸腔积液伴包裹，右肺膨胀不全

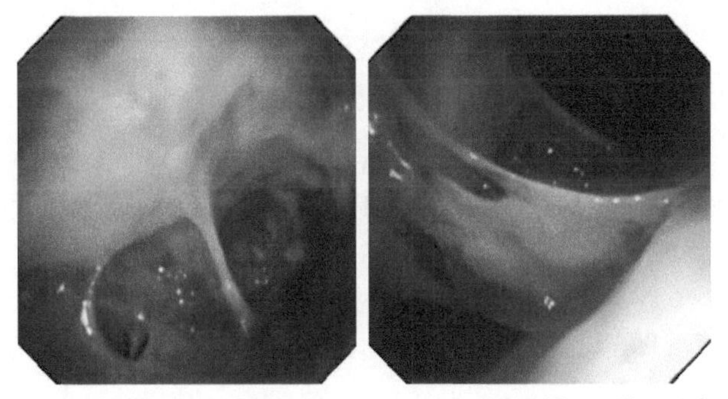

图 3-3　胸腔镜（2018 年 10 月 30 日）：大量的脓性纤维束分割胸腔

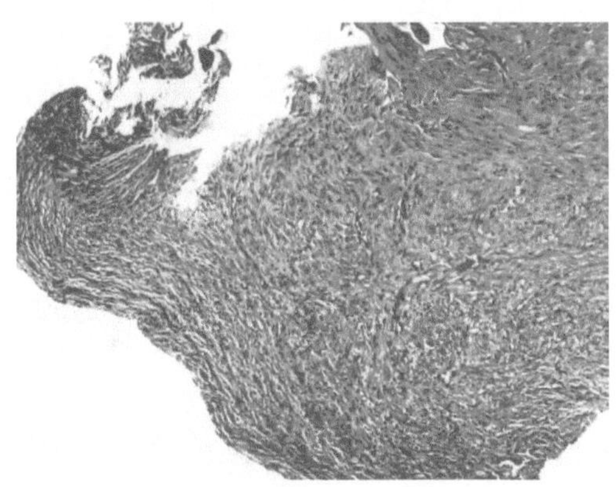

镜下所见：肌纤维母细胞增生，伴淋巴细胞、浆细胞及中性粒细胞浸润，局灶坏死。免疫组化结果：CK-P（–），CK5/6（–），WT-1（–），MC（–），P63（–），SMA（+），Desmin（局部+）。特殊染色结果：PAS 染色（–），抗酸染色（–），六胺银（–）。

图 3-4　组织病理

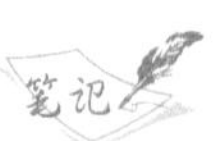

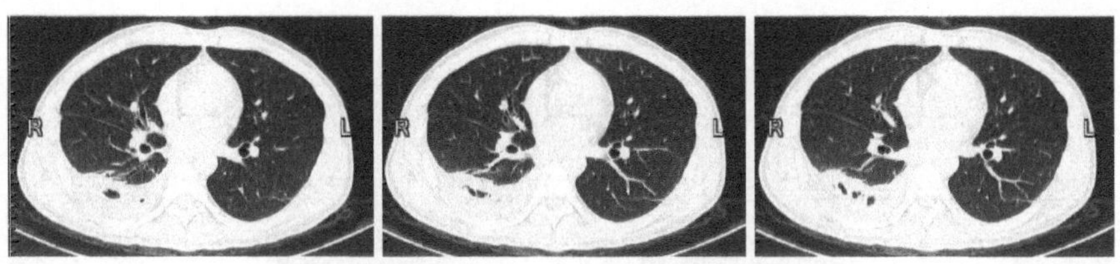

双肺散在小斑片影，右侧胸腔积液较前吸收。

图 3-5 胸部 CT（2018 年 11 月 6 日）

三、最后诊断

双侧肺炎并右侧脓胸（放线菌感染）。

四、治疗与转归

出院后口服阿莫西林克拉维酸钾，随访未再发热，症状改善。

五、重要提示

1. 患者为中年男性，亚急性起病，常规抗感染治疗后体温控制不佳。

2. 发热、咳嗽、咳痰、胸痛、活动后气促。

3. 胸部 CT 示双侧肺炎、右侧胸腔积液伴包裹。

4. 胸腔积液常规、生化和胸腔镜提示脓胸。

5. 胸腔积液检出产线菌。

六、讨论

肺放线菌病是放线菌入侵肺部引起的慢性化脓性肉芽肿性疾病，常侵犯胸膜和胸壁，占放线菌感染的 15% ～ 30%，是一种罕见的、经常被忽视的感染，临床上常为混合感染。

放线菌属于革兰阳性杆菌，抗酸染色阴性，能长出分支的细丝并盘绕成团，体内生长的放线菌呈分支缠绕的小菌落，色黄，称“硫磺样颗粒”，厌氧或微需氧，培养较困难。放线菌属可分为衣氏放线菌、牛放线菌、内氏放线菌、黏液放线菌、龋齿放线菌等，以衣氏

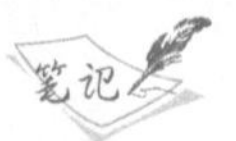

放线菌感染较为多见。放线菌系人体口腔、龋齿、扁桃体隐窝中的常居菌，肺放线菌多为带菌的口腔分泌物吸入致病，超过半数的患者累及胸膜，出现胸膜炎、胸膜增厚或脓胸。在免疫功能低下的患者中，严重的肺部感染可能扩散到邻近的组织（如心包、肋骨或胸部皮肤），有可能将感染传播到周围肌肉和皮下组织。不良的口腔卫生、呼吸道屏障受损（如酗酒）是本病的主要危险因素。

肺放线菌感染常表现为胸痛、咳痰、呼吸困难、体重下降和发热，部分有脓痰，少数有咯血。典型者咳出物可见硫磺样颗粒，可出现胸壁脓肿并形成瘘管。外周血白细胞总数和中性粒细胞比值增加，C- 反应蛋白、红细胞沉降率可中度升高。胸腔积液呈草绿色、血性或脓性，通常以淋巴细胞为主，若为脓胸则以中性粒细胞为主。胸部影像学表现多样，可为浸润性、结节、多个脓肿或空腔性病变等，常发生于外周或下叶。CT 常显示肿块或结节病灶中央的低密度和周围环状增强。胸腔积液常见，部分可出现胸壁受累及骨质破坏，酷似肿瘤表现。

病理：感染的肺组织呈化脓性肉芽肿改变，局部组织坏死，伴多发小脓肿形成。脓腔内可见硫磺样颗粒，周围为类上皮细胞、多核细胞、嗜酸性粒细胞和浆细胞，在外为纤维性病变。本病特点为破坏和增生同时进行，在病变结疤愈合的同时仍可向周围扩展。

诊断：肺放线菌病临床特征、影像学无特异性，确诊依赖于微生物学和组织病理学。因放线菌是口腔正常菌群，微生物学诊断需要从无菌部位分离出病原体，包括胸腔积液、通过气管镜防污染技术采集的下呼吸道分泌物或病变肺组织。组织病理学特点是肉芽肿性病变，可见放线菌颗粒。特殊染色如六胺银等可见菌丝，也可在肺组织中查找硫磺样颗粒，但硫磺样颗粒不是放线菌病的特征性表

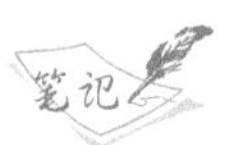

现，类似的颗粒可以在巴西诺卡菌（Nocardia brasiliensis）和马杜拉链霉菌（Streptomyces madurae）感染中发现。此外，部分放线菌并不产生硫磺样颗粒，如龋齿放线菌。

本例患者以发热、咳嗽、咳痰、胸痛、气促为主要表现，血白细胞、CRP 升高，胸部 CT 提示双侧肺炎并胸腔积液，临床表现及辅助检查无特异性，经验性抗感染疗效不佳，胸腔积液检查提示白细胞、LDH 升高明显，胸腔镜可见大量脓性分泌物，脓胸诊断明确，胸腔积液 NGS 检出肺放线菌，故放线菌感染诊断明确。针对放线菌进行抗感染治疗后，患者体温控制，症状改善。

鉴别诊断：肺放线菌病最常被误诊为恶性肿瘤或肺结核；此外，诺卡菌病、组织胞浆菌病、芽生菌病、混合厌氧菌感染、支气管肺癌、淋巴瘤、间皮瘤和肺梗死均是易与肺放线菌病混淆的疾病。

治疗：首选青霉素，大剂量，长疗程，总疗程 3 ～ 6 个月。也可选用阿莫西林克拉维酸钾、亚胺培南、多西环素、头孢曲松、克林霉素或红霉素。甲硝唑、氨基糖苷类、苯唑西林无效。脓液的引流对放线菌病的治疗是非常重要的，对于复杂病例，为达到根治目的，可进行外科干预治疗。以下情况应考虑外科手术切除感染组织：①存在广泛的坏死组织或瘘管；②不能排除恶性肿瘤；③脓肿较大但不能通过经皮抽吸引流。

七、评述

肺放线菌感染临床上少见，且常为混合感染，其临床表现、影像学检查无特异性，无病原学和病理结果很难确诊，易误诊、误治。本例患者临床表现、辅助检查无特异性，经验性抗感染治疗效果不佳，需警惕特殊病原体感染，最后胸腔积液送检病原学检查明确放线菌感染，针对性抗感染治疗后症状改善。对肺炎合并胸腔积

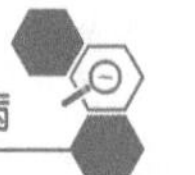

液的患者，尤其是常规抗感染效果不佳者，尤其应警惕脓胸及特殊病原体感染可能，需尽早行胸腔穿刺明确胸腔积液性质并获得病原学诊断。

（杜艳萍　赖燕婷）

参考文献

1. CRISAFULLI E，BERNARDINELLO N，ALFIERI V，et al. A pulmonary infection by Actinomyces odontolyticus andVeillonella atypica in an immunocompetent patient with dentalcaries.Respirol Case Rep，2019，7（9）：e00493.
2. SMEGO R A，FOGLIA G.Actinomycosis.Clin Infect Dis，1998，26（6）：1255-1261，quiz 1262-1263.
3. BOYANOVA L，KOLAROV R，MATEVA L，et al. Actinomycosis：a frequently forgotten disease. Future Microbiol，2015，10（4）：613-628.
4. BROOK I.Actinomycosis：diagnosis and management.South Med J，2008，101（10）：1019-1023.

病例 4　血嗜酸性粒细胞升高，囊虫抗体阳性，双侧胸腔积液

一、病情介绍

患者，女性，67 岁，家庭主妇。

以“咳嗽、气促伴胸闷 4 月余”为主诉于 2016 年 5 月 5 日入院。

现病史：4 个月前患者无明显诱因出现咳嗽、气促伴胸闷，无胸痛、咯血、盗汗，无发热、乏力、体重下降。到当地医院就诊，胸部 CT 检查提示右肺感染性病变、右侧胸腔积液，诊断考虑“结核性胸膜炎”可能性大，予四联抗结核治疗，症状稍缓解出院。出院后继续服药治疗。1 个月后上述症状再次出现，且偶伴胸痛，复查胸部 CT 提示双侧胸腔积液、纵隔多发淋巴结肿大。左侧内科胸腔镜下胸膜活检病理提示炎性渗出物，见大量嗜酸性粒细胞弥漫性浸润。予以“左氧氟沙星”抗感染、“泼尼松”抗感染及胸腔穿刺引流处理，症状稍缓解。为进一步诊治收入广州呼吸健康研究院呼吸内科。

既往史：体健。无粉尘、有害物质、放射性物质接触史；无食用未煮熟猪肉及饮用水史；无烟酒嗜好。

入院查体：生命体征平稳。肋间隙无增宽，触觉震颤正常，双上肺叩诊呈清音，两下肺叩诊稍浊音。双上肺呼吸音清，两下肺呼吸音低，未闻及干湿性啰音及胸膜摩擦音。

外院主要辅助检查：多次胸部 CT 提示右肺感染性病变、右侧胸腔积液；内科胸腔镜下胸膜活检，病理结果为炎性渗出物，见大量嗜酸性粒细胞弥漫性浸润。

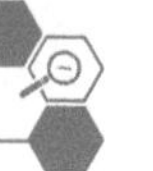

二、诊疗经过

入院后先后检查 2 次血常规：白细胞升高（15.79×10^9/L 和 16.7×10^9/L），嗜酸性粒细胞百分比明显升高（31.5% 和 34.6%）；血总 IgE 2271 kU/L；血总蛋白 69.9 g/L；血乳酸脱氢酶 177 U/L。有关结核、真菌等感染性疾病和风湿病血清学等相关检查均未发现异常指标。胸部 CT（图 4-1）：①左下肺背段 - 基底段肺癌并左下肺阻塞性炎症；②纵隔多发淋巴结转移可能性大；③两侧胸腔少量积液；④右中肺、左上肺及两下肺散在炎症。

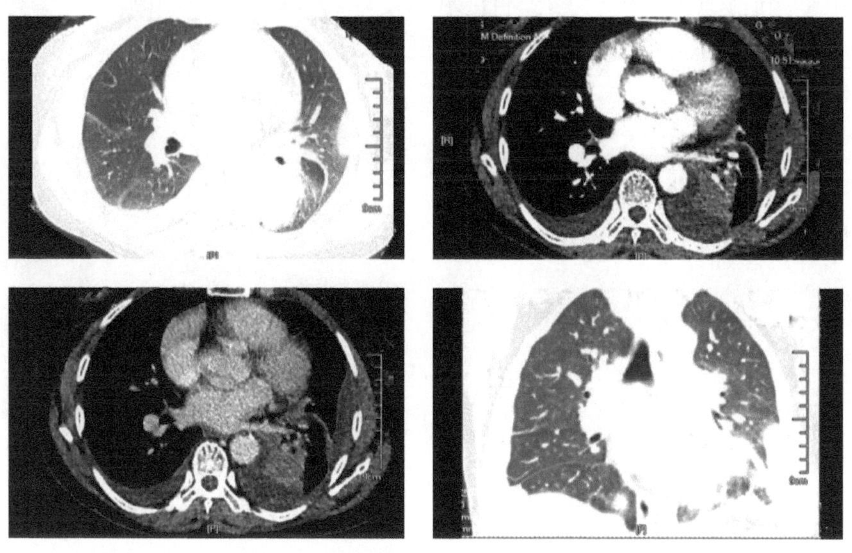

图 4-1　胸部 CT（2016 年 3 月 18 日）

按胸腔积液诊断流程，首先进行胸腔穿刺术及超声引导经皮穿刺胸膜切割活检术。胸腔积液性质为渗出液，生化结果：胸腔积液总蛋白 47.4 g/L、乳酸脱氢酶 667 U/L、葡萄糖 5.3 mmol/L、ADA 10.8 U/L、癌胚抗原（carcinoembryonic antigen，CEA）0.3 ng/mL、胸腔积液细胞学分类 EOS 14%。胸膜活检病理结果（图 4-2）：送检穿刺的皮肤横纹肌及纤维脂肪组织，见坏死及大量嗜酸性粒细胞渗出，有嗜酸性脓肿；纤维组织也可见较多嗜酸性粒细胞、淋巴细胞浸润；少数小血管周围也可见嗜酸性粒细胞。组织改变为嗜酸性脓

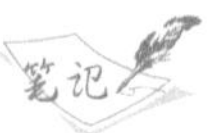

肿；建议临床排除嗜酸性粒细胞增多相关的肺疾病（嗜酸性肉芽肿性血管炎？高嗜酸性粒细胞血症？）。特殊染色：抗酸（–）、六胺银（–）、AB（–）、PAS（–）。同时也进行了气道内超声引导经支气管镜肺活检术（transbronchoscopic lung biopsy，TBLB）和超声支气管镜引导淋巴结穿刺活检术（EBUS-TBNA）。术后病理结果：①（左下叶）送检支气管黏膜部分上皮脱落，基底膜稍增厚，黏膜下较多嗜酸性粒细胞、淋巴细胞浸润，小血管壁亦见嗜酸性粒细胞浸润，邻近肺组织肺间质可见少量嗜酸性粒细胞浸润，组织改变为嗜酸性粒细胞相关的肺疾病。②（7组、11L组）送检破碎的淋巴样组织，可见较多的嗜酸性粒细胞。

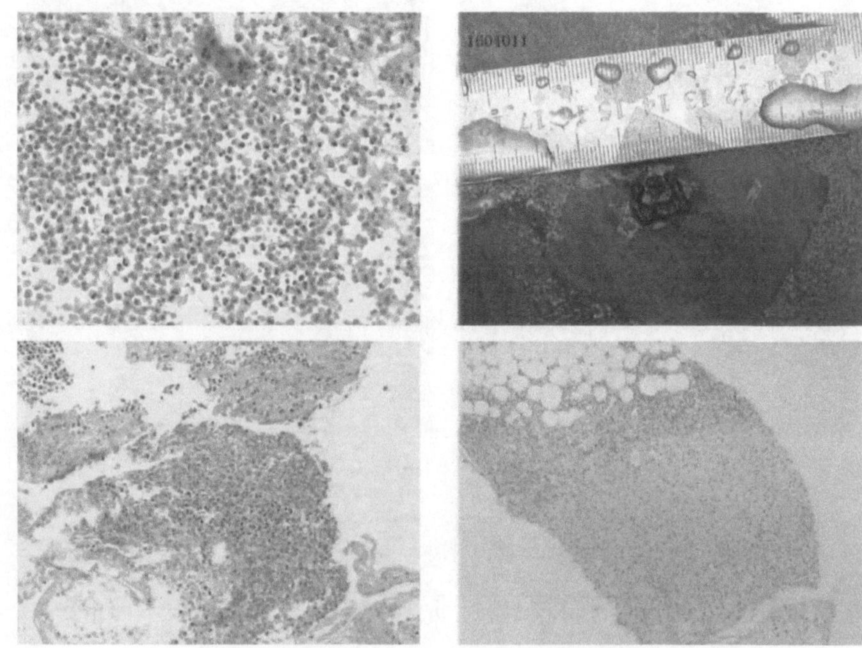

图 4-2 胸膜活检病理（2016 年 3 月 21 日）

由于外周血及胸腔积液提示嗜酸性粒细胞明显升高，胸膜及肺组织病理提示较多嗜酸性粒细胞浸润，从嗜酸性粒细胞增高性疾病方面，诊断要考虑排查寄生虫感染及高嗜酸性粒细胞相关的血液系

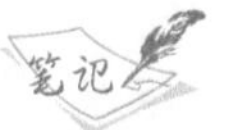

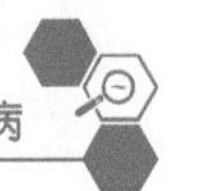

统疾病。血清寄生虫抗体检查发现血囊虫 IgG 抗体（+）。骨髓活检病理结果：骨髓组织增生较活跃，粒红比例稍降低，粒红系增生以中晚幼阶段为主，巨核系可见，以分叶核为主，并可见大量嗜酸性粒细胞。特殊染色：Fe（++）、Ag（+）、PAS（少量+），组织改变为嗜酸性粒细胞增多。血细胞 *FIP1L1-PDGFR* 融合基因检测阴性。

虽有血囊虫 IgG 抗体阳性，外周血嗜酸性粒细胞高达 34.6%，但头颅 MRI 未见异常。感染科会诊意见：没有囊虫感染的临床表现，仅囊虫 IgG 抗体阳性不能诊断囊虫病，因此不考虑囊虫感染。

综上，基本可以排除可能导致嗜酸性粒细胞性胸腔积液的可能病因，如结核、恶性肿瘤、风湿疾病、血液系统疾病、寄生虫等。因此，当时诊断考虑“特发性嗜酸性粒细胞性胸腔积液”可能性大。开始给予“泼尼松龙片”40 mg、qd 诊断性治疗，每 2 周减 10 mg，1 个月后复诊。

1 个月后患者咳嗽、气促等症状较前明显加重。复查胸部 CT（图 4-3）：①考虑左下肺病灶有好转，但右下肺病灶明显增多；②两侧胸腔积液有所减少。因此，使用激素治疗无效。对于“特发性嗜酸性粒细胞性胸腔积液”的诊断能否成立，我们要重新考虑诊断是否正确。结合下面要点：①患者外周血及胸腔积液嗜酸性粒细胞升高；②胸膜和肺组织病理较多嗜酸性粒细胞浸润；③囊虫 IgG 抗体（+），胸部 CT 对比肺部病灶有游走性表现等。患者虽然没有明确的流行病史及囊虫的典型临床表现，我们认为还是要考虑寄生虫（囊虫）感染并导致寄生虫相关性胸腔积液的可能性。方案：吡喹酮片 1.2 g、tid，口服 3 天。治疗后患者症状逐渐好转，胸腔积液逐渐减少。驱虫治疗 2 个月和 3 个月后，复查胸部 CT（图 4-4）发现两侧胸腔积液及肺内病灶基本吸收。门诊随诊 1 年，患者病情稳定，未再出现上述症状和胸腔积液，病情无复发。

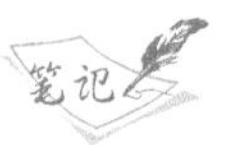

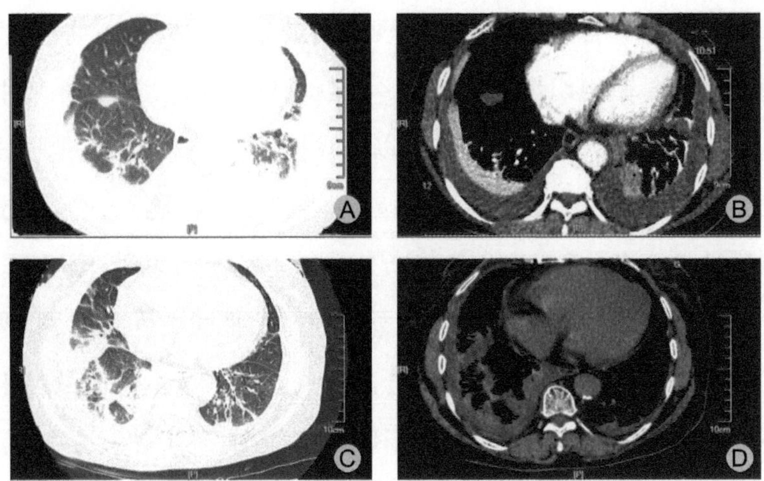

A+B 为治疗前（2016 年 3 月 18 日），C+D 为激素治疗近 1 个月后（2016 年 6 月 13 日）。前后对比可见病灶变化明显，左下肺明显好转，但右下肺病灶明显加重，有游走性变化。两侧胸腔积液有所减少。

图 4-3 激素治疗前后胸部 CT 比较

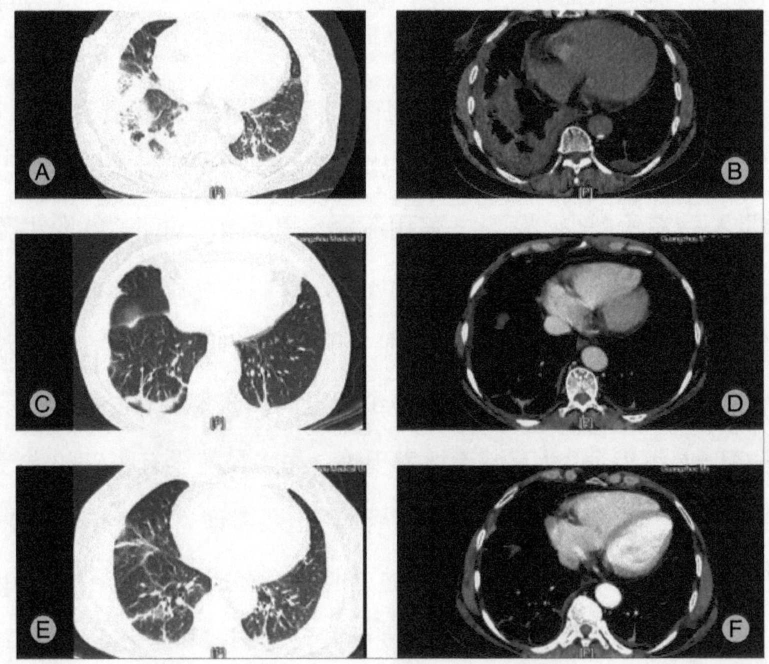

A+B. 治疗前（2016 年 6 月 13 日）；C+D. 治疗后 2 个月复查（2016 年 8 月 16 日）；E+F. 治疗后 3 个月复查（2016 年 9 月 13 日）。比较可见肺部病灶和两侧胸腔积液及肺内病灶基本吸收，没有复发。

图 4-4 驱虫治疗前后胸部 CT 变化

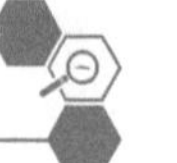

三、最后诊断

寄生虫性胸腔积液；囊虫病。

四、治疗与转归

经过吡喹酮治疗后症状好转，胸腔积液逐渐减少。治疗后 2 个月和 3 个月复查胸部 CT 显示两侧胸腔积液及肺内病灶基本吸收。门诊随诊 1 年，患者病情稳定，无再出现上述症状胸腔积液，病情无复发。

五、重要提示

1. 患者为老年女性。

2. 以呼吸道症状为主要表现，双侧胸腔积液伴有肺部病变。

3. 外周血、胸腔积液嗜酸性粒细胞升高，胸膜、肺组织及淋巴结病理提示嗜酸性粒细胞浸润。

4. 寄生虫抗体囊虫 IgG 抗体阳性。

5. 诊断性驱虫治疗有效。

6. 排除嗜酸性粒细胞性胸腔积液常见病因，如结核、肺癌、风湿病、血液病等。

六、讨论

随着现代居住卫生环境的改善及健康意识的加强，寄生虫感染越来越少见，这也是临床医师容易忽略而导致漏诊误诊的原因。人类感染囊虫最常见的原因是食用未煮熟的猪肉或受绦虫虫卵污染的食物和水。成年囊虫的虫卵被孵化到上消化道的胚胎穿过肠壁侵入血液，流到身体的其他器官，如大脑、皮下组织、眼睛等。

本例患者缺乏明确的囊虫感染的流行病学史，缺乏典型囊虫感染的临床特点，脑部表现如头痛、癫痫，眼部表现如视物模糊，皮肤表现如皮下结节等。患者较高的外周血嗜酸性粒细胞百分比及绝对值，在缺乏典型临床表现的情况下甚至会影响对该疾病的诊断。

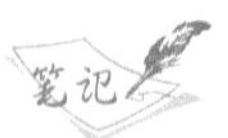

因此，寄生虫相关性胸腔积液的诊断尚需临床中更多的总结。

七、评述

本例患者先后经历“结核性胸膜炎”“特发性嗜酸性粒细胞性综合征（特发性嗜酸性粒细胞增多综合征？）”的误诊，最后诊断为“寄生虫相关性胸腔积液（囊虫）”。一方面，可能因为这类疾病的罕见性及人们对其认识的局限性，故该疾病的诊断思路及诊断标准目前尚未统一，还需更多的积累和探索；另一方面，该疾病的诊治经过也给这类患者的诊治提供了一个思路，对于嗜酸性粒细胞性胸腔积液的患者，当寄生虫抗体阳性时，即使没有典型的流行病学史及典型的临床特征，可以考虑予诊断性驱虫治疗。诊断性驱虫治疗有效应该作为该疾病诊断的一个标准。

广州呼吸健康研究院曾对近年来确诊为“寄生虫相关性胸腔积液”的患者进行总结，提出了初步的诊疗路径，并不断丰富和完善，可以指导这类疾病的临床诊疗，具体诊疗路径如图 4-5 所示。

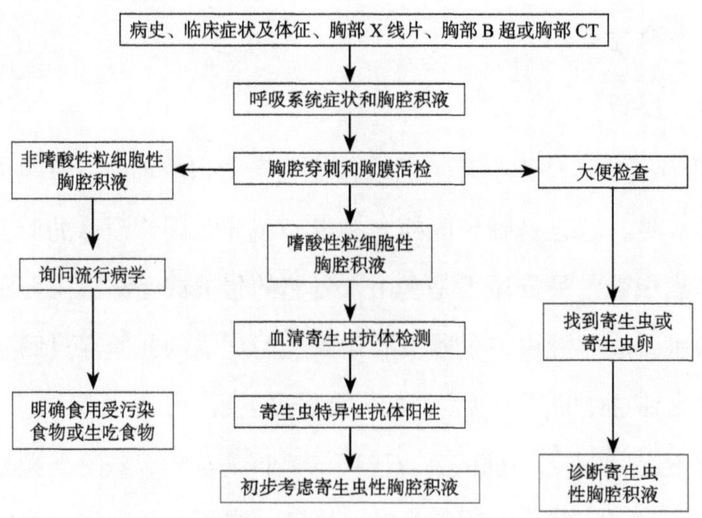

图 4-5 寄生虫相关性胸腔积液的诊疗路径

笔记

（汪金林　沈盼晓　曾运祥）

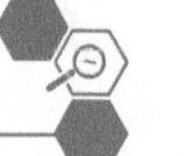

参考文献

1. JEON K，KOH W J，KIM H，et al. Clinical features of recently diagnosedpulmonary paragonimiasis in Kora. Chest，2005，128（3）：1423-1430.

2. LETERRIER M，MORIO F，RENARD B T，et al. Trichomonads in pleural effusion：casereport literature review and utility of PCR for species identification. New Microbiol，2012，35（1）：83-87.

3. WANG J，LUO W，SHEN P，et al. Retrospective study of pleural parasitic infestations：a practical diagnostic approach.BMC Infect Dis，2019，19（1）：576.

笔记

病例 5　多浆膜积液，心包增厚

一、病情介绍

患者，男性，24 岁，自由职业。

以“发热、胸痛 1 月余，活动后气促 20 余天”为主诉于 2019 年 6 月 14 日入院。

现病史：患者 1 月余前无明显诱因出现胸痛，为持续性胸骨中下段隐痛，无向其他部位放射，伴畏寒、发热，热峰达 38 ℃，无胸闷、气促、心悸、咳嗽、咳痰、咯血、盗汗、乏力，就诊于当地医院，考虑“急性支气管炎”，予“清开灵、头孢类”药物治疗后体温降至正常，但胸痛仍存。5 天后患者开始出现活动后气促，上三楼即要休息。到上级医院就诊，查心脏超声：心包积液（少～中等量），左室舒张功能减退，心动过速，射血分数（ejection fraction，EF）% 80%。住院期间行超声引导下心包穿刺引流术，共抽出暗红色浓稠液体 210 mL，送检：李凡他试验（+++），红细胞（++++），LDH 1365.9 U/L，CEA 1.2 U/L，CA125 1069 U/mL，CA199 717 U/mL，予抗感染、心包穿刺抽液等治疗后，患者胸痛、气促症状稍缓解。为进一步诊治，遂来广州呼吸健康研究院就诊。

既往史：体健，无高血压、糖尿病、肝炎病史。无粉尘、有害物质、放射性物质接触史。无烟酒嗜好。

入院查体：呼吸 20 次 / 分，血压 126/78 mmHg，余生命体征平稳。颈静脉无怒张，肝颈静脉回流征阴性，听诊双肺呼吸音清，未闻及干湿性啰音，无胸膜摩擦音。心尖冲动正常，无震颤，心率 100 次 / 分，律齐，心音遥远，无杂音，双下肢无水肿。

辅助检查：胸部 CT 提示左下肺感染、左侧少量胸腔积液。心脏超声提示心包积液（少～中等量），左室舒张功能减退，心动过

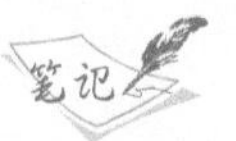

速，EF% 80%。血 T-spot 阴性，风湿相关指标阴性。心包积液化验（2019 年 5 月 25 日）：李凡他试验（+++），红细胞（++++），LDH 1365.9 U/L，CA125 1069 U/mL，CA199 717 U/mL。

二、诊疗经过

入院后血常规等常规检查正常。甲状腺功能正常。血肿瘤标志物阴性。结核相关检查：PPD、T-spot、X-pert、TB-DNA、多次痰找抗酸杆菌等均阴性。风湿结缔组织血清学指标阴性。全身 PET-CT 检查：心包轻度增厚并糖代谢不均匀轻度增高，心包中量积液，考虑心包结核的可能。于 2019 年 6 月 21 日给予异烟肼 + 利福平 + 乙胺丁醇诊断性抗结核治疗，服用 4 天后因恶心、呕吐剧烈停用。

随后患者咳嗽伴胸闷、气促等症状逐渐加重，晚上不能平卧，颈静脉充盈。2019 年 7 月 6 日胸部 CT 提示双侧胸腔积液较前增多（图 5-1）。经支气管镜检查及胸腔穿刺和胸膜活检术，胸腔积液检查和病理均没有找到病因学诊断方面的有用线索。每日引流胸腔积液仍有 300 ～ 500 mL。

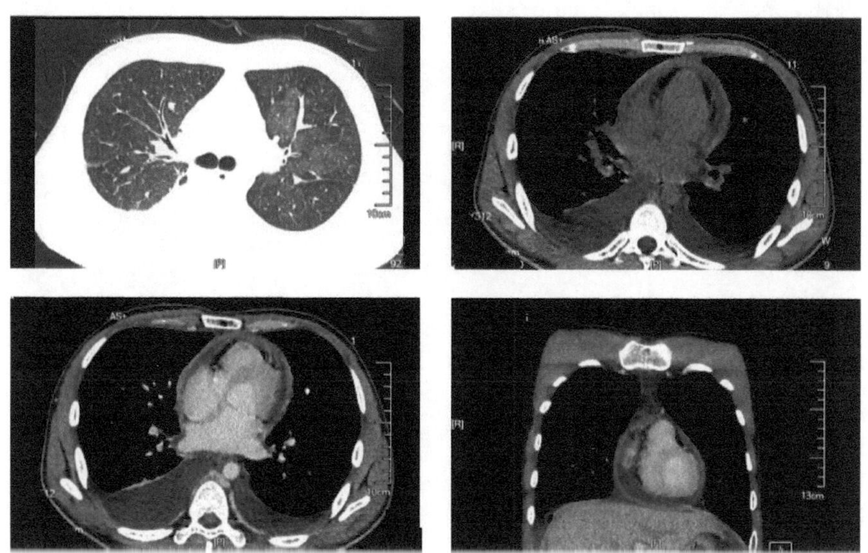

心包少量积液，两侧胸腔积液；两肺新增多发渗出灶；腹腔积液少量。

图 5-1　胸部 CT（2019 年 7 月 6 日）

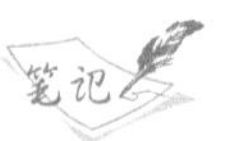

经多学科讨论，考虑患者主要病变的部位在心包，诊断考虑“缩窄性心包炎”，而结核是缩窄性心包炎在临床上最为常见的原因。但由于患者抗结核治疗的不良反应大，患者拒绝再次抗结核治疗。经与患者和家属沟通，以及胸外科会诊后决定先进行心包活检术以明确诊断。2019 年 7 月 19 日转胸外科进行 VATS 探查术（心包活检术、胸膜活检术、肺活检术）。手术病理结果并没有找到结核和肿瘤的依据。患者诊断“结核性心包炎”依据不足。患者病情也逐渐加重，双侧引流胸腔积液量逐渐增多。2019 年 8 月 6 日患者出现了腹胀。腹部彩超：腹腔大量积液。

由于病情逐渐恶化。经多学科讨论，在充分告知手术风险后患者及其家属同意外科手术治疗。2019 年 8 月 16 日心外科进行了全麻下心包剥脱术。术中见心包明显增厚，厚度基本在 1.0 ～ 1.5 cm，术后中心静脉压（central venous pressure，CVP）由术前的 25 mmHg 快速降至 13 mmHg。术后病理提示心包为增生的纤维组织，部分伴玻璃样变，散在淋巴、浆细胞浸润，局灶可见多核巨细胞反应及小灶钙化，考虑炎性病变（图 5-2）。

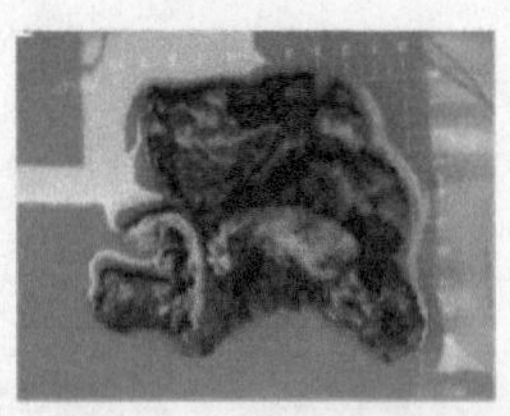

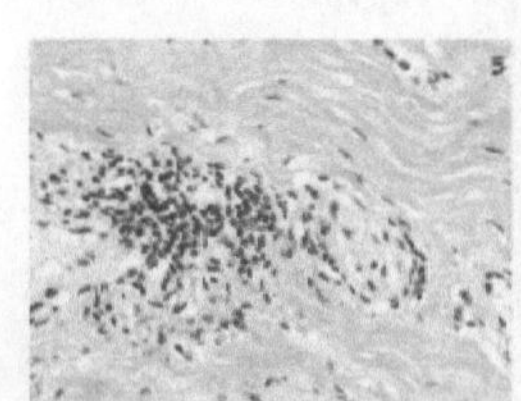
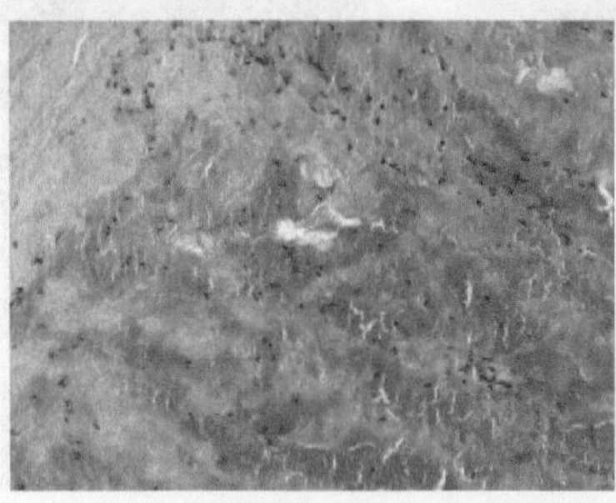
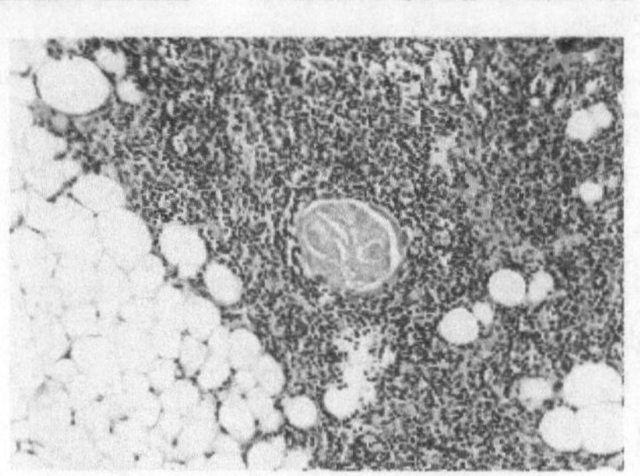

送检为增生的纤维组织，部分伴玻璃样变，间质灶性及散在淋巴、浆细胞浸润，局灶可见多核巨细胞反应及小灶钙化，病变考虑为炎性改变，建议做相关病原学检查以排除特殊病原菌感染。

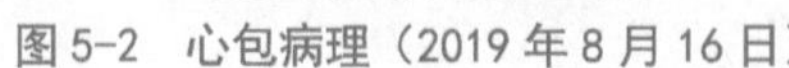
图 5-2　心包病理（2019 年 8 月 16 日）

三、最后诊断

缩窄性心包炎（结核性?）；双侧多浆膜腔积液（双侧胸腔积液、心包积液、腹腔积液）。

四、治疗与转归

虽然病理未能明确提示心包结核，但考虑多核巨细胞与小灶钙化及结核属于缩窄性心包炎的常见病因，因此，术后常规给予规范抗结核治疗。经过手术及抗结核治疗，胸腔及腹腔引流的积液较前显著减少，1 周后成功拔除胸腔和腹腔引流管。门诊随访 1 年，患者未再出现胸腔和腹腔积液（图 5-3）。

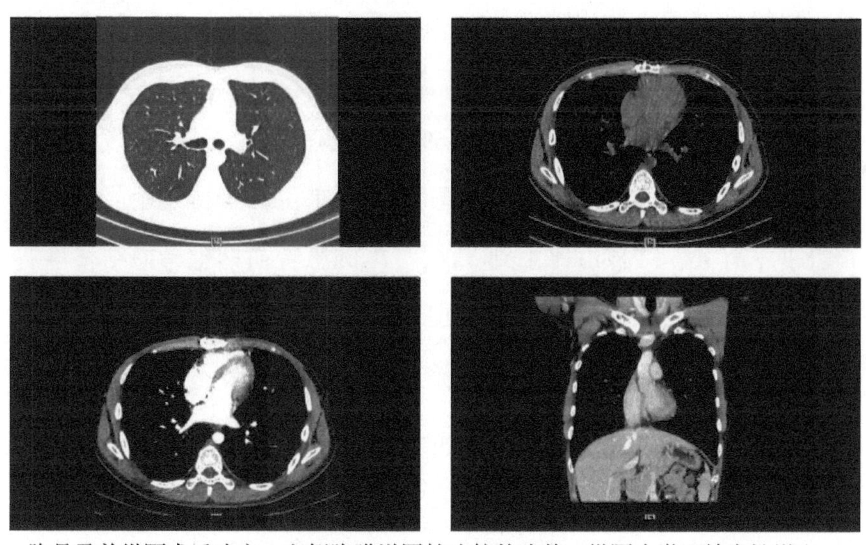

胸骨及前纵隔术后改变；左侧胸膜增厚粘连较前改善；纵隔小淋巴结炎性增生。

图 5-3　胸部 CT（2020 年 6 月 5 日）

五、重要提示

1. 患者为青年男性，慢性病程，以“发热、胸痛、气促”为临床表现。

2. 双侧胸腔积液及腹腔积液，伴有心包积液、心包明显增厚。

3. 血生化、胸腔积液生化检查及胸膜病理无明显异常结果。

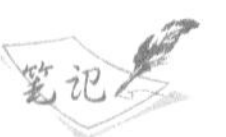

4. 诊断性抗结核治疗不良反应较明显，心包活检病理并没有心包结核的依据。

5. 心包剥离后患者症状好转，胸、腹腔积液消失，术后合并抗结核治疗，随诊无复发。

六、讨论

患者为青年男性，急性起病，起病之初主要以发热、胸痛为主，病程慢性化。临床出现双侧胸腔积液及腹腔积液，血生化、胸腔积液生化检查及胸膜病理无明显异常结果，结合患者心包积液、心包明显增厚，患者的病变部位考虑在心包，缩窄性心包炎限制了回心血量，进而导致出现双侧胸腔积液、腹腔积液，甚至后来出现肺水肿，患者夜间不能平卧。

缩窄性心包炎首次报道于 1669 年，其病因很多。我国发生率最高的是结核，约占 65%。在欧美国家 80% 都可归于特发性或与既往心脏手术有关，结核占比不到 5.6%。本例患者初期也考虑结核性心包炎，并予抗结核诊断性治疗，但患者因不良反应明显而中断。本例患者对心包剥夺术后的抗结核治疗并未出现明显不良反应，这可能是因为未行心包剥夺术时，回心血量减少，胃肠淤血导致不良反应增加。这也从另一个角度说明，即使是结核性心包炎，心包增厚明显回流受阻的患者单纯应用抗结核治疗往往难以起效。心包剥夺术往往是这类患者治疗的关键，并辅以病因学的治疗，如抗结核等。

关于本例缩窄性心包炎的病因，因患者起病初期有发热、胸痛症状，所以要考虑是否存在某种病原体的感染，包括病毒、细菌、结核杆菌等，寻找病原体在临床上往往比较困难。本例患者术后病理虽然没有结核的较充分依据，但可见局灶性多核巨细胞和小灶钙化灶，结合年轻患者有发烧、胸痛症状，病因学上并不能排除结核

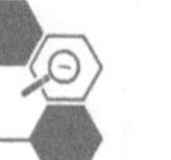

分枝杆菌的感染，因此术后予规范的抗结核治疗是必需的。随诊1年余，患者康复好，无复发。

七、评述

本例患者为年轻男性，表现为双侧胸、腹腔积液伴心包积液、心包明显增厚，在广州呼吸健康研究院先后经历了心内科、呼吸与危重症医学科、胸外科、心外科等多科室的诊治，诊治过程较为漫长，最后得到了较为满意的诊疗。通过本例患者可获得以下启示：①对于少见病因的胸腔积液患者的诊治，强调多学科讨论的重要性，累及心包的多浆膜腔积液患者要强调心内科、呼吸与危重症医学科、胸外科、心外科等多学科合作；②以心包积液、心包明显增厚为主要矛盾的多浆膜腔积液患者的诊治强调手术干预的重要性，单纯药物治疗往往不能有效解决问题；③缩窄性心包炎的病因学诊断较为困难，需要临床上更多的关注以寻找到方法。

（汪金林　沈盼晓　曾运祥）

参考文献

1. GANGWANI M K，MAHMOOD S B，HASAN F，et al. Constrictive pericarditis presenting as bilateral pleural effusion：a report of two cases. Cureus，2018，10（4）：e2451.

2. KARIMA T，NESRINE B Z，HATEM L，et al. Constrictive pericarditis：21 years' experience and review of literature. Pan Afr Med J，2021，38：141.

3. HOTT B，BOOK W M. Images in cardiology. Chronic tuberculous pericarditis causing constrictive pericarditis.Clin Cardiol，2001，24（5）：415.

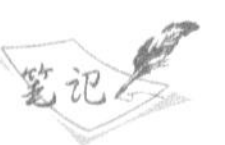

病例 6　咳嗽，两肺多发间质阴影，右侧胸腔积液

一、病情介绍

患者，女性，67 岁，渔业生产工人。

以“咳嗽、咳痰 9 个月，加重 1 周”为主诉于 2019 年 11 月 7 日入院。

现病史：9 个月前患者无明显诱因出现咳嗽、咳黄脓痰，无发热、畏寒。外院胸部 CT 提示“双肺支气管扩张、右中叶不张、右侧胸腔积液、胸膜增厚”，予哌拉西林舒巴坦钠抗感染治疗及胸腔穿刺引流，治疗后复查胸部 CT 提示肺部感染部分吸收，右中叶不张。3 个月后于广州呼吸健康研究院呼吸内科门诊就诊，超声引导下经支气管镜肺活检提示支气管黏膜慢性炎症。胸腔积液量少无法穿刺。1 周前患者再次出现咳嗽、咳白痰，无胸闷、气促及胸痛、咯血、午后低热，外院查胸部 CT：双肺炎，右侧胸腔积液增多。为进一步诊治收住我科。

既往史：体健，15 年前于外院确诊“梅毒”并予青霉素治疗。有胆囊切除术及面部肿物切除术史。无高血压、糖尿病、肝炎病史。无粉尘、有害物质、放射性物质接触史。无烟酒嗜好。家族史无特殊。

入院查体：生命体征平稳。右侧肋间隙稍增宽，触觉震颤减弱，双上肺叩诊呈清音，右下肺叩诊呈浊音，双上肺呼吸音清，右下肺呼吸音消失，两肺未闻及干湿性啰音及胸膜摩擦音。

辅助检查：（2019 年 5 月 9 日）广州呼吸健康研究院门诊支气

管镜检查并超声引导下经支气管镜肺活检病理（图 6-1）：（右中叶内侧段）组织改变为支气管黏膜慢性炎症，未见结核和肿瘤。

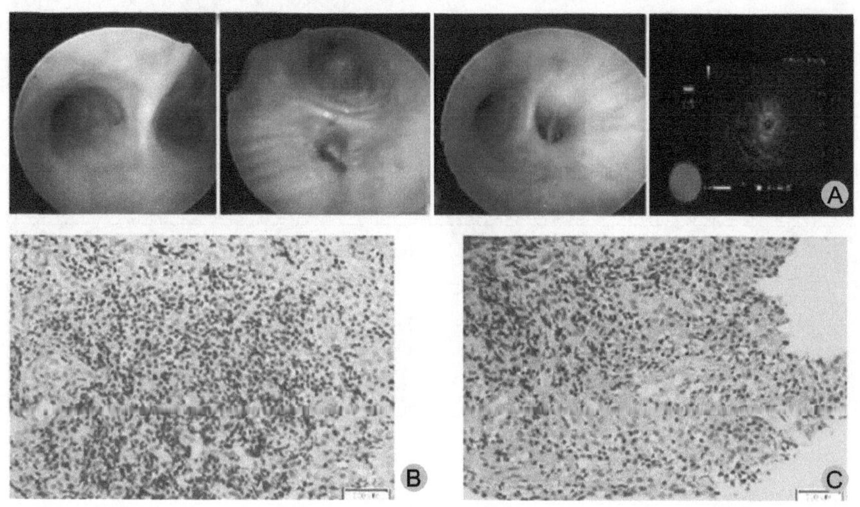

A. 支气管镜：腔内未发现异常；B+C. 超声引导下经支气管镜右中肺内侧段活检病理：支气管黏膜慢性炎症。

图 6-1　支气管镜检查并超声引导下经支气管镜肺活检病理

入院后检查：血常规：白细胞 4.28×10^9/L，中性粒细胞百分比 73.8%，嗜酸性粒细胞百分比 1.2%，嗜酸性粒细胞 0.05×10^9/L，血红蛋白 108 g/L，血小板 259×10^9/L。梅毒相关检查：梅毒抗体 11.67 s/co，梅毒螺旋体特异抗体测定 1 ： 160（+），梅毒 TRUST 半定量试验 1 ： 2。血生化：总蛋白 83.9 g/L，乳酸脱氢酶 104.6 U/L。结核方面检查均阴性，包括 5 单位 PPD 皮试、血 T-spot、痰和血结核 DNA 抗体、肺泡灌洗液 X-pert。风湿疾病方面检查阴性。肿瘤标志物阴性。胸腔积液性质为渗出液，总蛋白 80.9 g/L，乳酸脱氢酶 171.2 U/L，腺苷脱氨酶 37 U/L。

胸部 CT（图 6-2）：两肺多发间实质性炎症较前略减少，右中肺实变，右侧胸腔积液。心脏彩超：主动脉硬化，主动脉瓣反流（轻度），三尖瓣反流（轻度），肺动脉压偏高。

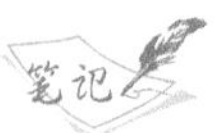

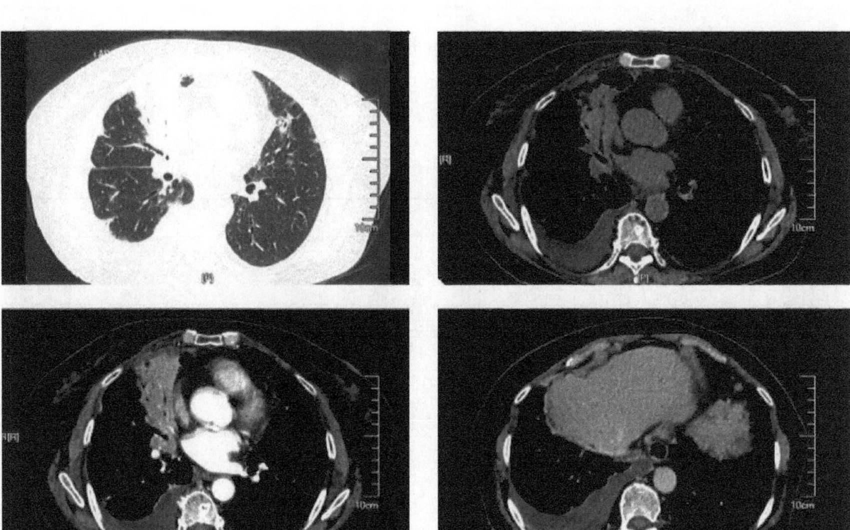

图 6-2 胸部 CT（2019 年 11 月 9 日）：两肺多发间实质性炎症较前略减少，右中肺实变，右侧胸腔积液

二、诊疗经过

患者胸腔积液性质未明。予超声引导下经皮穿刺胸膜活检术（图 6-3），胸膜病理（图 6-4）：（右侧胸膜）组织改变符合浆细胞增多，建议临床首先排除梅毒。经支气管镜肺活检，术后病理（图 6-5）：组织改变符合梅毒树胶肿。

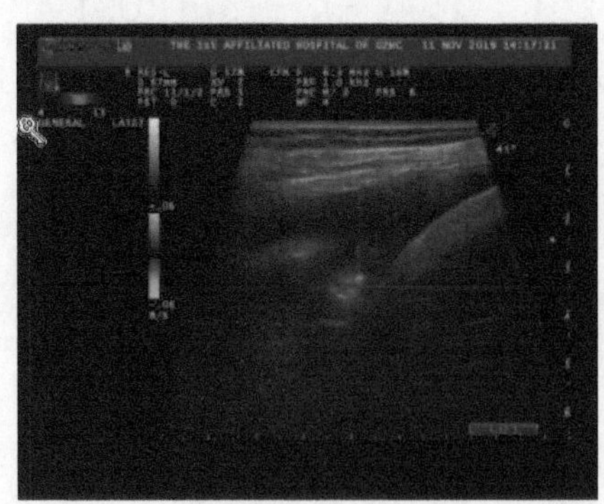
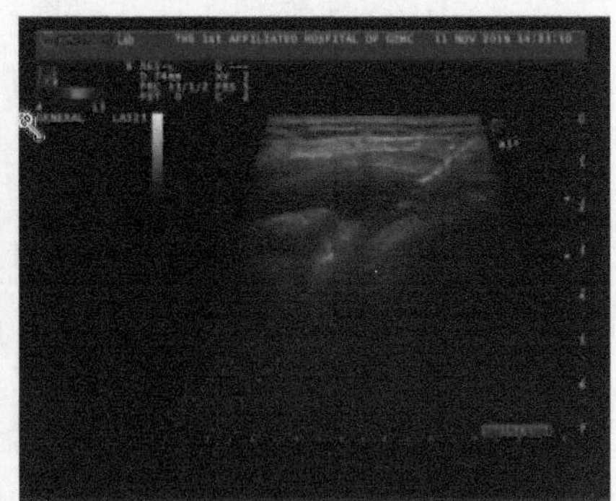

图 6-3 超声引导下经皮穿刺胸膜活检术：选择胸膜增厚明显处进行切割活检

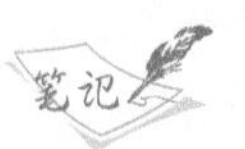

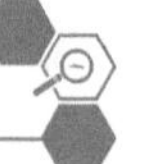

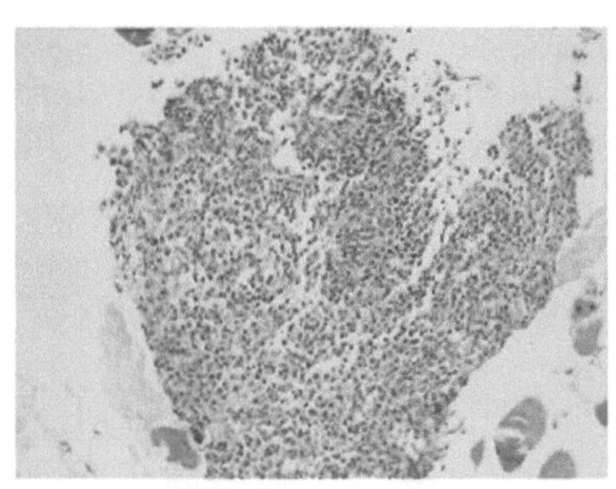

图 6-4 右侧胸膜病理（2019 年 11 月 12 日）

送检横纹肌及脂肪组织，局灶表面见一些浆细胞，形态偏成熟，组织改变符合浆细胞增多，临床上首先排除梅毒。免疫组化结果：CD138（+），CD163（–），WT-1（–），CR（–），LCA（–），IgG（+），IgG4（–）。

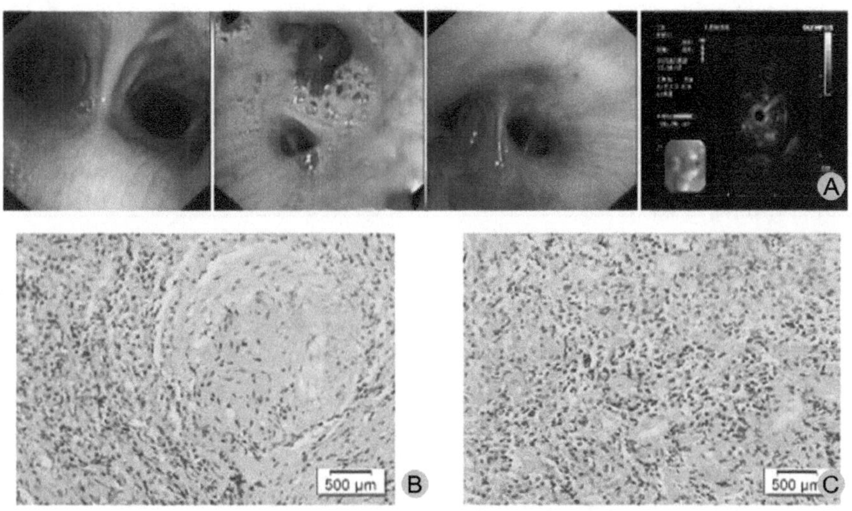

A. 支气管镜：腔内未发现异常。B+C. 超声引导下经支气管镜右中肺内侧段活检病理：送检肺组织可见大量浆细胞浸润，血管壁增厚、玻璃样变，部分血管闭塞，胶原纤维增生，免疫组化结果：CD163（组织细胞+），CD138（+），LCA（+），ERG（血管+），IgG（+），IgG4（少量+）。特殊染色结果：刚果红（–），Warthin-Starry（–），弹力纤维（–）。组织改变符合梅毒树胶肿。

图 6-5 经支气管镜肺活检（2019 年 11 月 14 日）

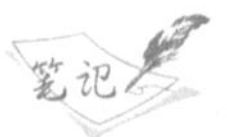

三、最后诊断

梅毒相关性胸腔积液；梅毒。

四、治疗与转归

经皮肤科会诊后诊断为“隐性梅毒，不排除晚期梅毒”。予苄星青霉素 240 万单位，每周 1 次，连续 3 周规范治疗。患者住院期间予苄星青霉素治疗 1 次后出院。出院后医嘱到皮肤科门诊定期诊治。6 个月后患者于当地医院复诊，复查胸部 CT 示肺部病灶较前明显吸收，胸腔积液消失。

五、重要提示

1. 患者为老年女性，以胸腔积液、双肺间实质性炎症及右中肺实变为表现。

2. 胸腔积液呈渗出性，感染、结核、肿瘤相关指标阴性，胸膜病理未见结核肿瘤依据。

3. 梅毒血清学阳性，肺活检病理示肺梅毒树胶肿。

4. 抗梅毒治疗有效。

六、讨论

本例患者为老年女性，表现为胸腔积液、双肺间实质性炎症及右中肺实变，外院及广州呼吸健康研究院首次住院支气管检查均无特异性发现，按肺炎治疗无效。本次入院后胸腔积液检查生化无特异性，胸膜活检提示组织改变符合浆细胞增多，建议临床首先排除梅毒。再次经支气管镜肺活检：组织改变符合梅毒树胶肿。在排除恶性胸腔积液、结核性胸腔积液、类肺炎性胸腔积液、风湿病相关性胸腔积液等基础上，根据梅毒血清检查结果和胸膜肺活检病理，可以诊断梅毒相关性胸腔积液，予苄星青霉素规范治疗，疗效明

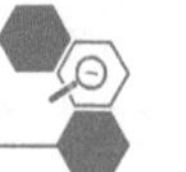

显，随访也可见咳嗽、咳痰等临床症状改善，胸腔积液消失，最后诊断为梅毒相关性胸腔积液。

七、评述

肺梅毒为梅毒螺旋体感染肺部引起的肉芽肿性改变，临床少见，近年国内外只有数例报道。肺梅毒临床表现缺乏特异性，易误诊，需排除结核、真菌感染、肿瘤、肉芽肿性血管炎及结节病等疾病，确诊需要血清学检测联合肺部病理检测。梅毒相关性胸腔积液目前研究资料较少，既往胸腔积液的诊治指南并未把梅毒相关检测列入胸腔积液的诊疗路径，因此易造成漏诊、误诊。

（汪金林　沈盼晓　曾运祥）

参考文献

1. 张帆，周坤，杜宁. 二期梅毒并发严重肝、肺损害 1 例. 中国医药科学，2014(20)：120-121.
2. 李延龙，吴兆芬. 二期梅毒侵犯双肺误诊为陈旧性肺结核. 临床误诊误治，2011，24（7）：62.
3. WOCKEL W，HAUSSINGER K，WEIS R，et al. Anticytoplasmic antibodies（cANCA）in syphilitic nodules of the lung.Dtsch Med Wochenschr，1996，121(19)：617-621.
4. 李晓平，胡振华，王旭，等. 成人肺梅毒树胶样肿误诊为肺脓肿 1 例分析. 中国误诊学杂志，2008，8（30）：7436.
5. MALOV V A，FADEEVA O A，GORBACHENKO A N，et al.A focal infiltration in the upper lobe of the right lung as a manifestation of the initial stage of secondary syphilis.Klin Med（Mosk），2007，85（1）：69-72.
6. 施辛，苏玉华，孙晓东，等. 胸腔积液中检测出梅毒抗体一例. 国际皮肤性学杂志，2008，34（6）：345-347.

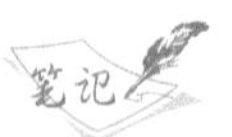

7. 王兆峰，董丽，苏欣，等. 肺梅毒树胶样肿一例并文献复习. 中华肺部疾病杂志（电子版），2017，10（6）：749-751.
8. 乔琳，王迁，冷晓梅，等. “韦格纳肉芽肿”重新命名. 中华临床免疫和变态反应杂志，2013，7（2）：99-102.
9. 韩静茵，王淑娟，贾仰民. 肺梅毒性树胶肿的诊断及鉴别. 中国全科医学，2015（32）：3988-3990，3993.

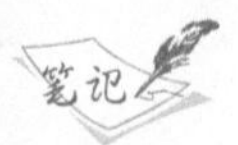

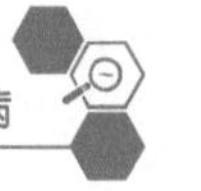

病例 7 嗜酸性粒细胞增高，血肝吸虫 IgG 抗体阳性，左侧乳糜胸

一、病情介绍

患者，男性，25 岁，IT 从业人员。

以“气促、胸闷 1 个月”为主诉于 2021 年 2 月 19 日入院。

现病史：1 个月前患者无明显诱因出现气促及胸闷，活动及平卧时症状加重，伴干咳，休息后无缓解。到深圳市某医院就医，胸部 X 线 DR 片提示左侧大量胸腔积液；胸腔积液常规提示乳白色，混浊，无凝块，李凡他试验（+），白细胞 2589×10^6/L，红细胞 6000×10^6/L，淋巴细胞百分比 90%，中性粒细胞百分比 10%；胸腔积液生化提示总蛋白 42.1 g/L，腺苷脱氨酶 2.6 U/L，乳酸脱氢酶 98 U/L，葡萄糖 8.41 mmol/L；胸腔积液脂肪检查提示甘油三酯 15.92 mmol/L，总胆固醇 1.94 mmol/L；胸腔积液脱落细胞检查提示大量淋巴细胞，少量间皮细胞，个别无胞质、拟“裸核”的拥挤的小团块，初步诊断“乳糜胸”转入广州呼吸健康研究院。

既往史：2 型糖尿病病史 6 年。半年前曾因跌倒致左侧胸痛，未检查及治疗，现反复出现左侧胸痛。

个人史：经常食用三文鱼生鱼片。无嗜烟、嗜酒，无接触潮湿环境、毒物、放射性物质史。

专科查体：外周指脉氧 95%（吸入空气），口唇及四肢甲床无发绀。全身浅表淋巴结无肿大。呼吸稍促，左侧肺呼吸动度较前右侧减弱，左侧语颤较前右侧减弱，左下肺叩诊呈浊音，右侧肺叩诊呈清音，左下肺呼吸音低，双侧肺未闻及干湿性啰音及胸膜摩擦音。

辅助检查：血常规：白细胞 7.2×10^9/L，中性粒细胞百分比 68.7%，嗜酸性粒细胞百分比 8.8%，红细胞 4.58×10^{12}/L，血红蛋白 142 g/L，血小板 383×10^9/L。红细胞沉降率 49 mm/h。血液生化：谷丙转氨酶 42.1 U/L，总蛋白 63.9 g/L，白蛋白 38.2 g/L，γ-谷氨酰转肽酶 45.2 U/L，谷草转氨酶 27.5 U/L。感染方面：降钙素原检测、肺炎支原体血清学试验、G 试验、胸腔积液细菌和真菌培养等均阴性；结核方面包括血结核分枝杆菌核酸（TB-DNA）、血结核感染 T 细胞检测、胸腔积液涂片找结核菌等均阴性。肿瘤标志物方面均基本正常。风湿病血清学指标：类风湿因子、抗核抗体定量、抗核抗体谱十一项、抗环瓜氨酸肽抗体、血管炎三项等正常。2021 年 2 月 22 日胸部 CT 平扫 + 增强（图 7-1）：左侧胸腔大量积液及少许积气；左侧胸腔引流管置入。

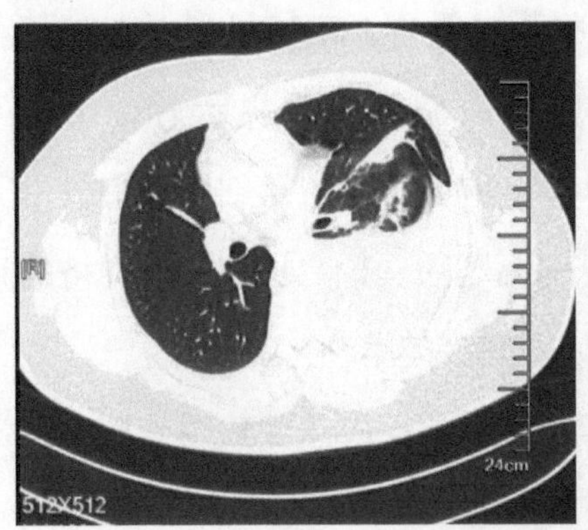
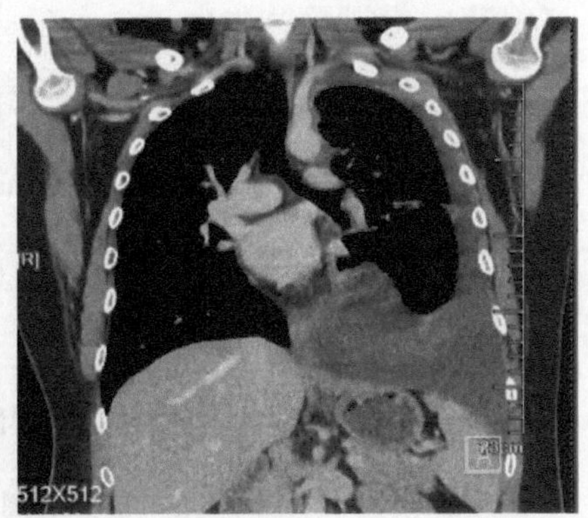

图 7-1　胸部 CT 平扫 + 增强（2021 年 2 月 22 日）

二、诊疗经过

2021 年 2 月 22 日行胸腔穿刺术及胸膜活检术。胸腔积液常规：乳糜状胸腔积液、李凡他试验阴性、白细胞 1384×10^6/L（/HP）、红细胞 6713×10^6/L（/HP）、分叶核细胞 80%；胸腔积液嗜酸性粒细胞百分比 14%；胸腔积液生化提示葡萄糖 6.78 mmol/L、总蛋白 34.1 g/L、

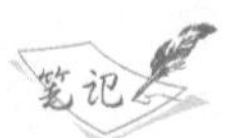

LDH 92.6 U/L、ADA 5.2 U/L；胸腔积液乳糜试验阳性；胸腔积液脂类分析提示胆固醇 1.62 mmol/L、甘油三酯 10.63 mmol/L、高密度脂蛋白 0.23 mmol/L、低密度脂蛋白 0.49 mmol/L。胸腔积液肿瘤标志物、脑钠肽等未见异常。胸腔积液脱落细胞检查（图 7-2）：见淋巴细胞、嗜酸性粒细胞及间皮细胞，未见癌细胞。胸腔积液沉渣病理（图 7-3）：见淋巴细胞及间皮细胞，未见癌细胞。胸膜组织病理：送检纤维脂肪组织，较多淋巴细胞浸润，未见肉芽肿性病变及肿瘤。免疫组化结果：CK（–），D2-40（–），CD31（血管 +），CD34（血管 +）。

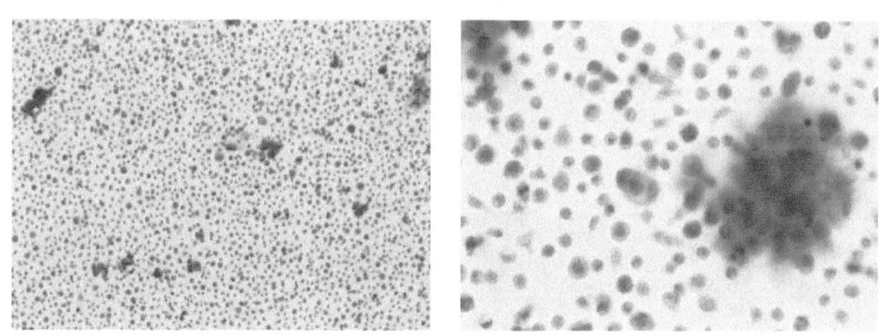

图 7-2　胸腔积液脱落细胞检查

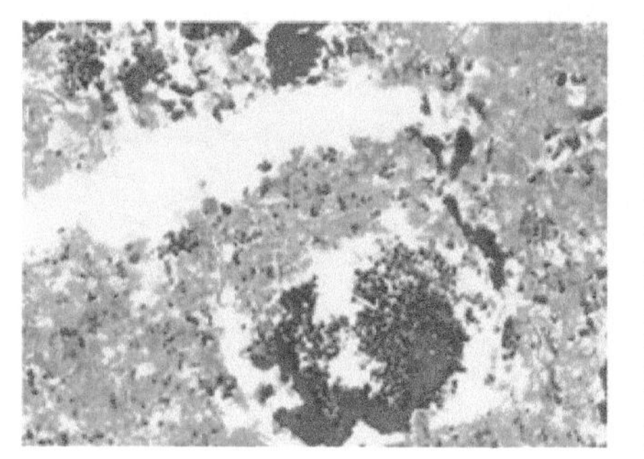
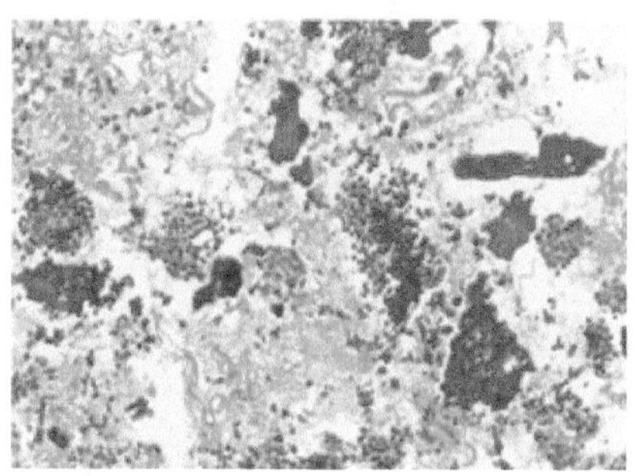

图 7-3　胸腔积液沉渣病理

上述胸腔积液结果给我们 2 条诊断思路：首先，确诊乳糜胸，而且为真性乳糜胸，可以按照乳糜胸的临床诊断路径进行下一步检查；其次，血液和胸腔积液的嗜酸性粒细胞均增高，因此也可以按

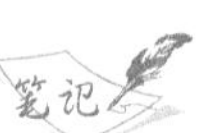

嗜酸性粒细胞性胸腔积液的临床诊断路径考虑。

结合患者半年前有跌倒病史，要排除胸导管破裂导致乳糜胸的可能。2021 年 2 月 23 日胸部 MRI 检查：①胸导管 MRI 平扫未见明确异常；②左侧胸腔大量积液。2021 年 2 月 23 日进行了结内淋巴管造影术：胸导管行程范围内未见明确淋巴漏征象。2021 年 2 月 24 日全身 PET-CT 检查：①全身未见明确的恶性肿瘤征象；②左侧胸腔少量积液；③左侧少量气胸；④全身骨髓糖代谢弥漫性增高，考虑反应性增生。

患者血液和胸腔积液嗜酸性粒细胞增高，结合患者喜好吃三文鱼生鱼片的病史，需要重点考虑寄生虫的可能。遂进行了血液寄生虫抗体检查，结果肝吸虫 IgG 抗体（+）。

三、最后诊断

寄生虫相关性乳糜胸（肝吸虫）。

四、治疗与转归

患者确诊后于 2021 年 3 月 2 日出院。门诊给予驱虫治疗：阿苯达唑 0.4 g、qd，共 7 天。患者治疗后没有返院随诊。

五、重要提示

1. 患者为青年男性，亚急性病程。

2. 以气促、胸闷为首发症状，反复左侧胸腔积液，低脂饮食治疗效果不佳。

3. 胸腔积液呈乳糜胸。

4. 血液及胸腔积液嗜酸性粒细胞增高。

5. 有外伤史，但胸导管 MRI 及结内淋巴管造影未见胸导管渗漏征象。

6. 各项检查排除常见乳糜胸及嗜酸性粒细胞性胸腔积液的常见

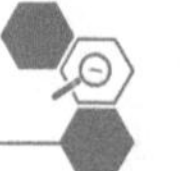

病因，如结核、风湿病、血液病、恶性肿瘤等。

7. 胸腔积液沉渣及胸膜组织病理未见肉芽肿性病变及肿瘤。

8. 有食用生鱼史，血肝吸虫 IgG 抗体阳性。

六、讨论

乳糜性胸腔积液是指乳糜液在胸腔聚集形成，是因胸导管及其分支受压、外伤或阻塞致乳糜液渗漏入胸腔而形成。发生的机制有：①压迫性梗阻：如恶性肿瘤；②直接受累：如恶性或感染性淋巴结炎、外伤或手术造成的撕裂或破裂；③畸形：如 Gorham-Stout 综合征（又名大块骨溶解症）、广泛性淋巴管畸形、淋巴管瘤病；④功能障碍：如乳糜向肺部逆流；⑤过量淋巴液：（通常来自淋巴肿块或畸形）导致淋巴管破裂或乳糜渗漏；⑥来自腹腔或腹膜后积聚的乳糜通过膈肌转运。对于乳糜性胸腔积液，首先要鉴别真性乳糜胸和假性乳糜胸，真性乳糜胸为稀释的乳糜液，胸腔积液的甘油三酯水平＞ 110 mg/dL，假性乳糜胸为各脂肪球及其他浮游小体形成的乳糜样积液。根据本例患者胸腔积液的脂质分析，判断为真性乳糜胸。

乳糜胸的常见病因为：①创伤性：外科手术，如胸导管区域或邻近结构的手术操作、食管切除术、肺切除术伴淋巴结清扫。②非创伤性：恶性肿瘤是非创伤性乳糜胸的首要原因（淋巴瘤占 11% ～ 37%）；非恶性病因，如结缔组织病、丝虫病、克罗恩病。因此，通过淋巴系统检查了解是否有胸导管渗漏对诊断乳糜胸而言较为重要，有：①间接淋巴显影：胸部 MRI 胸导管显影、放射性核素淋巴管显像、间接磁共振淋巴造影、染料法前哨淋巴结显像、近红外显像等。②超声引导结内淋巴管造影。本例患者进行间接磁共振淋巴造影和超声引导结内淋巴管造影，均未见明确的胸导管渗漏。

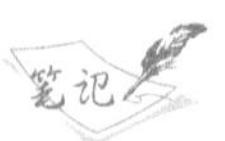

七、评述

本例患者的诊断思路可以从两个途径考虑：一是乳糜胸；二是血和胸腔积液嗜酸性粒细胞升高。既往本院已经建立了嗜酸性粒细胞性胸腔积液的诊断思路。对于本例患者的诊疗要善于把嗜酸性粒细胞升高与乳糜胸结合起来。当然，寄生虫相关性乳糜胸是罕见病，需要临床更多的经验和总结。

（汪金林　曾运祥）

参考文献

1. NADOLSKI G.Nontraumatic chylothorax：diagnostic algorithm and treatment options.Tech Vasc Interv Radiol，2016，19（4）：286-290.
2. VALENTINE V G，RAFFIN T A.The management of chylothorax.Chest，1992，102（2）：586-591.
3. DOERR C H，ALLEN M S，NICHOLSF C，et al. Etiology of chylothorax in 203 patients.Mayo Clin Proc，2005，80（7）：867-870.
4. GOMES A O，RIBEIRO S，NEVES J，et al. Uncommon aetiologies of chylothorax: superior vena cava syndrome and thoracic aortic aneurysm.Clin Respir J，2015，9（2）：185-188.

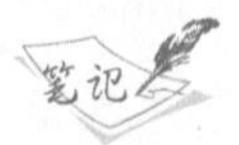

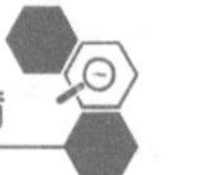

病例 8　糖尿病，右侧胸腔包裹性积液

一、病情介绍

患者，男性，68 岁，农民。

以“右胸痛伴咳嗽 2 周”为主诉于 2021 年 6 月 23 日入院。

现病史：患者 2 周前无诱因出现右侧胸痛，咳嗽时加重，少量白痰。无发热寒战、潮热盗汗、血丝痰及呼吸困难等不适。就诊于当地社区门诊，予抗感染、止咳化痰、中药等治疗无好转。2021 年 6 月 22 日到广州呼吸健康研究院门诊就诊，因胸部 CT 检查发现“右侧胸腔包裹性积液”入院。

既往史：糖尿病病史 10 年。无放射性物质、毒物接触史。有青霉素过敏史。

入院查体：体温 36.4 ℃，脉搏 143 次 / 分，呼吸 23 次 / 分，血压 101/70 mmHg。胸廓对称，呼吸动度两侧一致，肋间隙无增宽或变窄；语颤两侧不对称，右下肺稍减弱；无胸膜摩擦感及皮下捻发感。右下肺叩诊浊音；右肺下呼吸音减弱，未闻及干湿性啰音及胸膜摩擦音。

辅助检查：静脉血细胞分析：白细胞 $11.9 \times 10^9/L$，中性粒细胞百分比 78%，中性粒细胞 $9.3 \times 10^9/L$，血小板 $420 \times 10^9/L$，红细胞沉降率 120 mm/h。肝肾功能：人血白蛋白 27.2 g/L。血传播八项和凝血四项未见异常。血浆 D- 二聚体测定 1658 ng/mL。血气分析无异常。肺肿瘤标志物正常。心肌酶学、脑钠肽、心电图、心脏彩超均未见异常。病原学方面：①细菌：降钙素原检测 0.05 ng/mL、肺炎支原体血清学试验小于 1 ∶ 40、痰细菌涂片见 G+ 球菌及 G– 杆菌、痰细菌培养物致病菌生长。②结核：5 单位 PPD 皮试阴性，3 次痰结核

菌涂片阴性，结核分枝杆菌核酸检测、结核感染 T 细胞检测阳性（抗原 A 孔 53 ↑个和抗原 B 孔 24 ↑个）。③真菌：曲霉菌抗原检测和隐球菌抗原检测均阴性，血 G 试验及痰 GM 试验等未见异常。2021 年 6 月 23 日胸部 CT 平扫 + 增强（图 8-1）：右侧胸腔包裹性积液；右侧胸膜稍增厚；右侧肺门、纵隔、右侧心膈角多发稍大淋巴结。

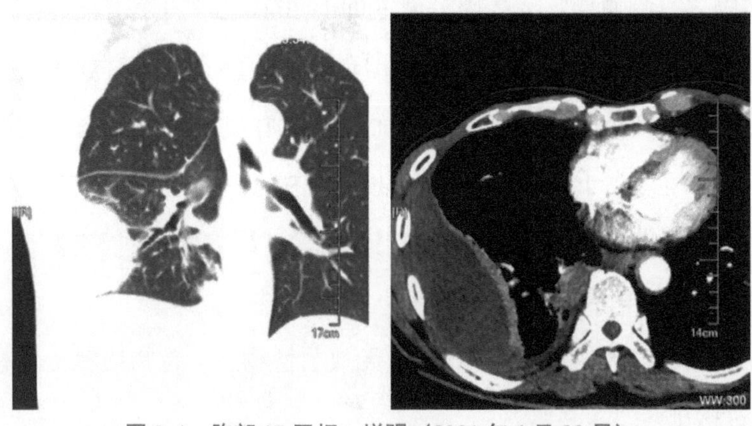

图 8-1　胸部 CT 平扫 + 增强（2021 年 6 月 23 日）

二、诊疗经过

2021 年 6 月 25 日进行了超声引导胸腔穿刺术，进行了置管引流术、经皮胸膜切割活检术。术中抽出混浊的脓性胸腔积液。胸腔积液常规：李凡他试验阳性、白细胞 7700×10^6/L（/HP）、分叶核细胞 98%。胸腔积液生化：葡萄糖 0.78 mmol/L、总蛋白 24.3 g/L、乳酸脱氢酶 4657.3 U/L、腺苷脱氨酶 178 U/L、肺肿瘤标志物未见异常。胸腔积液涂片镜检见大量中性粒细胞及菌团样结构，未见癌细胞。胸腔积液沉渣病理（图 8-2）：镜下见多量中性粒细胞，并可见菌团结构，特殊染色结果为 GMS（+），PAS（+），抗酸杆菌（–），抗酸荧光（–），真菌荧光（–），革兰菌（+），结合特殊染色结果考虑为放线菌。胸膜组织病理（图 8-3）：（右侧胸膜）送检纤维组织及横纹肌组织，周边见渗出的纤维素及中性粒细胞，并可见小灶菌团

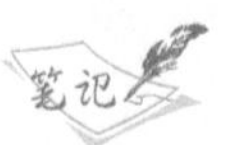

结构，特殊染色结果为GMS（+），PAS（+），抗酸杆菌（-），革兰菌（+），抗酸荧光（-），真菌荧光（-），结合特殊染色结果符合放线菌。

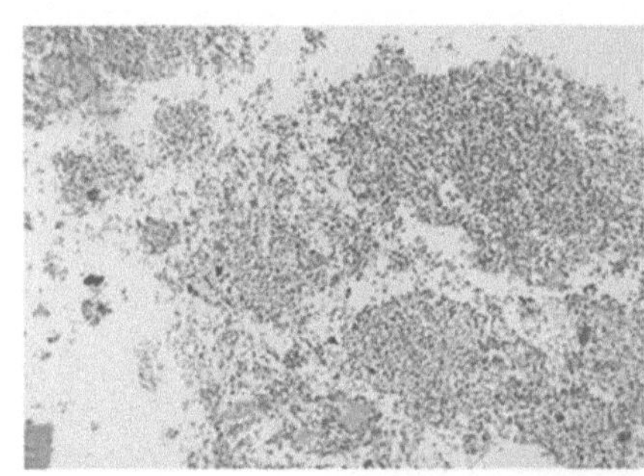
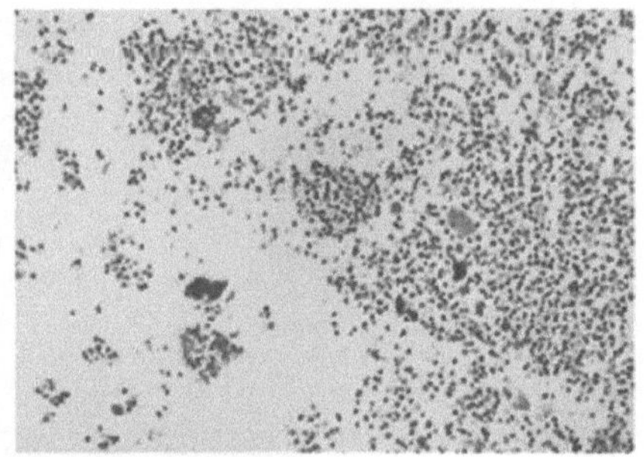
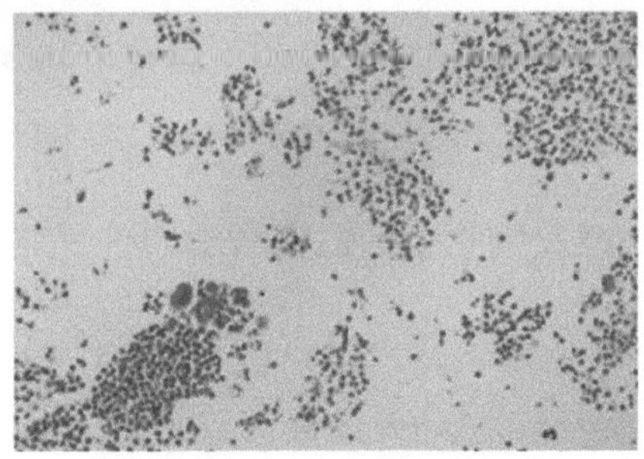

图 8-2　胸腔积液沉渣病理

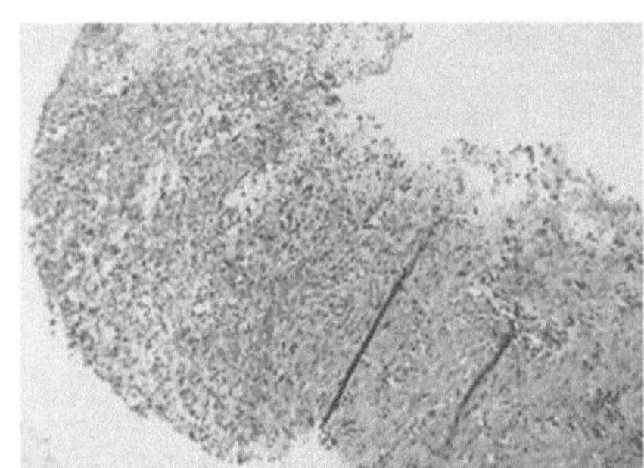
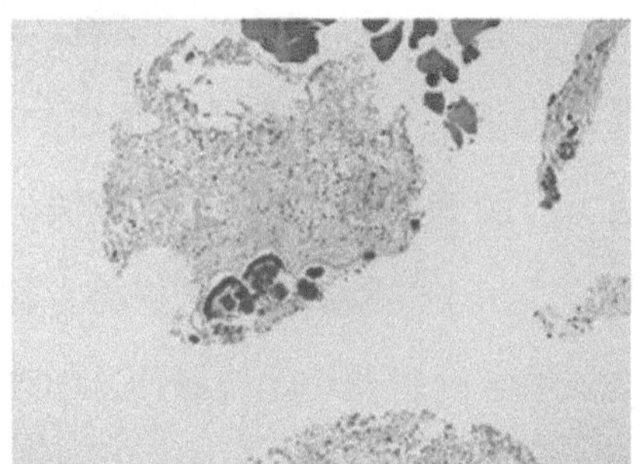
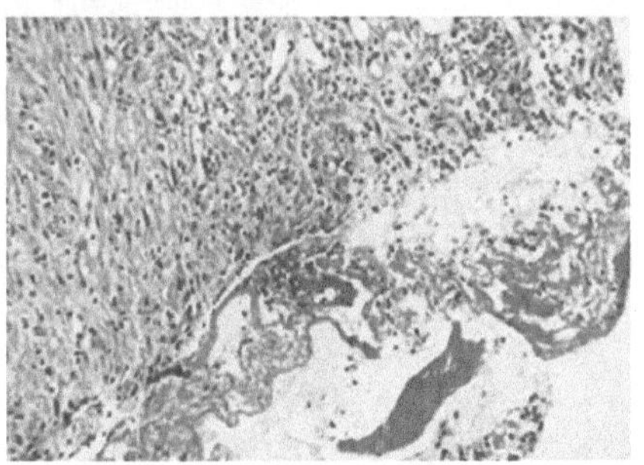

图 8-3　胸膜组织病理

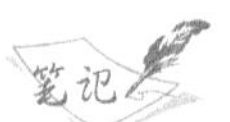

三、最后诊断

右侧急性脓胸（放线菌）。

四、治疗与转归

由于患者对青霉素过敏，给予复方磺胺甲噁唑分散片 2 片、bid 治疗；同时予胸腔置管引流、冲洗等处理。2021 年 6 月 29 日拔管后出院，定期门诊复诊。

五、重要提示

1. 老年男性，急性起病。

2. 主诉“右胸痛伴咳嗽 2 周”。临床表现无特异性。

3. 胸部 CT：右侧胸腔包裹性积液及右侧胸膜稍增厚。

4. 胸腔积液沉渣及胸膜组织标本病理均符合放线菌。

六、讨论

肺放线菌病是一种放线菌感染导致的慢性化脓性肉芽肿性炎症，病变以局部化脓或肉芽肿性炎症、多发脓肿、瘘管窦道形成和分泌含硫磺样颗粒脓液为特征，可累及胸膜，导致胸腔积液。其主要感染途径为口咽部及胃肠道分泌物吸入呼吸道，危险因素包括龋齿、口腔卫生不良、吸烟、酗酒、慢性消耗性疾病等。基础疾病包括糖尿病、支气管扩张、肺癌等。肺放线菌病属于少见病，因其临床表现、体征及影像均无特异性，而且放线菌培养困难，因此临床上容易误诊或漏诊，耽误及时有效治疗。临床上遇到疑似患者，经支气管镜或经皮肺穿刺活检，获得阳性病理标本是诊断的关键。本病预后良好，放线菌对多种抗生素敏感，首选青霉素，疗程 6 ～ 12 个月。

本例患者仅仅是 1 例右侧包裹性胸腔积液的患者，并没有肺部感染及脓肿等表现。临床症状、体征及影像学表现等均没有特异性。入院后按渗出性胸腔积液的规范进行病因学鉴别诊断，但胸腔

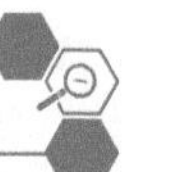

积液沉渣及胸膜活检的病理给出了意外的结果。经过文献检索，目前未有放线菌仅仅局限于胸膜感染导致脓胸的病例报道。因此，病理科慎重地对发现的菌团进行了仔细的镜下形态观察及特殊染色鉴定，确定属于放线菌。本例患者作为放线菌性脓胸患者，具有如下特点：①从危险因素上可能与10年糖尿病病史有关；②临床表现上没有特异性，难于区别其他感染导致的包裹性积液；③诊断上提醒我们规范的诊断流程、积极有效的胸膜活检、病理学的诊断水平等方面的重要性。

七、评述

放线菌感染导致的急性脓胸的病例未有报道，因此没有任何经验可以借鉴。本例患者在临床上没有特异性，包括病史、症状、体征、影像学表现等，确诊主要靠病理。值得我们重视的是，超声引导经皮穿刺胸膜活检术对于更好地取得胸膜标本有很好的临床价值。病理医师的诊断水平对于一些少见疾病的临床诊断起到决定性的作用。

（汪金林　曾运祥）

参考文献

1. 钟南山，刘又宁 . 呼吸病学 .2 版 . 北京：人民卫生出版社，2015：456-460.
2. MABEZA G F，MACFARLANE J.Pulmonary actinomycosis.Eur Respir J，2003，21（3）：545-551.
3. LALITHA P，RAJAGOPALAN J，PRAKASH K，et al. Postcataract endophthalmitis in South India incidence and outcome.Ophthalmology，2005，112（11）：1884-1889.
4. BENNHOFF D F. Actinomycosis：diagnostic and therapeutic considerations and a review of 32 cases.The Laryngoscope，1984，94（9）：1198-1217.

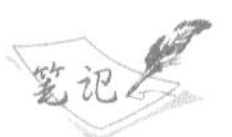

病例 9　嗜酸性粒细胞增高，多浆膜腔积液

一、病情介绍

患者，男性，47 岁，教师。

以“咳嗽、气促 1 个月”为主诉于 2021 年 6 月 18 日入院。

现病史：1 个月前患者无诱因出现咳嗽，偶咳出少量白痰，伴气促，活动后加重。无发热，无流涕、鼻塞、咽痛，无胸痛、咯血、心悸，无腹胀、腹痛、腹泻，无关节红肿，无口干、咽干等不适。2021 年 5 月 25 日于广州市某医院住院。血常规：白细胞 7.99×10^9/L，嗜酸性粒细胞百分比 18.4%。T-spot 阳性。胸腔积液检查为渗出液。为进一步明确诊治，拟“多浆膜腔积液”转入广州呼吸健康研究院。

既往史：有高血压病史。无食物或药物过敏史。吸烟 10 余年，1 包 / 日。家中有饲养宠物狗，患者密切接触。无吃生鱼等生肉类食品。无外地居住史，无疫区居住史，无疫水、疫源接触史。

入院查体：体温 36.3 ℃，脉搏 80 次 / 分，呼吸 21 次 / 分，血压 121/76 mmHg。一般情况好。皮肤及黏膜无皮下结节或肿块。全身浅表淋巴结未触及肿大。

专科查体：胸廓对称，两侧正常，呼吸动度两侧对称，未闻及干湿性啰音及胸膜摩擦音。

辅助检查：血常规：白细胞 14×10^9/L，中性粒细胞百分比 54.8%，嗜酸性粒细胞百分比 1.2%，红细胞 4.05×10^{12}/L，血红蛋白 126 g/L，血小板 353×10^9/L。粪便常规未见寄生虫卵。红细胞沉降

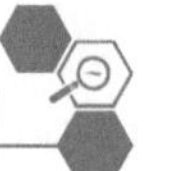

率 39 mm/h。肝功能：谷丙转氨酶 43.3 U/L，总蛋白 67.4 g/L，白蛋白 31.1 g/L，γ-谷氨酰转肽酶 93.8 U/L。CX3 生化八项、动脉血气分析、血传播八项、血脂四项等均未见异常。血浆 D-二聚体 1102 ng/mL，FEU、凝血四项正常。血脑钠肽、心肌酶、心电图、心脏彩色超声及心功能测定均未见异常。降钙素原正常、肺炎支原体血清学试验（凝集法）1 ∶ 40（+）、曲霉菌抗原检测 0.1104 μg/L、隐球菌抗原检测阴性、痰细菌及真菌培养未见致病菌生长。5 单位 PPD 皮试阴性、痰涂片找抗酸杆菌 3 次均阴性、T-spot 阳性、血 TB-DNA 阴性、痰 X-pert 阴性。肺肿瘤标志物均正常。2021 年 6 月 19 日入院时胸部 HRCT 平扫 + 增强（图 9-1）：两侧胸腔少量积液；心包少量积液。

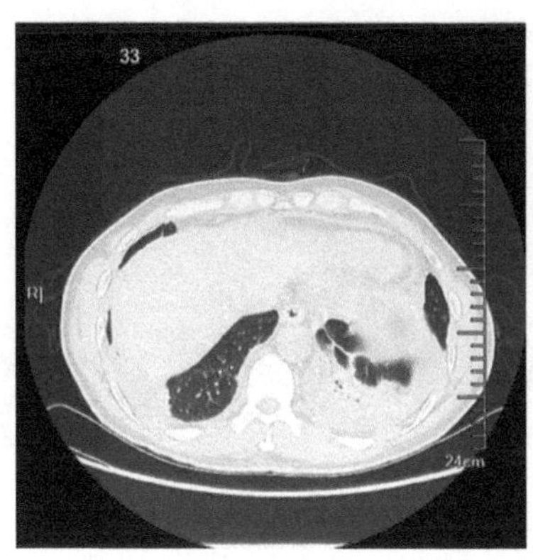
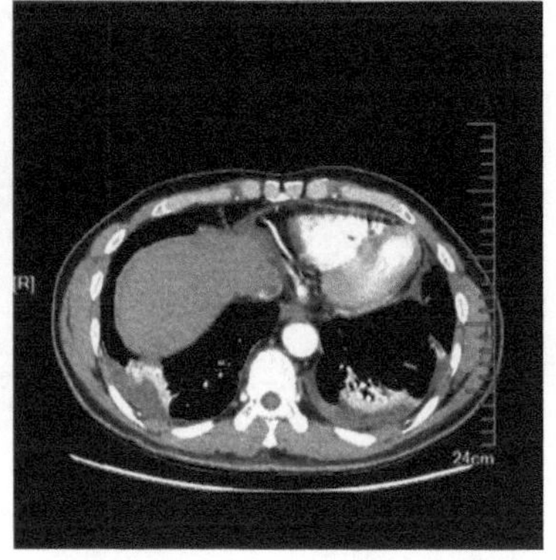

图 9-1 入院时胸部 HRCT 平扫 + 增强（2021 年 6 月 19 日）

二、诊疗经过

在 B 超引导下行右侧胸腔穿刺术，仅抽取胸腔积液 20 mL 送检。胸腔积液常规李凡他试验阳性。胸腔积液生化：葡萄糖 5.9 mmol/L、总蛋白 57.3 g/L、乳酸脱氢酶 305.7 U/L、腺苷脱氨酶 20.6 U/L。嗜酸性粒细胞百分比 31.5%。由于胸腔积液太少，未能进行胸膜活检。请患者借外院胸膜活检的组织玻片进行病理会诊。

按嗜酸性粒细胞性胸腔积液的思路进一步查找病因。上述检查结果没有结核、恶性肿瘤等病因的依据。下一步还要进行风湿病、血液系统疾病及寄生虫等方面的排查。

风湿疾病血清学指标：除类风湿因子 53.2 IU/mL 外，抗链球菌溶血素 O、抗环瓜氨酸肽抗体（抗 CCP 抗体）、抗核抗体谱十一项、抗心磷脂抗体 IgG 及 IgM、抗核抗体定量、血管炎三项均阴性。血液系统方面，患者不同意行全身 PET-CT 检查和骨髓穿刺。寄生虫检查：血清寄生虫抗体检测示猪囊尾蚴 IgG 抗体（+），反复 3 次大便找虫卵均阴性。

外院病理会诊结果（图 9-2）：组织改变为嗜酸性粒细胞性胸膜炎，建议临床进一步检查排除嗜酸性粒细胞相关性疾病。

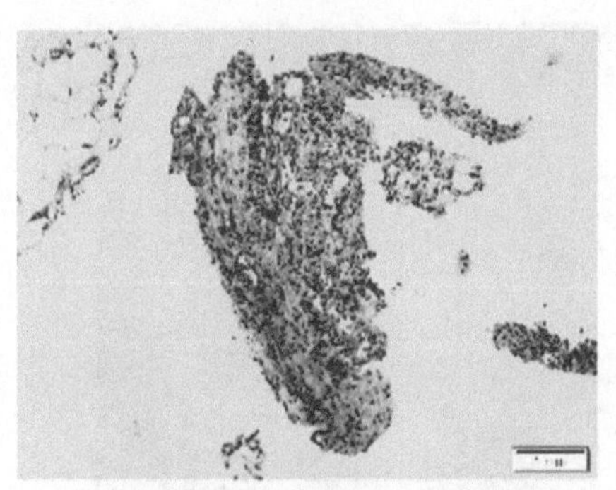
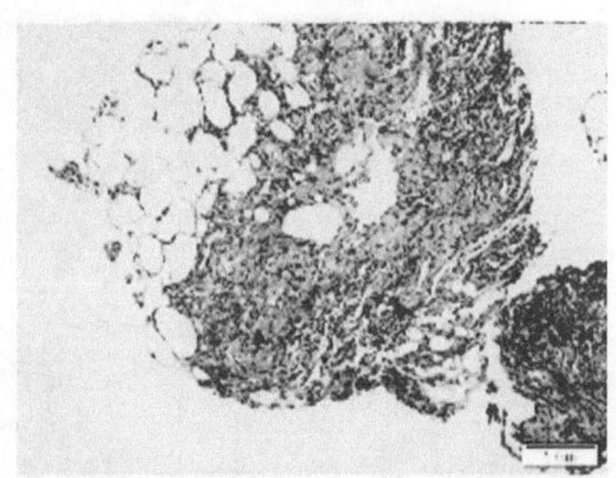

图 9-2　胸膜病理结果

请感染科会诊，认为无头痛、无皮下结节、无腹痛腹胀等临床表现，无食生牛、猪肉史，仅靠血清寄生虫抗体检测猪囊尾蚴 IgG 抗体（+）诊断猪囊尾蚴病的依据不足，建议行头颅及脊柱神经系统 MRI 检查，必要时可考虑吡喹酮或阿苯达唑驱虫治疗。

患者不同意 MRI 等检查，要求诊断性驱虫治疗。2021 年 6 月 21 日给予阿苯达唑驱虫治疗，方案：600 mg、bid，连用 10 天。

笔记

三、最后诊断

寄生虫性多浆膜腔积液（猪囊尾蚴）。

四、治疗与转归

患者咳嗽、气促等症状逐渐消失，未再出现不适情况。2021 年 7 月 15 日即驱虫治疗 1 个月后复查胸部 CT（图 9-3）见两侧胸腔积液和心包积液已经消失。

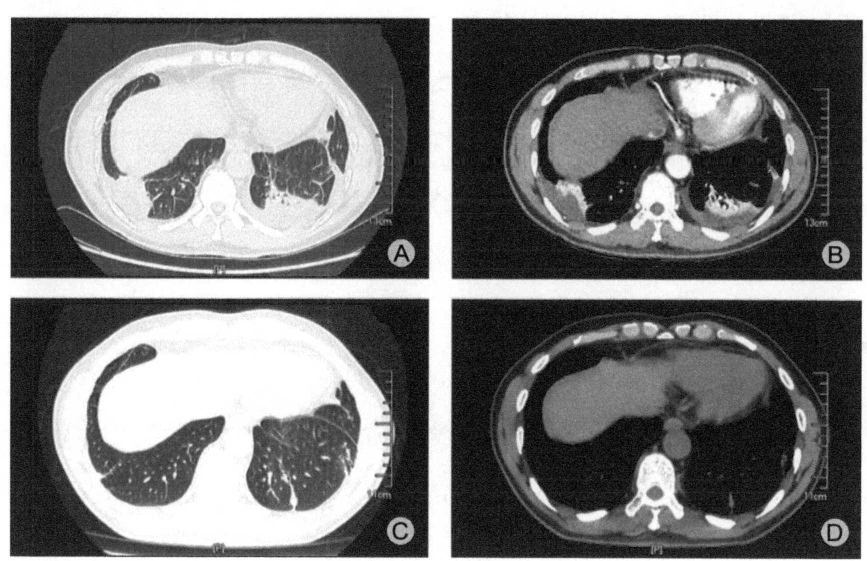

A+B. 治疗前；C+D. 治疗后。

图 9-3　治疗前及驱虫治疗 1 个月后胸部 CT

五、重要提示

1. 患者为中年男性，咳嗽、气促 1 个月。

2. 胸部 CT：两侧胸腔少量积液、心包少量积液。

3. 血液及胸腔积液嗜酸性粒细胞比例增高。

4. 病理结果：组织改变为嗜酸性粒细胞性胸膜炎。

5. 血清寄生虫抗体检测示猪囊尾蚴 IgG 抗体（+）。

6. 阿苯达唑驱虫治疗有效。

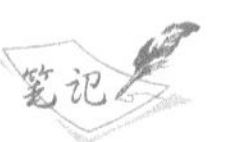

7. 经过系统检查排除结核和真菌等感染性疾病、风湿疾病、恶性肿瘤、血液系统疾病等。

六、讨论

囊尾蚴是绦虫的幼虫，寄生在宿主的横纹肌及结缔组织中，呈包囊状，俗称"囊虫"。在动物体内寄生的囊尾蚴有多种，通过肉食品传播给人类的有猪囊尾蚴和牛囊尾蚴，以猪囊尾蚴较为常见。猪囊尾蚴是猪带绦虫的幼虫，猪囊尾蚴病是由猪带绦虫幼虫寄生于人体各组织器官所致的较常见的人畜共患病。囊尾蚴发育形成的成虫为猪带绦虫，是一种常见的食源性人畜共患寄生虫，人可被成虫侵害，也可以被其幼虫感染。人类感染猪囊尾蚴主要途径包括食用生猪肉和没有完全烧烤或熟透的肉类食品，对切肉的刀、砧板、盛具等没有生熟分开并及时消毒。

猪囊尾蚴病临床表现多样且无特异性，不易识别，易误诊。临床诊断主要有：①询问流行病学情况，如有无食用生猪肉、没有完全烧烤或熟透的肉类食品，对切肉的刀、砧板、盛具等有无生熟分开等；②临床表现如皮下结节、癫痫发作、各种神经精神系统症状；③实验室检查：外周血嗜酸性粒细胞增高、各种体液嗜酸性粒细胞增高；④粪便找到节片或虫卵等有诊断价值；⑤免疫学检查：间接血凝试验或酶联免疫吸附试验（ELISH）检测特异性 IgG 抗体具有较高的特异性和敏感性；⑥单克隆抗体（McAb）法可检测到囊尾蚴循环抗原抗体，特别对脑囊尾蚴病；⑦影像学检查包括 X 线、B 超、CT、MRI 和脑室造影，后两种对脑囊尾蚴病的诊断有重要价值；⑧猪囊尾蚴病的诊断的主要依据是找到囊尾蚴特有的形态及其蠕动特性。

目前针对猪囊尾蚴的有效药物有吡喹酮和阿苯达唑。猪囊尾蚴病在非疫区散发，无特异性症状，易误诊，通过详细的问诊、影像学及血清学检查可以确诊。

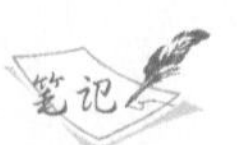

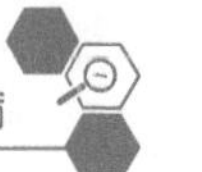

本病例没有疫区旅居史，也没有食用生猪肉的病史，但由于患者居住广州，有吃火锅的习惯，其中有无食用未熟透肉类的情况就无可考究，家中对切肉的刀、砧板、盛具等也没有生熟分开的习惯，因此还是存在一定风险。患者外院及本院住院后的血液及胸腔积液检查嗜酸性粒细胞比例增高、胸膜病理组织嗜酸性粒细胞性胸膜炎的改变给予了临床医师在诊断方面的思路，就是按照嗜酸性粒细胞性胸腔积液的诊断路径进行相关疾病的鉴别。通过全面系统的检查排除结核和真菌等感染性疾病、风湿疾病、恶性肿瘤、血液系统疾病等。血清寄生虫抗体猪囊尾蚴 IgG 抗体检测阳性给了本例患者诊断方面的重要依据。诊断性驱虫治疗（阿苯达唑）起到显著疗效，对于最后诊断有很大的价值。

七、评述

本例患者属于非疫区散发病例，由于临床表现无特异性，易误诊和漏诊。临床注意到外周血和胸腔积液中嗜酸性粒细胞增高这一个细节非常重要。对于嗜酸性粒细胞性胸腔积液患者，按照嗜酸性粒细胞性胸腔积液的临床路径进行有关常见病因的鉴别诊断，对于临床诊断可以起到全面、规范的作用。血清寄生虫抗体猪囊尾蚴 IgG 抗体检测阳性和诊断性驱虫治疗有效是诊断的重要依据。当嗜酸性粒细胞性胸腔积液患者的血清寄生虫抗体为阳性时，即使没有典型的流行病学史及典型的临床特征，也可以考虑予诊断性驱虫治疗。诊断性驱虫治疗有效是诊断的一个重要依据。

（汪金林　曾运祥）

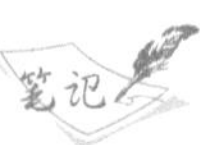

参考文献

1. 殷凯生，殷民生 . 实用抗感染药物手册 . 北京：人民卫生出版社，2001：378-379.

2. 李焕璋，臧新中，钱门宝，等 . 囊尾蚴病流行现况及研究进展 . 中国血吸虫病防治杂志，2018，30（1）：99-103.

3. WANG J，LUO W，SHEN P，et al. Retrospective study of pleural parasitic infestations：a practical diagnostic approach.BMC Infect Di，2019，19（1）：576.

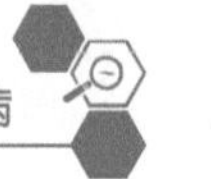

病例 10　活动后气促，左侧液气胸

一、病情介绍

患者，男性，70 岁，退休人员。

以“活动后气促 10 天”为主诉于 2020 年 11 月 7 日入院。

现病史：入院前 10 天患者无明显诱因出现气促，爬 1 ～ 2 层楼梯即感气促明显，无明显咳嗽、咳痰，无胸闷、胸痛，无发热、畏冷，无夜间盗汗，无双下肢水肿等不适，就诊于厦门大学附属中山医院门诊，查肺部 CT 示“左侧液气胸”，为进一步治疗收住院。

既往史：有右肺结节手术史。长期吸烟，平素经常喝（包括生喝）驼奶，无过敏史，无粉尘、有害物质、放射性物质接触史。家族史无特殊。

入院查体：体温 36.5 ℃，脉搏 85 次 / 分，呼吸 20 次 / 分，血压 115/53 mmHg。右肺呼吸音清，左肺呼吸音减低，双肺未闻及明显干湿性啰音，无胸膜摩擦音。心律齐，各瓣膜听诊区未闻及病理性杂音，腹平软，肝脾肋下未触及。双下肢无水肿，神经系统检查无特殊。

辅助检查：血常规：白细胞 9.54×10^9/L，嗜酸性粒细胞 1.13×10^9/L，嗜酸性粒细胞比值 11.8% ↑，血红蛋白 126 g/L，血小板 182×10^9/L。血气分析：pH 7.4，二氧化碳分压 39 mmHg，氧分压 78.2 mmHg。肝肾功能未见异常。凝血功能：D- 二聚体 0.9 mg/L，余未见异常。N 末端 -B 型钠尿肽（NT-pro-BNP）前体 34.6 ng/L。C- 反应蛋白 18.45 mg/L。PCT 0.04 ng/mL。ANA 抗原谱：抗组蛋白抗体阳性，余为阴性。ANCA 未见异常。肺肿瘤标志物检测未见异常。病原学检查：真菌 D- 葡聚糖＜ 10 pg/mL、结核感染 T 细胞弱阳

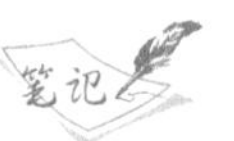

性、PPD（++）。ECT 肺通气、灌注显像：未见肺栓塞征象。肺部 CT（图 10-1）：慢性支气管炎肺气肿改变，左侧气胸及胸腔积液，左肺上叶前段局部肺不张，右上肺术后改变。

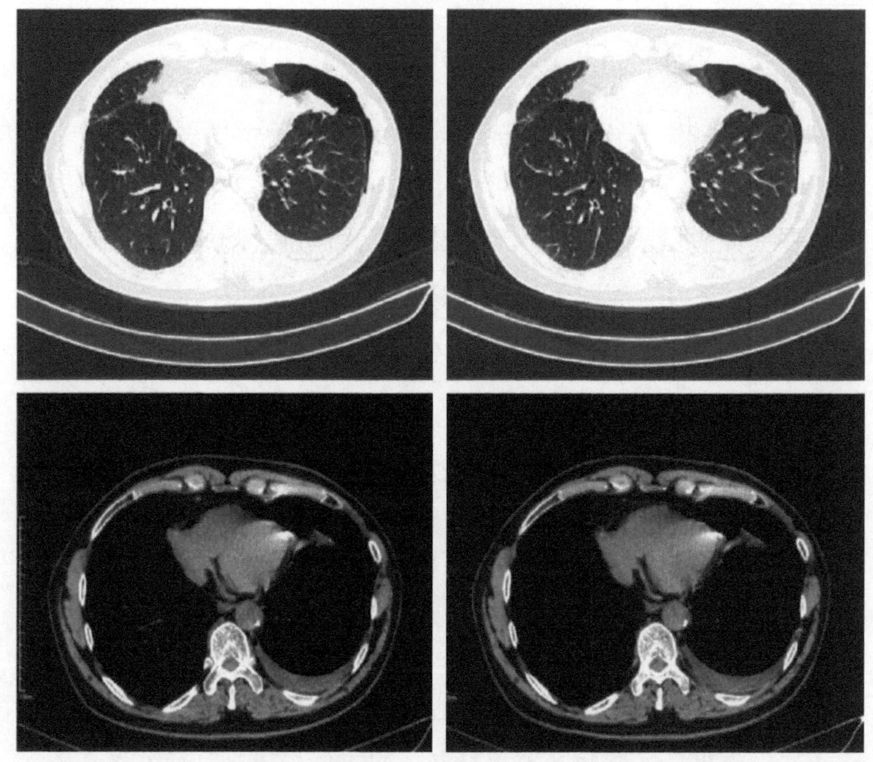

图 10-1　肺部 CT（2020 年 11 月 7 日）

二、诊疗经过

入院后行胸腔穿刺，胸腔积液常规：黄色，混浊外观，李凡他试验阳性，白细胞 40386×10^6/L，多核细胞比值 95.7%。胸腔积液生化：腺苷脱氨酶 10.9 U/L、总蛋白 62.9 g/L、糖＜ 0.6 mmol/L、乳酸脱氢酶 1645.7 U/L、氯 103.8 mmol/L。胸腔积液肺肿瘤标志物：神经元特异性烯醇化酶 207.8 ng/mL，余未见异常。考虑为脓胸，予积极抗感染治疗。后胸腔积液细胞分类结果回报：嗜酸性粒细胞比值 81%，中性粒细胞比值 9%，单核细胞比值 4%，嗜碱性粒细胞比值

笔记

1%，淋巴细胞比值 5%。患者血嗜酸性粒细胞比值、胸腔积液嗜酸性粒细胞比值均升高，予寄生虫抗体检查，结果回报：肝吸虫 IgG 抗体阳性。结合患者平素经常喝（包括生喝）驼奶，诊断肝吸虫感染。

三、最后诊断

嗜酸性粒细胞性胸腔积液（寄生虫感染）。

四、治疗与转归

引流胸腔积液后患者活动后气促好转，予办理出院，出院后予抗寄生虫治疗 7 天，1 个月后电话随访，患者称症状消失、外院复查胸片正常。

五、重要提示

1. 患者为老年男性，平素饮驼奶。
2. 活动后气促，右肺呼吸音低。
3. 血、胸腔积液嗜酸性粒细胞比值升高。
4. 胸部 CT 示左侧气胸及胸腔积液，左肺上叶前段局部肺不张。
5. 寄生虫抗体检查：肝吸虫 IgG 抗体阳性。
6. 抗寄生虫治疗症状消失，影像学检查正常。

六、讨论

嗜酸性粒细胞性胸腔积液（eosinophilic pleural effusion，EPE）的定义是胸腔积液中嗜酸性粒细胞≥ 10%，约占渗出性胸腔积液的 10%。

目前对于 EPE 的发病机制知之甚少，可能是多因素的。动物和人类研究表明白细胞介素 5 在其致病途径中发挥重要作用。EPE 的原因主要包括胸膜腔中存在空气或血液、恶性肿瘤、感染（细菌、真菌、分枝杆菌、寄生虫和病毒）、肺栓塞、反复穿刺、药物反应和石棉暴露等。

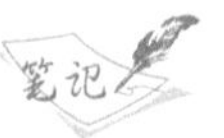

临床表现：EPE 的临床表现取决于它是一种疾病的独特表现还是全身综合征的一种表现。

诊断：EPE 的临床病史必须集中在居住或旅行到真菌 / 寄生虫流行的地方、吸毒、接触石棉、近期胸部创伤（甚至轻微）、近期呼吸道感染、近期涉及胸部的侵入性手术、慢性肾衰竭、胰腺炎或肺血栓栓塞的危险因素。伴有血嗜酸性粒细胞增多的疾病有支气管哮喘、结节性动脉周围炎、伴肺浸润的曲霉菌病、嗜酸性粒细胞增多综合征、寄生虫感染等。不伴有血嗜酸性粒细胞增多的疾病有自发性气胸、外伤、肺梗死、结缔组织病及肿瘤等，胸腔积液多为血性。另外，胸腔积液嗜酸性粒细胞计数越高，恶性肿瘤的可能性越低。当 EPE 不伴有放射学实质异常时，临床医师必须考虑将转移性癌、外伤后良性石棉胸腔积液作为最可能的诊断。CT 可在发现局灶性或弥漫性实质病变或纵隔淋巴结病时提供诊断信息，对于肿大的外周或纵隔淋巴结应进行组织学检查，以诊断淋巴瘤、霍奇金病、转移性癌症、结核病或真菌病，当存在实质病变时，难以诊断的病例可考虑经气管镜或肺活检。居民或到真菌 / 寄生虫流行地区旅行的人必须考虑寄生虫感染，应行寄生虫虫卵及血清学检查。本例患者平素饮驼奶，血嗜酸性粒细胞升高，寄生虫抗体检测阳性，故诊断为寄生虫感染引起的嗜酸性粒细胞性胸腔积液。

治疗：嗜酸性粒细胞性胸腔积液的治疗主要是病因治疗，对于胸腔积液量大的患者可给予胸穿放液。有报道建议对于药物所致的嗜酸性粒细胞性胸腔积液可用激素治疗，寄生虫感染予抗寄生虫治疗。

七、评述

EPE 临床少见，病因复杂，约 1/3 患者无法明确病因，其临床表现多与原发病相关，但部分患者无特殊临床表现，诊断需注意询

问患者流行病史、外伤史、肺血栓栓塞的危险因素、呼吸道感染等病史。本例患者胸腔积液检查提示为渗出液，胸腔积液 LDH 明显升高，胸腔积液白细胞＞ $10\,000 \times 10^6$/L，以多核细胞为主，考虑为脓胸，但胸腔积液嗜酸性粒细胞比值明显升高，且血嗜酸性粒细胞比值升高，需排除特殊病原体感染如寄生虫、过敏性疾病、自身免疫性疾病、嗜酸性粒细胞性肺炎等特殊疾病，行寄生虫抗体检测，抗体阳性，结合患者平素经常喝（包括生喝）驼奶，以及经抗寄生虫治疗后症状消失、影像学表现正常，故诊断为嗜酸性粒细胞性胸腔积液（寄生虫感染）。

（陈享星 曾惠清 成 潇）

参考文献

1. OBA Y，ABU-SALAH T.The prevalence and diagnostic significance of eosinophilic pleural effusions：a meta-analysis and systematic review.Respiration，2012，83（3）：198-208.
2. 徐俊斌 . 嗜酸细胞性胸腔积液三例 . 海南医学，2013，24（8）：1229-1231.
3. KALOMENIDIS I，LIGHT R W. Eosinophilic pleural effusions . Curr Opin Pulm Med，2003，9（4）：254-260.

笔记

病例11　胸腔积液ADA正常，白介素-6显著升高，左侧大量胸腔积液

一、病情介绍

患者，女性，49岁，文员。

以“胸痛、气促2周余，咳嗽1周余”为主诉于2019年12月6日入院。

现病史：2周前患者无明显诱因出现左侧胸痛，以持续性闷痛为主，体位转变时有针刺样疼痛，无放射痛，活动即感气促，伴头痛，四肢乏力，自觉畏冷发热，就诊当地社区医院，予对症处理后，症状稍有缓解。1周前无明显诱因出现咳嗽，以夜间干咳为主，伴少量白色黏痰，气促、胸痛性质同前，夜间盗汗，无发热、畏寒，外院肺部CT示“左侧大量胸腔积液”，为进一步治疗转诊至厦门大学附属中山医院。

既往史：无特殊。无吸烟史及饮酒史。无粉尘、有害物质、放射性物质接触史。家族史无特殊。

入院查体：体温36.9 ℃，脉搏90次/分，呼吸21次/分，血压132/74 mmHg，神清，皮肤、巩膜无黄染，浅表淋巴结未触及肿大，左肺呼吸音消失，右肺呼吸音清，双肺未闻及啰音。心脏、腹部脏器检查无特殊；双下肢无水肿；神经系统检查无特殊。

辅助检查：血常规：白细胞6.93×10^9/L，中性粒细胞百分比63.7%，淋巴细胞百分比23.1%，血红蛋白123 g/L，血小板447×10^9/L ↑。生化：白蛋白35.34 g/L ↓，总胆红素8.5 μmol/L，丙氨酸氨基转移酶20.8 U/L，肌酐48.9 μmol/L。降钙素原0.1 ng/mL ↑。

C- 反应蛋白 138.55 mg/L ↑。胸腔积液肿瘤标志物：糖类抗原 12 592.88 U/mL ↑、神经元特异性烯醇化酶 34.23 ng/mL ↑。血腺苷脱氨酶 9 U/L。胸腔积液常规：颜色黄色，外观微混，李凡他试验阳性，细胞总数 3360×10^6/L，白细胞 1360×10^6/L ↑，单个核细胞比值 97.8%。胸腔积液生化：腺苷脱氨酶 28.5 U/L，总蛋白 50.2 g/L，葡萄糖 5.41 mmol/L，乳酸脱氢酶 563.8 U/L。白介素 -6 > 5000 pg/mL ↑。双侧胸腔积液彩超定位：左侧胸腔大量积液，右侧胸腔少量积液。肺部 CT（图 11-1）：左肺上下叶见多发斑片条絮影，边缘模糊，左侧胸膜局部增厚粘连，左肺渗出伴局部不张，双肺门不大。左侧中等量胸腔积液，局部包裹，右侧胸膜无增厚。

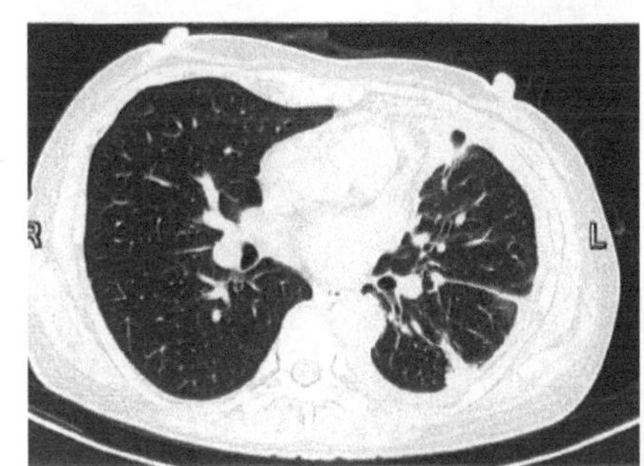

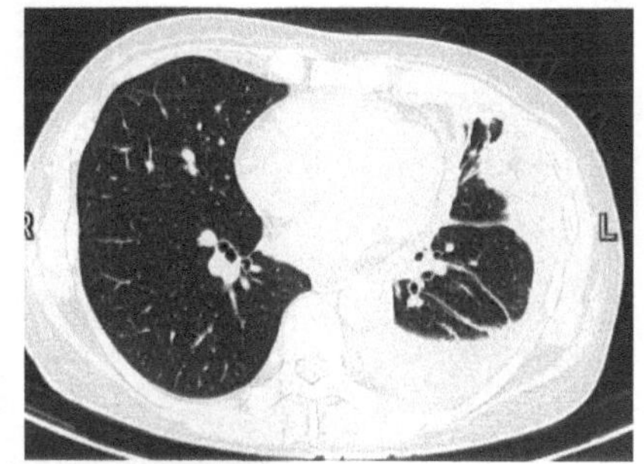

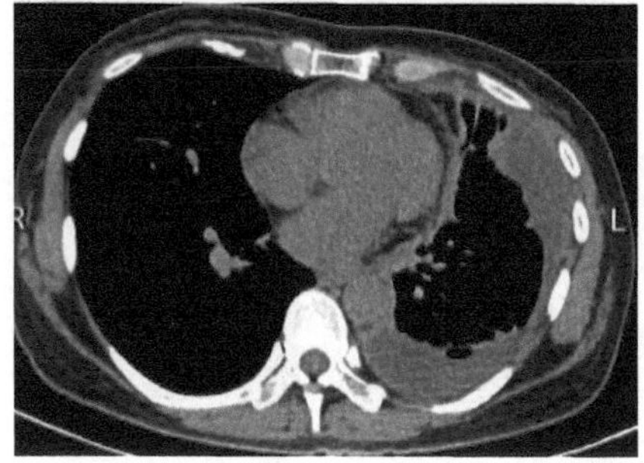

图 11-1 肺部 CT

二、诊疗经过

入院后予以“莫西沙星”经验性抗感染，行胸腔积液检查示渗出液，胸腔积液腺苷脱氨酶升高，胸腔积液常规示白细胞轻度升

高，以单个核细胞为主，完善胸腔镜（图 11-2）：见大量黄色胸腔积液，内见纤维条带，以上、前、下、后顺序依次观察胸腔，于上、下侧胸壁胸膜见粘连带，胸膜黏膜充血、增厚，膈胸膜见多发米粒样不规则突起结节。胸膜活检病理（图 11-3）：纤维结缔组织，伴大量炎症细胞浸润，局灶见肉芽肿样结构，中央见坏死。免疫组化结果：CK-P（间皮+），TTF-1（–），CD68（KP-1）（组织细胞+），CR（–），SMA（灶+），Desmin（灶+），Ki-67（炎性区高表达）。特殊染色结果：抗酸染色（局灶+），PAS 染色（–），六胺银（–）。考虑为分枝杆菌感染。

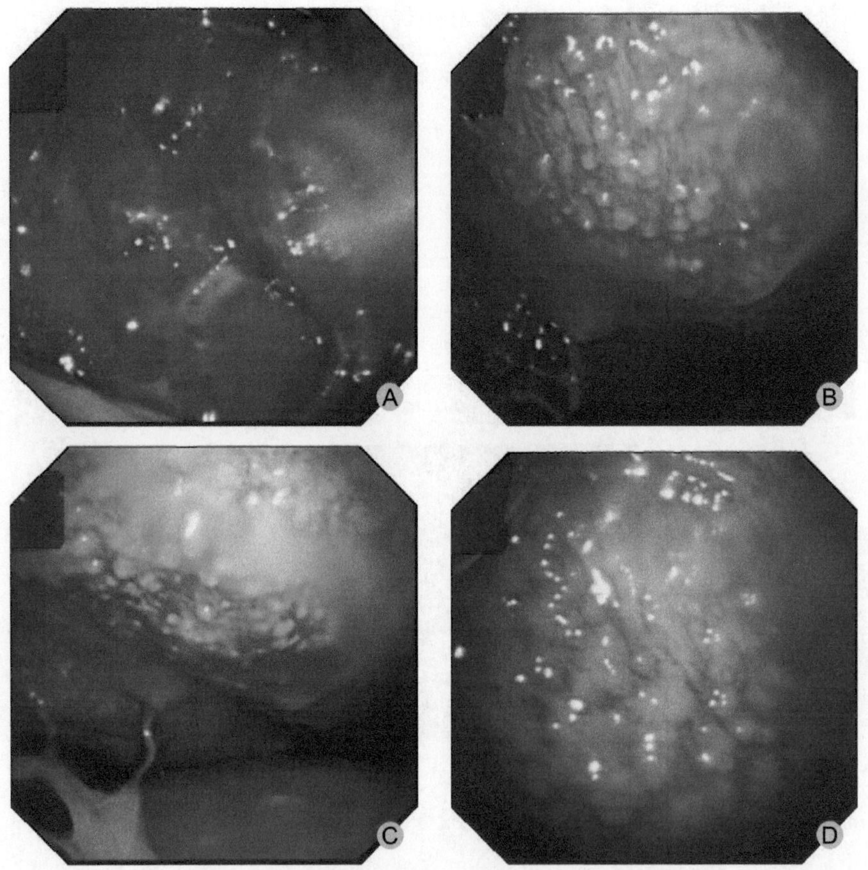

A、B、C、D 依次为从上、前、下、后观察胸腔。

图 11-2　胸腔镜检查

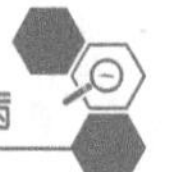

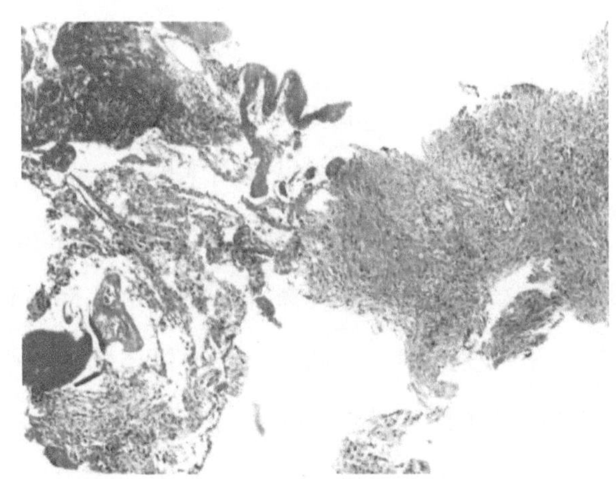
图 11-3 胸腔镜活检壁层胸膜病理标本

三、最后诊断

左侧结核性渗出性胸膜炎。

四、治疗与转归

患者肝功能正常，一般状态可，加用利福平胶囊、异烟肼片、吡嗪酰胺片及乙胺丁醇片四联抗结核治疗，患者咳嗽、胸痛、气促等症状逐渐缓解。

五、重要提示

1. 患者为中年女性，急性起病。

2. 胸痛，咳嗽，活动后气促，盗汗。

3. 肺部 CT 示左肺胸膜增厚粘连，左肺渗出伴局部不张，左侧中量胸腔积液，部分包裹。

4. 胸腔积液检查提示渗出液，胸腔积液白细胞轻度升高，以单个核细胞为主，胸腔积液白介素 -6 明显升高。

5. 胸膜病理活检提示局灶见肉芽肿样结构，中央见坏死，抗酸染色阳性。

6. 抗结核治疗后病情改善。

六、讨论

肺结核（pulmonarytuberculosis，PTB）是全球，尤其是发展中国家中广泛流行的一种由结核分枝杆菌感染引起的慢性传染病，严重危害人类的健康。中国是结核病高负担国家之一。据统计，2019 年中国结核病新发患者数居全球第 3 位。结核性胸膜炎是结核分枝杆菌及其代谢产物进入处于高敏状态的机体胸腔中引起的胸膜炎症。2018 年我国结核性胸膜炎（tuberculous pleuritis，TP）发病率为 3.29/10 万，虽然结核性胸膜炎患病总数有逐年下降趋势，但利福平耐药情况日益明显。

临床表现：结核性胸膜炎症状表现为发热，体温可高达 30 ～ 40 ℃。在干性胸膜炎阶段可有胸痛、胸腔积液的渗出，胸痛减轻，当胸腔积液吸收，胸膜粘连，再次出现胸痛直至炎症消退。胸腔积液量大时，患者可有呼吸困难。干性胸膜炎的主要体征为在患处胸壁可闻及胸膜摩擦音。渗出性胸膜炎则类似于胸腔积液体征。

胸腔积液：外观多为草黄色，少数为血性，性质为渗出液。急性期有核细胞分类以多核细胞为主，以后以单核细胞为主。多数情况下胸腔积液 ADA ＞ 45 U/L。胸腔积液中找到结核分枝杆菌。

诊断和鉴别诊断：结核性胸膜炎的诊断需要在痰液、胸腔积液或胸膜活检标本中找到结核分枝杆菌或者胸膜活检有典型的结核性肉芽肿改变。根据临床情况，以及胸腔积液中的 ADA 或干扰素 - γ（INF- γ）水平升高，结核性胸膜炎的诊断也可以充分成立。痰结核分枝杆菌涂片是经常被忽略的检查。在免疫抑制的患者中，痰结核分枝杆菌涂片应视为常规检查项目之一。在 HIV 患者中，痰结核分枝杆菌涂片阳性率达 20%。PPD 试验在临床上的价值越来越低，主要原因是其阴性未能排除结核性胸膜炎的诊断。胸腔积液 ADA 水平测定是一项对诊断结核性胸膜炎简单又便宜的试验。普遍认为胸

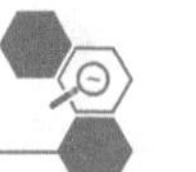

腔积液 ADA 水平以 40 U/L 作为界限，ADA 水平越高，患有结核的可能性越大，反之则越小。胸腔积液中 INF-γ 水平对结核性胸腔积液的鉴别有一定作用，但其界限目前未有一致共识。γ-干扰素释放试验（γ-interferon gamma release assay，IGRA）可以检出结核分枝杆菌感染，但目前不推荐用血或胸腔积液 IGRA 作为结核性胸膜炎的诊断依据。有研究表明胸腔积液的核酸扩张试验（nucleic acid amplification test，NAAT）对结核性胸膜炎的诊断具有高特异性，但其敏感性相对较低。胸膜活检是最常用于确诊结核性胸膜炎的手段之一，经胸腔镜确诊率能达 100%。胸膜活检发现典型的干酪样坏死或抗酸染色阳性有确诊价值。

治疗：抗结核治疗方案同肺结核，如初治方案包括 2 个月的强化期（异烟肼、利福平、吡嗪酰胺、乙胺丁醇）及 4 个月的巩固期（异烟肼、利福平）。在抗结核治疗的同时，可酌情使用糖皮质激素对症治疗。

七、评述

典型的结核性胸膜炎的诊断可以透过典型的结核中毒症状及胸腔积液性质做出判断。本例患者有夜间盗汗，但胸腔积液检查缺乏结核性胸腔积液的特征，胸腔积液 ADA 水平＜ 45 U/L，最终确诊有赖于经胸腔镜取胸膜活检，患者治疗后症状好转，后转至结核病专科医院治疗。白介素 -6 明显升高提示严重炎症，胸腔积液白介素 -6 水平升高可见于癌性及结核性胸腔积液。对于未能行胸膜活检术的患者，胸腔积液检查的新技术如 X-pert、Toll 样受体、PD-L1 水平对结核性胸膜炎及耐药性的诊断有一定的帮助。及时诊断和早期启动治疗有助于防止进一步发展为肺结核、缓解症状及预防纤维胸。

（赵锦裕　杜艳萍）

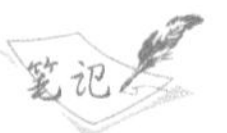

参考文献

1. WHO.Global tuberculosis report 2020.Geneva：World Health Organization，2020.
2. 王前，李涛，杜昕，等.2015—2019 年全国肺结核报告发病情况分析.中国防痨杂志，2021，43（2）：107-112.
3. LIGHT R W.Update on tuberculous pleural effusion.Respirology，2010，15（3）：451-458.
4. HEYDERMAN R S，MAKUNIKE R，MUZA T，et al. Pleural tuberculosis in Harare，Zimbabwe：the relationship between human immunodeficiency virus，CD4 lymphocyte count，granuloma formation and disseminated disease.Trop Med Int Health，1998，3（1）：14-20.
5. PORCEL J M.Tuberculous pleural effusion.Lung，2009，187（5）：263-270.
6. DINNES J，DEEKS J，KUNST H，et al. A systematic review of rapid diagnostic tests for the detection of tuberculosis infection.Health Technol Assess，2007，11（3）：1-196.
7. DIACON A H，VAN DE WAL B W，WYSER C，et al. Diagnostic tools in tuberculous pleurisy：a direct comparative study.Eur Respir J，2003，22（4）：589-591.
8. ILONIDIS G，PARAPANISIOU E，ANOGEIANAKI A，et al. Interleukin -1 beta（IL-1 beta），interleukin 6（IL-6）and tumor necrosis factor（TNF）in plasma and pleural fluid of pneumonia，lung cancer and tuberculous pleuritis.J Biol Regul Homeost Agents，2006，20（1/2）：41-46.
9. LI C J，LIU C，SUN B Q，et al. Performance of Xpert® MTB/RIF in diagnosing tuberculous pleuritis using thoracoscopic pleural biopsy.BMC Infect Dis，2020，20（1）：840.
10. SAEED M，AHMAD M，IRAM S，et al. GeneXpert technology. A breakthrough for the diagnosis of tuberculous pericarditis and pleuritis in less than 2 hours. Saudi Med J，2017，38（7）：699-705.
11. XU H Y，YANG Y Q，WU Q H，et al. Th1/Th2 imbalance and elevated PD-L1

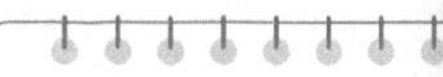
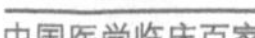

in pleural effusion predict the risk of multi-drug resistant tuberculous pleuritis.Iran J Immunol，2020，17（1）：1-13.

12. LIN Y Z，FENG T M，LAN J，et al. Expression of Toll-like Receptor 2 and Toll-like Receptor 4 in tuberculous pleural effusion.Med Chem，2017，13（6）：569-576.

13. PORCEL J M，PALMA R，VALDES L，et al. Xpert（R） MTB/RIF in pleural fluid for the diagnosis of tuberculosis.Int J Tuberc Lung Dis，2013，17（9）：1217-1219.

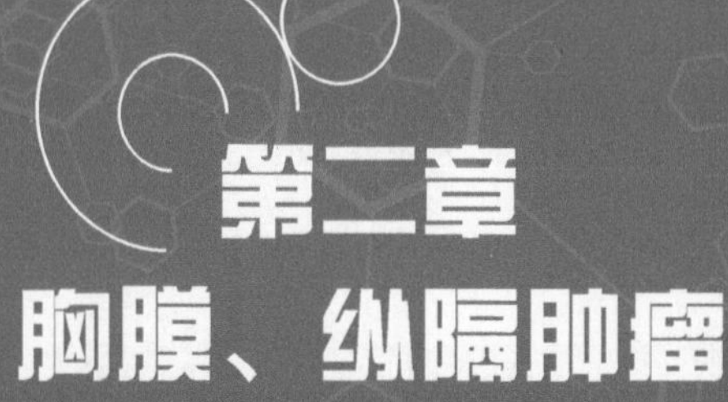

第二章 胸膜、纵隔肿瘤

病例12 胸闷、气短，前胸壁胸膜下占位，胸腔积液

一、病情介绍

患者，男性，85岁，退休人员。

以“反复胸闷、气短，咳嗽、咳痰半月”为主诉于2020年9月7日入院。

现病史：患者半个月前无明显诱因出现反复胸闷、气短，伴咳嗽、咳痰，咳少许白色稀痰，无发热、寒战，无低热、盗汗，无咯血、痰中带血，无胸痛、心悸等不适。1周前就诊于社区医院，查心电图：①心房颤动；②室性期前收缩；③怀疑左前束支传导阻滞。

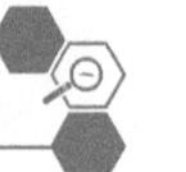

为进一步诊疗，就诊于厦门大学附属中山医院，肺部 CT 示双侧胸腔积液，门诊拟“胸腔积液性质待查；前胸壁胸膜下软组织性质待查”收住入院。

既往史：高血压病史 10 年，最高达 180/100 mmHg，未规律服用降压药物。脑梗死病史 6 年。无肝炎、结核病史。吸烟史 40 余年，平均 20 支 / 日。长期饮白酒，平均 10 mL/d。家族史无特殊。

入院查体：体温 36.7 ℃，脉搏 71 次 / 分，呼吸 20 次 / 分，血压 32/73 mmHg，神清，轮椅入院，全身浅表淋巴结可扪及多发肿大，右肺叩诊浊音，左下肺及右肺呼吸音低，未闻及干湿性啰音，心脏、腹部脏器检查无特殊，双下肢轻度水肿。

辅助检查：血常规：白细胞 5.06×10^9/L，中性粒细胞 4.08×10^9/L，中性粒细胞百分比 80.6%，淋巴细胞 0.5×10^9/L，淋巴细胞百分比 9.5%，血红蛋白 137 g/L，血小板 238×10^9/L。生化：CRP 10.85 mg/L，白蛋白 34.88 g/L，LDH 247.4 U/L。D- 二聚体 0.84 mg/L。ESR 22.1 mm/h。PCT 0.06 ng/mL。NT-proBNP 214.6 ng/L。血肿瘤标志物：糖类抗原 CA125 244 U/mL ↑，PSA 32.76 ng/mL ↑，NSE 32.87 ng/mL ↑，余正常。肺部 CT：①双侧胸腔积液，右肺下叶、左肺上叶节段或亚段实变不张；②前胸壁胸膜下软组织或低密度影，前纵隔多发结节，建议行增强扫描；③双侧后侧胸膜局限性增厚、钙化；④左锁骨上、下多发增大淋巴结。心脏彩超：EF% 71%；左室心尖部变薄，运动减弱；轻度二尖瓣反流，轻中度三尖瓣反流，轻度肺动脉高压；左室整体收缩功能正常，舒张功能 1 级减退。

二、诊疗经过

入院后行右侧胸腔积液闭式引流术，引流橘红色胸腔积液 550 mL，胸腔积液相关检查均提示渗出液。胸腔积液常规：李凡他

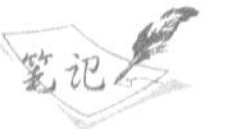

试验阳性，白细胞 2711 × 10^6/L。胸腔积液生化：LDH 243.2 U/L，总蛋白 45 g/L，ADA 13.9 U/L。肺肿瘤标志物：CEA、细胞角蛋白 19 片段、NSE、Pro GRP 均正常。胸腔积液结核菌涂片未见抗酸杆菌，反复行胸腔积液脱落细胞学检查均未见肿瘤细胞，细胞分类以淋巴细胞为主（图 12-1）。胸、腹部增强 CT（图 12-2）：①前胸壁胸膜下、双侧后胸膜占位，侵及前纵隔，恶性胸膜间皮瘤可能；②右侧腋窝及左侧锁骨上、下区多发肿大淋巴结，纵隔多发稍大淋巴结，考虑转移。进一步行超声引导下左前纵隔内肿块穿刺活检，病理结果（图 12-3）：结合形态及免疫组化，符合非霍奇金淋巴瘤，B 细胞来源，倾向弥漫大 B 细胞淋巴瘤，生发中心来源。建议结合临床，进一步明确或排除原发性纵隔（胸腺）大 B 细胞淋巴瘤。

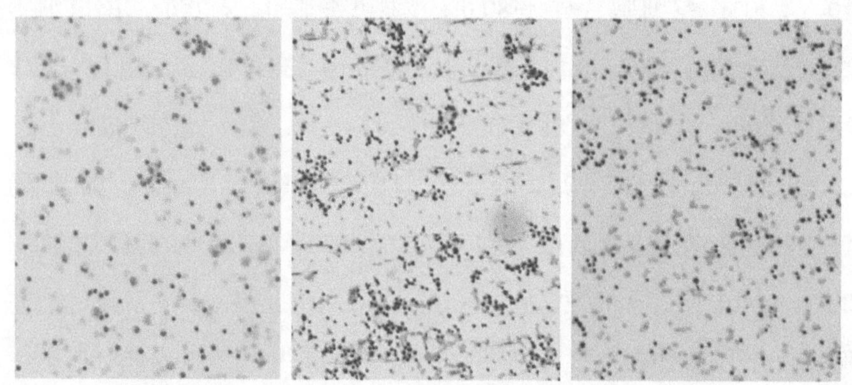

较多红细胞、淋巴细胞及少量间皮细胞，未见明显异型细胞。

图 12-1　胸腔积液细胞学（2020 年 9 月 9 日、2020 年 9 月 13 日、2020 年 9 月 14 日）

三、最后诊断

左前纵隔非霍奇金淋巴瘤，弥漫大 B 细胞淋巴瘤（生发中心来源）。

四、治疗与转归

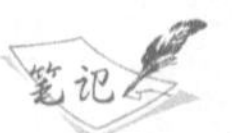

先后予 COP 方案（环磷酰胺 740 mg、d1，长春地辛 3 mg、d1，

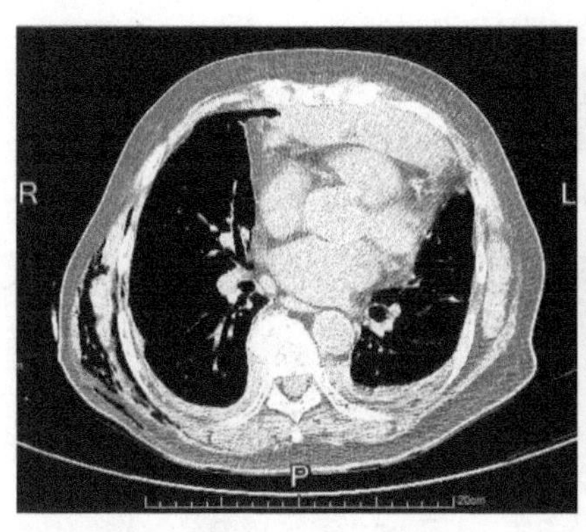

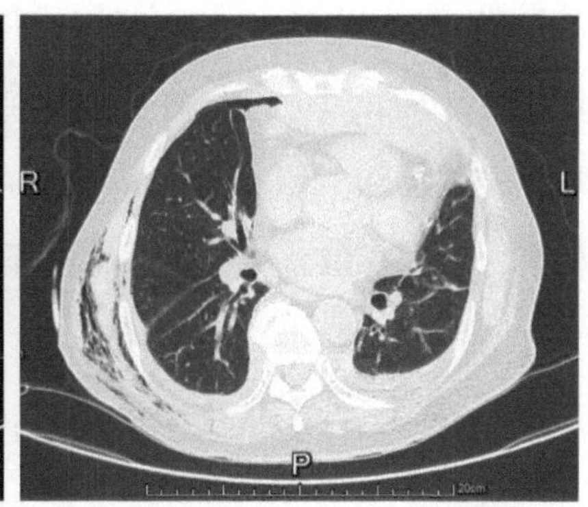

前胸壁胸膜下见团块状软组织影，密度欠均匀，增强呈渐进性明显不均匀强化，中央可见无强化低密度影，病灶延伸到前纵隔内，范围 11.3 cm × 2.8 cm × 10.8 cm，近胸膜增厚并钙化，骨质未见明显异常。双侧后胸膜近脊柱（T_8 ～ T_{12} 水平）可见不规则软组织影，最厚约 0.6 cm，增强后呈明显强化。右侧腋窝、左侧锁骨上、下区多发肿大淋巴结，大者短径约 1.4 cm，增强均匀强化。纵隔多发稍大淋巴结，大者短径约 0.6 cm，增强呈均匀强化。

图 12-2　胸部增强 CT（2020 年 9 月 10 日）

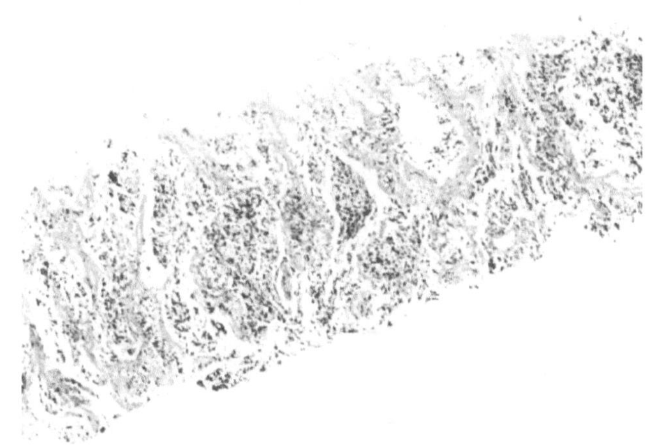

肿瘤细胞弥漫成片，以中等大小胞质透亮细胞为主，局部中等～大细胞，染色质粗糙，细胞间可见纤维间隔。免疫组化：CD20（弥漫 +）、CD79a（弥漫 +）、Bcl-2（+）、CD10（+）、Bcl-6（+）、MUM1（散在细胞 +）、CD43（部分细胞 +）、P53（+）、C-myc（弱 +，约 30%）、Ki-67（阳性率约 70%）、CD99（弱 +）、Kappa（+）、Lambda（–）、CD23（+）、TdT（–）、CycD1（–）、CD21（–）、CK-P（–）、CD3（少量 T 淋巴细胞 +）、CD5（少量 T 淋巴细胞 +）、SYN（–）、CgA（–）、CD56（–）。原位 EBER（–）。

图 12-3　病理结果（2020 年 9 月 17 日）

泼尼松 40 mg、bid、d1 ～ d4）和 R-GCVP 方案（美罗华 600 mg、d0，环磷酰胺 750 mg、d1，长春地辛 3 mg、d1，吉西他滨 800 mg、d1，泼尼松 80 mg、d1 ～ d5）化疗。复查肺部 CT：前胸部胸膜下、双侧后胸膜占位，较前缩小；右侧腋窝及左侧锁骨上、下多发肿大淋巴结，较前缩小。后继续予 R-GCVP 方案化疗 3 周期后，复查肺部 CT（图 12-4）：病灶均较前缩小。

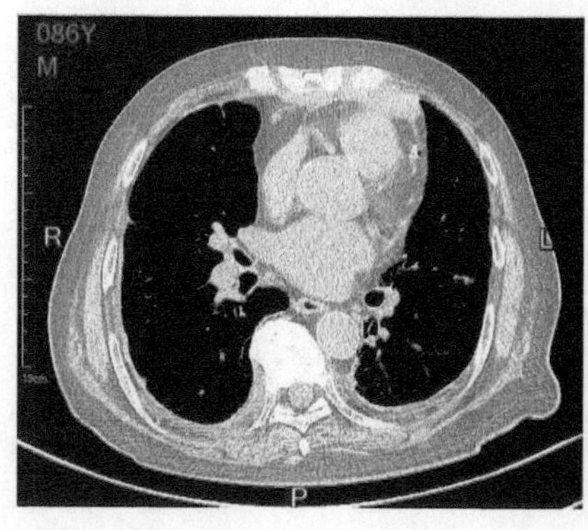

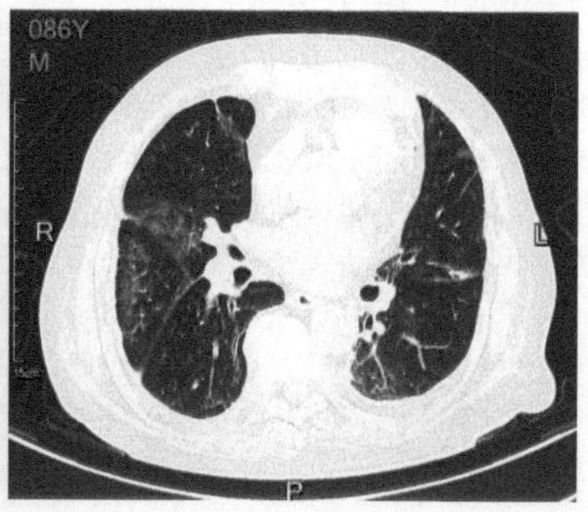

前胸壁胸膜下见团块状软组织影，密度欠均匀，断面大小约 4.8 cm × 1.8 cm，较前略显变形、缩小，近胸膜增厚并钙化改变同前相仿，骨质未见明显异常。双侧后胸膜近脊柱（T_8 ～ T_{12} 水平）不规则软组织影较前缩小。纵隔多发稍大淋巴结，大致同前。

图 12-4　复查肺部 CT

五、重要提示

1. 患者为老年男性，急性起病。

2. 反复胸闷、气短。查体：全身浅表淋巴结多发肿大。

3. 胸腔积液检查提示渗出液，胸部 CT：①前胸壁胸膜下、双侧后胸膜占位，侵及前纵隔；②右侧腋窝及左侧锁骨上、下区多发肿大淋巴结，纵隔多发稍大淋巴结，考虑转移。

4. 左前纵隔内肿块穿刺活检病理见异型淋巴细胞弥漫成片，符合非霍奇金淋巴瘤，B 细胞来源，倾向弥漫大 B 细胞淋巴瘤，生发中心来源。

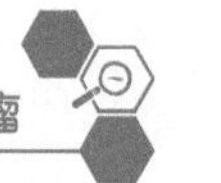

5. 针对淋巴瘤化疗后病灶明显缩小。

六、讨论

弥漫性大B细胞淋巴瘤（diffuse large B-cell lymphoma，DLBCL）是起源于淋巴造血系统的一种恶性肿瘤，为所有非霍奇金淋巴瘤（non-Hodgkin's lymphoma，NHL）中的最常见的一种类型，属于B细胞侵袭性淋巴瘤，在中国约占成人NHL的40%，多为中老年患者，男性患者比例略高于女性。

临床表现：淋巴瘤常见临床表现包括局部症状及全身症状。最常见局部症状为大小不等的浅表淋巴结肿大，受累的淋巴结无触痛、表面光滑、质韧、早期散在孤立分布，后期可出现融合。NHL大多数以全身浅表淋巴结肿大为首发症状，部分患者可表现为原发于结外的淋巴组织或器官肿大。查体时需密切关注患者全身浅表淋巴结及其他结外淋巴组织、器官，如扁桃体、脾脏、胸腺等是否出现肿大。全身表现：①不明原因发热＞38 ℃，连续3天以上，排除感染原因；②夜间盗汗（可浸透衣物）；③体重于诊断前半年内下降＞10%。部分淋巴瘤患者可合并恶性胸腔积液，发生率为20%～30%。以胸腔积液起病的患者可出现干咳、胸闷、气喘、呼吸困难等非特异症状，若伴有压迫或肿瘤浸润侵犯胸膜可出现胸痛、上腔静脉阻塞综合征等症状。NHL患者出现胸腔积液可能与以下原因有关：①主要原因为肿瘤细胞直接浸润胸膜；②其次为纵隔淋巴结受累肿大，引起淋巴系统回流障碍。

诊断：根据患者的临床表现、血液检验、影像学检查、组织病理学检查可明确诊断，金标准为组织活检病理学及免疫组化结果。淋巴瘤可浸润全身所有淋巴组织和器官，故临床表现较多样，常见临床表现如上述。实验室检查除常规检验外，还可监测患者治

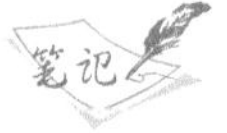

疗前后 LDH、$β_2$- 微球蛋白、血清 VEGF 等生物标志物。据文献报道，DLBCL 患者血清 $β_2$- 微球蛋白、VEGF 及 LDH 水平初诊时较高，在治疗后呈现明显下降趋势，故三者可作为 DLBCL 患者疾病监测、治疗效果、预后评估的参考。针对淋巴瘤合并胸腔积液的患者，据不同文献报道，胸腔积液相关检查多提示为以淋巴细胞为主的渗出液，伴有胸腔积液 ADA 升高，易与结核性胸膜炎混淆；胸腔积液细胞学检查诊断淋巴瘤性胸腔积液阳性率低，相关专著中提示对于淋巴瘤致胸腔积液的患者仅有 16.7% 可找到恶性肿瘤细胞，综上，通过胸腔积液检查以明确病变性质可能性较小。淋巴瘤合并胸腔积液的患者最常见的影像学表现为纵隔淋巴结肿大（70%），其次为胸膜下肿物或多组淋巴结肿大，部分融合（30%），部分表现为壁胸膜增厚或结节影（23%）。本例患者胸部增强 CT 示前胸壁胸膜下、双侧后胸膜占位，侵及前纵隔，恶性胸膜间皮瘤可能，需与恶性胸膜间皮瘤（malignant pleural mesothelioma，MPM）相鉴别，但 MPM 与石棉接触密切相关，70% MPM 病例有长期石棉暴露史，在从未接触石棉的患者中罕见，常见临床症状为持续性胸痛及呼吸困难，典型影像学表现为弥漫性不规则胸膜增厚和突向胸膜腔内的多发性结节，呈波浪状改变，故考虑本病可能小。DLBCL 最终确诊有赖于肿大淋巴结或受累器官组织及分子病理学活检，组织学特征为肿瘤性大 B 细胞弥漫浸润，细胞核及细胞体积是正常淋巴组织的 2 倍，免疫组化通常表现为 CD19（+）、CD20（+）、PAX（+）、CD3（–）。本例患者表现为前胸壁胸膜下肿物，肿物范围较大（治疗前 11.3 cm × 2.8 cm × 10.8 cm），进一步行超声引导下穿刺活检最终明确诊断。针对胸膜下直径较小的占位性病变或在胸膜增厚直径＞ 2 cm 情况下行 CT 或 B 超引导下穿刺活检术，活检成功率、敏感性低。

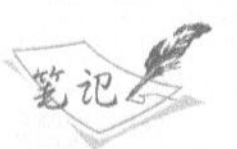

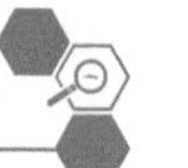

内科胸腔镜可清晰直视观察胸腔及胸膜病变情况，对于胸膜下肿物考虑为淋巴瘤，且合并不明原因胸腔积液者可早期行胸腔镜检查以明确病变性质。

治疗：DLBCL 属于 B 细胞侵袭性淋巴瘤，治疗上均以化疗为主，放疗仅作为针对局部肿块或化疗后残余病灶的补充治疗。CHOP 方案（环磷酰胺 + 多柔比星 + 长春新碱 + 泼尼松）为 DLBCL 的最优治疗方案，疗效高、毒性低；针对年龄＞ 80 岁的患者可选择 GCVP 方案（吉西他滨 + 环磷酰胺 + 长春新碱 + 泼尼松）。DLBCL 免疫学表型 CD20 呈阳性，可加用 CD20 单抗（利妥昔单抗）治疗，可明显提高完全缓解率，有效延长生存时间。

七、评述

本例患者为老年男性，以前胸壁胸膜下肿物、胸腔积液为首发表现，无典型淋巴瘤全身症状，查体可扪及全身多处浅表淋巴结肿大，需考虑肺癌胸膜转移、淋巴瘤、恶性胸膜间皮瘤、其他恶性肿瘤胸膜转移可能，完善胸腔积液常规生化提示为渗出液，以淋巴细胞为主，符合文献淋巴瘤性胸腔积液特点，影像学上可见纵隔多发淋巴结肿大、胸膜下占位，与文献中报道淋巴瘤合并胸腔积液的影像学常见表现相一致。最终行胸膜下肿物穿刺组织病理活检，符合非霍奇金淋巴瘤，B 细胞来源，倾向弥漫大 B 细胞淋巴瘤，生发中心来源，需排除原发性纵隔大 B 细胞淋巴瘤（primary mediastinal large B-cell lymphoma，PMLBCL）。PMLBCL 为 DLBCL 的一种亚型，突出表现为纵隔肿块及由此引发的咳嗽、胸痛、上腔静脉阻塞症状，但其在青壮年女性患者中发病率略高。本例患者符合 DLBCL 流行病学特点，且患者最终行针对淋巴瘤化疗后病灶明显缩小，故诊断可明确。DLBCL 发病率不高，但本例患者诊疗过程相对清晰，

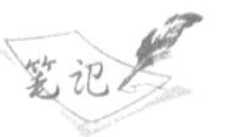

对于胸膜下肿物考虑为淋巴瘤，且合并不明原因胸腔积液者可早期行 CT 或超声引导下穿刺活检，若穿刺困难，可考虑行内科胸腔镜直视下活检以明确诊断。

（郑耐珊　罗雄彪　曾惠清）

参考文献

1. 中国抗癌协会淋巴瘤专业委员会，中国医师协会肿瘤医师分会，中国医疗保健国际交流促进会肿瘤内科分会 . 中国淋巴瘤治疗指南（2021 年版）. 中华肿瘤杂志，2021，43（7）：707-735.
2. ALEXANDRAKIS M G，PASSAM F H，KYRIAKOU D S，et al. Pleural effusions in hematologic malignancies.Chest，2004，125（4）：1546-1555.
3. SUSTER S，MORAN C A.Pleomorphic large cell lymphomas of the mediastinum. Am J Surg Pathol，1996，20（2）：224-232.
4. DAS K.Serous effusions in malignant lymphomas：a review.Diagn Cytopathol，2006，34（5）：335-347.
5. 肖蓉，姜涛，万纯黔，等 . 弥漫大 B 细胞淋巴瘤治疗后血清 β2-MG VEGF 与 LDH 水平变化及其临床意义 . 中国肿瘤临床，2018，45（19）：994-999.
6. 陈灏珠，林果为，王吉耀 . 实用内科学 .14 版 . 北京：人民卫生出版社，2013.
7. AQUINO S L，CHEN M Y，KUO W T，et al. The CT appearance of pleural and extrapleural disease in lymphoma.Clin Radiol，1999，54（10）：647-650.
8. ROSSINI M，RIZZO P，BONONI I，et al. New perspectives on diagnosis and therapy of malignant pleural mesothelioma.Front Oncol，2018，8：91.
9. 彭雅婷，欧阳若芸，陈平，等 . 以胸腔积液为首发表现的非霍奇金淋巴瘤 8 例临床分析并文献复习 . 中国实用内科杂志，2014，34（12）：1202-1205.

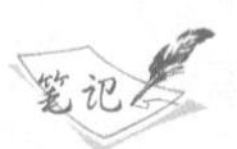

病例 13　胸痛，咳嗽、咳痰，胸腔积液

一、病情介绍

患者，男性，83 岁，退（离）休人员。

以“右下胸痛 1 周”为主诉于 2020 年 6 月 12 日入院。

现病史：患者于 1 周前无明显诱因出现右下胸痛，深吸气及咳嗽时明显，咳白色黏液痰，偶有黄痰，无发热、畏寒，无盗汗、乏力、食欲不佳，无咯血，无胸闷、气喘，就诊于福建医科大学第三临床医学院，查胸部 CT（图 13-1）示“右侧胸腔积液并右下肺肺不张，双肺多发炎症，纵隔内多发淋巴结，靶区所见左侧甲状腺巨大占位并钙化，气管右侧移位”，为进一步诊治收住院。

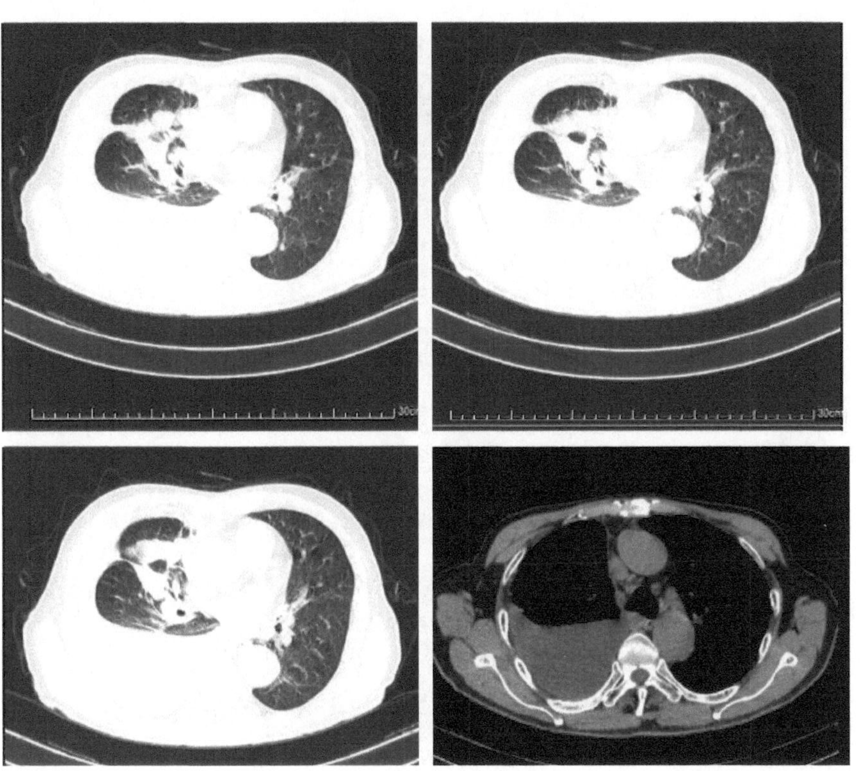

图 13-1　肺部 CT

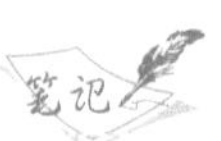

既往史：有“甲状腺肿大、前列腺增生”病史。长期吸烟，无粉尘、有害物质、放射性物质接触史。家族史无特殊。

入院查体：体温 36.5 ℃，脉搏 72 次 / 分，呼吸 20 次 / 分，血压 102/65 mmHg。神志清楚，气管右侧偏移，左侧甲状腺肿大，大小约 2 cm × 2 cm，质韧，活动度可，左肺呼吸音清，右肺呼吸音减低，双肺未闻及明显干湿性啰音，无胸膜摩擦音。心律齐，各瓣膜听诊区未闻及病理性杂音，腹平软，肝、脾肋下未触及。双下肢无水肿，神经系统检查无特殊。

辅助检查：血常规、血生化、NT-proBNP 未见异常，CRP 10.17 mg/L，PCT 2.45 ng/mL，红细胞沉降率 60.3 mm/h。男性肿瘤标志物检测：CA125 165.3 U/mL，CEA 8.91 ng/mL，细胞角蛋白 19 片段 3.46 ng/mL，余未见异常。ECT 全身骨显像：右侧第 10 后肋异常代谢增高灶，考虑骨转移可能。上腹部 CT 平扫：肝脏、双肾多发囊肿可能。胆、脾未见明确异常。双侧肾上腺 CT 未见明确异常，靶区肝、双肾多发囊肿。电子支气管镜：会厌、声带、气管及隆突均正常，气管上端外压性狭窄。

二、诊疗经过

入院后行胸腔穿刺、甲状腺穿刺活检，胸腔积液常规：黄色，混浊外观，李凡他试验阳性，细胞总数 9248×10^6/L，红细胞 5700×10^6/L，白细胞 3548×10^6/L，单个核细胞 3499×10^6/L，多个核细胞 49×10^6/L，单核细胞比值 98.7%，多核细胞比值 1.3%。胸腔积液生化：腺苷脱氨酶 7.1 U/L、总蛋白 46.1 g/L、葡萄糖 6.81 mmol/L、乳酸脱氢酶 162.6 U/L、氯 107.3 mmol/L。胸腔积液肺肿瘤标志物：鳞状细胞癌相关抗原＜ 0.5 ng/mL、CA125 1321 U/mL、CA199 35.12 U/mL、CEA8.91 ng/mL、细胞角蛋白 19 片段 15.13 ng/mL、神经元特异性烯醇化酶 6.56 ng/mL、胃泌素释放肽前体 60.05 pg/mL。胸腔积液脱落

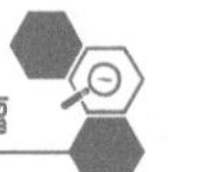

细胞学检查（图 13-2）：见少量肿瘤细胞。免疫组化：CD56（−），CK7（+），CK-P（+），D2-40（−），CR（−），CK5/6（+），CgA（+），LCA（−），CD163（−），Napsin-A（−），P40（−），P63（−），SYN（+），TTF-1（+），结合免疫组化，考虑神经内分泌肿瘤。左侧甲状腺穿刺涂片：考虑良性病变，Bethesda 分类Ⅱ类。

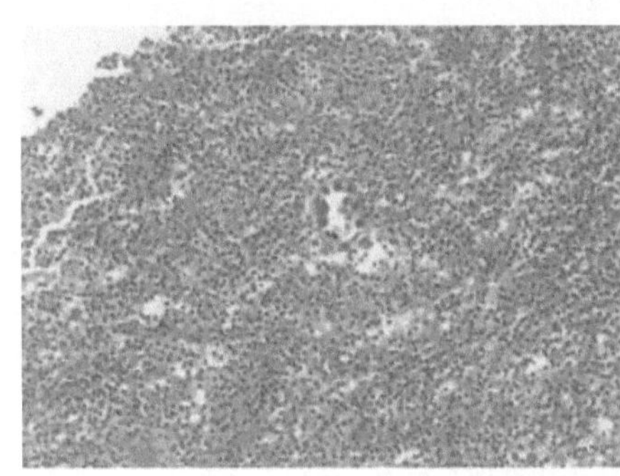
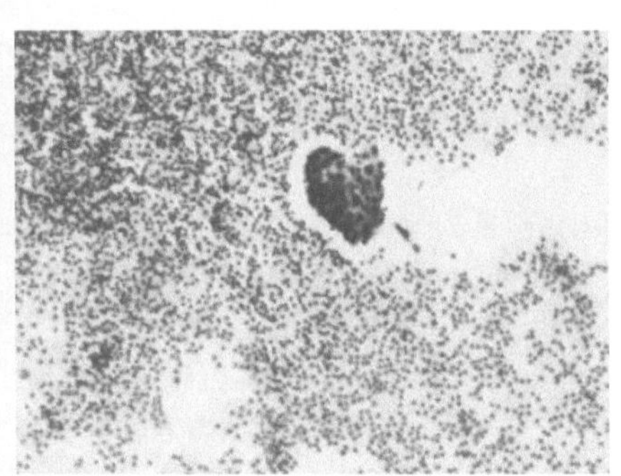

见小团上皮细胞，核增大，核染色深，核膜轻度不规则。

图 13-2　胸腔积液脱落细胞学检查

三、最后诊断

右肺神经内分泌癌Ⅳ期并右胸膜转移。

四、治疗与转归

患者无法耐受化疗，自动出院。

五、重要提示

1. 患者为老年男性，有长期吸烟史。

2. 右下胸痛、咳嗽、咳痰，右肺呼吸音低。

3. 血清 CA125、CEA、细胞角蛋白 19 片段升高。胸腔积液乳酸脱氢酶 340.3 U/L；胸腔积液 CA125、CA199 升高。

4. 肺部 CT 示右侧胸腔积液并右下肺肺不张，纵隔内多发淋巴结肿大。ECT 全身骨显像：右侧第 10 后肋异常代谢增高灶，骨转移可能。

5. 胸腔积液脱落细胞学检查：见肿瘤细胞，结合免疫组化，考虑神经内分泌肿瘤。

六、讨论

神经内分泌肿瘤（neuroendocrine tumors，NETs）是一种起源于全身内分泌细胞的恶性肿瘤，肺部是仅次于胃肠道的第二常见部位，约占所有 NETs 的 25%，约占所有肺恶性肿瘤的 20%。

由于肺 NETs 的诊断较为困难，其真实的发病率应当更高。肺 NETs 可分为典型类癌（TC）、不典型类癌（AC）、大细胞神经内分泌癌（LCNEC）和小细胞肺癌（SCLC）4 种亚型。这种分类的原则是基于它们独特的神经内分泌形态学的表达特征，具有器官样或小梁样生长方式，围绕在癌巢周围的肿瘤细胞呈栅栏状，并且形成玫瑰花瓣状结构。TC 和 AC 通常被统称为类癌。而随着组织学、免疫组化和分子生物学研究的深入，目前发现支气管类癌与具有更高恶性程度的 LCNEC、SCLC 之间存在着显著的差异。

临床表现：肺 NETs 常无特异性的临床表现，症状和体征往往取决于肿瘤的解剖位置和生物攻击性。TC 往往发生在较年轻患者（平均年龄 45 ～ 50 岁），而且没有显著的性别差异和吸烟史偏好。中央 TC 患者（多数）的症状包括反复感染、胸痛、咳嗽、喘息、呼吸困难和肺炎。外周 TC（少数）患者一般是无症状的，倾向于偶然出现。异位激素分泌和瘤外综合征如库欣综合征相对较为少见。类癌综合征几乎全部见于肝脏转移的背景下。SCLC 是最常见的肺 NETs，主要发生在长期吸烟的老年男性患者（平均年龄 65 岁）中。疲劳、咳嗽、呼吸困难、食欲不振、体重下降、疼痛和咯血是最常见的症状。常见纵隔和肺门淋巴结广泛扩大，可转移至骨、脑、肝和肾上腺等肺外组织。SCLC 患者可合并出现抗利尿激素分泌异常综合征、

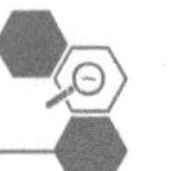

库欣综合征和神经系统肿瘤综合征等。LCNEC 患者以男性为主，中位年龄约为 60 岁，与 SCLC 具有相似的临床表现和自然病史。

影像学：LCNEC 患者的影像学表现缺乏特异性，与其他非小细胞肺癌（NSCLC）相似。CT 常表现为周围型肺结节，边界清楚，有分叶征和毛刺征；也可表现为肿块性疾病，可见空洞或支气管充气征，或由于中央坏死，表现为不均匀强化。AC 患者与 TC 患者的影像学表现相似。根据生长位置可分为中央型和周围型。中央型较多见，以 TC 为主，周围型以 AC 为主。中央型常表现为边界清楚的肺门结节或肿块，可出现肺不张或阻塞性肺炎。周围型多呈圆形或类圆形边界清楚的肿块。约 30% 的患者影像学上有钙化表现，呈弥漫性或偏心性，形状不一。钙化特点可能是肺类癌独特的影像学表现。特发性弥漫性肺神经内分泌细胞增生（diffuse idiopathic pulmonary neuroendocrine cell hyperplasia，DIPNECH）患者影像学表现无特异性，多为弥漫性多灶性的小结节，直径小于 5 mm，约 20% 的病例表现为单一病灶。由于支气管狭窄，常继发空气潴留，影像学表现为斑片影、毛玻璃密度影镶嵌，类似“马赛克”。少数患者也可表现出肺门或纵隔淋巴结肿大、支气管扩张、肺间质性纤维化及肺囊性病变。传统影像学在肺 NETs 的诊断有一定的局限性，而正电子发射体层显像技术通过使用不同的显像剂，如 ^{18}F- 氟代脱氧葡萄糖和 ^{68}Ga 标记的生长抑素类似物，能更早地检出肺 NETs，并为患者预后提供一定信息。

病理学特点：Ki-67 多用于指导胃肠胰 NETs 的治疗，但 Ki-67 并不在肺 NETs 的诊断、分级和预后中起重要作用，目前主要用于区分高级别肺 NETs 和 TC/AC。WHO 推荐免疫组织化学标志物协助诊断肺 NETs，包括嗜铬粒蛋白 A（CgA）、突触小泡蛋白（SYN）、神

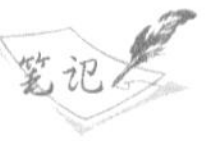

经细胞黏附分子（NCAM-1/CD56），其中 SYN 的敏感度高于 CgA 和 CD56，而 CgA 一般与肿瘤负荷相关，可用于监测肿瘤复发或治疗效果。一般情况下，TC 中弥漫性表达神经内分泌标志物，少数 AC 中仅部分表达，然而这些肿瘤标志物的表达无助于区分肺 NETs 的亚型。DIPNECH 镜下见局限于呼吸道黏膜上皮，未侵犯基底膜，细胞呈短梭形或椭圆形，大小相对一致，巢状排列，无核分裂象及坏死形成，包括弥漫增生、线性增生及微小结节 3 种形态结构，通常具有较高的 Ki-67 增殖指数和 Bcl-2 表达水平。

诊断：肺 NETs 的初步诊断和分期与常见类型的肺癌有着相同的原则。临床怀疑肺癌后的主要处理原则包括对比胸部和上腹部增强 CT，周围型肺部病变 CT 或超声引导经胸穿刺活检和纤维支气管镜检查及肺泡灌洗，中央型肺部病变支气管镜下刷检和活检。超声内镜引导下经支气管针吸活检可显著提高传统诊断技术的诊断率，而不增加发病率。在可疑的支气管内病变中，标准支气管镜检查与 EBUS-TBNA 的组合可减少穿刺的次数，以获得足够的组织样本。纵隔淋巴结可以用 EBUS-TBNA 进行评估，并应在纵隔转移的可能性患者中进行内镜超声引导细针抽吸，以仔细确定疾病的阶段。临床中，在组织学诊断确定之前，经常用 ^{18}F- 脱氧葡萄糖正电子发射体层扫描来对肺结节行进一步的评估，完成肺结节的诊断处理。大多数典型类癌、不典型类癌和一些大细胞神经内分泌癌表达生长抑素受体，可以通过同位素标记的生长抑素类似物有效显现。推荐使用 ^{68}Ga-DOTA 生长抑素类似物正电子发射体层扫描替代单电子发射计算机体层扫描，因为前者比后者在检测更小的病变时具有更高的成像显示敏感度。本例患者胸腔积液脱落细胞学检查见少量肿瘤细胞，免疫组化 CgA（+）、SYN（+），故诊断右肺神经内分泌癌。

治疗：对于可行肿瘤切除的肺 NETs 患者，手术是首选的治疗方法。顺铂或卡铂联合依托泊苷，替莫唑胺联合卡培他滨，奥沙利铂联合氟尿嘧啶等化疗方案可用于肺 NETs 的治疗。生长抑素类似物可用于缓解类癌症状并降低类癌危象的风险，对增殖指数低、分化良好和生长抑素受体阳性的患者，欧洲神经内分泌肿瘤学会等指南推荐生长抑素类似物作为一线治疗方案。目前，关于靶向治疗的研究尚不深入，依维莫司成为首个美国食品药品监督管理局获批应用于不能手术切除、局部进展的无功能性肺类癌的靶向药物，而 LCNEC 暂无明确的靶点及相应的药物报道。

七、评述

肺 NETs 由一组生物学特征、病理学形态及临床特点不同的肿瘤组成。由于肺 NETs 的发病率低，临床与影像学表现缺乏特异性，诊断存在困难。诊断主要依赖于组织病理学检查及免疫组化检查。影像学可表现为周围型和中央型，少数患者也可表现出肺门或纵隔淋巴结肿大、支气管扩张、肺间质纤维化及肺囊性病变，难以与其他类型的肺恶性肿瘤鉴别。本例患者起病急，表现为右下胸痛、咳嗽，影像学表现为右下胸腔积液合并右下肺肺不张，肿瘤标志物升高，需重点排除恶性疾病，入院后完善胸腔穿刺，胸腔积液涂片查见少量肿瘤细胞，结合免疫组化，证实为神经内分泌肿瘤。由于肺 NETs 的发病率较低，目前关于 NETs 的研究相对较少，手术仍是早期患者的首选治疗方法，所以早期诊断至关重要。

（李艳萍　黄叶梅　罗雄彪）

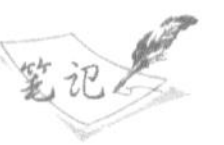

参考文献

1. 夏德林，陆月明 . 肺神经内分泌肿瘤的诊断与治疗进展 . 国际呼吸杂志，2018，38（15）：1186-1189.

2. 崔鹤滕，徐建明 . 肺神经内分泌肿瘤诊疗进展 . 中国肿瘤临床与康复，2019，26（1）：125-128.

3. 李雪，李峻岭 . 肺神经内分泌肿瘤的诊疗进展 . 癌症进展，2018，16（1）：13-16，21.

4. GOVINDAN R，PAGE N，MORGENSZTERN D，et al. Changing epidemiology of small-cell lung cancer in the United States over the last 30 years：analysis of the surveillance，epidemiologic，and end results database.J Clin Oncol，2006，24（28）：4539-4544.

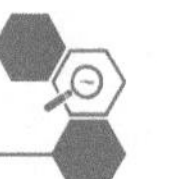

病例 14 咳嗽，发热，胸腔积液

一、病情介绍

患者，女性，35 岁，无业人员。

以“咳嗽 1 个月，发热、双下肢水肿 6 天”为主诉于 2016 年 5 月 24 日入院。

现病史：患者于 1 个月前无明显诱因开始出现咳嗽，以干咳为主，无发热、畏冷，无胸闷、气促，无胸痛、咯血，就诊于当地医院诊治未见明显缓解。6 天前开始出现发热，体温最高 38.5 ℃，伴双下肢水肿、乏力，就诊于福建医科大学第三临床医学院门诊，查胸部增强 CT（图 14-1）示“左侧胸腔占位并胸腔积液；肺散在小结节灶；肝左叶强化灶，性质待定”，为进一步诊治而收入院。发病以来，体重下降约 4 kg。

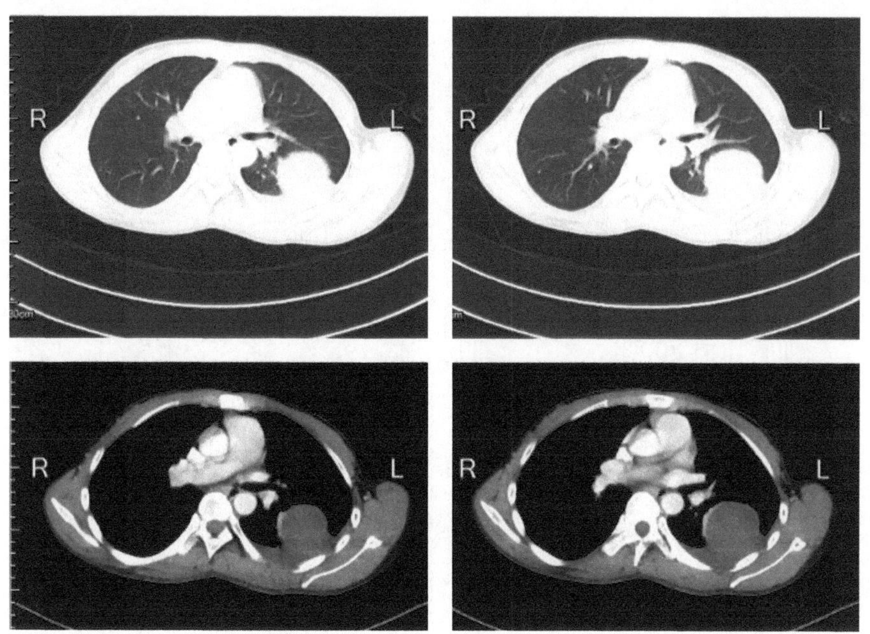

图 14-1 胸部增强 CT

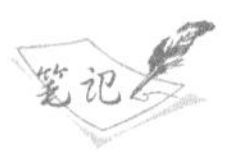

既往史：有“左眼外伤手术、子宫肌瘤手术”病史。无过敏史，无粉尘、有害物质、放射性物质接触史。家族史无特殊。

入院查体：体温 38.2 ℃，脉搏 121 次 / 分，呼吸 19 次 / 分，血压 104/58 mmHg。浅表淋巴结未触及肿大，左下肺呼吸音减弱，余肺呼吸音清，双侧肺部未闻及干湿性啰音，无胸膜摩擦音。心律齐，各瓣膜听诊区未闻及病理性杂音，腹平软，肝脾肋下未触及，双下肢无水肿，神经系统检查无特殊。

辅助检查：血常规：白细胞 12.19 × 10^9/L，中性粒细胞 8.4 × 10^9/L，血红蛋白 103 g/L，血小板 565 × 10^9/L。血生化：总蛋白 85.2 g/L，白蛋白 31.6 g/L，葡萄糖 6.77 mmol/L，乳酸脱氢酶 324 U/L，肌酐 50 μmol/L，钠 129.79 mmol/L，氯 91.8 mmol/L，余未见异常。CRP 73.53 mg/L。PCT 0.12 ng/mL。NT-proBNP 正常。红细胞沉降率 119.6 mm/h。女性肿瘤标志物检测：糖类抗原 125 105.1 U/mL，神经元特异性烯醇化酶 37.88 ng/mL，胃泌素释放肽前体 74.86 pg/mL，余未见异常。

二、诊疗经过

入院后行胸腔穿刺，胸腔积液常规：颜色黄色、外观混浊，李凡他试验阳性，细胞总数 4889 × 10^6/L，红细胞 4100 × 10^6/L，白细胞 789 × 10^6/L，单个核细胞 638 × 10^6/L，多个核细胞 151 × 10^6/L，单个核细胞比值 80.8%，多个核细胞比值 19.2%。胸腔积液生化：总蛋白 38.8 g/L，腺苷脱氨酶 6.3 U/L，葡萄糖 7.04 mmol/L，乳酸脱氢酶 395 U/L。胸腔积液肿瘤标志物：癌胚抗原＜ 0.2 ng/mL，神经元特异性烯醇化酶 39.36 ng/mL，细胞角蛋白 19 片段 8.45 ng/mL。胸腔积液脱落细胞学检查未查见癌细胞。行超声引导下左侧胸腔肿物穿刺活检术，术后病理回报（图 14-2）：梭形细胞肿瘤，考虑为间皮瘤、孤立性纤维性肿瘤或转移来源肿瘤。

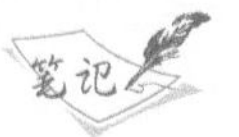

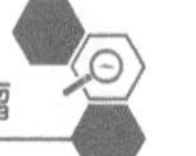

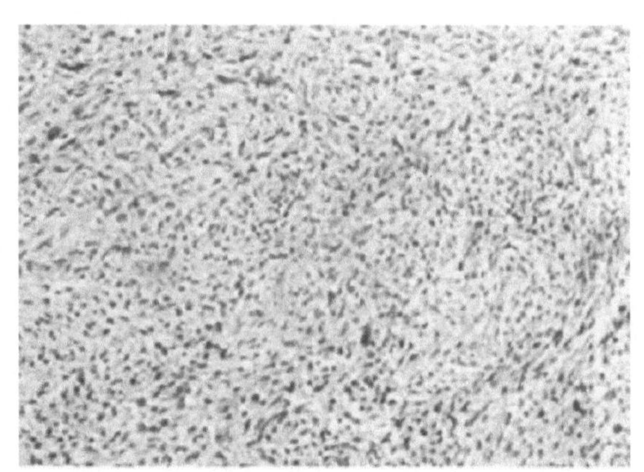

肿瘤细胞呈梭形，细胞密集，束状或编织状，细胞体积小，偶见病理性核分裂象。

图 14-2　左侧胸腔肿物穿刺组织病理回报

三、最后诊断

左侧恶性胸膜间皮瘤（MPM）。

四、治疗与转归

患者及其家属表示拒绝进一步治疗，予办理出院。

五、重要提示

1. 患者为中年女性，亚急性起病。

2. 咳嗽、发热、双下肢水肿。

3. 胸部 CT 提示左侧胸腔占位并胸腔积液；肺散在小结节灶，间质结节，不排转移灶？

4. 低蛋白血症，血清 LDH 升高，胸腔积液提示渗出液，胸腔积液 NSE 升高。

5. 左胸腔肿物穿刺组织病理诊断：梭形细胞肿瘤，考虑为间皮瘤、孤立性纤维性肿瘤或转移来源肿瘤。

六、讨论

MPM 属于临床少见的肿瘤，占全部肿瘤的 0.02% ～ 0.04%，占胸膜肿瘤的 5%，临床症状和体征缺乏特异性，诊断较为困难。MPM

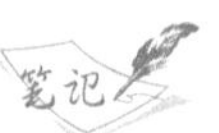

的死亡率高，且近年有上升趋势，逐渐引起人们的重视。MPM 是来源于胸膜表面间皮细胞的原发肿瘤，可发生于脏层胸膜和壁层胸膜的任何部分，其中 80% 发生于脏层胸膜，20% 发生于壁层胸膜。MPM 可发生于任何年龄，其中以 40 岁以上者多见。MPM 的发病率在石棉粉尘接触的人群要比未接触石棉的人群高得多，从石棉暴露到发病，有 10 ～ 40 年的潜伏期。其他与 MPM 发生有关的危险因素包括接触亚硝胺、玻璃纤维、放射线、沸石、铍、氢氰酸及其他肺部疾病等。

临床表现：MPM 起病隐匿，早期无明显症状，出现症状后多为病程晚期，且症状无特异性。典型临床表现有：咳嗽、发热、胸闷气促、呼吸困难、胸痛、肩背痛、胸腔积液。胸痛为持续性，多为侵及神经及胸壁引起的弥漫性疼痛。全身症状如体重下降和乏力，多提示预后不良。

诊断和鉴别诊断：MPM 患者影像学表现多缺乏特异性表现，CT 是最主要的临床检查方法，主要表现有：胸膜增厚、胸膜肿物、胸腔积液、纵隔淋巴结肿大、肺肿物等。CT 具有较高的诊断价值，但难以区分良性弥漫性胸膜增厚和肺癌胸膜转移。B 超对胸腔积液和胸膜肿物的鉴别具有较高的敏感性，且适合胸腔积液患者的穿刺引流。有胸腔积液症状的患者可行胸腔积液细胞学检查，但其敏感性欠佳。MPM 确诊有赖于组织病理学检查，获取方法包括 B 超或 CT 引导下经皮穿刺、胸腔镜及开胸等活组织检查。穿刺活组织检查诊断率低，且肿瘤细胞易通过针道播散转移。开胸手术创伤大，较多患者难以耐受。胸腔镜可全面检查胸膜情况，获取组织充分，检出率高，且较开胸创伤小，同时可进一步处理胸腔积液和病变胸膜，行肿物切除手术或胸膜粘连固定术。MPM 确诊需借助免疫组织化学检查，无单一抗体对 MPM 的诊断有高特异性和敏感性。依据各抗体

阳性表达率、特异性及敏感性，以及抗体组合套餐可作为诊断 MPM 首要选择：细胞角蛋白 5/6（CK5/6）、间皮细胞（MC）抗体、钙视网膜蛋白（CR）、表皮生长因子受体（EGFR）、波形蛋白。甲状腺转录因子 1（TTF-1）和 CEA 于 MPM 中几乎不表达，可作为诊断 MPM 阴性对照的首选抗体。*P16* 基因的缺失是最近的研究热点，具有较高的特异性与敏感性。研究表明，位于 9p21 的 *p16/CDKN2A* 基因的纯合性缺失在 MPM 中高达 80%，可用于诊断 MPM，且提示预后不佳。

治疗：MPM 确诊时多已处于晚期，仅极少部分患者可通过根治性手术等治疗措施达到治愈，联合或不联合贝伐珠单抗的培美曲塞 + 顺铂化疗仍是 MPM 的标准治疗方法。近年来，包括手术及放化疗在内的多模式治疗，在改善患者生存期方面显示出一定优势。同时众多靶向和免疫单药及联合化疗等联合治疗可能为 MPM 的治疗带来突破，未来靶向及免疫治疗组成的多模式治疗可能成为 MPM 最佳治疗方案。

七、评述

MPM 是一种少见的起源于胸膜间皮瘤的原发肿瘤，起病隐匿，侵袭性和恶性程度高，病因尚未明确，接触石棉为首要致病因素。患者预后极差，生存期短，仅用支持治疗的生存时间为 4 ～ 12 个月。早期症状不明显，缺乏特异性症状，诊断困难，有赖于取病理组织行免疫组织化学以明确诊断。本例患者亚急性起病，表现为咳嗽、发热、下肢水肿等，低蛋白血症，血清 LDH 升高，影像学表现左侧胸腔占位并胸腔积液，需重点考虑恶性疾病；本例患者无粉尘、有害物质、放射性物质接触史，容易误诊，经组织病理检查得以确诊。

（李艳萍　曾惠清　黄叶梅）

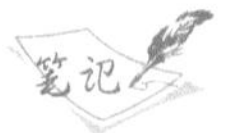

参考文献

1. 陈展群，鲁继斌．恶性胸膜间皮瘤研究进展．肿瘤研究与临床，2018，30（12）：871-874.

2. 王帅，蒋伟，王群，等．恶性胸膜间皮瘤（MPM）分期的研究进展．复旦学报（医学版），2019，46（1）：108-113.

3. 王玉艳，张弘，白桦，等．恶性胸膜间皮瘤临床特征及分子标志物与预后的关系．中华结核和呼吸杂志，2013，36（3）：162-168.

4. 唐善卫，唐贵旺，束余声．恶性胸膜间皮瘤治疗的研究进展．癌症进展，2019，17（11）：1245-1250.

5. BIBBY C A，TSIM S，KANELLAKIS N.Malignant pleural mesothelioma：an update on investigation，diagnosis and treatment.Eur Respir Rev，2016，25（14）：472-486.

6. 陈洁，赵微，刘星辰，等．恶性胸膜间皮瘤 45 例临床分析．中国肺癌杂志，2012，15（2）：97-102.

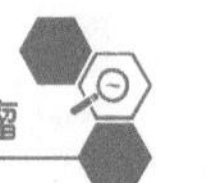

病例 15 胸闷，咳嗽、咳痰，呼吸困难，左侧大量胸腔积液

一、病情介绍

患者，男性，24 岁，自由职业。

以“左侧胸闷伴咳嗽、咳痰、呼吸困难 4 天”为主诉于 2013 年 6 月 25 日入院。

现病史：患者于入院前 4 天感冒后出现左侧胸闷，剧烈活动后明显，伴咳嗽、咳黏痰，伴夜间阵发性呼吸困难，端坐位时可缓解，无痰中带血，无胸痛，无畏冷、发热，无全身乏力、夜间盗汗，无恶心、呕吐，无心悸、气促等，就诊于当地卫生院，行胸片示“左胸腔大量积液”，为进一步诊治，收住厦门大学附属中山医院。

既往史：体健，无肝炎、结核史。无粉尘、有害物质、放射性物质接触史。吸烟 10 余年，1 包 / 日。饮酒 10 余年，啤酒约 3000 mL/ 日。

入院查体：体温 36.7 ℃，脉搏 115 次 / 分，呼吸 20 次 / 分，血压 117/82 mmHg。神清，浅表淋巴结未触及肿大，左肺叩诊浊音，听诊呼吸音消失，右肺呼吸音清，未闻及明显干湿性啰音。心脏、腹部脏器检查无特殊。双下肢无水肿。

辅助检查：血常规：淋巴细胞比值 41.7%，中性粒细胞百分比 47.2%，血小板 316×10^9/L。降钙素原 0.04 ng/mL。超敏 C- 反应蛋白 4.48 mg/L。凝血四项：纤维蛋白原 4.07 g/L；D- 二聚体定量 3210 ng/mL，动态红细胞沉降率 9 mm/h。多肽抗体谱、肺肿瘤标志物未见明显异常。胸腔积液定位：左侧大量胸腔积液。

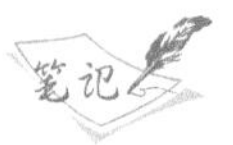

二、诊疗经过

入院后行胸腔穿刺并胸腔积液送检，结果回报细胞总数 1283×10^6/L，白细胞总数 283×10^6/L，以单个核细胞为主；胸腔积液腺苷脱氨酶 9.6 U/L、乳酸脱氢酶 159.5 U/L，胸腔积液癌胚抗原 44.2 ng/mL，血乳酸脱氢酶 188.2 U/L，考虑“结核性渗出性胸膜炎”，予“异烟肼、利福平、乙胺丁醇、吡嗪酰胺”四联抗结核治疗，左侧胸闷、咳嗽稍缓解，持续引流胸水，量较前减少，但仍持续存在。2 周后复查肺部 CT（图 15-1）：左侧胸腔积液大部分消失，左侧胸壁、左膈可见多发结节影，左肺舌叶少许纤维灶。肺部增强 CT（图 15-2）：左侧胸腔积液，胸膜多发结节，纵隔少数淋巴结，不排除恶性可能。胸腔积液肿瘤细胞学结果回报未查见肿瘤细胞。进一步行胸腔镜检查：胸腔内见较多纤维粘连带，可见塌陷肺叶及中等量胸腔积液，吸除部分胸腔积液后，于前上胸壁、后胸壁、下侧胸壁及下肺脏层胸膜均见多发大小不等、葡萄串珠样改变，表面光滑，质地柔软，未见自发性出血及坏死，取活组织送检。病理回报：（胸壁）低级别恶性肿瘤，结合影像及病理形态，符合间皮瘤。

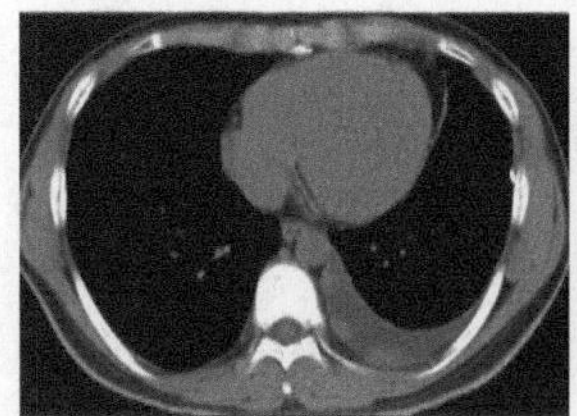 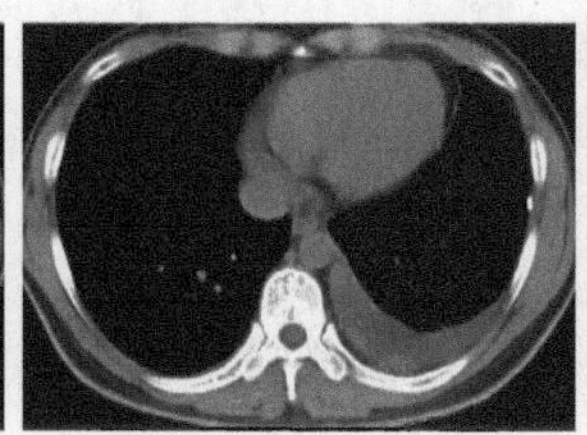 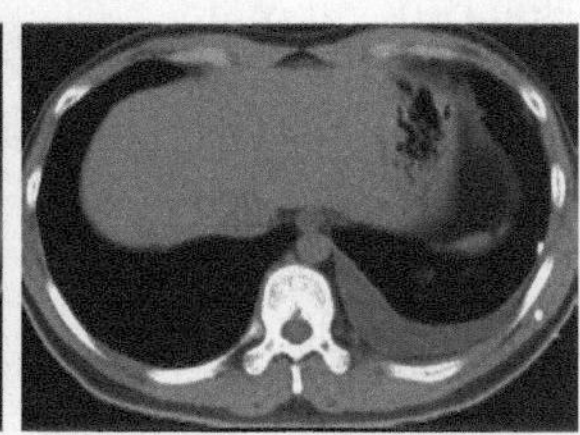

左侧胸腔积液大部分消失，仅见少量弧形液性密度影，左侧胸壁、左膈可见多发结节影，左肺舌叶少许纤维灶，余肺野内未见明显异常密度影，双肺门及纵隔内未见明显肿大淋巴结。

图 15-1　肺部 CT（2013 年 7 月 12 日）

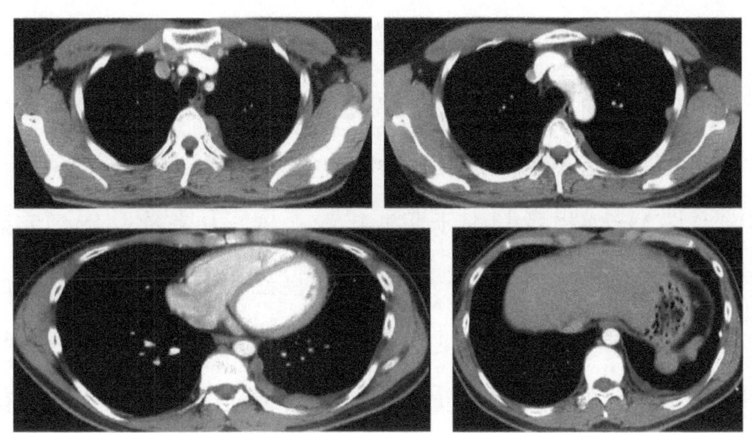

左侧胸腔积液，胸膜多发结节，中度强化，纵隔少数淋巴结，不排除恶性可能。

图 15-2　肺部增强 CT（2013 年 7 月 16 日）

三、最后诊断

胸膜恶性间皮瘤。

四、治疗与转归

患者自动出院，失访。

五、重要提示

1. 患者为青年男性，急性起病。

2. 以左侧胸闷伴咳嗽、咳痰、呼吸困难为主要表现。

3. 胸腔积液检查提示渗出液，以单核细胞为主，癌胚抗原升高，多次胸腔积液细胞学检查未见异常。

4. 肺部 CT 示左侧胸壁、左膈可见多发结节影，CT 增强示胸膜多发结节，纵隔少数淋巴结，不排除恶性可能。胸腔镜示胸前内多发病变，转移瘤？胸膜间皮瘤？

5. 抗结核治疗无效。

6. 胸膜活检病理示胸膜间皮瘤。

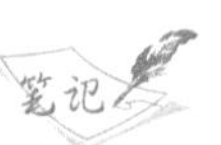

六、讨论

MPM 是一种少见的原发于胸膜间皮组织的恶性肿瘤，男性多于女性。国外研究表明，吸入石棉粉尘为 MPM 发病的直接诱因，约 85% 的男性 MPM 患者归因于职业接触石棉，从首次接触到疾病发展的潜伏期为 10 ～ 40 年。一定长度和直径的石棉纤维被胸膜间皮细胞吞噬后可机械性干扰染色体分裂，从而导致染色体数目和结构发生畸变。对于无石棉暴露史的年轻患者而言，疾病发生则可能与遗传相关。此外，电离辐射和猿猴空泡病毒 40（SV40）感染等亦是 MPM 的促发因素。

临床表现：MPM 起病隐匿，缺乏特异性临床表现，最常见的临床表现为胸痛和呼吸困难，可伴有咳嗽、咳痰、发热、体重下降等。单侧病变为主，左右侧胸腔肿瘤的发生比例为 1 ∶ 1.6。

诊断：MPM 的临床表现缺乏特异性，目前缺乏可靠的早期筛查指标。MPM 的影像学特点为：①胸膜增厚：为 MPM 的基本特征，以弥散性胸膜增厚多见。胸膜增厚可同时累及脏层和壁层胸膜，表现为椭圆形、驼峰状、结节状、波浪状和环状增厚，胸膜厚度≥ 1 cm 对本病的诊断有特征性意义。②大多合并大量胸腔积液，部分病例可见叶间裂积液，少数患者可侵犯心包致心包积液。③其他表现：肿瘤浸润纵隔可致“冰冻”征，浸润肋骨可见骨质破坏；有石棉接触史者可出现胸膜斑、胸膜钙化等，胸膜斑为提示石棉暴露的一个指标，但不是恶性肿瘤的标志；淋巴转移则可致纵隔及肺门淋巴结肿大等。④胸部 CT（增强扫描）：目前增强 CT 仍是 MPM 诊断和分期的主要影像学检查手段。增厚的胸膜一般有明显强化，当出现坏死囊变时则呈现不均匀强化。增强扫描在明确胸膜增厚的形态、范围、血供、周围的侵犯情况及淋巴结肿大等方面均有明显优

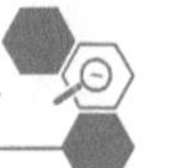

势。⑤ MRI：相对 CT 而言，MRI 在 MPM 分期中的作用优于 CT，这是由于其可发现胸壁、胸内筋膜、膈肌和纵隔脂肪的浸润病变，但对淋巴结分期的敏感性有限。⑥ PET-CT：对 MPM 分期的准确性最高，但对于既往接受滑石粉胸膜固定术的患者和结核病患者，PET-CT 易出现假阳性。MRI、PET-CT 分别在原发病灶及转移病灶中显示不同的优势。但 MPM 最终的确诊仍需组织病理学检查，MPM 组织学表现多样，免疫组化表达个体差异较大。有研究认为胸腔积液细胞学诊断 MPM 的可靠性差，细胞蜡块与免疫组化的联合可提高细胞学诊断恶性胸膜间皮瘤的准确性。目前缺乏特异性的 MPM 生物标志物，有研究认为，血清可溶性间皮素相关肽（serum soluble mesothelin related peptide，SMRP）、血清和胸腔积液骨桥蛋白在 MPM 的诊断中具有较高的特异性（81%、81%），对于细胞学疑似 MPM 患者，且无法进一步行侵袭性检查时，有一定的诊断价值。其中，SMRP 水平与肿瘤体积呈正相关，在化疗及术后下降，可提示疾病的稳定性，但不能预测生存期，因此不建议用生物标志物预测治疗反应和生存率。在本例患者中，多次胸腔积液肿瘤细胞学结果回报未查见肿瘤细胞，肺部 CT 及增强 CT、胸腔镜均提示左侧胸膜多发结节，最终通过胸膜活检病理确诊胸膜间皮瘤。

治疗与预后：MPM 的标准治疗方案以手术联合放疗、化疗的三联治疗手段为首选，总体预后不良，综合治疗后中位生存时间仅为 20 个月左右。MPM 手术分胸膜外全肺切除术和胸膜切除术 / 剥脱术两种术式，术后中位生存期为 10 ～ 24 个月，手术难度大，常需要在具备丰富经验的临床中心开展，手术目的主要是解除肿瘤压迫所致肺不张，缓解限制性通气不足并减轻胸壁疼痛。在化疗方案的选择上，顺铂和培美曲塞的联合化疗为 MPM 的标准一线方案。对于

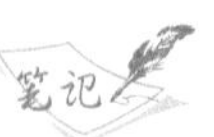

PS 评分良好的 MPM 患者，顺铂和培美曲塞一线化疗比单用顺铂能延长生存期。在条件允许的情况下，加入贝伐珠单抗可进一步延长生存期，二线治疗优选临床试验。此外，有研究数据表明抗 PD-1 或 PD-L1 免疫治疗对 MPM 有效，但仍需要进行随机试验来进一步确认。在放疗方面，多项研究表明，对胸壁手术区域进行预防性放疗未能减少切口转移，也不能提高生活质量和生存率，故不常规对胸壁手术切口进行预防性放射治疗，目前仍需要前瞻性随机临床试验对 MPM 术前放疗、胸膜切除术后放疗和化疗后精确放疗进行研究。但局部放疗可以改善 MPM 患者的疼痛症状，可对 MPM 中与潜在病变分布区域匹配的局部疼痛进行姑息性放射治疗，而疼痛控制的放射剂量分级尚无统一标准，仍待进一步研究。另外，在 MPM 患者的症状控制和胸膜固定术中，没有单一的技术（胸腔镜下胸膜切除术、胸腔镜下滑石粉喷洒、滑石粉胸膜固定术、胸腔置管引流）显示出优越性。据文献报告，相较于滑石粉固定术而言，电视辅助胸腔镜手术－部分胸膜切除术（video-assisted thoracoscopic surgery-partial pleurectomy，VATS-PP）更昂贵，并发症更严重，住院时间更长，对总生存率无影响。因此，对于 MPM 患者而言，滑石粉胸膜固定术仍为控制胸腔积液的首选术式。

七、评述

本例患者为年轻男性，每天大量饮酒；以左侧胸闷伴咳嗽、咳痰、呼吸困难为主要表现，无发热、消瘦等肺外表现，胸腔积液检查提示渗出液，以单核细胞为主，癌胚抗原升高，多次行胸腔积液细胞学检查未见异常。复查肺部 CT 可见左侧胸腔多发结节影，最终行胸腔镜下胸膜活检确诊。本例患者临床表现无特异性，受其年龄及无石棉接触史影响，从发病到活检确诊前，一直误诊为结核性胸

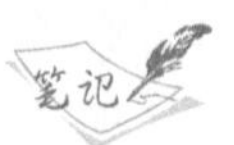

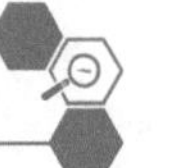

膜炎，但其对常规抗结核治疗无效，胸腔积液仍持续存在，应引起我们注意；每天大量饮酒是否有影响，值得进一步探讨。对于一些影像学上有怀疑、治疗效果不佳的患者应考虑本病，尽早行胸膜活检以协助诊断。

（曾惠清 蔡芋晴 罗雄彪）

参考文献

1. SCHERPEREEL A，ASTOUL P，BAAS P，et al. 欧洲呼吸学会和欧洲胸外科医师学会恶性胸膜间皮瘤诊疗指南 . 宋作庆，徐萧洪，译 . 中国肺癌杂志，2010，13（10）：999-1021.

2. DONALDSON K，MURPHY F A，DUFFIN R，et al. Asbestos，carbon nanotubes and the pleural mesothelium：a review of the hypothesis regarding the role of long fibre retention in the parietal pleura，inflammation and mesothelioma.Part Fibre Toxicol，2010，7：5.

3. 王凯歌，李为民 . 恶性胸膜间皮瘤的研究和管理——英国胸科协会指南解读 . 中华肺部疾病杂志（电子版），2020，13（2）：265-268.

4. 常浩，余宗艳，王启明，等 .120 例恶性胸膜间皮瘤的临床特征及诊断分析 . 肿瘤，2020，40（3）：199-205，214.

5. 黄显聪，李娜，陈忠坚，等 . 恶性胸膜间皮瘤临床病理特征及预后分析 . 中华肿瘤防治杂志，2019，26（22）：1732-1736.

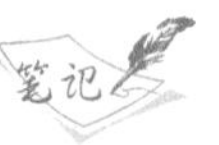

病例 16　咳痰，气喘，骨痛，双侧胸腔积液

一、病情介绍

患者，男性，79 岁，离退休人员。

以“咳嗽、咳痰、气喘、骨痛 1 月余”为主诉于 2017 年 8 月 28 日入院。

现病史：入院前 1 月余无明显诱因出现咳嗽、咳白色黏痰，量多，不易咳出，以夜间为甚，伴活动后气喘、胸闷，夜间端坐呼吸，伴胸背痛，程度不剧，伴消瘦，无发热、畏冷，无头晕、头痛等不适。6 天前就诊我院，肺部 CT（图 16-1）提示双肺后下部实变、肺膨胀不全、双侧胸腔积液，所见诸骨多发低密度骨质破坏区并软组织形成，考虑恶性，心脏形态饱满，心包少量积液；查癌胚抗原、细胞角蛋白 19 片段、胃泌素释放肽前体偏高，门诊拟“双侧胸腔积液性质待查”收入厦门医学院附属第二医院。

既往史：体健。吸烟史 50 年，10 支 / 日，无粉尘、有害物质、放射性物质接触史。

入院查体：生命体征平稳，消瘦体型，浅表淋巴结未触及肿大，双侧下胸部压痛、胸椎压痛，双下肺叩诊浊音，双下肺呼吸音低，双肺未闻及干湿性啰音，双下肢无水肿。

辅助检查：血常规：白细胞 17.51×10^9/L、中性粒细胞百分比 40%、单核细胞百分比 38%、淋巴细胞百分比 19.5%、血红蛋白 104 g/L、血小板 102×10^9/L。生化：白蛋白 37.1 g/L、球蛋白 22 g/L、谷草转氨酶 50 U/L、乳酸脱氢酶 402 U/L、肌酐 213 μmol/L、尿酸

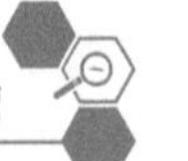

907.8 μmol/L。降钙素原 0.17 ng/mL。NT-proBNP 8303 ng/L。24 小时尿蛋白 2.064 g/d。心脏彩超未见明显异常。肝、胆、脾、肾脏 CT（图 16-2）：肝、胆、脾、肾脏未见明显异常，靶区左侧肾上腺结节样增厚，胸腰骶椎、髂骨、肋骨多发骨质破坏，双侧胸腔积液；支气管镜未见明显异常。

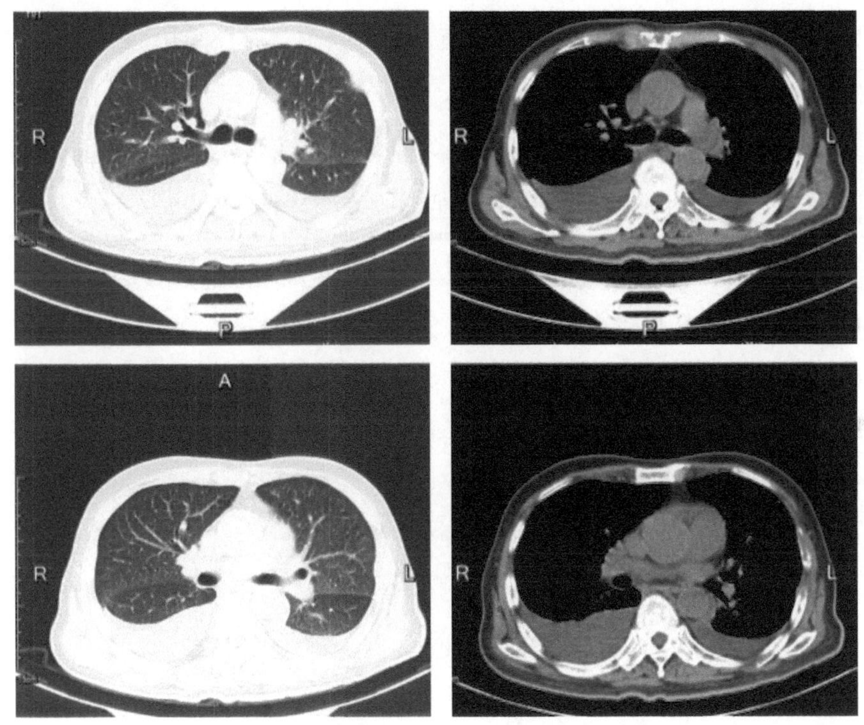

图 16-1　肺部 CT（2017 年 8 月 22 日）

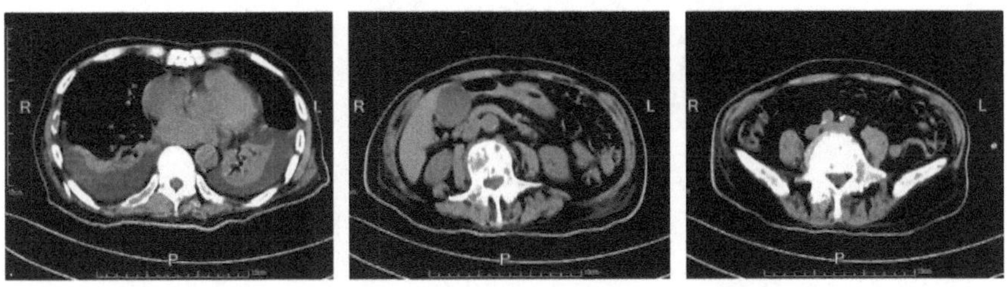

图 16-2　肝、胆、脾、肾脏 CT（2017 年 8 月 31 日）

二、诊疗经过

入院后行胸腔积液检查提示漏出液、白细胞明显升高（白细胞 1164×10^6/L），胸腔积液肿瘤标志物未见异常，胸腔积液脱落细胞学提示未见肿瘤细胞；予“头孢噻肟”抗感染、利尿、控制心率、护肾等治疗。因患者多发骨破坏、肾功能异常、贫血，考虑多发性骨髓瘤不能排除，完善血液病相关指标提示血清免疫球蛋白 IgG 下降、免疫球蛋白 κ 链、免疫球蛋白 λ 链、β_2- 微球蛋白升高，尿液免疫球蛋白 IgG、免疫球蛋白 κ 链、免疫球蛋白 λ 链、β_2- 微球蛋白明显升高，复查血常规可见分类不明细胞 32%、Hb 99 g/L，并行骨髓穿刺术，骨髓象提示（图 16-3）增生活跃、原幼浆细胞 33%，组化 POX 阴性，PAS 胞质淡红色阳性。免疫组化：CD38（－）、CD138（＋）、CD20（－）、CD61（＋）、Kappa（＋），外周血原幼浆细胞 42%，提示浆细胞白血病可能，血液科会诊后转科进一步治疗。

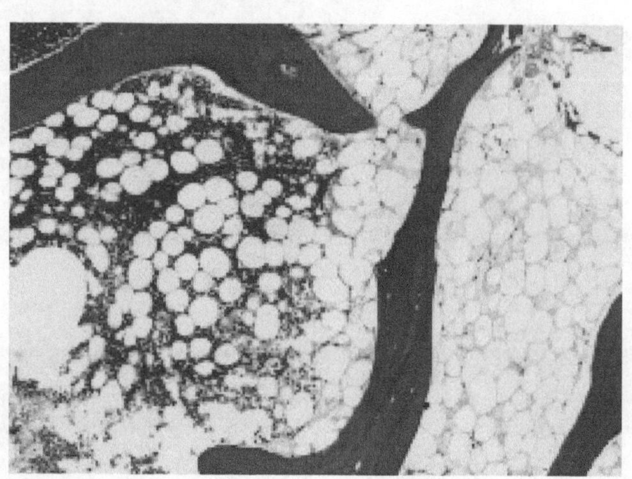

图 16-3　骨髓象

三、最后诊断

浆细胞白血病，双侧胸腔积液。

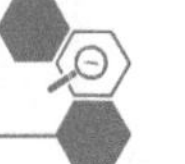

四、治疗与转归

血液科建议行硼替佐米化疗，患者及其家属表示拒绝并要求出院。

五、重要提示

1. 患者为老年男性，急性起病。

2. 咳嗽、咳痰、气喘、骨痛 1 月余。

3. 血液检查显示外周血原幼浆 42%、贫血、肾功能不全；尿液检测显示有单克隆 κ 链免疫球蛋白。

4. 影像学检查：胸腰骶椎、髂骨、肋骨多发骨质破坏，双侧胸腔积液。

5. 骨髓细胞学及免疫组化：增生活跃、原幼浆细胞 33%，组化 POX 阴性，PAS 胞质淡红色阳性，免疫组化：CD38（–）、CD138（+）、CD20（–）、CD61（+）、Kappa（+），提示浆细胞白血病可能。

六、讨论

浆细胞白血病（plasma cell leukemia，PCL）是一种具有高度侵袭性的罕见血液系统恶性肿瘤，其特征为外周血中存在高水平浆细胞，病死率高、预后极差。根据是否由多发性骨髓瘤转化而来可分为原发性 PCL（primary PCL，pPCL）和继发性 PCL（secondary PCL，sPCL）。pPCL 约占 60%，起病急、进展快，一般以白血病表现起病；sPCL 约占 40%，是多发性骨髓瘤终末期的一种白血病转化形式。

临床表现：可表现为多发性骨髓瘤相关症状（如肾功能不全、贫血、骨痛、高钙血症等）和急性白血病相关症状（如白细胞高、贫血、感染、出血、肝脾淋巴结肿大等），或两者兼有。文献中很少描述胸膜受累，若病变侵犯胸膜可有胸腔积液，胸腔积液内可见大

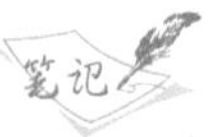

量浆细胞，且其与预后差相关。王晶淼等报道 PCL 患者多以腰痛、骨痛、乏力、发热、出血等为就诊症状，类似于急性白血病的发病特点，其认为浆细胞白血病的临床特征更倾向于急性白血病，肿瘤负荷高，预后极差。本例患者临床表现不典型：起病急，老年男性，无多发性骨髓瘤病史，以大量胸腔积液、骨痛为首发表现，而非急性白血病常见的感染、出血、肝脾及淋巴结肿大等症状，易误诊，需引起临床医师警惕。

实验室检查：外周血检查可表现为白细胞显著升高、出现单克隆浆细胞、血红蛋白下降、血钙升高等。血清及尿液蛋白电泳通常显示存在单克隆免疫球蛋白。细胞白血病细胞的免疫表型分析显示，PCL 通常表达 CD38、CD138，弱表达 CD45，而 CD19 不表达。Kraj 等报道未来可能建立如下的 PCL 细胞免疫表型：CD19（–）、CD45（–）、CD38（++）、CD138（+）、CD54（+）、CD49d（+）、CD29（+）、CD44（+）、CD126（+）。本例患者免疫组化结果与上诉文献报道不一致，表现为 CD38（–）、CD138（+），提示患者免疫表型存在异质性。细胞遗传学和分子生物学检查往往提示 PCL 具有更恶劣的基因异常：del（17p）、lp21 扩增，MYC 异常等，这也提示疾病预后极差。

诊断和鉴别诊断：PCL 最初诊断标准由 Kyle 于 1974 年建立，要求外周血中的循环浆细胞大于 20% 且绝对计数大于 2×10^9/L。多项研究认为该标准似乎过于严格，易造成漏诊，两个标准中的一个即足够用于 PCL 的诊断，但未经前瞻性研究验证是否需进一步修改诊断标准。循环浆细胞的存在并不总是表明 PCL，在非恶性疾病（如严重的败血症，传染性单核细胞增多症）中可以短暂观察到大量多克隆外周血浆细胞的存在，可通过检测 κ 或 λ 链蛋白进行鉴别。PCL 还应与白血病、外周血中有异常细胞循环的淋巴瘤等疾病进行鉴别诊断。

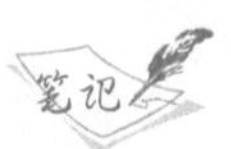

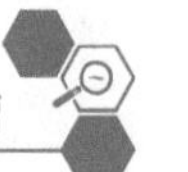

治疗：目前尚无关于 PCL 治疗的大型、前瞻性随机试验，国内外均缺乏令人满意的治疗方案，临床上多采用多发性骨髓瘤治疗方案。多数研究都支持硼替佐米可在 PCL 治疗中发挥积极作用，可提高 PCL 的疗效。此外，化疗联合干细胞移植可显著延长患者生存期。

预后：PCL 起病急，进展快，病死率高，预后极差。一项大型回顾性研究提出尽管有新的治疗手段现世，PCL 早期病死率（1 个月）仍高达 15%，PCL 中位生存期仅为 6 个月，5 年生存率不足 10%。

七、评述

合并胸腔积液的浆细胞白血病在临床上极少见，早期临床症状、实验室检查不典型，诊断主要依赖于外周血发现高水平单克隆浆细胞，极易误诊致病情进展。本例患者以咳嗽、咳痰、气喘、骨痛为主要表现，早期常规检查无特异性，数天后大量原幼浆细胞循环至外周血方才确诊。因此，临床上遇到胸腔积液病因不明、常规检查未见肿瘤原发灶，应警惕此病，尽早行骨髓穿刺及单克隆免疫球蛋白检测以期早发现、早诊断、早治疗。

（黄秋芬　曾惠清　成　潇）

参考文献

1. 王晶淼，樊文娟，徐婷婷，等 . 浆细胞白血病的临床特征及预后分析 . 中国实用医刊，2020，47（8）：27-31.
2. KRAJ M，KOPEĆ-SZLĘZAK J，POGŁÓD R，et al. Flow cytometric immunophenotypic characteristics of plasma cell leukemia.Folia Histochem Cytobiol，2011，49（1）：168-182.
3. KATODRITOU E，TERPOS E，KELAIDI C，et al. Treatment with bortezomib-based regimens improves overall response and predicts for survival in patients with

primary or secondary plasma cell leukemia：Analysis of the Greek myeloma study group.Am J Hematol，2014，89（2）：145-150.

4. TALAMO G，DOLLOFF N，SHARMA K，et al. Clinical features and outcomes of plasma cell leukemia：a single-institution experience in the era of novel agents.Rare Tumors，2012，4（3）：e39.

5. LEBOVIC D，ZHANG L，ALSINA M，et al. Clinical outcomes of patients with plasma cell leukemia in the era of novel therapies and hematopoietic stem cell transplantation strategies：a single-institution experience.Clin Lymphoma Myeloma Leuk，2011，11（6）：507-511.

6. GONSALVES W，RAJKUMAR S，GO R，et al. Trends in survival of patients with primary plasma cell leukemia：a population-based analysis.Blood，2014，124（6）：907-912.

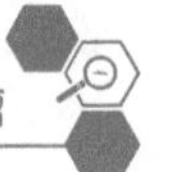

病例 17　咳嗽，气促，胸痛，单侧胸腔积液

一、病情介绍

患者，女性，45 岁。

以“咳嗽、气促、左胸痛 2 月余”为主诉于 2013 年 1 月 8 日入院。

现病史：入院前 2 月余患者无明显诱因出现阵发性干咳、活动后气促，登 2 层楼即感气促，伴左胸持续性闷痛，深呼吸或咳嗽加重，伴四肢关节酸痛，无发热、夜间盗汗，无咯血等不适，未重视。近 2 个月活动后气促逐渐加重，遂就诊我院，查胸片：左侧大量胸腔积液、心脏增大、纵隔向右移位，为进一步诊治收入我科。

既往史：“风湿病”史 10 年，未规范诊治，自行服用骨刺宁胶囊。4 年前行肺部 CT 提示左肺下叶实变，左侧中等量胸腔积液，纵隔、气管稍右移，未进一步诊治。无石棉、粉尘、有害物质、放射性物质接触史。无烟酒嗜好。家族史无特殊。

入院查体：神志清楚，浅表淋巴结未触及肿大，气管右偏，左侧胸廓稍饱满，左肺叩诊实音，左肺呼吸音弱，双肺未闻及干湿性啰音。心脏浊音界叩诊向右移位，心率 90 次 / 分，心律齐，各瓣膜听诊区未闻及病理性杂音，腹部查体、神经系统查体无特殊，双下肢无水肿。

辅助检查：血气分析：二氧化碳分压 33.5 mmHg（1 mmHg= 0.133 kPa），氧分压 74.5 mmHg，pH 7.472，氧饱和度 95.9%。凝血功能：活化部分凝血活酶时间 45.3 s、纤维蛋白原 4.95 g/L、D- 二聚体 1.24 mg/L。C- 反应蛋白 7.05 mg/L。血常规、尿粪常规、肝肾功

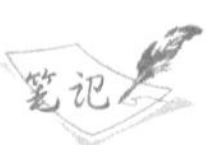

能、降钙素原、脑钠肽、肌钙蛋白 T、T 细胞亚群、风湿类风湿组合、冷凝集试验、肺炎支原体血清学试验、免疫功能监测均未见异常。多次胸腔积液细胞学检查均未见肿瘤细胞。胸部 CT 平扫（图 17-1）：①左侧胸腔积液并部分不张肺组织可能；②纵隔气管及心影向右移位；③右侧胸腔积液，右肺门影增大；④纵隔结构不清。支气管镜：左上、下叶开口变形，下叶外压性闭塞。肺通气 + 灌注显像未提示肺栓塞征象。

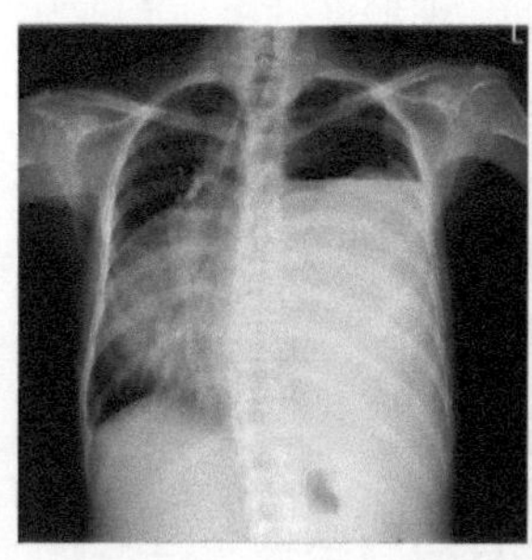
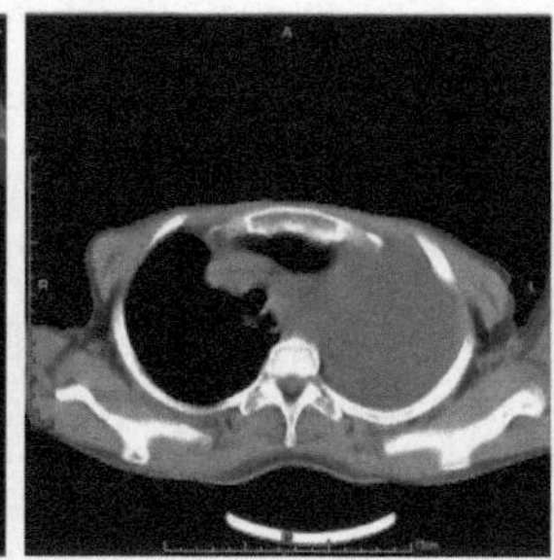
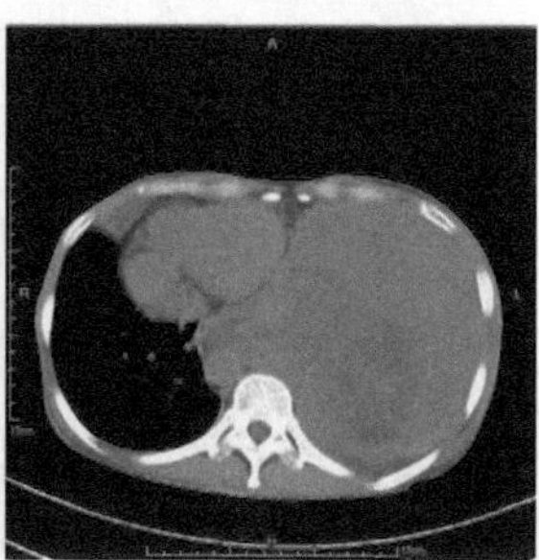

图 17-1 胸部 CT 平扫（2013 年 1 月 9 日）

二、诊疗经过

入院后行胸腔积液检查示渗出液，胸腔积液腺苷脱氨酶不高，胸腔积液常规示白细胞、红细胞明显增高（白细胞 2564×10^6/L、红细胞 $58\,000 \times 10^6$/L），考虑合并肺部感染，予“左氧氟沙星”抗感染、胸腔积液引流后症状稍缓解，1 周后肺部 CT 增强提示左胸可见密度不均的不规则软组织影，增强后强化不均匀，可见血管影。进一步行 B 超引导下经皮肺穿刺活检术，病理：镜下见送检组织均为炎性增生性纤维组织，部分纤维组织胶原化，未见正常肺组织及肿瘤组织。免疫组化：Vimentin、CD34 阳性。结合患者病程长，从未进行系统性抗结核治疗，胸腔积液检查示渗出液，多次胸腔积液细胞学检查均未见肿瘤细胞，考虑“结核性胸膜炎机化”可能性大，遂予“异烟肼、利福平、吡嗪酰胺”诊断性抗结核治疗，但疗效不明

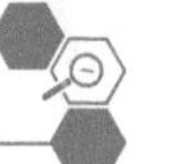

显。转胸外科，行"左胸腔巨大肿瘤切除＋左胸腔粘连松解术"，术中见左胸腔一巨大肿瘤，病理回报：符合恶性孤立性纤维性肿瘤（大小 24.0 cm × 20.0 cm × 10.5 cm），蒂部未见累及，免疫组化：CD34、CD99、Bcl-2 阳性，Desmin、SMA、S-100 均阴性，Ki-67 阳性率约 2%。

三、最后诊断

左侧胸膜恶性孤立性纤维性肿瘤。

四、治疗与转归

转肿瘤内科行化疗、放射性粒子植入等治疗，自动出院。2 个月后随访，胸片（图 17-2）提示左侧胸部巨大肿瘤术后改变，左肺复张情况可。

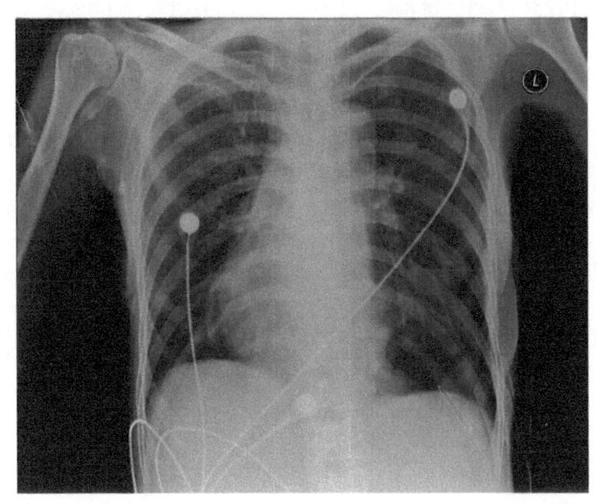

图 17-2　胸部正位片（2013 年 3 月 1 日）

五、重要提示

1. 患者为中年女性，慢性起病。

2. 发现左胸腔占位 4 年，咳嗽、气促、左胸痛 2 月余。

3. 胸腔积液检查示渗出液、白细胞增高、红细胞明显升高。

4. 增强 CT：左侧胸腔积液，左侧胸腔巨大占位，左肺受压不张。

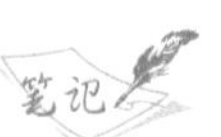

5. 支气管镜：左下叶支气管外压性闭塞，支气管镜无法通过。

6. 经皮肺穿刺活检病理：送检组织均为炎性增生性纤维组织，未见正常肺组织及肿瘤组织，不排除炎症后期修复性增生性改变，免疫组化：Vimentin、CD34 阳性。

7. 术后病理：符合恶性孤立性纤维性肿瘤。

8. 抗感染、抗结核治疗无效。

六、讨论

胸膜孤立性纤维瘤（solitary fibrous tumor of the pleura，SFTP）由 Klemperer 和 Rabin 首次报道，是一种罕见的肿瘤，仅占所有胸膜肿瘤不到 5%。目前认为 SFTP 起源于胸膜间皮下的 CD34 阳性树突状间质细胞。SFTP 多呈惰性，约 80% 为良性，15% ～ 20% 是恶性，没有明显的遗传易感性，与烟草、石棉暴露无关。

临床特点：所有年龄段均可发病，多发于 50 ～ 70 岁，男女比例相当。80% 发生于脏层胸膜，20% 发生于壁层胸膜。SFTP 起病隐匿，病程长，早期无明显症状，主要表现为缓慢生长的肿块，往往体检或者随着肿瘤增大至产生压迫、阻塞症状时被发现，常为咳嗽、呼吸困难和胸痛，时有咯血、阻塞性肺炎表现；压迫下腔静脉还可导致下肢水肿。少数情况下可出现副肿瘤综合征，如肥大性骨关节病（Pierre-Marie-Bamberger 综合征）（最常见，22% SFTP 可出现）、产生胰岛素样生长因子而引起的难治性低血糖（Doege-Potter 综合征）（3% ～ 4%）等，肿瘤切除后相应症状逐渐消失，并且相应症状重新出现提示肿瘤复发。Cardillo 等表示 SFTP 并发胸腔积液的概率为 0 ～ 12%，此情况的 SFTP 易被胸腔积液掩盖而漏诊、误诊。查体早期无明显特异性体征，时有杵状指（趾），后期压迫周围组织表现为相应的体征，如肺不张、心脏移位、胸腔积液、下肢水肿等。本例

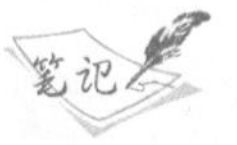

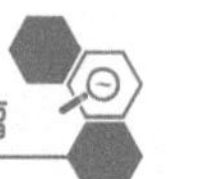

患者为中年女性，病程长，症状无特异性，查体表现为左侧胸腔积液，易漏诊，需引起临床医师警惕。

辅助检查：胸部 CT 可以清楚显示肿瘤的大小和位置，并有助于制定手术方案，但在区分 SFTP 的良恶性方面价值有限。SFTP 胸部 CT 平扫表现为边界清楚的圆形或卵圆形软组织密度肿块，常与胸膜相连，呈塑形性生长，实性部分密度较均匀，分叶征象不明显，钙化少见，有蒂的多为良性，无蒂的多为恶性。体积较大的 SFTP 可出现囊变、坏死，常压迫邻近组织，产生压迫性肺不张、心脏和纵隔移位征象，恶性 SFTP 常伴有胸腔积液。一些学者认为肿瘤最大直径＞ 10 cm，密度不均匀，边界不清，周围胸膜增厚和胸腔积液提示恶性肿瘤。SFTP 胸部 CT 增强表现与肿瘤内部的供血血管、肿瘤细胞、胶原蛋白组成比例关系密切，体积较小肿瘤一般强化较均匀，体积较大肿瘤多表现为不均匀强化，实性部分明显强化，多呈“地图样强化”。另外，有研究发现肺门 – 纵隔淋巴结受累可以明确排除 SFTP 的诊断。由于肿瘤表面血管丰富，穿刺活检出血风险高，并且细针穿刺获得的组织样本小，一般不建议行经皮肺穿刺活检。

病理特点：应有足量的组织标本。肉眼可见 SFTP 通常为边界清楚、有纤维性假包膜或浆膜内衬，大小不等，切面可呈白色、质硬或棕褐色、肉质。镜下表现为胶原密集，其内梭形细胞呈席纹状或随机排列成束（称之为无图案模式），可分为细胞丰富区和细胞疏松区，两者交替相间分布，血管丰富，血管壁周围可见黏液变性或玻璃样变性等。目前，良性和恶性没有严格的组织学特征区分。England 等总结恶性 SFTP 的镜下特点如下：肿瘤细胞丰富且异型性大、核分裂象大于 4 个 /10 HPF、存在坏死和出血、肿瘤直径大于 10 cm、肿瘤无蒂及发生部位不典型等。SFTP 的免疫组织化学阳

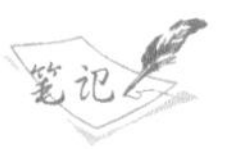

性标记包括 CD34、CD99、Vimentin 和 Bcl-2。据报道，Vimentin 阳性表达率为 100%，CD34 阳性表达率为 90% ~ 95%，CD99 阳性率为 70% ~ 75%，Bcl-2 阳性率为 35%。Doyle 等分子生物学研究显示 SFTP 存在特异性神经生长因子诱导基因 A 结合蛋白 2（NAB2）- 转录激活因子 6（STAT6）融合基因的表达，并有学者认为 STAT6 细胞核表达是 SFTP 的高度敏感性和特异性标志物，其总体敏感性为 98%，特异性大于 85%。

诊断和鉴别诊断：基于临床表现、影像学表现很难做出准确的诊断，对充足组织标本行病理和免疫组化检查仍为诊断 SFTP 的金标准。目前验证较充分的风险标准为：手术切除不完全、就诊时存在转移性疾病、肿瘤＞10 cm、有丝分裂数高、存在肿瘤坏死。鉴别诊断：①胸膜间皮瘤是最常见的胸膜原发性肿瘤，大多数胸膜间皮瘤患者都有石棉暴露史，通常表现为弥漫性浸润性生长，其特征是广泛的胸膜结节性增厚，常伴有胸腔积液，免疫组化 CD34 阴性，而 SFTP 患者通常缺乏石棉暴露史，CD34 多为阳性，常为孤立性肿块，与局限性间皮瘤影像学鉴别困难；②神经源性肿瘤，常见于神经走行区，可沿肋间神经分布，可压迫、侵蚀周围骨质，影像学上肿瘤较规则、无明显分叶，密度多较低，内部囊变多见，增强多呈明显不均匀强化；此外，还应与孤立性胸膜转移瘤、周围性肺癌、滑膜肉瘤、脂肪肉瘤等相鉴别。

治疗：切缘阴性的手术完全切除是良性 SFTP 和恶性 SFTP 的首选治疗方法。目前在 SFTP 患者中对于术后放疗和化疗研究不足，对于多数完全切除 SFTP 患者可不行放疗或化疗，而对于未完全切除或复发性 SFTP 患者建议在多学科讨论后制定个性化治疗方案。

预后：良性 SFTP 患者的 10 年生存率为 98%；恶性 SFTP 患者

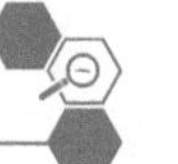

的 5 年生存率为 80% 左右。良性 SFTP 复发率为 8%；恶性 SFTP，尤其是较常见的无蒂型，即使完全切除也具有 63% 的复发率。因此，所有的 SFTP 患者均应长期随访。前 2 年每 6 个月复查一次肺部 CT，此后每年复查一次肺部 CT。

七、评述

合并大量胸腔积液的恶性 SFTP 临床上极少见，临床症状、影像学表现方面缺乏特异性，未经病理活检难以确诊，诊断主要依赖足量活检标本的病理检查及免疫组化，且临床医师普遍对此病认识不足，易误诊误治。本例患者以咳嗽、气促、胸痛为主要表现，查体呈左侧大量胸腔积液体征，早期胸部 CT 表现为左侧大量胸腔积液并肺不张，经皮肺穿刺活检标本量少，不足以诊断 SFTP，且对本病认识不足，误诊为结核性胸膜炎机化，经外科术后病理结果得以确诊。对于一些影像学上有怀疑、治疗效果不佳的患者应考虑本病，尽早行外科手术活检并明确诊断。

（黄秋芬　曾惠清　成　潇）

参考文献

1. KLEMPERER P，COLEMAN B R. Primary neoplasms of the pleura. A report of five cases . Am J Ind Med，1992，22（1）：1-31.
2. CARDILLO G，LOCOCO F，CARLEO F，et al. Solitary fibrous tumors of the pleura . Curr Opin Pulm Med，2012，18（4）：339-346.
3. CARDINALE L，ALLASIA M，ARDISSONE F，et al. CT features of solitary fibrous tumour of the pleura：experience in 26 patients . Radiol Med，2006，111（5）：640-650.
4. ENGLAND D M，HOCHHOLZER L，MCCARTHY M J.Localized benign and malignant fibrous tumors of the pleura：a clinicopathologic review of 223 cases . Am

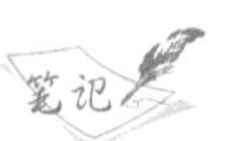

J Surg Pathol，1989，13（8）：640-658.

5. 侯攀，石荟 . 胸膜孤立性纤维性肿瘤术后复发 1 例伴文献复习 . 临床肺科杂志，2019，24（5）：926-929.

6. 刘天艺，仲雷 . 恶性孤立性纤维性肿瘤的临床病理特征分析并文献复习 . 现代肿瘤医学，2020，28（4）：635-638.

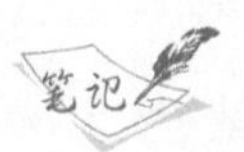

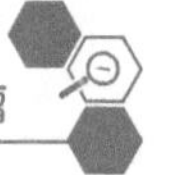

病例 18　胸痛、胸闷，干咳，肺不张，胸腔积液

一、病情介绍

患者，女性，34 岁，教师。

以“胸痛、胸闷 3 天，咳嗽半天”为主诉于 2016 年 11 月 29 日入院。

现病史：入院 3 天前患者无明显诱因出现左侧胸背部疼痛，呈持续性牵扯样，程度较剧，咳嗽及深呼吸时胸痛加重，平卧位时可缓解，伴活动后胸闷，无发热、畏寒，无盗汗、咯血等不适，服“丹参滴丸”后自觉胸痛稍缓解。就诊于厦门大学附属中山医院，查胸片：左侧胸腔积液伴左肺不张，为进一步诊治收入院。

既往史：1 年前行“剖宫产”术；无肝炎、结核病史；无外伤、输血史。无粉尘、有害物质、放射性物质接触史；无烟、酒嗜好；家族史无特殊。

入院查体：体温 36.5 ℃，脉搏 73 次 / 分，呼吸 18 次 / 分，血压 140/70 mmHg。神清，右肺呼吸音清，左肺呼吸音消失，双肺未闻及干湿性啰音，无胸膜摩擦音。心律齐，各瓣膜听诊区未闻及杂音。腹平软，肝脾肋下未触及。双下肢无水肿。

辅助检查：女性肿瘤标志物全套：高灵敏促甲状腺激素 4.79 mIU/L、人附睾蛋白 482.7 pmol/L、绝经前罗马指数 20.63%。结核感染 T 细胞检测阴性。气管分泌物涂片抗酸染色正常。B 超（左胸腔积液定位）：左侧胸腔少量积液。肺部 CT（图 18-1）：左侧支气管开口截断，管壁增厚，左肺上、下叶不张，左侧胸腔少量积

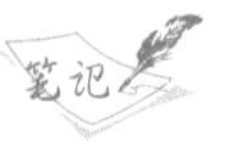

液。电子支气管镜（图 18-2）：左主支气管新生物。肺部增强 CT：考虑左主支气管炎性肉芽肿或肿瘤性，左肺下叶前段不张。

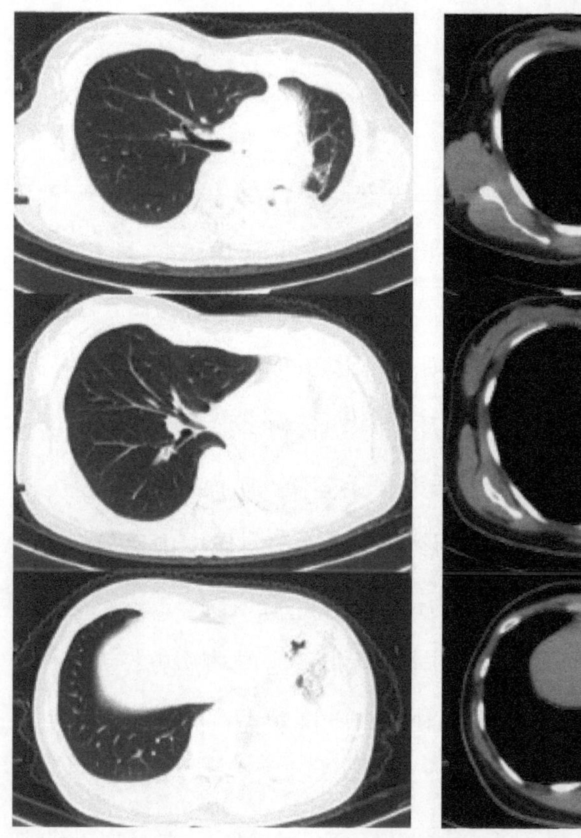
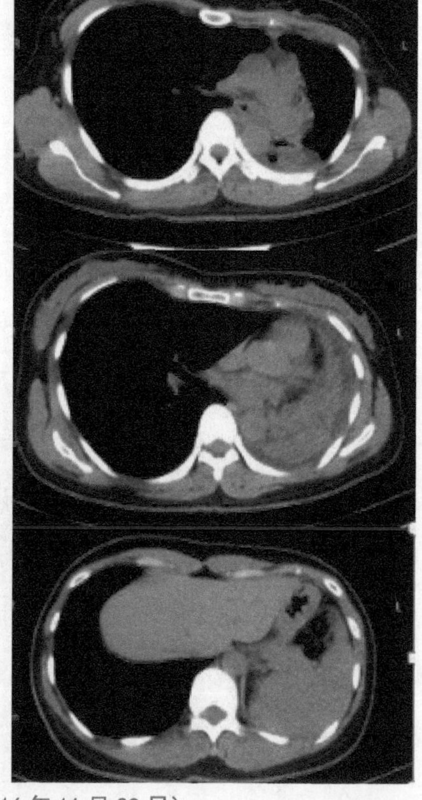

图 18-1　肺 CT（2016 年 11 月 29 日）

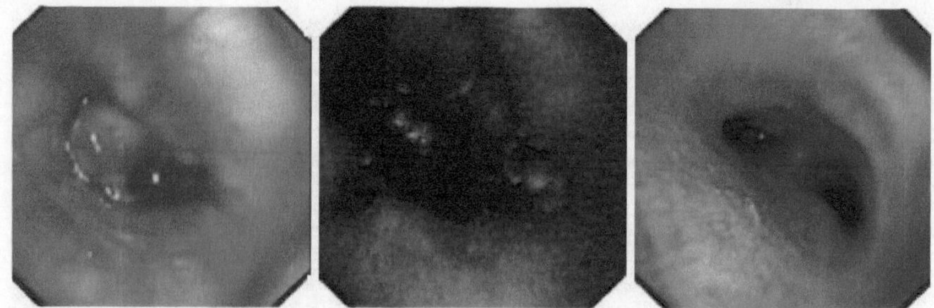

图 18-2　支气管镜检查（2016 年 12 月 1 日）

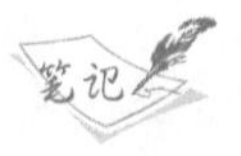

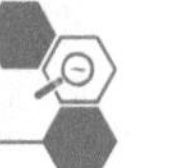

二、诊疗经过

入院后行全身PET-CT：左主支气管腔内FDG代谢增高占位灶，考虑左肺中央型肺癌；左肺下叶内前基底段肺不张；左侧上颌窦炎；双侧腹股沟炎性小淋巴结；脊柱退行性变；脑PET显像未见异常FDG代谢增高灶。气管镜刷片病理：（左主支气管）查见轻度异型细胞，可疑癌。电子支气管镜活检病理（图18-3）：癌细胞呈基底细胞样，呈巢样或筛状，浸润生长。病理诊断：（左主支气管）腺样囊性癌。

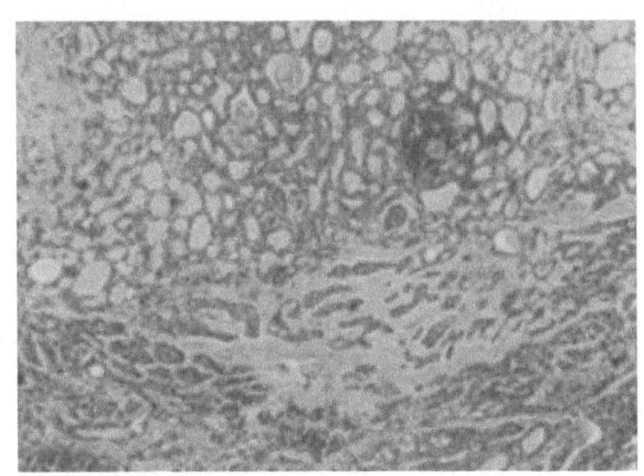

图18-3　组织病理（2016年12月6日）

三、最后诊断

左主支气管腺样囊性癌。

四、治疗与转归

转胸外科进一步行手术治疗。

五、重要提示

1. 患者为青年女性，急性起病。

2. 干咳，左胸痛。

3. 胸部影像学示胸腔积液、左肺不张，支气管镜下可见管腔内新生物。

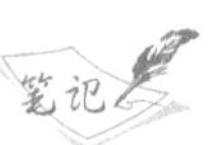

4. 支气管镜活检病理示左主支气管腺样囊性癌。

六、讨论

支气管腺样囊性癌（tracheal adenoid cystic carcinoma，TACC）是临床上较少见的一种涎腺性肿瘤，起源于气管、支气管黏膜腺体或黏膜下腺体的黏液分泌细胞，是一种低度恶性的支气管癌，生长缓慢，以局部浸润为主。组织形态与涎腺腺样囊性癌一致，WHO 将其定义为由各种形态的上皮细胞和肌上皮细胞组成的基底样瘤，包括管状型、筛状型和实体型瘤。TACC 占所有原发性肺癌的 0.04% ～ 0.20%，较为罕见，发病无明显性别差异，发病年龄高峰为 40 ～ 50 岁，与吸烟无明显相关性。

TACC 多发生于中央气道，主要表现为气道刺激症状、气道阻塞症状，如慢性咳嗽、咳痰、气短进行性加重、呼吸困难、发热等，无特异性。疾病早晚期临床表现也不甚相同。早期肿瘤较小，一般无临床症状，偶有刺激性咳嗽伴血丝痰，病情进展缓慢，持续时间较长。当肿瘤增大至影响通气时，可出现反复呼吸道感染，甚至出现肺不张、肺脓肿。当患者出现呼吸道不全梗阻时，最常见的症状是呼吸困难和喘鸣，易误诊为慢性支气管炎或支气管哮喘。由于TACC 症状不典型，瘤体呈管腔内或沿管壁生长，极易发生漏诊，确诊主要靠组织病理学检查。因此对于长期伴有呼吸道症状的患者应提高警惕，必要时行纤维支气管镜及胸部 CT 等检查，避免遗漏腺样囊性癌。在本例中，患者急性起病，无长期的气道刺激症状，分析其原因，可能与 TACC 发展缓慢、早期症状不明显有关。当 TACC 肿瘤增大明显引起肺不张、胸腔积液时才导致了本例患者的胸闷、胸痛等症状。

TACC 有着不同的影像学表现，有文献报道根据其影像学表现

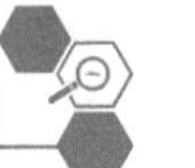

分为腔内广基型、管壁浸润型、腔内外生长型及隆突肿块型等 4 种类型。气管体层摄影、胸部 CT 及 MRI 均可显示肿瘤。气管体层摄影能够比较清楚地显示肿瘤长度、管腔内外肿瘤及管壁情况，而 CT 则能更清楚地显示腔外受侵的范围与淋巴结转移的情况，增强扫描病灶呈不同程度均匀强化。MRI 较 CT 能更清楚地分辨肿瘤的密度。

TACC 尚无统一的临床分期及治疗指南、方案，治疗方式包括手术切除、内镜治疗、放化疗和气管支架置入。TACC 生长缓慢，目前认为手术切除为其主要治疗方式，但因其易浸润附近血管、淋巴管及神经，沿神经周围及黏膜下扩散的特性导致很难做到无瘤切除，术后切缘癌细胞病理呈阳性，局部复发较常见。TACC 对放疗敏感，切缘癌细胞阳性或无法手术的放疗也是较理想的治疗方法。另外，对于无手术适应证的患者或者不能耐受手术的患者可选用经支气管镜腔内微波、激光、光动力、冷冻、高频电灼等内镜治疗，达到缓解气道阻塞症状、提高患者生活质量的目的。至于化疗，大部分文献未报道化疗在其治疗中的重要作用。为了获得较低的局部复发率、远处转移率和较好的预后，TACC 可能需要包括手术和放化疗在内的多学科治疗。本例患者 TACC 肿块增大明显，已引起肺不张、胸腔积液，但是增强 CT、PET-CT 未见明显肿大淋巴结及远处转移灶，经手术切除可得到良好的预后，符合文献报道中 TACC 低度恶性特征。

总体来说，TACC 生存率相对较高，尽管远处转移常见，但由于其生长缓慢的特性，发生远处转移后部分患者仍可长期生存，其预后与气管受累情况、病灶大小、肿瘤分期及早期手术治疗有关。对于能手术切除并且切缘阴性的 TACC 患者预后较好。TACC 局部复发大多数在 10 年内，但也可晚至 27 年，因此，对于 TACC 患者进行长期随访是必要的。

七、评述

TACC 临床上少见，临床表现无特异性，易误诊漏诊，诊断多需要气管镜活检组织病理明确，治疗以手术为主。在本病例中，患者为青年女性，急性起病，以胸痛、胸闷、干咳、肺不张合并胸腔积液为主要表现，入院后考虑感染的可能性大，但经完善检查和支气管活检病理确诊为 TACC。本例患者年龄较轻且急性起病，与 TACC 一般特点不同，是本病例的诊断难点，但及时完善气管镜检查明确了诊断。肺部恶性肿瘤并发的胸腔积液并非都是癌肿直接侵犯胸膜，有报道其中 22% 在胸膜上找不到肺癌转移的证据。少量积液出现在肺癌的同侧，可能为阻塞性肺炎使胸膜的毛细血管通透性增加所致。本例患者在 TACC 基础上出现了胸腔积液，结合 TACC 生长缓慢、局部浸润的特点，分析患者肺不张合并少量胸腔积液的原因最可能是 TACC 导致的内源性阻塞性肺不张，从而引起少量胸腔积液，而不是肿瘤侵犯胸膜引起的恶性胸腔积液。本例中因患者胸腔积液量少，无法完成胸腔穿刺以送检胸腔积液，从而不能分析其特点是本病例的缺陷。查阅相关文献，也未找到 TACC 相关胸腔积液的文献。TACC 相关胸腔积液的特点有待于未来进一步研究分析。TACC 发病年龄一般较支气管肺癌年轻，因此，对于一些年轻、影像学上有怀疑、治疗效果不佳的患者应考虑到本病的可能，尽早行气管镜活检组织病理以协助诊断。

（曾惠清　李　琪　成　潇）

参考文献

1. 刘待见，高崴崴 . 11 例气管支气管腺样囊性癌临床分析 . 肿瘤基础与临床，2019，32（4）：319-322.

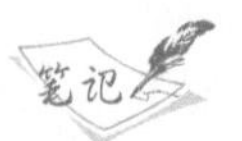

2. NING Y，HE W，BIAN D，et al. Tracheo-bronchial adenoid cystic carcinoma：a retrospective study .Asia Pac J Clin Oncol，2019，15（4）：244-249.

3. 秦明，傅瑜，于大平，等. 气管、支气管腺样囊性癌的诊断与治疗. 中国肺癌杂志，2010，13（6）：628-631.

4. LU M，WANG M，ZHU X，et al. Bronchial adenoid cystic carcinoma masquerading as bronchial asthma：a case report.Beijing Da Xue Xue Bao，2018，50（2）：378-380.

笔记

病例 19　右肺巨大占位，胸腔积液

一、病情介绍

患者，男性，70 岁，自由职业。

以“左肺腺癌术后 4 年，胸背痛 1 月余”为主诉于 2016 年 3 月 10 日入院。

现病史：4 年前外院肺部 CT 示左上肺癌，纵隔及双肺门淋巴结转移可能（图 19-1），行纵隔镜纵隔淋巴结活检及 VATS 左上肺楔形切除术，术后病理诊断为“左上肺低分化腺癌、纵隔淋巴结慢性炎”（未见报告单）。术后恢复良好，并在厦门大学附属翔安医院行“培美曲塞”单药化疗共 6 周期，复查肺部 CT 示左肺上叶术后改变，纵隔淋巴结缩小（图 19-2），建议口服分子靶向药物，但患者自行服用中药（具体不详）至今。1 个月前出现右胸背闷痛，呼吸时及右上肢抬高时为著，静息时缓解，伴咳嗽、少量白痰，活动后气喘与平素相仿，无发热、胸闷，于厦门大学附属翔安医院查胸部 CT 示右肺上叶巨大占位伴胸腔积液（图 19-3），门诊拟“右肺占位”收住院。

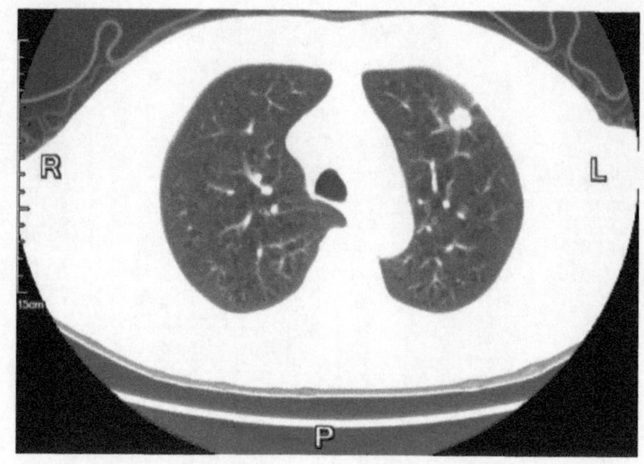

图 19-1　肺部 CT（2011 年 11 月 22 日）

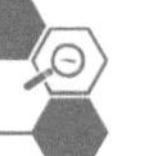

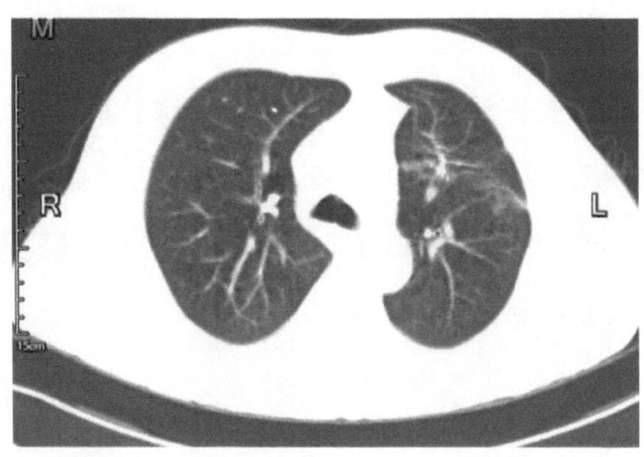

图 19-2　肺部 CT（2012 年 7 月 20 日）

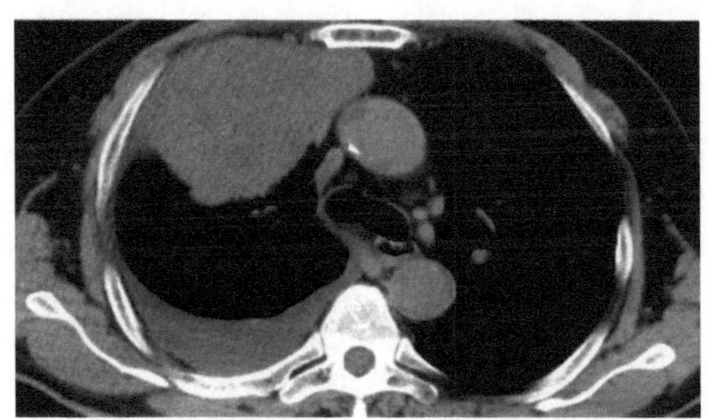

右肺上叶巨大占位，伴右头臂干静脉受侵可能，建议增强扫描；右侧胸腔积液并下肺膨胀不全实变。余大致同前。

图 19-3　胸部 CT 平扫（2016 年 3 月 14 日）

既往史：有“慢性阻塞性肺疾病、高血压病、糖尿病”病史。吸烟 20 年，2 包 / 日，余无特殊。

入院查体：体温 36.1 ℃，脉搏 92 次 / 分，呼吸 20 次 / 分，血压 148/93 mmHg，神清，浅表淋巴结未触及肿大，右上肺呼吸音低，双肺未闻及干湿性啰音及胸膜摩擦音。心腹查体无特殊，双下肢无水肿。神经系统查体无特殊。

辅助检查：入院查血常规、生化、CRP、PCT 未见明显异常。肿瘤标志物全套：CA125 1982 U/mL，余正常。

二、诊疗经过

入院后行胸腔积液检查提示渗出液，腺苷脱氨酶、乳酸脱氢酶不高（8.4 U/L、254 U/L），白细胞、CA125 升高（761×10^6/L、CA125 1982 U/mL），行超声引导下胸壁肿块活检，术后病理回报（图 19-4）：符合肉瘤样癌。

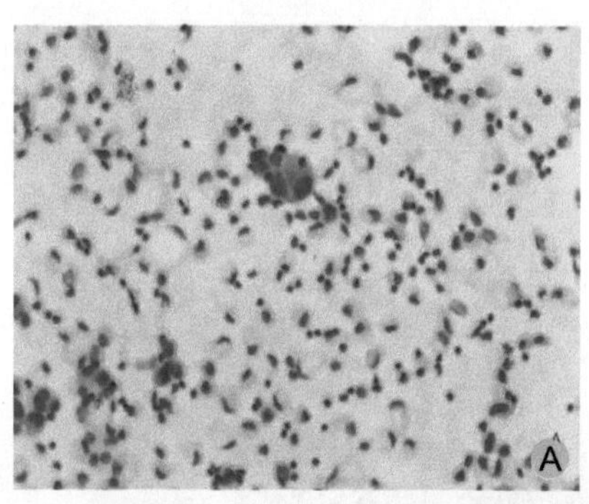

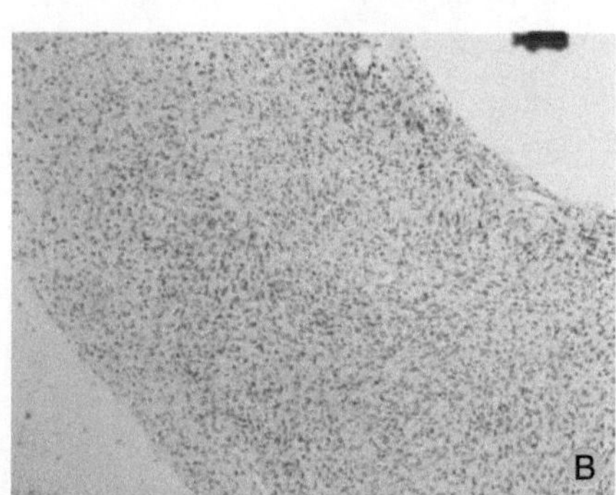

A：胸腔积液涂片（左）：查见极少量可疑恶性肿瘤细胞。B：穿刺组织（右）：见成片梭形细胞，细胞有异型，核分裂象易见。免疫组化结果：Vimentin（+），CK-H（–），CK-L 少量细胞（+），CK-P 灶性（+），Calretin（–），WT-1（局灶 +），D2-40（–），CD34（–），SMA（局灶 +），Ki-67（阳性率约 10%）。（右肺）穿刺组织中见成片梭形细胞，细胞有异型，核分裂象易见，结合免疫组化，符合肉瘤样癌。

图 19-4　术后病理

三、最后诊断

1. 右肺肉瘤样癌并右胸膜转移，右头臂干静脉受侵可能，肿瘤局部灌注化疗术后。

2. 左侧原发性支气管肺腺癌Ⅱ期（$T_2 N_1 M_0$）术后第六周期化疗后。

四、治疗与转归

予埃克替尼靶向治疗，治疗后患者右胸腔积液减少，气促改善，仍感胸痛，复查肺部 CT（图 19-5）提示肿瘤较前增大，后行局部灌注“吡柔比星 + 奈达铂”化疗，术后出现呼吸困难进入 ICU 行

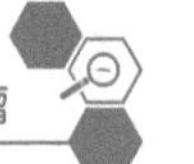

有创机械通气治疗，抢救未见好转自动出院。

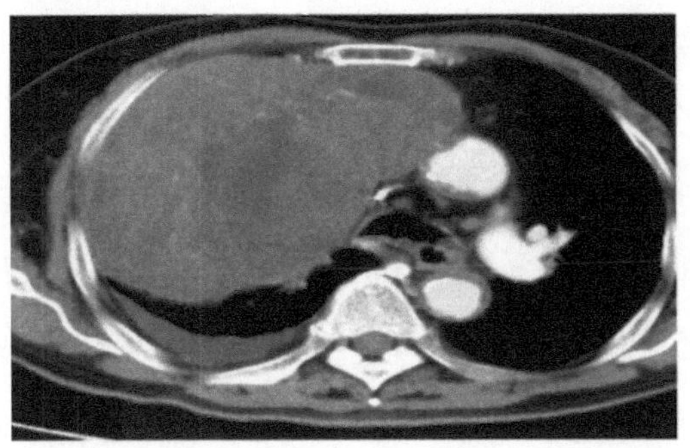

右肺上叶巨大占位，较前明显增大，伴右头臂干静脉受压；右侧胸腔积液并下肺膨胀不全，实变较前稍减少、缓解，部分包裹性积液形成。

图 19-5 肺 CT 平扫（2016 年 4 月 14 日）

五、重要提示

1. 患者为老年男性，亚急性起病，有长期吸烟史。

2. 刺激性干咳、胸背痛。

3. 胸腔积液提示渗出液，CA125 明显升高。

4. 肺部 CT 提示右肺上叶巨大占位侵犯胸壁和右头臂干静脉并胸腔积液，增强后中间低密度影。

5. 肺活检病理示成片异型梭形细胞，Vimentin（+），CK（+），符合肉瘤样癌。

六、讨论

肺肉瘤样癌（pulmonary sarcomatoid carcinoma，PSC）是一种具有高度侵袭性的罕见肺部恶性肿瘤，发病率占肺部肿瘤的 0.1% ～ 0.4%，常见于中老年吸烟人群。目前大多认为，PSC 是一组起源于相同的原始上皮干细胞，经上皮－间质转化（epithelial-mesenchymal transition，EMT）及完全性间叶表型关闭后形成的一种转化性癌。这种转化实现癌与肉瘤之间的表型转换，同时肿瘤细胞

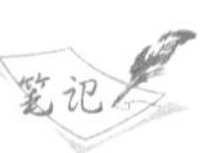

摆脱细胞间连接的束缚，更易向周围组织、血管和胸壁侵袭。此外，PSC 同时存在上皮成分、间质成分及移行过渡区，这使各亚型之间可能成为一组有交叉的连续病变。在2015版WHO肺部肿瘤分类中，PSC 共有 5 个亚型，包括多形性癌、梭形细胞癌、巨细胞癌、癌肉瘤及肺母细胞瘤，肿瘤恶性程度仍依据 TNM 分期和分级。

临床表现：均无特异性。主要症状为咳嗽、咳痰、咯血、胸痛、呼吸困难和体重下降等。其中有大多数患者就诊时已经是局部晚期或已有远处转移。影像学上，最典型表现为增强 CT 显示肿瘤中央区域并无明显强化而周围呈现不规则片状或环形强化。从影像学角度来讲，本病易与晚期普通肺癌、肺肉瘤及肺淋巴瘤等疾病相混淆。本例患者有长期吸烟史，以刺激性干咳、胸背痛为表现，肺部 CT 提示右肺上叶巨大占位进展迅速并侵犯胸壁和右头臂干静脉并胸腔积液，增强后中间低密度影，与文献描述一致。

诊断和鉴别诊断：病理学仍是金标准。目前 PSC 的诊断依赖于镜下癌细胞病理形态及免疫组织化学染色，典型肉瘤样癌的病理特征是免疫组化中 CK 和 Vimentin 均为阳性。一般认为只有当肉瘤样组织比例大于 50% 时考虑诊断为 PSC，而当上皮成分占优势时诊断为癌。结合形态学及免疫组化（上皮生物标志物：CK、EMA、AEI/AE3、TTF-1、CEA、CK7、P40、CK5/6；间质细胞生物学标志物：Vimentin、Desmin 等）进行病理诊断并不困难。但由于 PSC 自身具有多样性结构组成且包含多种混合成分，通过目前术前获取组织学标本常用的穿刺活检、支气管镜活检、手术活检等方法所获得的小标本较为局限，导致部分患者有可能被漏诊或被误诊为其他类型的 NSCLC。据 2015 版 WHO 肺部肿瘤病理分型指出，PSC 中的多形细胞癌、梭形细胞癌、巨细胞癌 3 种亚型不能通过小标本活检或细胞

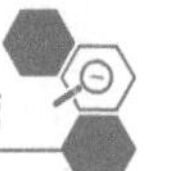

学来诊断。更何况，小标本活检和细胞学对癌肉瘤和肺母细胞瘤这两种亚型的诊断价值也十分有限，因此只有通过足够的外科标本才能让患者获得明确诊断。对于晚期 PSC 患者，想要获得足够量的外科标本较为困难。因此，如何通过小标本活检来确诊 PSC 是临床急需解决的问题。

治疗：与其他类型的 NSCLC 无显著差别，目前没有较好的治疗方案。有研究指出 PSC 对放化疗均不敏感，首选治疗方式为手术治疗。对不能手术或者术后患者，可行辅助放化疗或生物、中药等综合治疗，以延长生存时间。对于放化疗不敏感，且存在 *EGFR* 基因突变的患者，应用 EGFR-TKIs 如吉非替尼、厄洛替尼等靶向药会更有效。但在临床应用中发现，几乎所有对 EGFR-TKIs 治疗有效的患者在治疗 10 ～ 14 个月后会不可避免地出现疾病进展，即产生获得性耐药，因此新一代药物的研制是非常必要的。随着对肿瘤免疫逃逸机制的深入了解，PSC 已被证明具有高水平 PD-1 表达。通过阻断程序性死亡蛋白（programmed cell death-1，PD-1）及其配体（PD-L1）构成的 PD-1/ PD-L1 通路，重新激活机体免疫系统对肿瘤的杀伤作用，已成为一种新的治疗策略。

七、评述

PSC 是一种罕见病，好发于有吸烟史的中老年男性，恶性程度高、转移早、预后差，临床及影像学表现无特异性，易误诊、误治，需要结合病理及免疫组化结果进行诊断。本例患者有长期吸烟史，以刺激性干咳、胸背痛为表现，第一次手术病理诊断为“左上肺低分化腺癌”；术后恢复好，4 年后肺部 CT 提示“右肺上叶巨大占位进展迅速并侵犯胸壁和右头臂干静脉并胸腔积液”，术后病理诊断为 PSC。目前肺腺癌患者相继患有 PSC 未见文献报道，且病灶

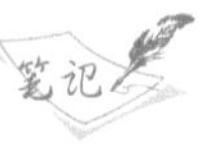

进展并不能排除罹患 PSC 可能，因此肺癌患者应注意与此病鉴别。同时需要注意的是 PSC 自身具有多样性结构组成且包含多种混合成分，通过目前内科活检方法所获得的小标本较为局限，易导致部分患者漏诊、误诊，应注意尽量取活检以获得病理结果。

（王洺辉　曾惠清　罗雄彪）

参考文献

1. LI X，WU D，LIU H，et al. Pulmonary sarcomatoid carcinoma：progress，treatment and expectations.Ther Adv Med Oncol，2020，12：1758835920950207.
2. 欧意敏，张亚林 . 肺肉瘤样癌 1 例 . 中国医学影像技术，2020，36（6）：953.
3. 陈晓东，何滨，罗泽斌 . 肺多形性癌的 CT 影像特征（附 15 例分析）. 影像诊断与介入放射学，2016，25（3）：204-209.
4. RAMALINGAM S S，VANSTEENKISTE J，PLANCHARD D，et al. Overall Survival with Osimertinib in Untreated，EGFR-Mutated Advanced NSCLC.N Engl J Med，2020，382（1）：41-50.
5. IACOVELLI R，CICCARESE C，BRIA E，et al. Patients with sarcomatoid renal cell carcinoma - re-defining the first-line of treatment：a meta-analysis of randomised clinical trials with immune checkpoint inhibitors.Eur J Cancer，2020，136：195-203.

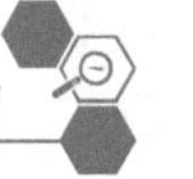

病例 20 胸痛，左肺下叶阴影，进展缓慢的胸腔积液

一、病情介绍

患者，男性，40 岁，从事日化工作。

以“反复左侧胸痛 2 年余，加重伴干咳半年”为主诉于 2020 年 6 月 1 日入院。

现病史：2 年前患者无明显诱因出现左侧胸痛，无向其他部位放射，不能平卧，当地医院查胸部 CT：左肺下叶感染，左侧少量胸腔积液伴胸膜肥厚，予抗感染治疗后症状好转出院。出院 2 个月后再次出现左侧胸痛并向腰背部放射，查胸腔积液彩超：左侧中量胸腔积液。肺动脉计算机体层摄影血管造影（computed tomography angiography，CTA）：左侧胸腔积液伴左肺下叶不张。左侧内科胸腔镜检查，病理提示纵隔胸膜慢性炎症，镜下见纤维脂肪组织伴局灶淋巴细胞、浆细胞浸润。痰涂片抗酸杆菌阳性，血 T-spot（–），X-pert（–），诊断考虑“结核性胸膜炎”，予诊断性抗结核治疗（异烟肼 + 利福平 + 乙胺丁醇 + 吡嗪酰胺 + 泼尼松），因胸腔积液持续增多服药 4 个月后停用，改口服中药治疗。近半年出现左侧胸痛加重，伴干咳，无发热、咯血、胸闷、盗汗，近 2 年来体重下降约 30 kg，再次于当地三甲医院行内科胸腔镜检查，病理：慢性炎症改变的胸膜组织内间皮呈乳头状增生。现为进一步诊治收入我科。

既往史：2008 年因车祸外伤导致左侧肱骨粉碎性骨折并行手术治疗。无高血压病、糖尿病、肝炎史。无粉尘、有害物质、放射性物质接触史。无烟酒嗜好。家族史无特殊。

入院查体：生命体征平稳。全身浅表淋巴结未触及肿大，右肺呼吸音清，左肺呼吸音减低，两肺未闻及干湿性啰音。

辅助检查：入院后血常规：红细胞 3.76×10^{12}/L，血红蛋白 95 g/L。ESR 120 mm/h。血肿瘤指标：CA125 1187 U/mL，NSE 27.15 ng/mL，非小细胞癌抗原 23.26 ng/mL。胸部 CT（图 20-1）：①左下肺癌并左肺癌性淋巴管炎，左肺门及纵隔淋巴结转移，左侧胸膜转移可能大，未完全除外胸膜间皮瘤。②右肺内、胸膜下多发小结节，考虑转移。③左侧胸腔少量积液；心包少量积液。

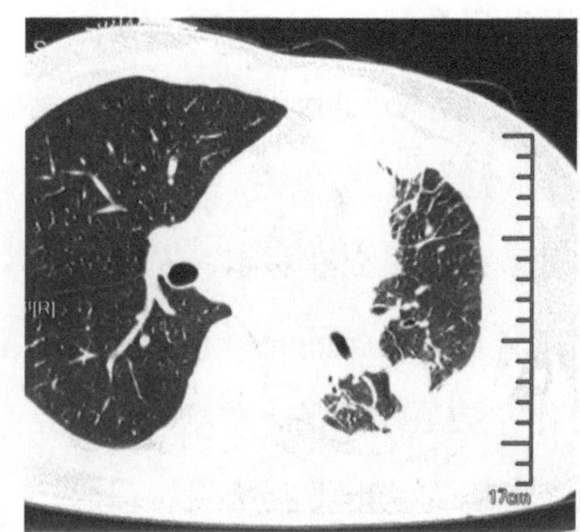

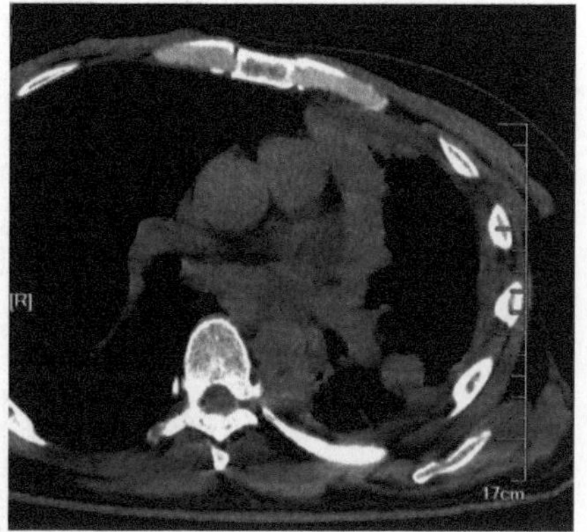

图 20-1　胸部 CT（2020 年 6 月 2 日）

二、诊疗经过

患者胸腔积液原因未明，予行超声引导下胸膜切割活检术（图 20-2）。胸膜病理（图 20-3）：免疫组化结果：CK（+），CK7（+），CK5/6（+），CR（+），WT-1（+），组织改变符合恶性上皮样间皮瘤。

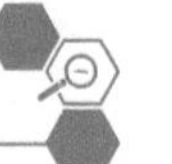

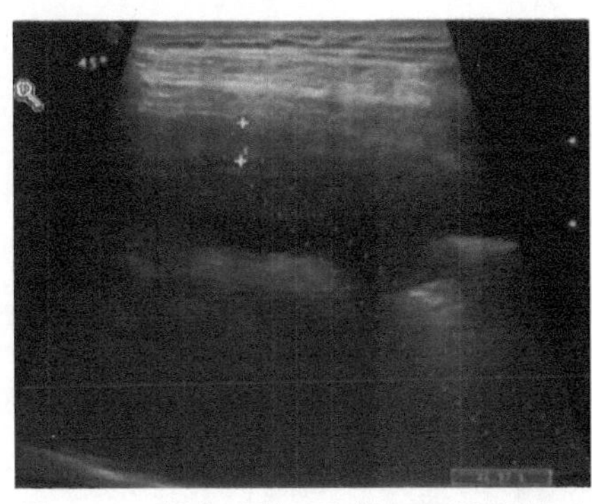
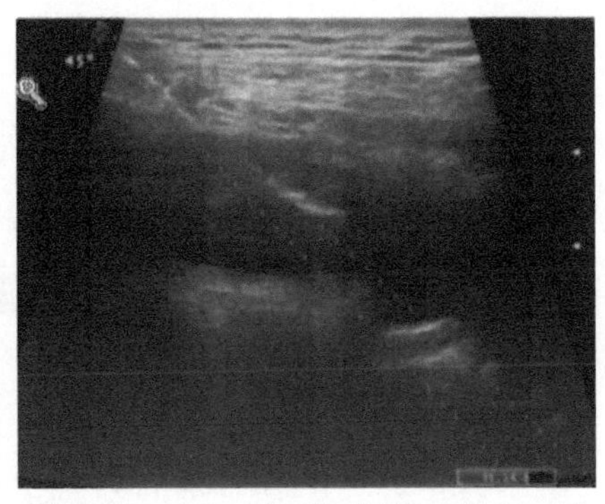

图 20-2　超声引导下胸膜切割活检术（2020 年 6 月 3 日）：可实时利用活检针对胸膜进行切割活检

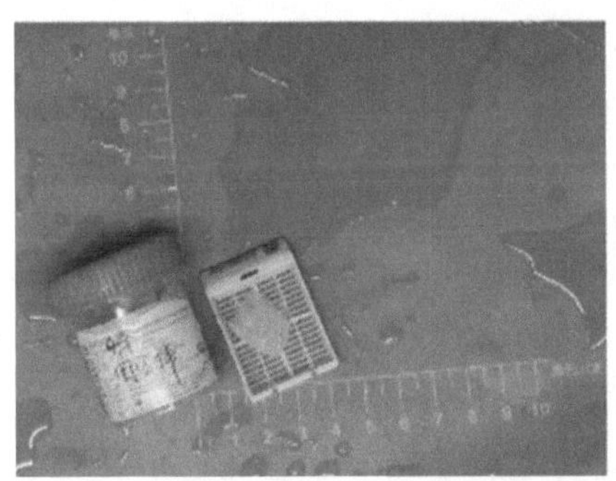
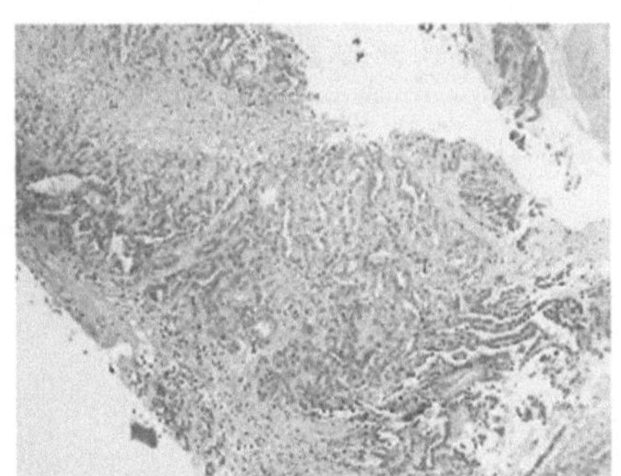

结合影像，组织改变符合恶性上皮样间皮瘤。免疫组化结果：CK（+），P40（–），P63（–），Napsin A（–），TTF-1（–），CK7（+），CK5/6（+），CR（+），WT-1（+）。

图 20-3　胸膜病理（2020 年 6 月 3 日）

三、最后诊断

左侧胸膜恶性间皮瘤。

四、治疗与转归

病理确诊后予"培美曲塞 + 顺铂 + 安罗替尼"3 周方案治疗。患者胸痛逐渐缓解至消失，间有咳嗽，复查胸部 CT，提示左侧胸膜增厚较前明显减轻。

五、重要提示

1. 患者为中年男性，慢性病程，从事日化事业。

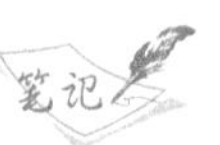

2. 持续性左侧胸痛。

3. 多次胸部 CT 提示左侧胸腔积液伴胸膜增厚。

4. 抗感染、抗结核疗效不佳。

5. 超声引导下胸膜病理提示恶性上皮样间皮瘤。

六、讨论

MPM 是一种沿着肺部外侧生长的罕见且具有高度侵袭性的恶性肿瘤，其发病与石棉暴露高度相关，大多数患者因诊断延误，在确诊时疾病已经进展或已发生转移。MPM 的预后一般较差，既往未经治疗的晚期或转移性 MPM 患者的中位生存期不足 1 年，5 年生存率约为 10%。

MPM 目前治疗手段虽涵盖手术、化疗及放疗等，但临床疗效有限，进展期患者预后不佳。有研究表明培美曲塞 + 顺铂 ± 贝伐珠单抗（pemetrexed+cisplatin ± bevacizumab，PC/PCB）化疗方案可以明显提高 MPM 患者的生存效益。本例患者使用的方案是“培美曲塞 + 顺铂 + 安罗替尼”，从早期疗效来看，似乎不错，但长期疗效，还有待观察。

近年来，通过阻断抑制性检查点受体的单克隆抗体，即 PD-1/PD-L1 及细胞毒性 T 淋巴细胞相关蛋白 -4（cytotoxic T-lymphocyte antigen 4，CTLA-4）等在 MPM 中的应用已经有了较多的尝试。一项 DETERMIE 的大样本多中心 RCT 中，OS 对比安慰剂组并无明显改善。除了单药免疫治疗，联合免疫治疗也备受关注，PD-1 和 CTLA-4 疗法联合使用具有潜在的协同作用。一项名为 CheckMate-743 的Ⅲ期临床研究证实，纳武利尤单抗联合伊匹木单抗能够显著改善既往未经治疗的、不可切除的 MPM 患者的 OS，患者的中位 OS 为 18.1 个月，而化疗组为 14.1 个月（*HR*=0.74，96.6% 可信区间：0.60 ～ 0.91；

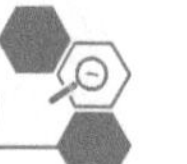

P=0.002）。美国国立综合癌症网络（National Comprehensive Cancer Network，NCCN）指南推荐在后续全身治疗中，可以选择纳武利尤单抗 ± 伊匹单抗或帕博利珠单抗作为首选方案。就目前研究而言，免疫治疗在晚期及复发性 MPM 的治疗效果中是值得期待的，但仍需要更多更高级别的循证医学证据来证明免疫治疗在 MPM 中应用的有效性及安全性。

七、评述

本例患者入住广州呼吸健康研究院时临床表现较为典型，特别是胸部 CT 表现比较典型。在 2 年多的病程中可见其临床表现非常不典型，病情发展缓慢，反复内科胸腔镜活检均未能明确诊断，说明 MPM 的临床表现可能没有特异性，这导致了诊断的困难。入院后超声引导下胸膜切割活检术对于 MPM 的诊断有重要价值，而且简单方便，有利于临床开展。在外院的诊治过程中，有长达 2 年的漏诊、误诊，反复考虑“类肺炎性胸腔积液及结核性胸膜炎”并予积极抗感染和经验性抗结核治疗均无效。临床医师有必要加强对这类疾病的认识，合理诊治，避免漏诊、误诊。

（汪金林　沈盼晓　曾运祥）

参考文献

1. HUSAIN A N，COLBY T V，ORDONEZ N G，et al. Guidelines for pathologic diagnosis of malignant mesothelioma 2017 update of the consensus statement from the International Mesothelioma Interest Group. Arch Pathol Lab Med，2018，142（1）：89-108.
2. WOOLHOUSE I，BISHOP L，DARLISON L，et al. British Thoracic Society Guideline for the investigation and management of malignant pleural mesothelioma.

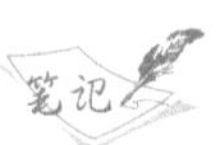

Thorax，2018，73（Suppl 1）：i1-i30.

3. JACKAMAN C，LANSLEY S，ALLAN J E，et al. IL-2/CD40-driven NK cells install and maintain potency in the anti-mesothelioma effector/memory phase. Int Immunol，2012，24（6）：357-368.

4. CALABRO L，MORRA A，FONSATTI E，et al. Efficacy and safety of an intensified schedule of tremelimumab for chemotherapy-resistant malignant mesothelioma：an open-label，single-arm，phase 2 study. Lancet Respir Med，2015，3（4）：301-309.

5. BAAS P，SCHERPEREEL A，NOWAK A K，et al. First-line nivolumab plus ipilimumab in unresectable malignant pleural mesothelioma（CheckMate 743）：a multicentre，randomised，open-label，phase 3 trial. Lancet，2021，397（10272）：375-386.

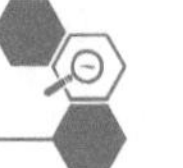

病例 21　多浆膜腔积液，双下肢水肿

一、病情介绍

患者，女性，49 岁，自由职业。

以“气促伴双下肢水肿 2 个月”为主诉于 2021 年 10 月 4 日入院。

现病史：缘于 2 个月前无明显诱因出现气促，伴双下肢水肿，无发热、咳嗽、咳痰，无上腹痛、恶心、呕吐等，遂就诊于厦门大学附属中山医院门诊查心脏彩超，结果：①左房、左室轻度扩大；②轻度三尖瓣反流，微量二尖瓣反流；③左室整体收缩功能正常；④少偏中等量心包积液。妇科彩超：盆腔偏右侧低回声包块，考虑右卵巢占位可能，盆腹腔积液。门诊予以“氢氯噻嗪片”口服后，气促及双下肢水肿减轻。肺部 CT（图 21-1）：双肺下叶膨胀不全，双侧胸腔及心包腔积液。为求进一步诊治收住入院，起病以来体重未见明显改变。

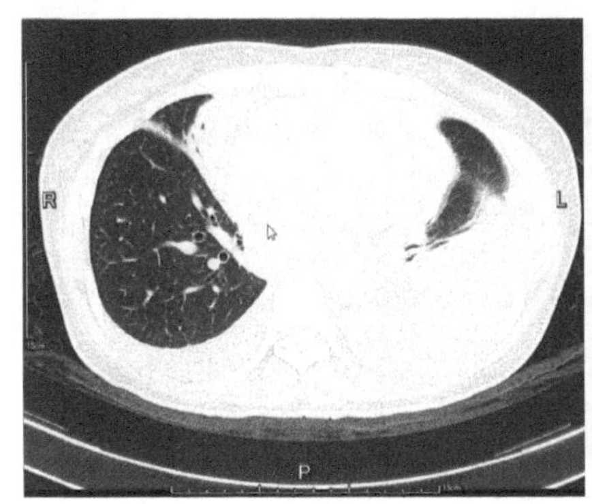

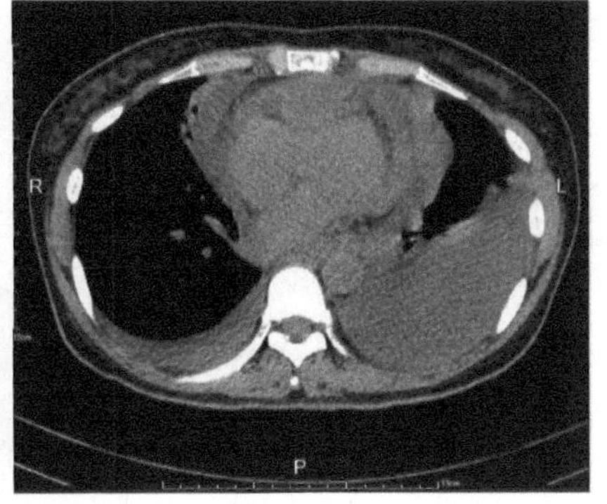

双肺下叶膨胀不全，双侧胸腔及心包腔积液。

图 21-1　肺部 CT（2021 年 10 月 4 日）

既往史：贫血病史 3 年，考虑月经过多引起，平素规律服用铁剂治疗。否认肝炎、结核、传染病史，否认冠心病、糖尿病史，否

认手术、外伤史，否认输血史，否认食物、药物过敏史。个人史、月经史、婚育史、家族史无特殊。

入院查体：神志清楚，发育正常，浅表淋巴结未及肿大，口唇无紫绀，胸廓无畸形，左下肺叩诊浊音，左肺呼吸音低，双肺未闻及干湿性啰音，未闻及胸膜摩擦音；心脏各瓣膜听诊区未闻及病理性杂音，腹部脏器检查无特殊；神经系统检查无特殊。

辅助检查：血常规、生化、凝血、血气分析未见明显异常，血女性肿瘤标志物检测：β- 绒毛膜促性腺激素 9.2 mIU/mL ↑、糖类抗原 125 179 U/mL ↑、糖类抗原 724 70.71 U/mL ↑、细胞角蛋白 19 片段 5.72 ng/mL ↑、神经元特异性烯醇化酶 17.54 ng/mL ↑、人附睾蛋白 474.4 pmol/L ↑、绝经前罗马指数 19.47% ↑、绝经后罗马指数 54.71% ↑；结核感染 T 细胞检测阴性，ANA 抗原谱抗 Jo-1 抗体阳性，余阴性，ANCA、抗心磷脂抗体均为阴性，血沉正常，血寄生虫抗体检测阴性。

胸腔积液常规检查：细胞总数 4327×10^6/L ↑，红细胞 2400×10^6/L ↑，白细胞 1927×10^6/L ↑，单个核细胞 1580×10^6/L ↑，多个核细胞 347×10^6/L ↑，单个核细胞百分比 82%，多个核细胞百分比 18%。胸腔积液生化检测：腺苷脱氨酶 6.2 U/L，总蛋白 47 g/L，糖 7.77 mmol/L，乳酸脱氢酶 166 U/L，氯 104 mmol/L。胸腔积液肿瘤标志物检测：糖类抗原 1 251 472 U/mL ↑，糖类抗原 724 59.1 U/mL ↑，CEA 9.18 ng/mL ↑，其余阴性。胸腔积液脱落细胞学检测多次未查及肿瘤细胞。

心脏彩超（心脏彩超 + 左心功能测定 +TDI）诊断：①轻度三尖瓣反流。②左室整体收缩功能正常。③中等量心包积液。子宫、附件彩超诊断：子宫肌层回声不均匀，腺肌症？子宫多发肌瘤。右

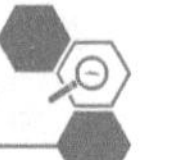

卵巢增大，双卵巢囊性回声，盆腔少量积液。卵巢磁共振平扫＋增强：考虑多囊卵巢综合征。PET-CT 检查（图 21-2）提示双侧附件高 FDG 代谢占位，考虑附件恶性肿瘤，双侧颈部、纵隔、腋窝、胃窦周围、肠系膜、左侧胸膜转移，全身广泛骨转移，双侧胸腔积液、心包积液、盆腔积液。胸腔镜（图 21-3）提示左后壁层胸膜充血、隆起。胸膜活检（左后胸壁）病理（图 21-4）提示纤维结缔组织及脂肪组织中见少许印戒样细胞，呈实性小巢状，结合形态学及免疫组化，符合转移癌，倾向转移性腺癌（含印戒样细胞）。

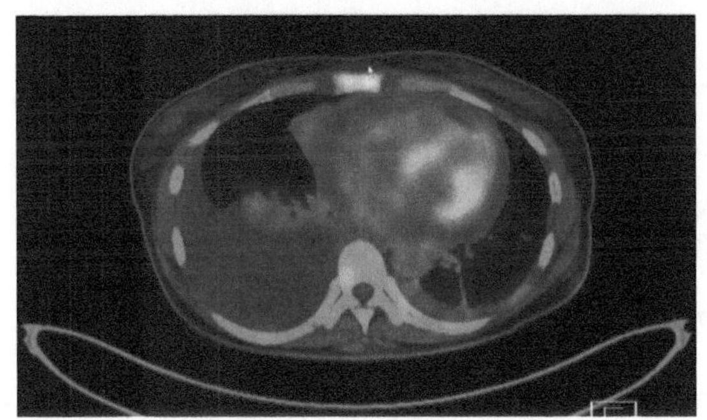

图 21-2 PET-CT（2021 年 10 月 15 日）

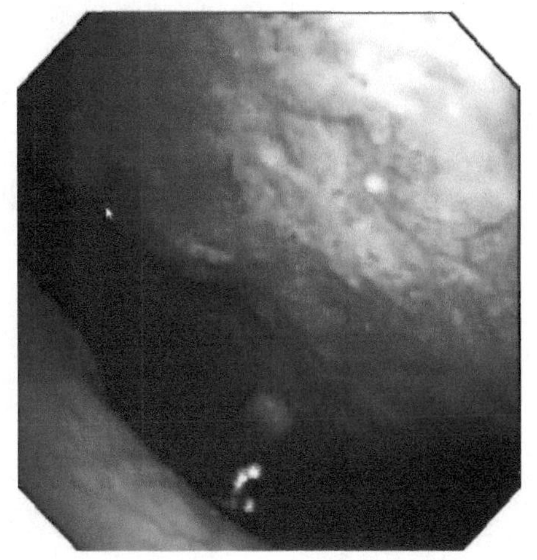

图 21-3 胸腔镜（2021 年 10 月 18 日）

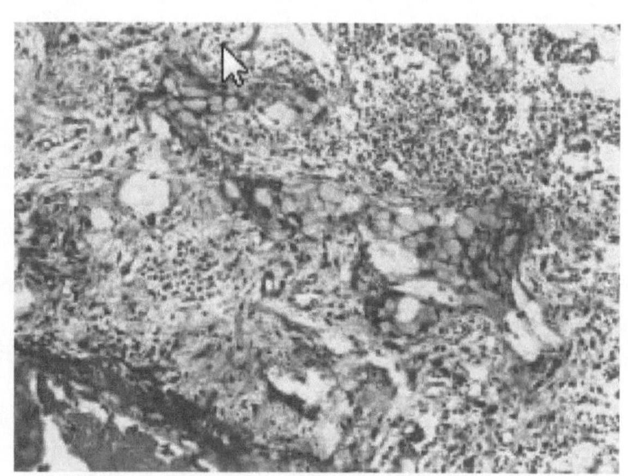
图 21-4　胸膜活检（2021 年 10 月 23 日）

二、诊疗经过

入院后行左侧胸膜腔穿刺胸腔积液送检，多次送检胸腔积液脱落细胞未见肿瘤细胞，内科胸腔镜检查并活检提示印戒细胞癌胸膜转移，患者平素虽然无任何消化系统症状，考虑印戒样细胞癌胃来源多，行胃镜检查，镜下（图 21-5）诊断：胃黏膜病变性质待定。电子结肠镜诊断：结肠黏膜未见明显异常。胃镜活检病理（图 21-6）提示（胃窦前壁）低分化腺癌（印戒细胞癌）。

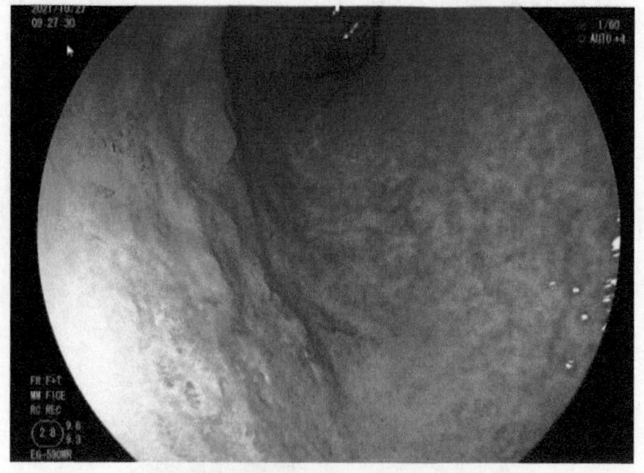
提示胃壁黏膜粗糙、凹凸不平。
图 21-5　胃镜（2021 年 10 月 25 日）

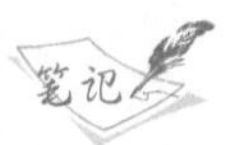

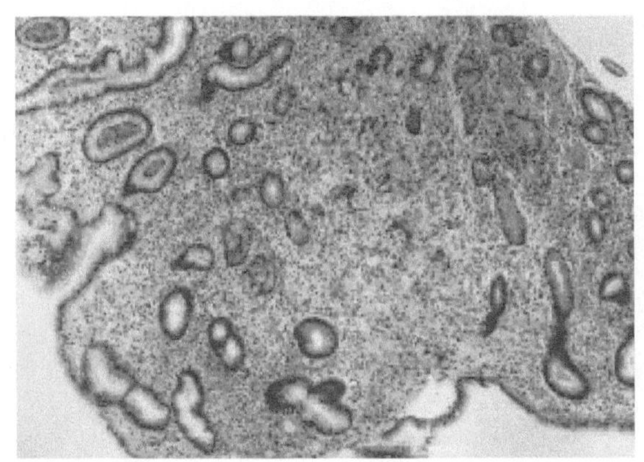

图 21-6　胃镜活检（2021 年 10 月 30 日）

三、最后诊断

胃印戒细胞癌并胸膜、心包、腹盆腔、多发骨转移；子宫肌瘤；多囊卵巢综合征。

四、治疗与转归

转肿瘤科进一步行全身化疗及免疫治疗，病情好转。

五、重要提示

1. 中年女性，亚急性病程。

2. 气促伴双下肢浮肿为表现。

3. 肺 CT 示双侧中等量胸腔积液、心包积液。

4. 胸腔积液肿瘤标志物升高。

5. 胸膜活检及胃镜活检病理提示胃印戒细胞癌并胸膜转移。

六、讨论

多浆膜腔积液是一种常见的临床现象，是在两个或两个以上浆膜腔同时出现积液，常见症状为胸闷、胸痛、发热、咳嗽、气促、水肿等。患者在病程中可以同时或相继出现胸腔积液、腹腔积液、心包积液。多浆膜腔积液常见病因为恶性肿瘤（34%）、结核

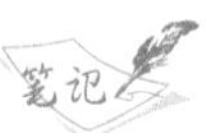

（31.5%）、心衰（8.6%）、肝源性（6.8%）、结缔组织病（4.9%）等；而在恶性肿瘤胸膜转移上，又以肺癌（80.8%）、间皮瘤（4.1%）、淋巴瘤（2.2%）、乳腺癌（1.6%）、卵巢癌（1.1%）、肝癌（0.5%）最为常见。

多浆膜腔积液病因复杂，鉴别诊断比较困难，特别是结核性积液与恶性积液在症状、体征、积液的各种性状上有重叠，因此，临床的综合判断及病理对诊断至关重要。

本例患者有盗汗、自觉低热等结核中毒症状，行胸腔积液常规、生化及结核相关检查不支持结核；另有卵巢占位合并胸腔积液，也容易联想到 Meigs 综合征，行卵巢磁共振检查考虑多囊卵巢综合征；同时需注意的是，患者血、胸腔积液糖类抗原 125 明显升高，PET-CT 提示卵巢高代谢，容易误诊为卵巢恶性肿瘤所致多浆膜腔积液，经进一步胸腔镜胸膜活检，病理提示印戒细胞癌，最后胃镜检查及活检病理提示胃印戒细胞癌，明确来源于肺。

七、评述

多浆膜腔积液在内科疾病中日益增多，本例患者经胸腔镜胸膜活检，病理提示印戒细胞癌，但患者无胃病史，无腹痛、消瘦等常见症状，胸膜非胃癌常见转移部位，容易造成漏诊。但考虑到此病理类型以消化系统来源最常见，最终经胃镜检查与病理活检明确为胃印戒细胞癌并胸膜转移，实属少见，提示加强对该疾病特殊性的认识十分重要。

（黄茂宏　曾惠清　罗雄彪）

参考文献

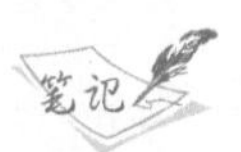

1. 谢灿茂 . 胸膜疾病的流行概况 . 中华结核和呼吸杂志，2001，24：12-13.

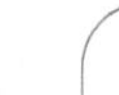

2. 王廷焱 . 多发性浆膜腔积液 162 例分析 . 医学理论与实践，2008，21：1056-1058.

3. 张弘 . 多浆膜腔积液 241 例临床分析 . 临床内科杂志，2003，20：644-646.

笔记

病例 22 肺部多发病灶，肺门纵隔多发淋巴结肿大，双侧胸腔积液

一、病情介绍

患者，男性，45 岁，计算机工程师。

以“胸闷、气促 2 年余”为主诉于 2019 年 12 月 11 日入院。

现病史：2 年前患者出现活动后胸闷、气促，进行性加重。偶有咳嗽少痰，曾有过痰中带血。无寒战发热、潮热盗汗、胸痛心悸等不适。2017 年 9 月 10 日开始到深圳多家医院就诊，胸部 CT 提示双肺阴影、纵隔淋巴结肿大。诊断“肺炎”，予抗感染等治疗无效，不能排除“肺结核？结节病？真菌感染？”等。2017 年 11 月到广州呼吸健康研究院（本节以下简称“我院”）门诊查胸部 CT（图 22-1）：两肺多发病灶；肺门、纵隔淋巴结肿大；左侧少量胸腔积液；考虑特殊菌感染？结核？结节病？ 2017 年 11 月 20 日第一次行支气管镜检查，经超声支气管镜淋巴结穿刺活检（EBUS-TBNA）的病理结果：①组织改变为肉芽肿性炎症，未能排除结节病；②未见肉芽肿病灶及肿瘤。2017 年 12 月 15 日再次行经支气管镜左下肺活检，病理结果：①（左下叶）组织改变为肺毛细血管瘤病伴肺出血；②肉芽肿性病变，需与结核与结节病相鉴别。期间多次胸闷、气促等症状加重，拒绝住院以进一步诊断及治疗。2019 年 11 月症状进一步加重，到深圳市某医院住院诊治，查胸部 CT：纵隔及右肺门多发肿大淋巴结，考虑纵隔型肺癌？淋巴瘤？双肺多发病变，双侧胸腔积液，右侧为著。经支气管镜肺活检病理（图 22-2）：①右上肺活检：肺组织黏膜固有层见较多量淋巴细胞及少量中性粒细胞浸润，局灶肺泡间隔增宽，纤维组织增生。② EBUS：送检穿刺组织中

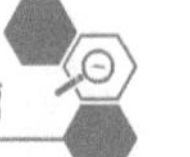

见小灶淋巴细胞及上皮样细胞巢；转入我院诊治。

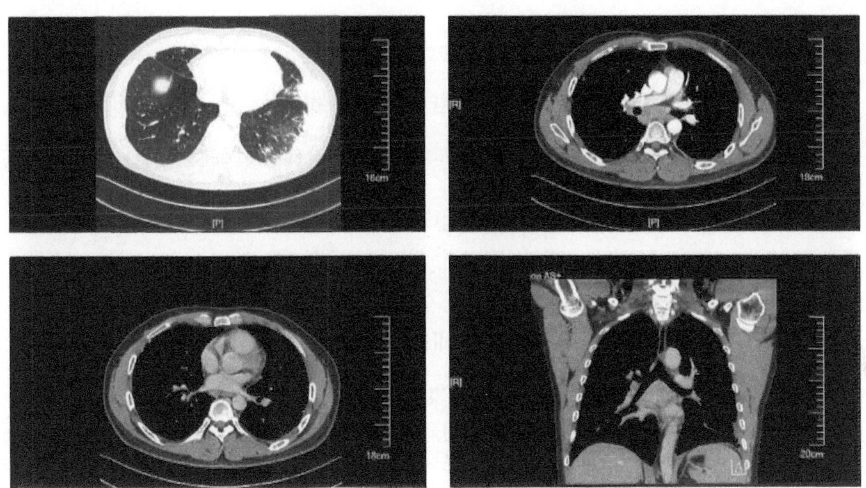

图 22-1　我院门诊胸部 CT（2017 年 11 月 8 日）

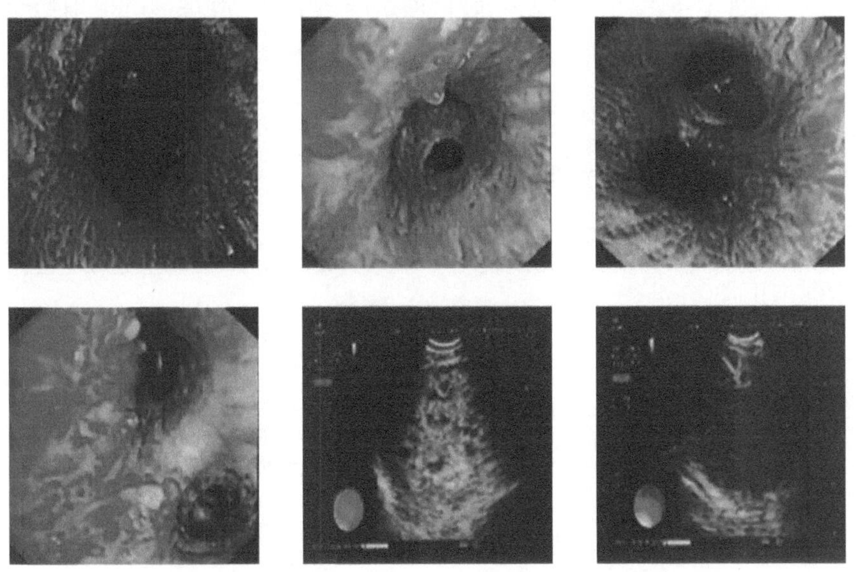

左右主支气管及其各叶支气管广泛黏膜血管增生扩张伴小突起。

图 22-2　深圳某医院支气管镜检查（2019 年 11 月 21 日）

入院查体：一般情况好。心率 131 次 / 分，呼吸 24 次 / 分。全身浅表淋巴结未触及肿大。两侧呼吸对称，右下肺触诊语颤减弱、叩诊呈浊音、听诊呼吸音减弱，未闻及干湿性啰音。其他心脏、腹

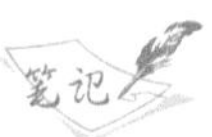

部、四肢等查体未见异常体征。

二、诊疗经过

入院后检查：常规及生化方面有异常的指标如下，其他指标均正常。血常规：白细胞 7.1×10^9/L，中性粒细胞百分比 70.4%。红细胞沉降率 27 mm/h。乳酸脱氢酶 258.2 U/L，血清总蛋白 64.8 g/L。血管紧张素转化酶 87 U/L。血气分析（鼻导管吸氧 2 L/min）：$PaCO_2$ 32.9 mmHg，PaO_2 114.9 mmHg。血浆 D- 二聚体测定 1343 ng/mL。

感染相关检查：细菌：血 PCT 正常、呼吸道病毒原抗体、肺炎支原体 IgM、肺泡灌洗液细菌涂片、痰及肺泡灌洗液和肺组织细菌培养均阴性。结核：5 单位 PPD 皮试阴性、血 T-spot、3 次痰结核菌涂片、胸腔积液结核菌涂片、肺泡灌洗液 X-pert、肺泡灌洗液结核涂片、支气管刷检结核涂片及淋巴结穿刺液结核涂片均阴性。真菌：血 G 试验、血隐球菌抗原、肺泡灌洗液 GM 试验、痰和肺泡灌洗液真菌涂片、痰和肺泡灌洗液真菌培养均阴性。

血肺肿瘤标志物：NSE 18.9 ng/mL，CA125 86.52 U/mL。其他指标均正常。

风湿病相关检查：风湿 3 项阴性、抗核抗体定量正常、ANA 系列阴性、抗 ENA 抗体谱阴性、血管炎 5 项阴性、免疫球蛋白正常。

胸腔积液常规及生化检查：胸腔积液性质为漏出液（表 22-1）。

表 22-1　胸腔积液及生化检查项目表

	深圳某医院（2019 年 11 月）	我院入院时（2019 年 12 月）
颜色	黄色	黄色
黏蛋白定性	—	—
ADA	3.6 U/L	0.9 U/L
总蛋白	22.6 g/L	22.6 g/L（血 64.8 g/L）

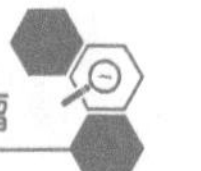

（续表）

	深圳某医院（2019 年 11 月）	我院入院时（2019 年 12 月）
LDH	93 U/L	105.5 U/L（血 258.2 U/L）
分页核细胞	2.5%	29%
单个核细胞	97.5%	71%
PRO-BNP	/	98.75 pg/mL

2019 年 12 月 11 日胸部 CT（图 22-3）：①两肺门、纵隔淋巴结较前增多、增大，隆突下明显，结节病？肿瘤性病变？未除外食管病变。②两肺多发病灶较前增多，考虑感染性病变（特殊菌感染？结核？)。③两侧胸腔少量积液较前增多，右侧明显。心脏彩超：右房、右室稍大；肺动脉高压（轻度）（PASP 48 mmHg）；三尖瓣反流（轻度）；左室收缩功能未见异常。心电图正常，肝、胆、脾及泌尿系彩超未见明显异常。2019 年 12 月 11 日胸腔积液 B 超：右后胸探到液性暗区，范围 120 mm × 95 mm。左后胸为探及暗区。

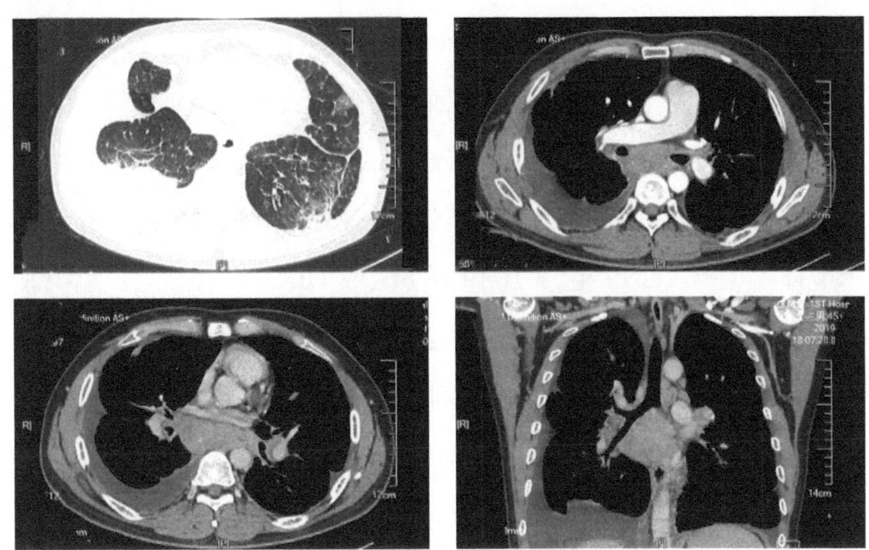

图 22-3 胸部 CT（2019 年 12 月 11 日）

由于患者的临床症状较轻，与影像学表现不相符，而且病程

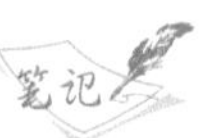

长达2年多，发展缓慢，对比患者2017年以来的多次胸部CT，发现有以下特征：①双肺多发阴影；②肺门、纵隔多发淋巴结肿大；③反复胸腔积液，有自行吸收倾向。上述表现临床上与结核和恶性肿瘤均不符合，也没有风湿病的相关临床表现，而且患者到多所医院多次住院，结核、风湿病、恶性肿瘤等方面的多次检查均阴性，规范的诊断性抗结核治疗也无效。因此，从诊断上分析，考虑结核、恶性肿瘤、风湿病的可能性极小。从胸部CT可见肺门、纵隔淋巴结有融合的倾向，特别是后纵隔，已经形成巨大肿块，这种表现也不是结节病的CT特征，淋巴瘤的可能性最大。为了明确诊断，继续下一步的检查。

2019年12月19日全身PET-CT（图22-4）：①右肺门、纵隔（4R、4L、5R、6R、7R、8R）及左锁骨下多发不均匀高代谢增大淋巴结，其中后纵隔病灶融合成巨大软组织肿块，肿瘤压迫左心室变扁并侵犯右上及右下肺静脉主干。②两肺多发斑片、结节、条索影及多发磨玻璃影，部分糖代谢轻微增高及右侧胸腔积液，考虑为后纵隔肿瘤压迫左心室及右肺静脉回流受阻所致的肺淤血表现。③全身骨髓未见代谢增高，未见骨质破坏。2019年12月13日第四次支气管镜检查：左右主支气管及其各叶支气管广泛黏膜粗糙，见多发结节样新生物。2019年12月19日 EBUS-TBNA病理结果：组织改变为淋巴结EBV相关淋巴细胞增生性病变，未能排除淋巴瘤。2019年12月19日超声引导下经皮穿刺胸膜切割活检的病理结果：送检为纤维组织，表面有炎性渗出物，未见肉芽肿病变及肿瘤。2019年12月23日胸腔积液沉渣病理结果：可见淋巴细胞，未见明确肿瘤细胞。2020年1月10日骨髓活检病理结果（图22-5）：（右髂后上棘）送检骨髓组织可见粒红比例大致正常，粒红系增生以中晚幼阶段为主，巨核系可见，以成熟分叶核为主，未见明显淋巴细胞聚集灶。

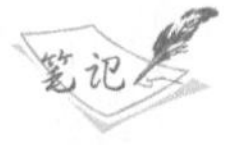

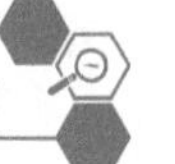

免疫组化结果：CD20（个别+）、CD79a（-）、CD43（+）、CyclinD1（-）、CD2（散在+）、CD163（+）、CD235a（+）、CD61（+）、MPO（+）。特殊染色：Ag（+）、铁染色（+）、PAS（+）。未见明确肿瘤。

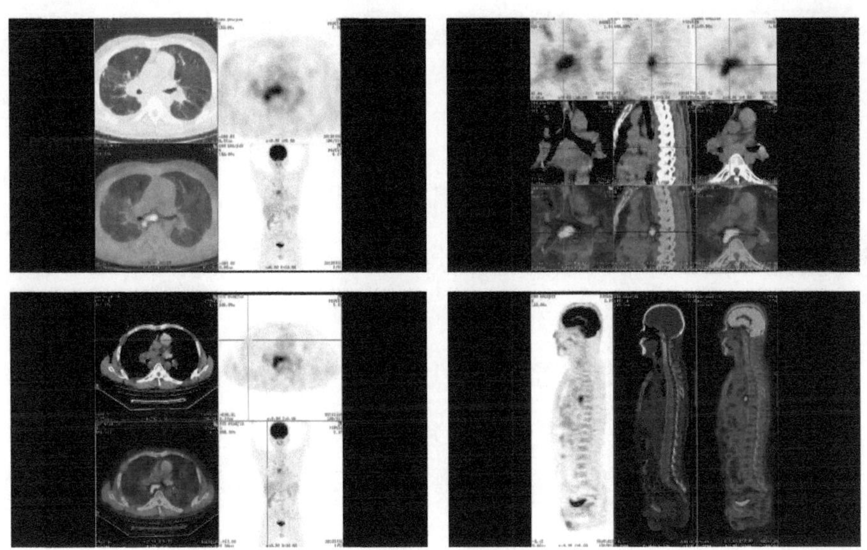

图 22-4　全身 PET-CT（2019 年 12 月 19 日）

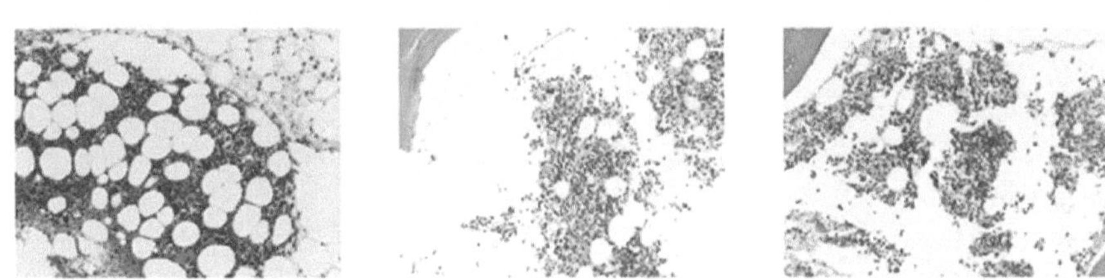

图 22-5　骨髓活检病理结果（2020 年 1 月 10 日）

至此，EBUS-TBNA 病理结果为淋巴结 EBV 相关淋巴细胞增生性病变，未能排除淋巴瘤。这个结果使诊断更倾向于淋巴瘤。为了明确诊断，下一步该怎么办？实际上就是如何取得组织病理的诊断问题。有 3 种方案进行选择：第一是进行第五次支气管镜检查，同时进行经支气管镜肺活检和 EBUS-TBNA；第二是内科胸腔镜检查；第三是选择外科 VATS 手术活检。选择第一种方案的话，患者已经于多所医院先后进行了 4 次经支气管镜肺活检及 EBUS-TBNA，再次选

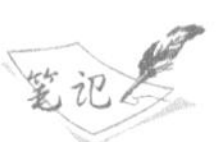

择能够明确诊断的机会太小，而且取得的组织标本量少，对于淋巴瘤的诊断有困难。患者出现两侧胸腔积液，2 年来均没有进行内科胸腔镜检查，不能明确病因的胸腔积液患者有进行内科胸腔检查的适应证。目前内科胸腔镜被认为是诊断胸膜疾病的金标准，但也有约 30% 胸腔积液的患者仍然不能明确确诊。本例患者属于漏出性胸腔积液，胸部 CT 显示没有胸膜增厚，进行内科胸腔镜检查能明确诊断的可能性也很小。与患者及其家属沟通后，他们不同意内科胸腔镜检查的方案。最后为了更好地明确病因，患者及其家属选择了第三种方案，即外科 VATS 手术活检。

2020 年 2 月 3 日进行了胸外科 VATS 经右侧胸腔纵隔肿瘤切除术。术后病理结果（图 22-6）:（纵隔肿物）结核免疫组化，组织改变符合非霍奇金淋巴瘤（B 细胞来源），倾向于淋巴组织结外边缘区淋巴瘤。

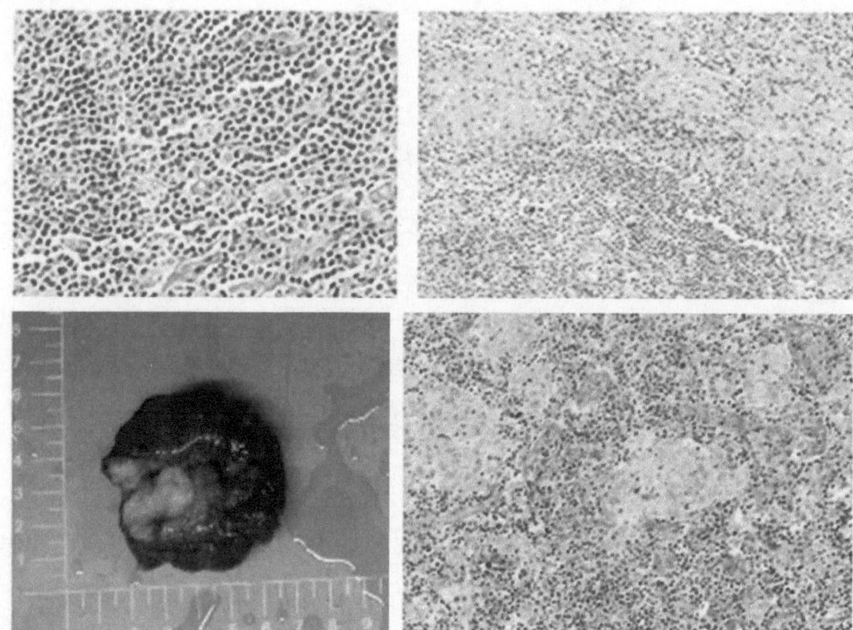

图 22-6　胸外科 VATS 经右侧胸腔纵隔肿瘤切除术后病理结果（2020 年 2 月 3 日）

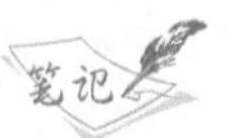

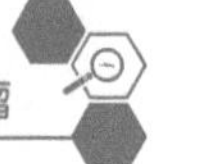

三、最后诊断

非霍奇金淋巴瘤（B 细胞来源）。

四、治疗与转归

患者明确诊断后转入血液内科进行化疗，化疗方案为 R-CHOP。经过化疗后患者的症状好转，肺部病灶、肺门及纵隔淋巴结缩小，胸腔积液显著减少。治疗前后的胸部 CT 和全身 PET-CT 的对比可以明确表明病情好转，病灶吸收。

五、重要提示

1. 患者为中青年男性，慢性病程。

2. 胸闷、气促曾伴咳血痰，逐渐加重。

3. 肺门纵隔多发淋巴结肿大伴双肺多发病变。

4. 双侧漏出性胸腔积液，有自行吸收倾向。

5. 病理：胸外科 VATS 经右侧胸腔纵隔肿瘤切除术后病理结果：符合非霍奇金淋巴瘤（B 细胞来源），倾向于淋巴组织结外边缘区淋巴瘤。

六、讨论

恶性胸腔积液是淋巴瘤患者常见的并发症之一，发生率为 20% ～ 30%。淋巴瘤是继肺癌和乳腺癌之后引起恶性胸腔积液的第三大原因。淋巴瘤患者的胸腔积液通常为渗出液，约 12% 的 NHL 患者胸腔积液为乳糜性。在罕见的病例中，尤其是在低度恶性的晚期淋巴瘤患者中可以见到由静脉压迫、充血性心力衰竭、低蛋白血症或肾衰竭等引起的漏出液。

淋巴瘤患者出现胸腔积液的原因可能为以下几个方面：恶性肿瘤胸膜或肺转移，这是引起胸腔积液最常见的原因；由于纵隔淋巴

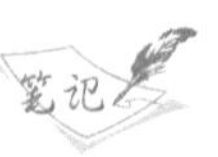

结肿大或胸导管阻塞引起淋巴系统回流障碍、静脉回流障碍；肺部感染或放射治疗损伤。对于 NHL 而言，肿瘤细胞直接浸润胸膜是引起恶性胸腔积液的首要原因，与纵隔受累也有一定关系；而在 NHL 患者中，胸导管阻塞和淋巴管循环障碍是胸腔积液形成的主要原因。

本病例的胸腔积液为漏出液，产生机制是什么？我们知道胸腔积液形成漏出液的主要原因有静脉回流障碍、胸导管阻塞和淋巴管循环障碍。本病例漏出性胸腔积液的产生主要与静脉回流障碍有关，也可能与淋巴管回流障碍相关。依据主要有 3 点：①胸部 CT 可见肺静脉、右心房明显受压、变形，而且随着病情发展逐渐严重。②支气管镜下表现可见主支气管及其各叶支气管广泛黏膜血管增生扩张伴小突起，说明支气管壁的血管回流障碍和血管压力增高。③ 2017 年 12 月 15 日在我院门诊第二次支气管镜的肺活检病理中见组织改变为肺毛细血管瘤病伴肺出血，从病理方面证实了当时已经出现肺毛细血管扩张形成毛细血管瘤并且有肺出血的组织病变。

本病例说明内科胸腔镜也有一定的局限性，特别对于这种胸腔积液的形成并不是原发恶性肿瘤直接浸润、侵犯导致的患者，经常胸膜病理并不能明确诊断。当然内科胸腔镜检查对恶性胸腔积液的病因诊断率是最高的，可达到 70% ～ 100%，这为临床诊断和治疗提供了依据。内科胸腔镜能在直视下观察胸腔及脏壁层胸膜、横膈胸膜病变情况，同时获得满意病理组织，对于淋巴瘤的诊断具有很大价值。国内内科胸腔镜也有指南明确规定了适应证。诊断方面适应证就包括不明原因胸腔积液。对于不明原因的胸腔积液，内科胸腔镜的主要诊断价值在于其能够排除病变疑似的恶性疾病或肺结核，还可为一些诊断不明的胸腔积液找到内镜下证据，如风湿性胸腔积液、肝硬化或胰腺炎导致的胸腔积液及一些罕见的病因，如淀粉样变或结节病。

七、评述

本病例是以肺部多发病灶、肺门纵隔淋巴结肿大、双侧胸腔积液为特征就诊的淋巴瘤患者，在长达2年多的病程中反复到多所医院就诊均未能明确病因，给了我们很多经验和教训。淋巴瘤相关胸腔积液临床表现缺乏特点，可以有多种多样的性质，既可以为渗出液，也可以是乳糜胸，有时又如本病例一样表现为漏出液，因此临床诊断非常困难。淋巴瘤病程中可以出现病情表现轻微、与影像学不相符的情况，也有自行好转、反复变化的情形，更为诊断增添了难度，造成诊断延迟、误诊、漏诊。如何取得大标本的病理活检对淋巴瘤的诊断非常重要。本例患者经历4次支气管镜检查，经过多次肺活检和EBUS-TBNA均未能明确诊断，说明常规的经支气管镜TBLB及EBUS-TBNA对于淋巴瘤的诊断有一定局限性。

（沈盼晓 汪金林 曾运祥）

参考文献

1. ALEXANDRAKIS M G，PASSAM F H，KYRIAKOU D S，et al. Pleural effusions in hematologic malignancies.Chest，2004，125（4）：1546-1555.
2. SAKEMI T，UCHIDA M，IKEDA Y，et al. Acute renal failure and nephrotic syndrome in a patient with T-cell lymphoma.Nephron，1996，72（2）：326-327.
3. XAUBET A，DIUMENJO M C，MARIN A，et al. Characteristics and prognostic value of pleural effusions in non-Hodgkin's lymphomas.Eur J Respir Dis，1985，66（2）：135-140.
4. SUSTER S，MORAN C A.Pleomorphic large cell lymphomas of the mediastinum. Am J Surg Pathol，1996，20（2）：224-232.
5. VON HOFF D D，LIVOLSI V.Diagnostic reliability of needle biopsy of the parietal pleura.A review of 272 biopsies.Am J Clin Pathol，1975，64（2）：200-203.

6. FAIZ SA，BASHOURA L，LEI X，et al. Pleural effusions in patients with acute leukemia and myelodysplastic syndrome. Leuk Lymphoma，2013，54（2）：329-335.

7. 中国医师协会整合医学分会呼吸专业委员会 . 内科胸腔镜诊疗规范 . 中华肺部疾病杂志（电子版），2018，11（1）：6-13.

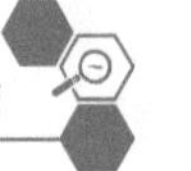

病例 23 咳嗽，胸闷，双侧胸腔积液

一、病情介绍

患者，男性，50 岁，出租车司机。

以“胸闷、咳嗽 2 月余”为主诉于 2021 年 3 月 15 日入院。

现病史：2 个月前患者无诱因出现胸闷、气促，活动后加重，伴咳嗽，少量黏痰，无发热、恶寒、胸痛、心悸、咯血、潮热、盗汗等。2021 年 3 月 2 日就诊于广州某三甲医院，胸部正位片和彩超示双侧胸腔积液。先后双侧胸腔穿刺抽液，胸腔积液检查为乳糜胸，胸腔积液 CEA：75.2 ng/mL，胸腔积液生化：总蛋白 41.2 g/L，ADA 3 U/L，LDH 109 U/L，葡萄糖 8.06 mmol/L。胸腔积液血脂：甘油三酯 6.1 mmol/L，总胆固醇 2.66 mmol/L。胸腔积液 CEA：75.2 ng/mL。胸腔积液沉渣病理见间皮细胞及淋巴细胞，未见癌细胞。全身 PET-CT 检查未见明显高代谢征象，多发浅表淋巴结稍大伴代谢略增高，考虑炎性增生，双侧胸腔积液伴双肺膨胀不全等。予胸腔闭式引流、抗感染、利尿、对症支持治疗，气促较前有缓解。由于乳糜胸病因诊断不明收入院。

既往史：2018 年曾有跌倒史，出现腰部及左侧季肋区疼痛感，到医院检查后没有发现骨折及脏器损伤等。否认吸烟、嗜酒等不良嗜好，无粉尘及放射性物质接触史。父亲患胃癌去世。

专科查体：外周指脉氧 98%（吸入空气），口唇及四肢甲床无发绀。全身浅表淋巴结无肿大。右侧胸部及肘部皮肤散在皮疹样改变。呼吸稍促，双侧语颤减弱，叩诊呈浊音，双下肺呼吸音低。其余部位体检均未发现异常体征。

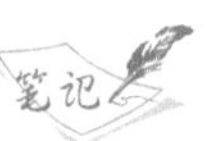

辅助检查：三大常规、血液生化、血气分析、心肌酶学、肝功

能、甲状腺功能、凝血功能等无异常。感染方面检查：红细胞沉降率 32 mm/h。CRP、PCT、痰培养、血 T-spot、胸腔积液 TB-DNA、3 次痰结核菌涂片、呼吸道病毒九项、G 试验、血传播八项均阴性。风湿病血清指标：类风湿因子、抗 CCP 抗体、抗核抗体定量、抗心磷脂抗体、抗核抗体谱 11 项、ANCA、免疫八项均正常。肿瘤标志物：血清 CEA 正常，CA125 略高（236.2 ng/mL）。胸腔积液 CEA 和 CA125 均明显升高，达到 144.9 ng/mL 和 7301 ng/mL。血清寄生虫抗体均阴性。

2021 年 3 月 18 日胸部 CT 平扫＋增强（图 23-1）：①双侧胸腔积液（右侧大量，左侧中量），并两下肺部分受压实变。②两肺多发支气管壁稍增厚并右上肺间质性水肿。③右中肺内侧段及左上肺下舌段少许慢性炎症。④心包少量积液。⑤两侧腋窝多发小淋巴结并周围少许渗出，考虑反应性改变。

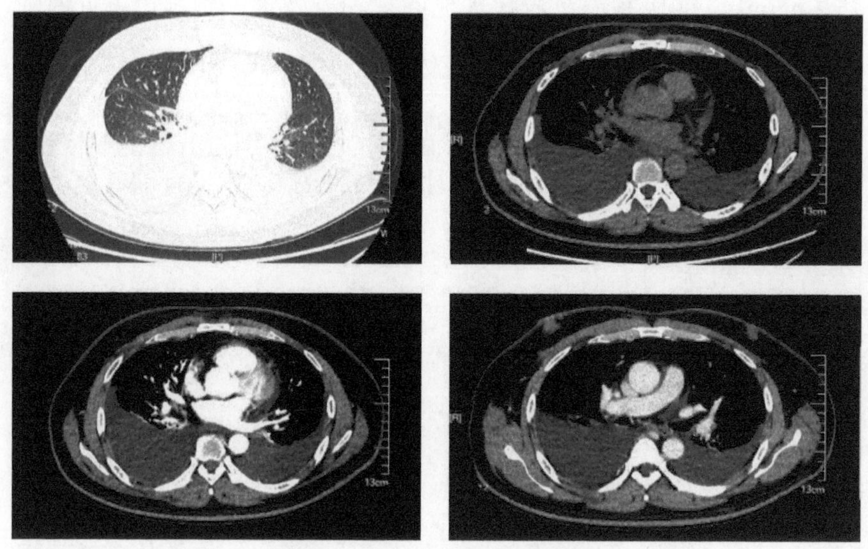

图 23-1　胸部 CT 平扫＋增强（2021 年 3 月 18 日）

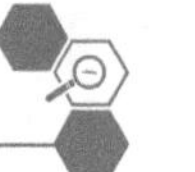

二、诊疗经过

根据上述资料，患者入院时初步诊断：双侧乳糜胸，病因未明。临床上需要考虑多种常见病因，如结核、肺癌、风湿病、淋巴瘤、丝虫病等。

根据这种诊断思路，首先进行相关检查：

胸腔积液 B 超：双侧胸腔积液（左侧深度 20 ～ 52 mm、右侧深度 30 ～ 85 mm）。心电图、心脏彩超、肝胆脾胰彩超、泌尿系彩超均未发现病变。胸腔积液检查：胸腔积液呈乳糜样。生化：葡萄糖 7.79 mmol/L，总蛋白 15.5 g/L，乳酸脱氢酶 168.1 U/L，腺苷脱氨酶 2 U/L。胸腔积液性质为渗出液。PRO-BNP：17.73 pg/mL。细胞学分类 EOS 0。脂类分析：总胆固醇 3.89 mmol/L，甘油三酯 16.19 mmol/L，高密度脂蛋白胆固醇 0.4 mmol/L，低密度脂蛋白胆固醇 0.74 mmol/L。乳糜试验阳性。胸腔积液脱落细胞：送检沉渣可见间皮细胞及组织细胞，未见明确肿瘤细胞。免疫组化结果：WT-1（–），TTF-1（–），Napsin-A（–），CR（间皮 +），CK7（间皮 +）。

2021 年 3 月 19 日右侧胸膜活检术病理结果：（胸膜）送检纤维、脂肪组织，镜下于纤维组织内见淋巴细胞浸润，部分细胞挤压、变形。免疫组化结果：LCA（+），特殊染色结果：GMS（–），革兰菌（–），抗酸染色（–），组织改变符合慢性炎症性病变，未见明确肉芽肿及肿瘤。

至此，所有的检查结果也未能明确病因。现在面前的问题是下一步该怎么办？

我们再次仔细阅读了患者入院时的胸部 HRCT，发现了 1 个遗漏的征象（图 23-2）：患者两侧乳房部位有肿块。不管是胸部 HRCT 还是外院全身 PET-CT 均没有注意到这个问题。因此，我们立即到床

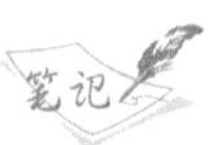

边再次对患者进行了详细的体格检查，特别检查了两侧乳房，发现了异常体征：两侧乳房增大，可触及肿块，右侧 2 ～ 3 cm，左侧约 2 cm，质地硬，无压痛，位置固定，边界不清。

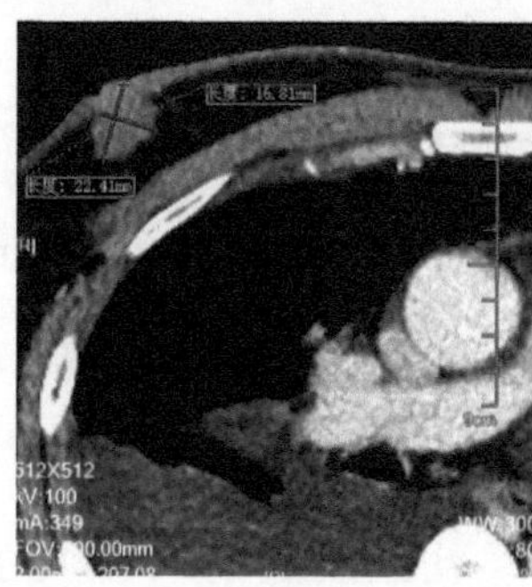
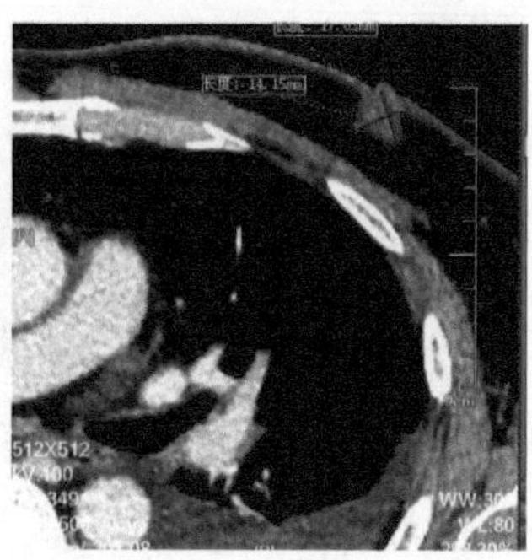

图 23-2　胸部 HRCT 发现两侧乳房肿块

2021 年 3 月 23 日超声引导下右侧乳房穿刺活检术后病理报告（图 23-3）：送检乳腺组织中可见少许异型细胞，细胞核圆形、椭圆形，胞质稍丰富。免疫组化结果：CK7（+），CDX2（+），CK20（+），STAT6（–），CK5/6（肌上皮 +），P63（肌上皮 +），结合免疫组化，组织改变符合转移性腺癌，建议临床进一步检查胃肠道等部位。

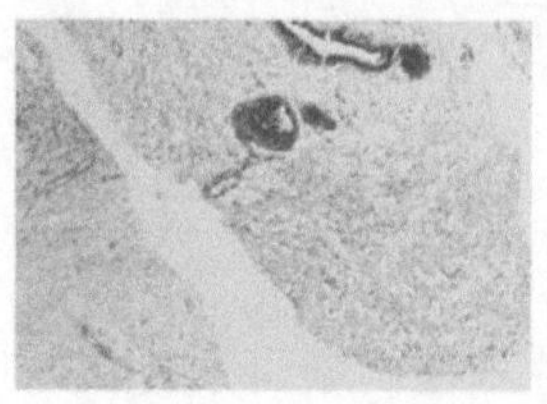
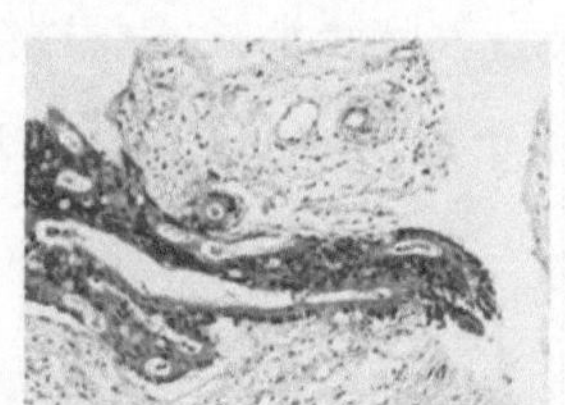
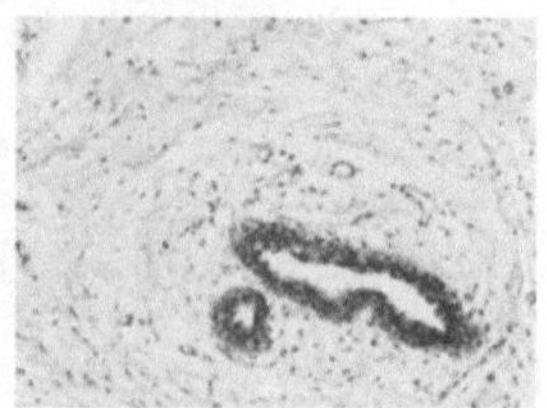

图 23-3　乳房活检病理报告

到此已经基本可以明确诊断：乳房腺癌。但是还有 2 个问题需要我们解决：第一是按照病理提示需要排除胃肠道等其他部位转移癌的可能；第二是乳糜胸是否有淋巴管及胸导管的浸润。因此，继续下面有关检查。电子胃镜和肠镜：慢性萎缩性胃炎和升结肠 1 个 6 mm × 8 mm 结节。活检病理为管状腺瘤。2021 年 4 月 1 日全身

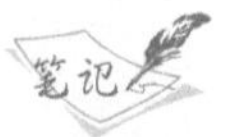

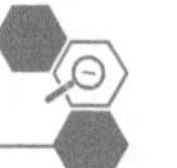

PET-CT（^{18}F-FAPI 全身显像）：①双侧乳腺乳头区结节，代谢增高，结合病理考虑原发乳腺癌（双原发）；②双侧腋窝及盆腔多发淋巴结增大伴代谢增高，考虑多发淋巴结转移；③双侧胸腔积液，少量心包积液。2021 年 3 月 30 日胸导管 MRI（图 23-4）：①胸导管全程基本显影，稍增粗，余未见明显异常；②第 1 腰椎水平腹主动脉右侧类圆形囊性异常信号灶，考虑扩大乳糜池；③左侧颈内静脉与锁骨下静脉内结节样异常信号灶。④两侧胸腔积液，少量心包积液。⑤双侧乳头后方结节影（肿瘤？乳腺增生？），双侧腋窝多发小淋巴结。

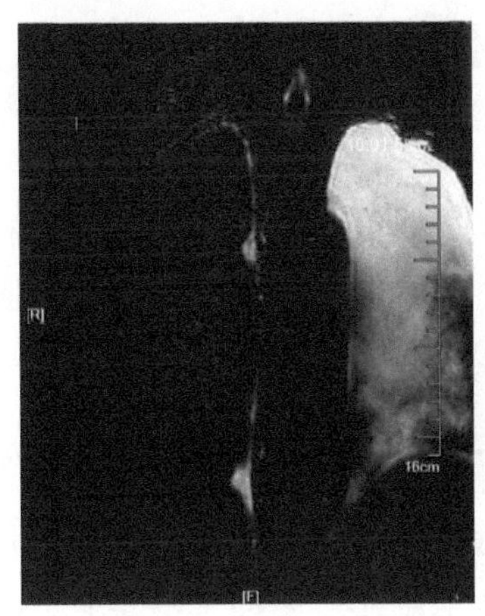
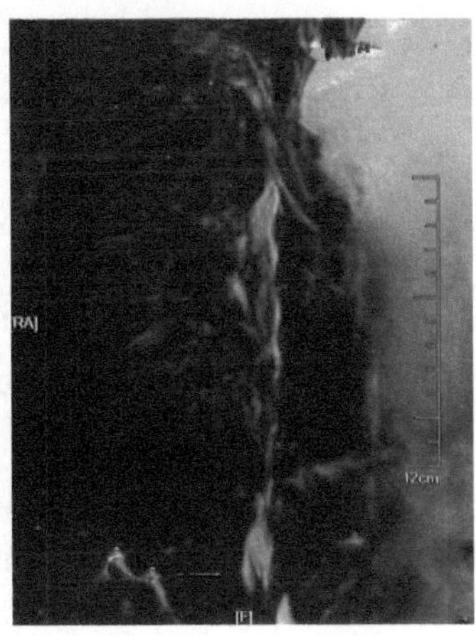

图 23-4　胸导管 MRI（2021 年 3 月 30 日）

三、最后诊断

乳腺癌（双原发）；双侧乳糜胸；结肠管状腺瘤。

四、治疗与转归

明确诊断后转入乳腺专科进一步治疗。

五、重要提示

1. 患者为中年男性，亚急性病程。

2. 双侧乳糜胸。

3. 胸腔积液 CEA、CA125 均明显升高。

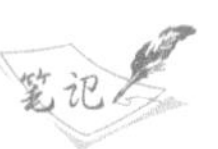

4. 胸部 CT、PET-CT 及胸膜病理未见肿瘤征象。

5. 两侧乳房结节，病理活检确诊腺癌。

6. 临床医师的规范体格检查和阅片水平非常重要。

六、讨论

胸腔积液 CEA 作为肿瘤指标，在胸腔积液的诊疗过程中，具有较高的特异性，高达 95%。本例患者的胸腔积液 CEA 高达 75.2 ng/mL，虽然患者胸膜病理及胸部 CT 未见肿瘤依据，诊断上仍要考虑恶性胸腔积液的可能，要注意排除消化系统等转移癌的可能，患者行胃肠镜检查，见结肠息肉，但外观及病理基本可以排除结肠癌。进一步排查发现患者乳腺结节，并经病理确诊腺癌。

患者为男性，PET-CT 提示双侧乳腺乳头区结节，代谢增高，结合病理考虑原发乳腺癌（双原发）。行右乳头肿物活检确诊腺癌，免疫组化结果：CK7（+），CDX2（+），CK20（+），STAT6（–），CK5/6（肌上皮 +），P63（肌上皮 +），结合免疫组化，组织改变符合转移性腺癌，建议临床进一步检查胃肠道等部位。但患者胃肠镜及结肠结节活检的结果并未提示消化道肿瘤，因此，诊断上除了明确右侧乳头肿物为腺癌外，还需要清楚鉴别：右侧乳头腺癌是原发还是转移，双侧乳头肿物是否为双原发。清晰鉴别仍需大量的临床工作。此外，患者乳糜胸、胸导管渗漏，则比较清楚地考虑为恶性肿瘤胸导管、淋巴管的浸润。

七、评述

本例患者的诊断过程比较曲折，完全按照乳糜胸的诊断思路。临床上细节非常重要。作为男性患者，对于乳房体格检查不够重视，没有第一时间发现乳房的异常。对于外院的病例资料，特别是检查资料，不能单纯依靠其报告所述。专科医师要养成自己阅片的

能力和习惯，如胸部X线片、胸部CT、PET-CT等影像资料。因此，越是复杂的病例，越要按照清晰、规范的诊疗思路，抓住核心问题和注意细节，就能化繁为简，明确诊断。在本病例的诊疗中，抓住患者胸腔积液CEA升高这一核心问题，按照恶性胸腔积液的诊疗思路，为患者的诊断指明了方向，同时及时注意到双侧乳房结节的细节病变，最后为患者做出明确诊断。

（汪金林　沈盼晓　曾运祥）

参考文献

1. MARTINEZ-GARCIA M A，CASES-VIEDMA E，CORDERO-RODRIGUEZ P J，et al. Diagnostic utilityof eosinophils in the pleural effusion. Eur Respir J，2000，15（1）：166-169.
2. YANG Y，LIU Y L，SHI H Z. Diagnostic accuracy of combinations of tumormarkers for malignant pleural effusion：an updated meta-analysis.Respiration，2017，94（1）：62-69.

病例 24　纵隔巨大肿块，双侧胸腔积液，心包积液

一、病情介绍

患者，女性，27 岁，文员。

以“咳嗽 1 月余，气促 10 天”为主诉于 2018 年 4 月 3 日入院。

现病史：1 个月前患者无明显诱因出现咳嗽，咳少量白痰，无胸痛、咯血、气促，无盗汗、发热、乏力，无体重下降。曾至广州某三甲医院门诊就诊，经抗感染、对症治疗后症状无改善。10 天前气促加重，表现为静息下出现，不能平卧，遂于 5 天前（2018 年 3 月 29 日）再次到广州某三甲医院就诊，查肺功能：极重度混合性通气功能障碍，支气管舒张试验阴性。2018 年 3 月 30 日肺动脉 CT 血管成像：①前中上纵隔肿块，考虑淋巴瘤，邻近前胸壁受侵犯，上腔静脉、肺静脉可疑受侵犯，心包大量积液，邻近左肺主气管、左肺上下叶支气管、右肺上叶支气管受压明显变窄；②双肺所见，考虑感染性病变；③双侧胸腔积液；④肺动脉 CTA 未见明确异常。2018 年 4 月 2 日心脏彩超：左心稍小、右心增大，右房顶部异常血流，未排除部分型肺静脉异位引流（右上肺静脉 – 右房）可能，轻微主动脉瓣反流，重度三尖瓣反流，中度肺高压，左室顺应性降低，左室收缩功能正常低值，微量心包积液。2018 年 4 月 2 日液基细胞学检查：胸腔积液涂片未见明显癌细胞。经拉氧头孢抗感染治疗，同时双侧胸腔穿刺并置管引流，共引流出 1990 mL 血性胸腔积液，心包穿刺置管引流，共引流出 1150 mL 血性液体后，患者气促略有减轻，但仍然不能平卧，伴咳嗽和少量黄痰，无畏冷、发热、

心悸，无胸痛、咯血，无双下肢、颜面水肿。胸片（图 24-1）：①纵隔增宽，呈团块状，性质待定，建议结合其他检查。②左下肺炎症并含气不全。患者病因未明，转入广州呼吸健康研究院呼吸科进一步诊治。

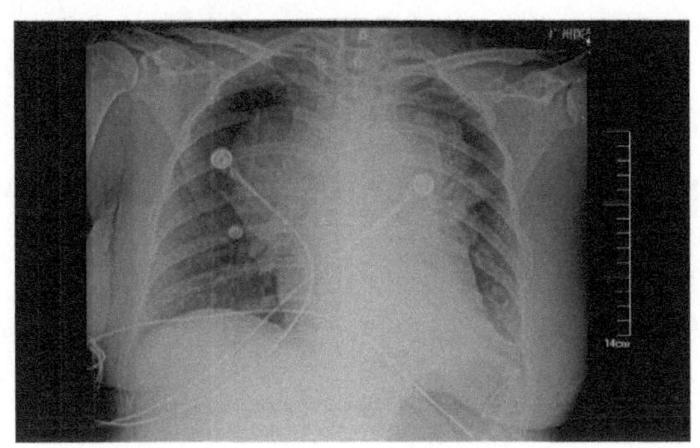

图 24-1 胸片（2018 年 4 月 3 日）

既往史：有“G-6-PD 缺乏症”，无高血压、糖尿病、肝炎史。无粉尘、有害物质、放射性物质接触史。无烟酒嗜好。家族史无特殊。

入院查体：体温 36.5 ℃，脉搏 130 次 / 分，呼吸 25 次 / 分，血压 115/86 mmHg，SPO_2 88%（低流量鼻导管吸氧下）。神志清楚，口唇无发绀，巩膜无黄染，全身皮肤未见皮疹和皮下淤点、淤斑等，无肝掌、蜘蛛痣。全身浅表淋巴结未触及肿大。气管居中，甲状腺未触及肿大。双肺呼吸节律均匀，左肺呼吸活动度减低，触觉语颤减弱，左肺叩诊呈浊音；右下肺呼吸音低，双肺未闻及明显干湿性啰音及胸膜摩擦音。心率 130 次 / 分，律齐。腹软，无压痛，肝、脾未触及肿大，双下肢无水肿。

辅助检查：入院后实验室检查：血常规：白细胞 11.4×10^9/L，中性粒细胞百分比 85.3%，淋巴细胞百分比 3.3%，中性粒细胞 9.8×10^9/L，淋巴细胞 0.4×10^9/L，嗜酸性粒细胞 0.4×10^9/L，血小板

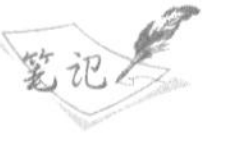

435 × 10^9/L。肝功能：总蛋白 58.9 g/L，白蛋白 32.7 g/L，转氨酶、胆红素未见异常。肾功能：肌酐 70 μmol/L，尿素氮 1.3 mmol/L。乳酸脱氢酶 777 U/L，余心肌酶未见异常，B 型钠尿肽前体 4500 pg/mL。D- 二聚体 3637 ng/mL FEU。血葡萄糖 6.56 mmol/L。肺肿瘤指标：神经元特异性烯醇化酶 74.78 ng/mL，糖类抗原 125 116 U/mL。病原微生物学指标如下。细菌涂片二项：真菌、细菌、结核菌涂片未见异常，CMV-DNA 定量＜ 5 × 102 copies/mL，EBV-DNA 定量＜ 5 × 102 copies/mL，TB-DNA（–），X-pert（–），T-spot（–），真菌 1，3-β-D 葡聚糖定量 G 试验＜ 10 pg/mL，真菌培养（–），曲霉菌及隐球菌抗原检测均（–）。风湿血清学指标未见异常。

二、诊治经过

入院后行影像学检查：全身 PET-CT（图 24-2）提示：①前纵隔巨大肿块，糖代谢增高；前纵隔肿块大小约 16.6 cm × 12.7 cm，放射性摄取明显增高，SUV_{max} 约 33.6；②两锁骨下区及右胸肌群间隙、胸骨上窝、心包隐窝、左下肺静脉干旁、左心膈角多发肿大淋巴结，糖代谢不同程度增高，符合淋巴瘤；③左侧少量胸腔积液，心包少量积液，不除外肿瘤浸润左侧胸膜及心包；④两肺散在炎症，部分慢性。

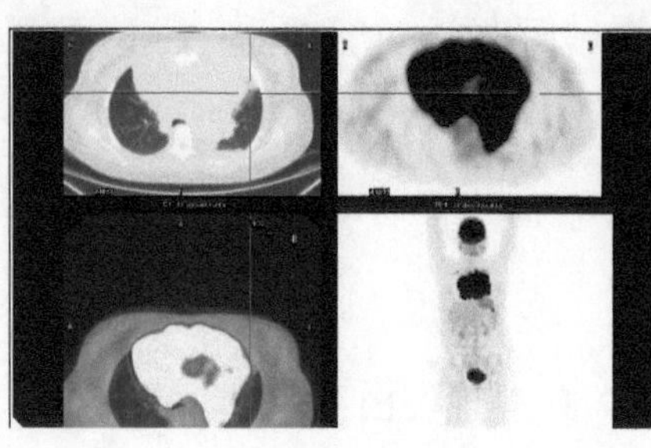

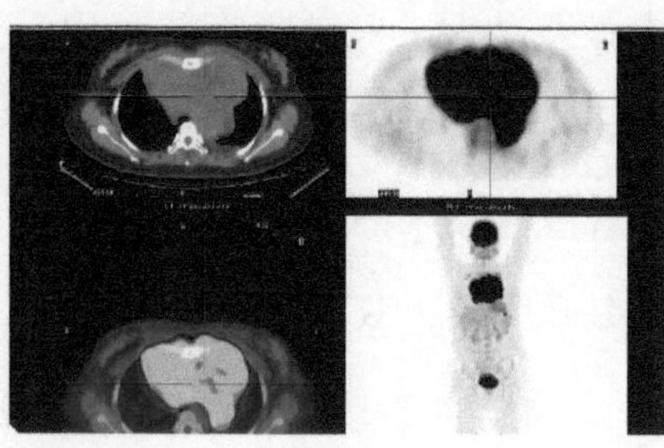

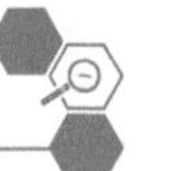

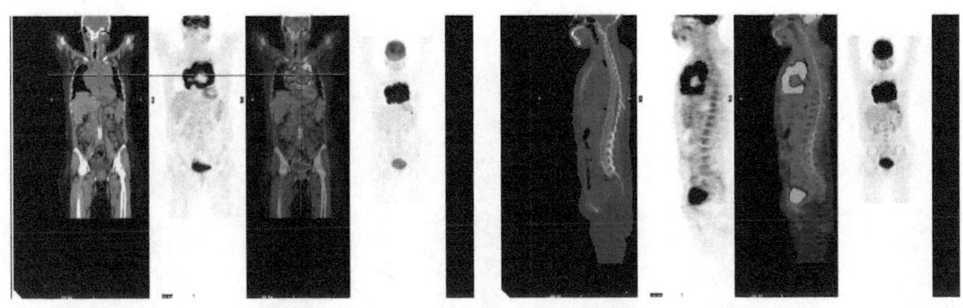

图 24-2　全身 PET-CT 检查（2018 年 4 月 26 日）

病理活组织检查：①骨髓穿刺涂片及病理活检（图 24-3）提示送检骨髓组织增生大致正常，未见淋巴瘤细胞。②超声引导经胸壁穿刺物活检（图 24-4），病理活检结果（图 24-5）提示组织改变符合非霍奇金淋巴瘤，结合免疫组化，考虑为纵隔大 B 细胞淋巴瘤。

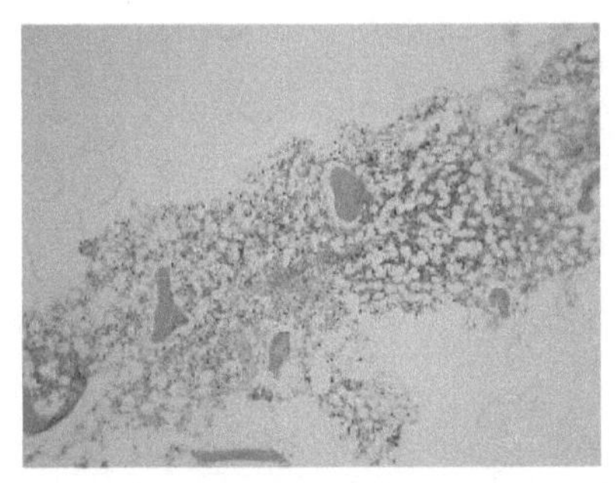

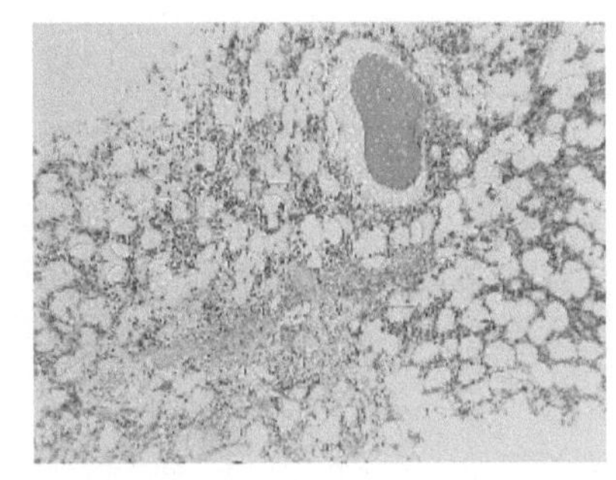

（骨髓）送检骨髓组织增生大致正常，粒红系比例正常，增生均以中晚幼阶段为主，巨核不少，以成熟分叶核为主，未见淋巴瘤。特殊染色结果：Ag（-），铁染色（+），PAS（+）。骨髓涂片提示骨髓增生良好，未见典型淋巴瘤细胞。

图 24-3　骨髓穿刺病理活检（2018 年 4 月 11 日）

笔记

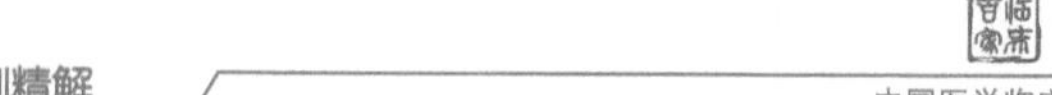

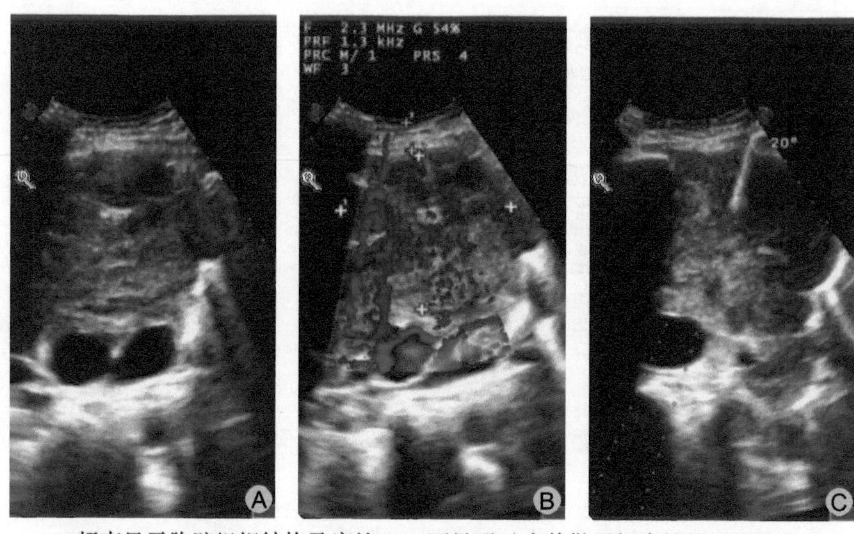

A. 超声显示胸壁组织结构及病灶；B. 可见通过多普勒了解病灶的血流分布；C. 可见活检针实时穿刺位置（方向和深度）。

图 24-4 超声引导经胸壁穿刺活检术

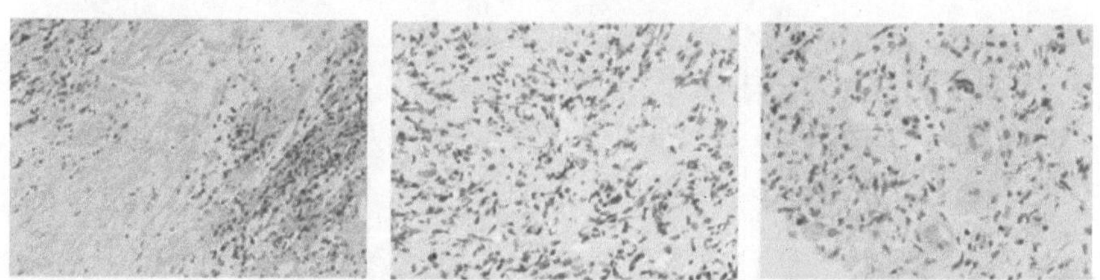
（胸膜）送检纤维组织中可见小圆形细胞弥漫分布，部分牵拉变形，细胞核圆形，不规则形，可见大片坏死，免疫组化结果：CD20（+），CD79a（+），Ki-67（约70%+），MUM1（+），PAX-5（+），BCL-6（+），CD10（–），ALK-L（–），CD3（+），CD30（–），CD5（+），WT-1（–），CR（–），CK（–），组织改变符合非霍奇金淋巴瘤，结合免疫组化，考虑为纵隔大B细胞淋巴瘤。

图 24-5 胸膜活组织病理结果（2018 年 4 月 14 日）

三、最后诊断

非霍奇金淋巴瘤（纵隔大 B 细胞淋巴瘤）（Ⅳ A 期，IPI 评分 3 期）；多浆膜腔积液（双侧胸腔、心包）。

四、治疗与转归

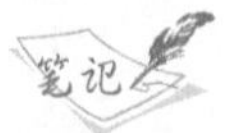

确诊后立即转血液科治疗。予 R-EPOCH 方案化疗。患者症状

缓解，胸腔积液和心包积液吸收。化疗6周期后（2018年10月12日）全身PET-CT，与治疗前2018年4月17日比较（图24-6）：前纵隔肿块明显缩小（从大小16.6 cm×12.7 cm减小到2.2 cm×1.2 cm、SUV_{max}从33.6减少到4.6）。最后患者成功进行骨髓移植。

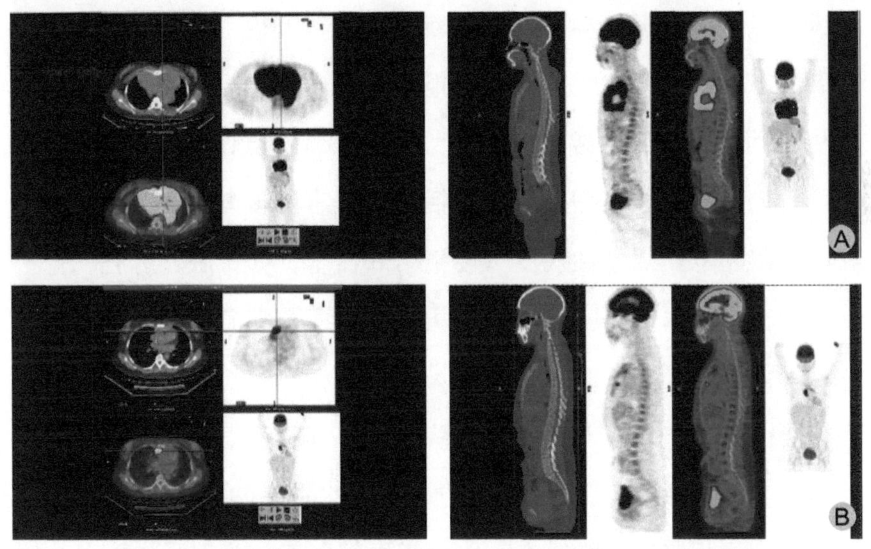

图24-6　治疗前后全身PET-CT对比（A. 治疗前；B. 治疗后）

五、重要提示

1. 患者为年轻女性，亚急性病程。

2. 本病为罕见病，发病率低，常见于年轻人，以女性居多。

3. 以“气促、咳嗽、呼吸困难”为临床表现，伴有局部压迫症状、大量胸腔积液和心包积液。

4. 影像学PET-CT提示前纵隔巨大肿物，糖代谢增高，伴有多发淋巴结肿大。

5. 超声引导经皮纵隔肿物穿刺活检：非霍奇金淋巴瘤，考虑为纵隔大B细胞淋巴瘤。

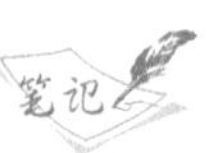

六、讨论

原发纵隔大B细胞淋巴瘤（primary mediastinal B-cell lymphoma，PMBL）起源于胸腺B细胞，是一种罕见的非霍奇金淋巴瘤，占非霍奇金淋巴瘤的2%～4%。常见于年轻人，女性居多。具有独特的临床特点、病理形态学、免疫表型及基因学表达。通常表现为快速进展的纵隔巨大包块。相关文献报道多表现为大于10 cm的巨块型肿物，且易侵犯邻近器官，如肺、胸膜和心包膜等。临床症状主要表现为局部压迫及浸润症状，包括呼吸困难、咳嗽、吞咽困难和上腔静脉阻塞等。播散性病变可侵犯结外器官，如肾脏、肝脏、肾上腺和中枢神经系统等。本病例起病快，可危及生命。本例患者以咳嗽、气促为主要症状，且有大量胸腔积液和心包积液，影像学提示有纵隔巨大包块，高度提示原发纵隔大B细胞淋巴瘤。确诊依靠病理学。本病需要与畸胎瘤、胸腺瘤、系统性DLBCL伴有继发性纵隔受累等疾病相鉴别。临床上获取病理组织一般较为容易，可以在影像学（如超声或CT）引导下行活检术。经皮无法获取组织的，必要时可以行外科胸腔镜下活检术。本例患者在获取病理组织的过程中存在很大困难，主要是病情重、纵隔巨大肿瘤压迫气管及大量胸腔积液和心包积液导致不能平卧，同时也由于肿瘤血液丰富、纵隔巨大肿瘤压迫血管和重要器官，因此患者不能进行经支气管镜活检、CT引导经皮穿刺活检，病情更不允许外科手术，因此床边彩超引导经皮穿刺活检具有明显优点：可以在床边进行活检；可以在实时引导下避开血管和重要器官，提高安全性；可以避开巨大肿瘤的血运丰富区域和坏死区域，提高活检准确率。因此，超声引导经皮穿刺活检术是一种方便、有效、安全的活检方式。

对于原发纵隔大B细胞淋巴瘤的治疗，指南推荐利妥昔单抗

的综合化疗方案，而争议在于是否需要纵隔区域放疗，此外，JAK-STAT 信号在 PMBL 很重要，该途径的抑制剂在体外和体内可以抑制 PMBL 的生长。免疫检查点抑制剂联合 JAK-STAT 抑制剂可能是该疾病非常有前景的应对策略。

七、评述

本例患者的特点是前纵隔肿物合并大量心包积液、双侧胸腔积液，确诊 PMBL，是一种少见病，在外院诊治的过程中，已行胸腔积液及心包积液的穿刺引流，但资料未提供，入院就诊时，心包积液及胸腔积液已呈少量，经超声引导行纵隔肿物活检确诊。胸腔积液及心包积液主要考虑由巨大纵隔肿物压迫、回流障碍引起，但不能完全排除 PMBL 累及胸膜及心包可能，在诊疗上，可以行胸膜活检或浆膜腔积液细胞学检查。

（汪金林　沈盼晓　曾运祥）

参考文献

1. XU T，WANG L，ZHOU L，et al. Primary colorectal diffuse large B-cell lymphoma initially presenting with pleural effusion：report of one case and review of literature. Int J Clin Exp Pathol，2020，13（2）：254-260.
2. SUN M L，SHANG B，GAO J H，et al. Rare case of primary pleural lymphoma presenting with pleural effusion. Thorac Cancer，2016，7（1）：145-150.
3. LEE S C，KEANE C，GANDHI M K，et al. Biology and therapy of primary mediastinal B - cell lymphoma：current status and future directions.Br J Haematol，2019，185（1）：25-41.

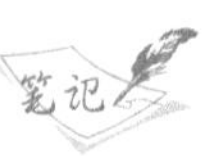

病例 25　咳嗽，气促，双侧胸腔积液

一、病情介绍

患者，男性，67 岁，无业人员。

以“咳嗽，活动后气促 10 月余”为主诉于 2021 年 5 月 19 日入院。

现病史：10 个月前患者开始出现活动后气促，伴间有咳嗽、少许咳痰、消瘦。无胸痛、咯血、潮热，无盗汗、皮疹、关节痛等。先后 2 次于怀化市某医院住院，胸部影像发现双侧胸腔积液，进行了胸腔穿刺术及内科胸腔镜检查等。胸腔积液呈乳糜状，性质为渗出液，生化指标未见异常，胸腔积液病原学未见阳性结果。诊断“结核性胸膜炎”，予四联抗结核治疗（异烟肼 + 利福平 + 吡嗪酰胺 + 乙胺丁醇）共约 9 个月。胸闷、气促等症状反复加重，胸腔积液反复增多。为进一步诊治入住广州呼吸健康研究院呼吸科。

既往史：有“慢性阻塞性肺疾病”病史 20 多年，未按规范诊治；有“慢性乙型病毒性肝炎携带者”病史 1 年，规律口服恩替卡韦抗病毒治疗。

入院查体：体温 36.9 ℃，脉搏 86 次 / 分，呼吸 20 次 / 分，血压 123/76 mmHg，神清，双下肺呼吸音弱，未闻及干湿性啰音及胸膜摩擦音。余部位未见异常体征。

二、诊疗经过

常规检查包括结核、风湿疾病血清学指标、肿瘤标志物、肝炎指标及肺功能检查，以确定慢性阻塞性肺疾病的诊断，并排除双侧乳糜胸的常见可能病因，如结核、风湿疾病、心力衰竭、肝硬化等。

2021 年 5 月 24 日右侧胸腔穿刺并置管引流：胸腔积液呈白色

乳糜样。根据 Light 标准胸腔积液性质为渗出液；乳糜试验阳性；胸腔积液总胆固醇 2.37 mmol/L，甘油三酯 4.17 mmol/L，证实乳糜胸的诊断。生化指标：胸腔积液总蛋白 32 g/L、胸腔积液乳酸脱氢酶 136.8 U/L、胸腔积液腺苷脱氨酶 48 U/L、胸腔积液 CEA 0.76 ng/mL、血 CA125 265.5 U/mL；胸腔积液嗜酸性粒细胞百分比 3%。胸腔积液肿瘤、炎症、结核相关检验均阴性。患者不同意而未能进行胸导管造影。

2021 年 5 月 22 日胸部增强 CT（图 25-1）：①两侧胸膜增厚，胸腔少量积液，左侧部分包裹，两下肺外压性肺不张；②两肺肺气肿；③肝门区数个稍大淋巴结。2021 年 5 月 25 日超声引导左侧胸膜活检术见图 25-2。胸膜活检病理结果：符合套细胞淋巴瘤累及胸膜（图 25-3）。

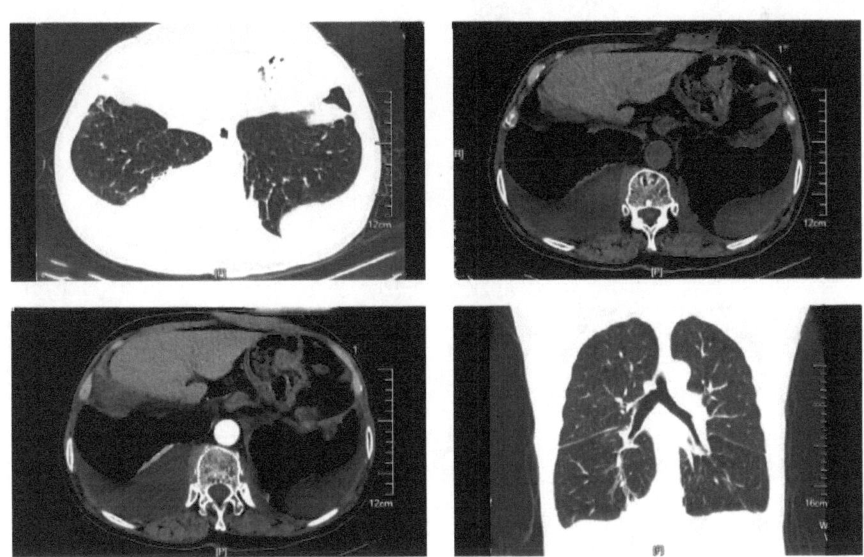

图 25-1　胸部增强 CT（2021 年 5 月 22 日）

笔记

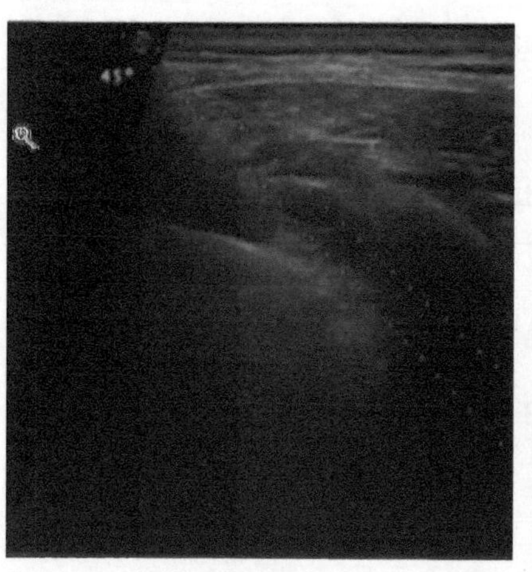
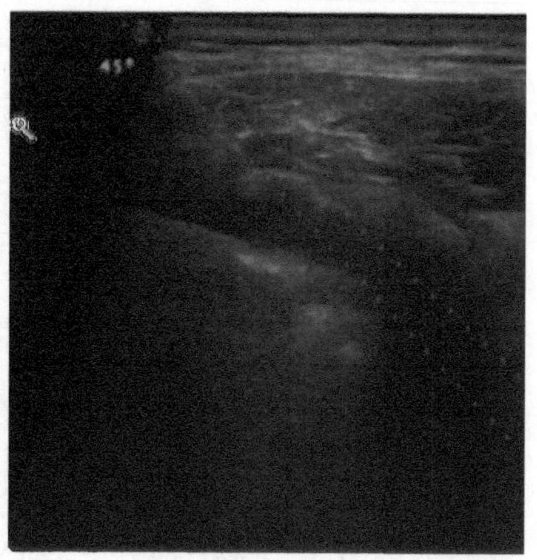

图 25-2　超声引导胸膜活检（2021 年 5 月 25 日）：可见明显不规则增厚的胸膜和胸腔积液

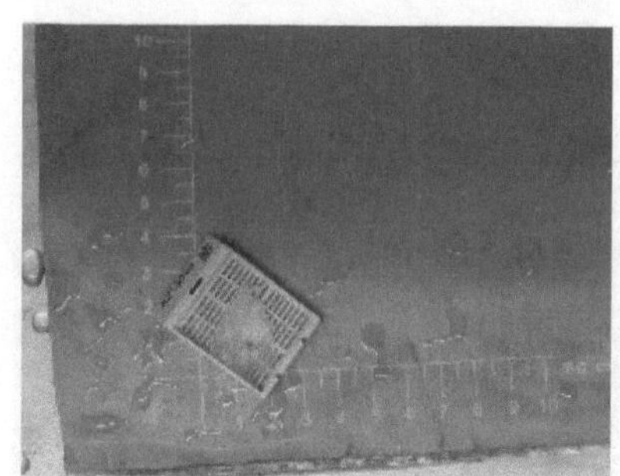
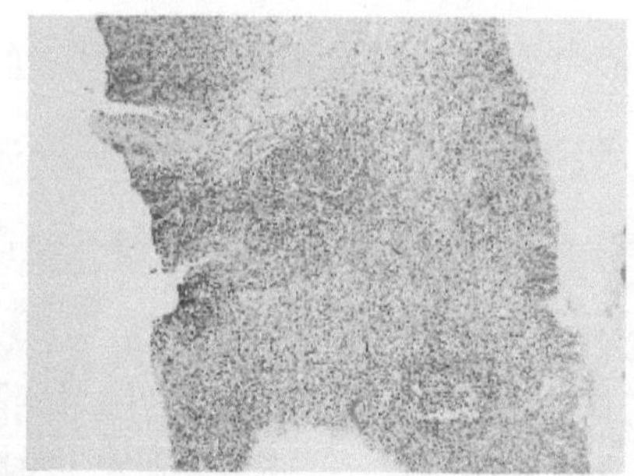

图 25-3　胸膜活检病理结果

确诊后进一步完善相关检查评估。2021 年 6 月 2 日全身 PET-CT（图 25-4）^{18}F-FDG 全身显像：①双侧胸膜略增厚，仅右下胸膜局部糖代谢轻度增高，结合病理，符合套细胞淋巴瘤累及胸膜；双侧少量胸腔积液（左侧为著）。②双侧肺门、纵隔（2R、4R、4L、6 组）、前心膈角、肝胃间隙、腹主动脉周围小或稍大淋巴结，部分糖代谢轻度增高，考虑淋巴结炎性增生，需与淋巴瘤鉴别。2021 年 6 月 2 日骨髓活检及涂片（图 25-5）：组织改变和免疫组化符合套细胞淋巴瘤改变。2021 年 6 月 3 日转血液科予利妥昔单抗 600 mg、地塞米松 10 mg、泽布替尼 320 mg 三联方案化疗。

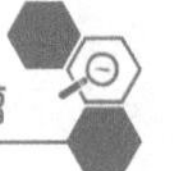

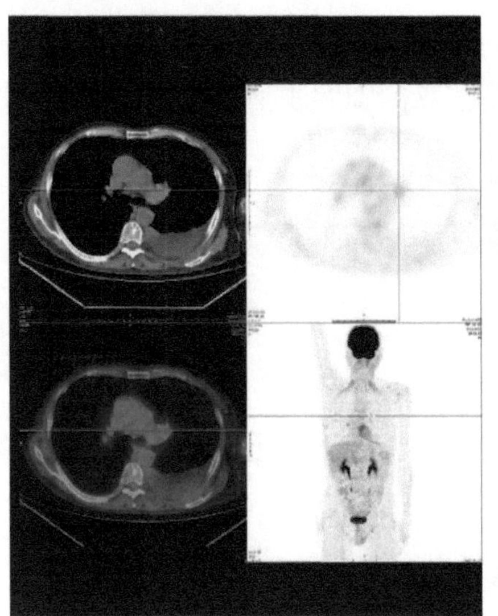
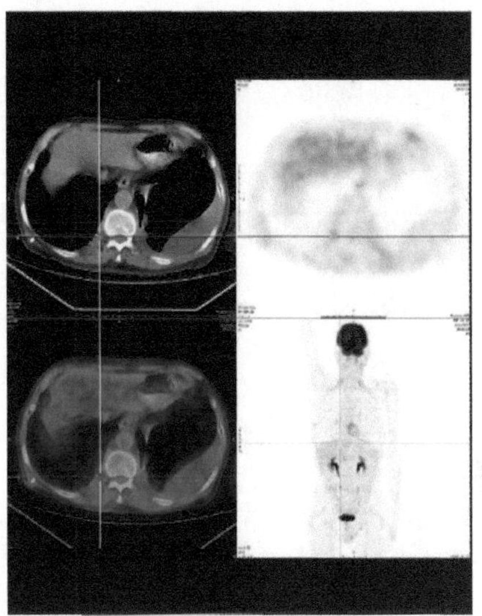

图 25-4　全身 PET-CT（2021 年 6 月 2 日）

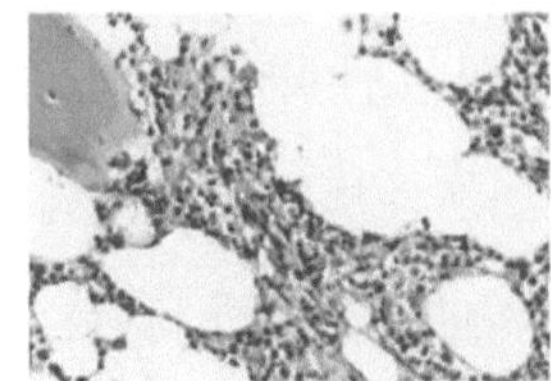
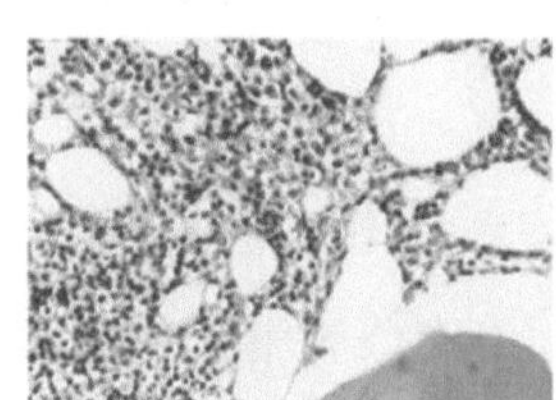
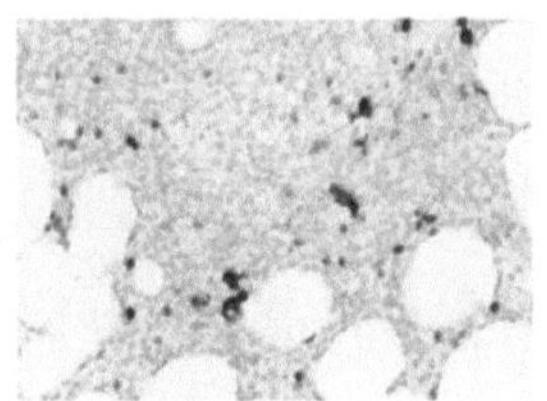

图 25-5　骨髓活检及涂片（2021 年 6 月 2 日）

三、最后诊断

套细胞淋巴瘤；慢性阻塞性肺疾病（稳定期）。

四、治疗与转归

经血液科化疗 4 周期，症状改善改善，胸水吸收，未再随访。

五、重要提示

1. 患者为老年男性，慢性病程，既往有“慢性阻塞性肺疾病”病史。

2. 双侧胸腔积液，乳糜胸，辅助检查未有明确感染、结核、肺癌的依据。

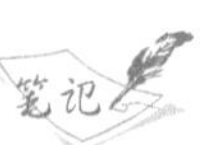

3. 诊断性抗结核治疗无效。

4. 胸部 CT 提示双侧胸膜增厚，双侧胸腔积液，肺内未见明显病灶。

5. 超声引导胸膜活检术确诊套细胞淋巴瘤。

六、讨论

本例患者以双侧胸腔积液为表现入院，胸腔积液为乳糜状。按照乳糜胸的诊断流程，常见的乳糜胸的病因有：①创伤性病因：外伤及外科手术，包括胸导管区域或邻近结构的手术操作、食管切除术、肺切除术伴淋巴结清扫。②非创伤性病因：恶性肿瘤如淋巴瘤等，非恶性病因如结缔组织病（如系统性红斑狼疮）、丝虫病、克罗恩病等。从病史及相关检查基本可以排除创伤性的因素。一项纳入 88 例乳糜胸患者的研究表明 20%（18 例）患者是恶性肿瘤所致，其中 11 例乳糜胸证实为恶性淋巴瘤，所以，非创伤性病因要首先排除淋巴瘤等恶性肿瘤。目前认为淋巴瘤所致乳糜胸的发病机制有：①淋巴瘤直接浸润胸导管，使胸导管管壁变僵硬、破裂。当胸导管破裂时，乳糜液首先漏入纵隔，之后积聚在胸腔形成乳糜胸。②淋巴瘤压迫胸导管，导致淋巴液回流受阻。目前以乳糜胸为主要临床特点的淋巴瘤多见于个案报道。Satoko Kako 报道的一例 74 岁日本女性患者，她出现了呼吸困难、可触及的右侧乳房肿块和右侧腋窝淋巴结肿大。影像学检查提示双侧胸腔积液和全身淋巴结肿大，胸腔积液检查显示出高水平的甘油三酯（左侧胸腔积液 369 mg/dL，右侧胸腔积液 337 mg/dL），表明该胸腔积液的性质为乳糜胸。胸腔积液的微生物培养和肿瘤指标检查均为阴性，右腹股沟淋巴结活检发现中到大的淋巴细胞弥漫性浸润，核多形性，考虑是 T 细胞淋巴瘤。Ekeke C N 报道了一例 61 岁男性患者，因“劳累性呼吸困难，咳嗽、

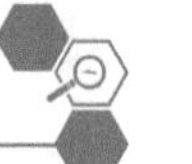

咳痰，端坐呼吸 7 天”为主要症状就诊，体格检查显示双侧腋窝和腹股沟可触及淋巴结。胸部 CT 显示左侧大量胸腔积液、纵隔和腹膜后淋巴结肿大。置入 14-F 胸管，胸腔积液呈白色不透明，阳性乳糜微粒和甘油三酯 1600 mg/dL，值得注意的是，胸腔置管后细胞学检查可见成熟 B 细胞淋巴瘤。结合本例患者，以“活动后气促”为主要症状，既往抗结核治疗无效，经影像学诊断为胸腔积液，胸腔积液表现为乳白色，其相应的理化性质显示为渗出液、乳糜胸。考虑到患者多处淋巴结肿大、胸膜增厚，因此，不能排除恶性肿瘤引起的乳糜胸。同时，在胸部超声引导下精准实施胸膜穿刺术，术后证实为套细胞淋巴瘤。

七、评述

以乳糜胸为主要临床特点的淋巴瘤，多伴有多处淋巴结增大、胸膜增厚及不均匀异常代谢增高，因此，从胸腔积液临床诊断思维上，首先应以胸腔积液理化性质及胸膜组织病理学检查为主要诊断手段，正是如此，本病例经胸膜组织活检术，确诊了套细胞淋巴瘤。胸膜病理是胸腔积液患者诊治首要且重要的一步。胸膜活检是获取胸膜病理的主要手段，目前常使用的获取胸膜组织的方法有标准胸膜穿刺活检术、超声或 CT 引导下的胸膜切割活检术、内科或外科胸腔镜下胸膜活检术。本病例使用超声引导下胸膜活检术对于该疾病的确诊起到了关键的作用，这是一种简单方便有效的方法，在广州呼吸健康研究院已经广泛应用，值得不断推广。

（汪金林　沈盼晓　曾运祥）

参考文献

1. TENG C L，LI K W，YU J T，et al. Malignancy-associated chylothorax：a 20-year study of 18 patients from a single institution. Eur J Cancer Care（Engl），2012，21（5）：599-605.

2. THOMAS L C，MAIDA M J，MARTINEZ-OUTSCHOORN U，et al. Chronic lymphocytic leukemia/small lymphocytic lymphoma with pancytopenia and chylothorax.Semin Oncol，2011，38（2）：165-170.

3. KAKO S，JOSHITA S，MATSUO A，et al. A case of adult t-cell leukemia/lymphoma complicated with bilateral chylothorax.Case Rep Oncol Med，2019：8357893.

4. EKEKE C N，CHAN E G，LUKETICH J D，et al. delayed chylothorax during treatment of follicular lymphoma with a malignant pleural effusion. Case Rep Surg，2020，2020：2893942.

5. WANG J，ZHOU X，XIE X，et al. Combined ultrasound-guided cutting-needle biopsy and standard pleural biopsy for diagnosis of malignant pleural effusions.BMC Pulm Med，2016，16（1）：155.

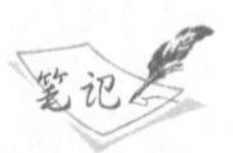

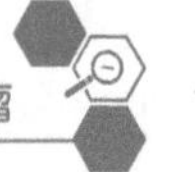

病例 26 咳嗽，活动后气促，右侧胸腔积液

一、病情介绍

患者，男性，36 岁，自由职业。

以“咳嗽、活动后气促 2 月余”为主诉于 2018 年 12 月 14 日入院。

现病史：2 月余前患者无明显诱因出现咳嗽、胸闷及活动后气促，无胸痛、咯血、盗汗，无发热、乏力、体重下降。外院查胸腔积液 B 超提示右侧胸腔积液，诊断“结核性胸膜炎”，经“抗结核”治疗 1 个月症状无缓解。复查胸部 CT：右侧壁层胸膜局部不均匀增厚伴大量胸腔积液。胸腔穿刺：积液性质为渗出液。生化指标：GLU 1.09 mmol/L，LDH 3122 U/L，ADA 68 U/L。胸膜病理：未见肿瘤、结核或感染依据。予抗感染（哌拉西林舒巴坦 + 阿米卡星）治疗，症状稍缓解。半个月后复查胸部 CT 示胸腔积液吸收不明显。因“胸腔积液病因不明”收入广州呼吸健康研究院。

既往史：体健。无高血压、糖尿病、肝炎病史。无粉尘、有害物质、放射性物质接触史。无烟酒嗜好。家族史无特殊。

入院查体：生命体征平稳。全身浅表淋巴结未触及。右侧胸廓略塌陷，右肺触诊语颤减弱，右肺叩诊呈浊音，听诊右肺呼吸音减弱，两肺未闻及干湿性啰音。

辅助检查：入院后查血常规无异常；T-spot、X-pert 阴性；血肿瘤指标无异常；风湿结缔组织指标阴性；PPD 阴性。胸部 CT（图 26-1）：右侧胸腔积液伴胸膜局部增厚，考虑感染性病变，结核可能性大。胸腔积液生化：胸腔积液性质为渗出液。胸腔积液生

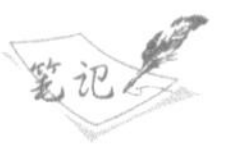

化结果：总蛋白 19.1 g/L，Glu 0.12 mmol/L，LDH 2593 U/L，ADA 28.5 U/L；胸腔积液结核菌涂片、细菌、结核培养均为阴性。

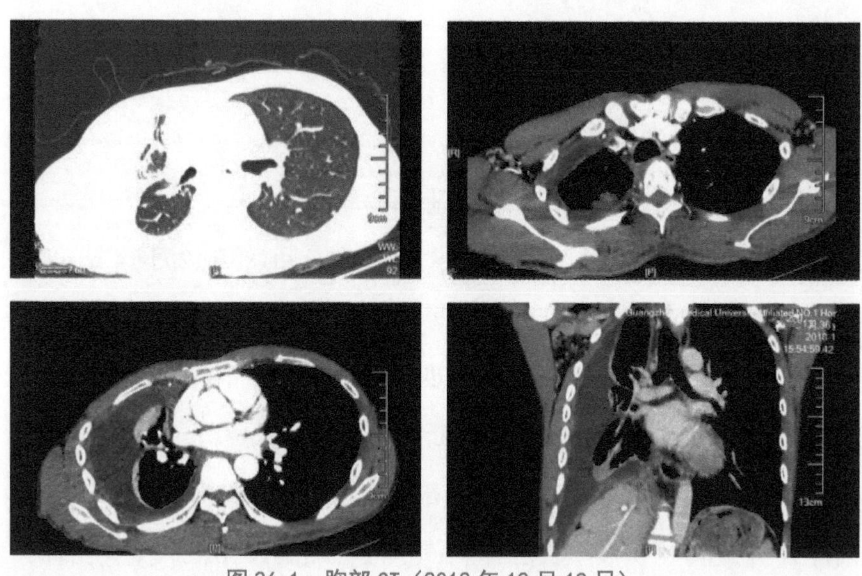

图 26-1　胸部 CT（2018 年 12 月 19 日）

二、诊疗经过

给予超声实时引导下经胸壁穿刺胸膜切割活检，胸膜病理（图 26-2）：（胸膜）送检横纹肌及纤维组织内见多量条索状排列的异型细胞，核圆形或卵圆形，胞质红染较丰富，可见空泡、核分裂，0 ～ 1 个 /HPF，边缘可见不规则腔隙，其中可见大片坏死，免疫组化结果：CK（+），CK5/6（–），CR（–），P53（约 60%），Desmin（–），Glut-1（+），WT-1（–），Ki-67（约 20%），IMP3（–），TTF-1（–），P63（–），EMA（–），CD68（组织细胞 +），Vim（+），D2-40（–），MC（–），CD34（+），CD31（+）。特殊染色结果：PAS（–），D-PAS（–），结合免疫组化结果，组织改变符合血管源性的恶性肿瘤，倾向于上皮样血管内皮瘤。

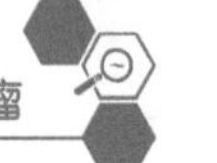

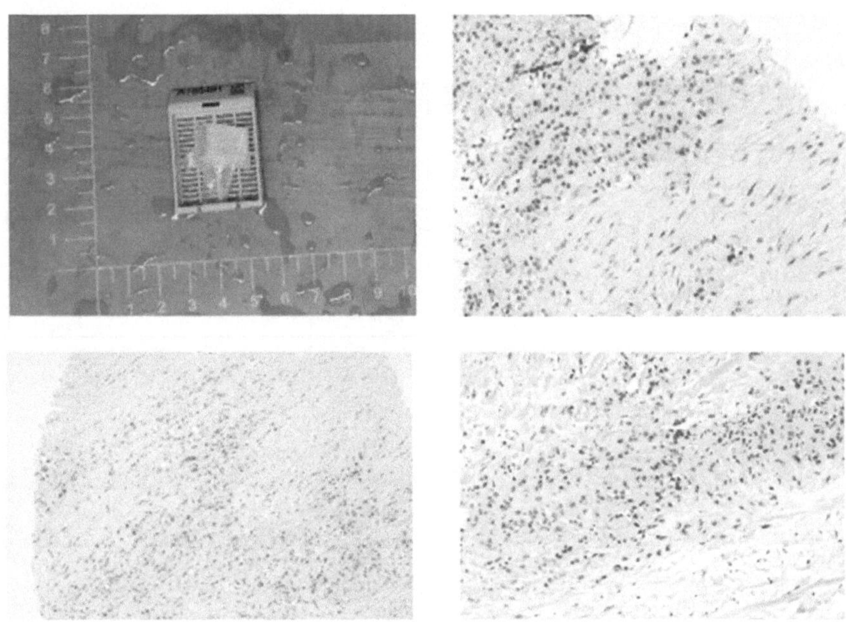

图 26-2　胸膜病理（2018 年 12 月 17 日）

气道内超声引导经支气管镜下肺活检（TBLB）病理（图 26-3）：肺炎症性病变，未见肉芽肿及肿瘤。腹部 CT 检查未见肝胆等病变。

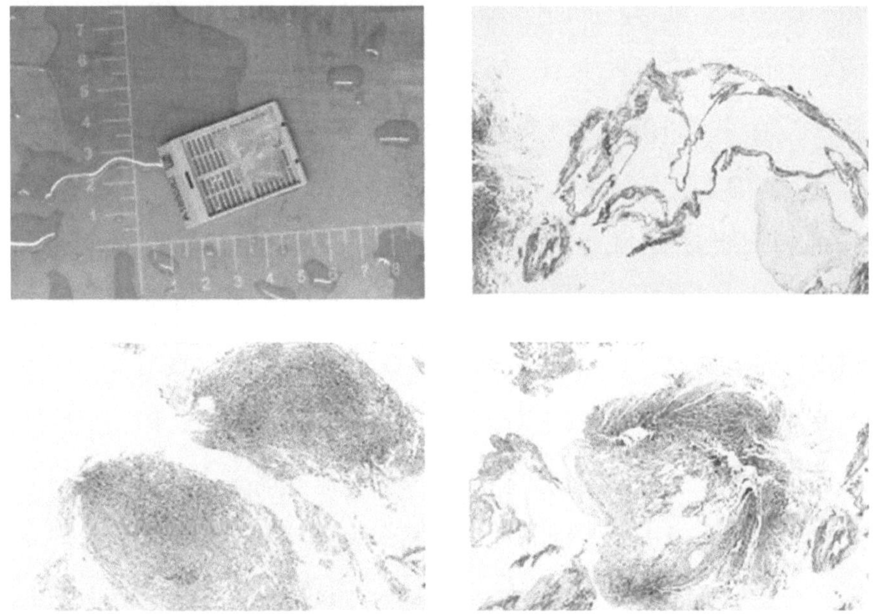

图 26-3　经支气管镜肺活检病理（2018 年 12 月 21 日）

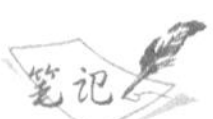

三、最后诊断

原发性胸膜上皮样血管内皮瘤。

四、治疗与转归

患者因经济原因，放弃治疗，签字后自动出院。

五、重要提示

1. 患者为青年男性，亚急性病程。

2. 咳嗽、胸闷伴气促。

3. 胸部 CT 示右侧壁层胸膜局部不均匀增厚伴大量胸腔积液。

4. 胸腔积液检查提示渗出液，胸腔积液的葡萄糖降低，LDH 明显升高。

5. 外院抗结核、抗感染治疗无效。

6. 超声引导胸膜切割活检明确诊断。

六、讨论

上皮样血管内皮瘤（epithelioid hemangioendothelioma，EHE）是一种起源于血管内皮的罕见肿瘤，其恶性程度介于血管瘤和血管肉瘤之间。EHE 可发生于任何器官，最常在肺、肝和骨中发现，来自胸膜组织的 EHE 相较于其他部位较少被描述。吸烟和石棉暴露是未被证实的危险因素。

胸膜上皮样血管内皮瘤（pleural epithelioid hemangioendothelioma，PEH）较为罕见，目前国内多为个案报道，以胸痛、呼吸困难为常见症状。CT 特征主要为胸膜增厚、多发胸膜结节、胸腔积液及气胸，可侵犯至肺实质、出现肺内转移性结节，以及血管、心包、膈和支气管壁的侵犯。应与腺癌、血管肉瘤、间皮瘤和肺上皮样血管内皮瘤进行鉴别。本病的临床表现、影像学表现均无特异性，胸腔积液生化学检查个体差异明显，本例患者的胸腔积液 GLU

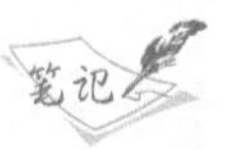

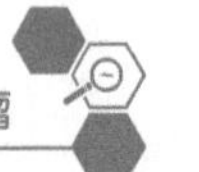

低，LDH升高明显，临床医师在缺乏病理学依据的情况下根据上述生化学指标容易误诊为肺炎旁胸腔积液或结核性胸膜炎。因此，该疾病的确诊有赖于胸膜病理活检。PEH通常具有侵袭性的临床过程，易广泛转移，预后较差。胸腔镜及开胸手术创伤明显，在本例患者的诊治中较少获益。

七、评述

胸膜疾病临床表现复杂，胸腔积液生化学指标常缺乏特异性，易漏诊、误诊。胸腔积液患者的诊断强调胸膜病理的重要性，胸膜活检术是首要且重要的一步。简单易行的方法有标准胸膜活检术（standard pleural biopsy，SPB）和超声实时引导下胸膜切割活检术（US-guided Cutting needle biopsy）。大部分胸腔积液患者（恶性胸腔积液、结核性胸膜炎、类肺炎性胸腔积液等）可以通过这两种方法获得胸膜病理，明确诊断。对于胸膜积液伴有胸膜增厚者，结合标准胸膜活检术和超声实时引导下胸膜活检术可有效获取胸膜病理，使胸膜疾病可以得到更好的诊治，值得临床广泛推广与应用。

（汪金林　沈盼晓　曾运祥）

参考文献

1. ROSENBAUM E，JADEJA B，XU B，et al. Prognostic stratification of clinical and molecular epithelioid hemangioendothelioma subsets.Mod Pathol，2020，33（4）：591-602.

2. FERREIRO L，SAN-JOSÉ E，SUÁREZ-ANTELO J，et al. Spontaneous bilateral haemothorax as presentation of primary pleural epithelioid haemangioendothelioma. Clin Respir J，2017，11（6）：1079-1085.

3. LEE YJ，CHUNG M J，JEONG K C，et al. Pleural epithelioid

hemangioendothelioma.Yonsei Med J，2008，49（6）：1036-1040.

4. FJAELLEGAARD K，PETERSEN J K，STAMP I M，et al. Pleural epithelioid hemangioendothelioma mimicking pleural empyema：a case report. Respir Med Case Rep，2020，31：101194.

5. XIE X F，HUANG Y，GUO J H，et al. Often misdiagnosed primary pleural epithelioid hemangioendothelioma：a clinicopathological analysis of five cases. Zhonghua Bing Li Xue Za Zhi，2020，49（12）：1288-1293.

6. AI S X，BI Y L，ZHANG Q F，et al. Pleural epithelioid hemangioendothelioma：a case report and review of the literature.Zhonghua JieHe He HuXi ZaZhi，2015，38（3）：74-178.

7. CROTTY E J，MCADAMS H P，ERASMUS J J，et al. Epithelioid hemangioendothelioma of the pleura：clinical and radiologic features.AJR Am J Roentgenol，2000，175（6）：1545-1549.

8. ANDERSON T，ZHANG L，HAMEED M，et al. Thoracic epithelioid malignant vascular tumors：a clinicopathologic study of 52 cases with emphasis on pathologic grading and molecular studies of WWTR1-CAMTA1 fusions. Am J Surg Pathol，2015，39（1）：132-139.

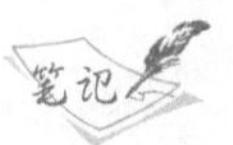

病例 27 咳嗽，右肾占位，胸腔积液

一、病情介绍

患者，男性，61 岁，农场工人。

以“咳嗽、咳痰 10 天，气喘 4 天”为主诉于 2018 年 1 月 10 日入院。

现病史：入院前 10 天患者无明显诱因出现咳嗽，呈阵发性刺激咳，咳白色黏液痰，量较多，不易咳出。4 天前出现活动性气喘，逐渐加重。就诊于福建医科大学附属泉州第一医院门诊，肺部 CT（图 27-1）：右肺中下叶炎症性改变；右侧少量胸腔积液，左侧大量胸腔积液；左肺膨胀不全。以“左侧胸腔积液”收住入院。

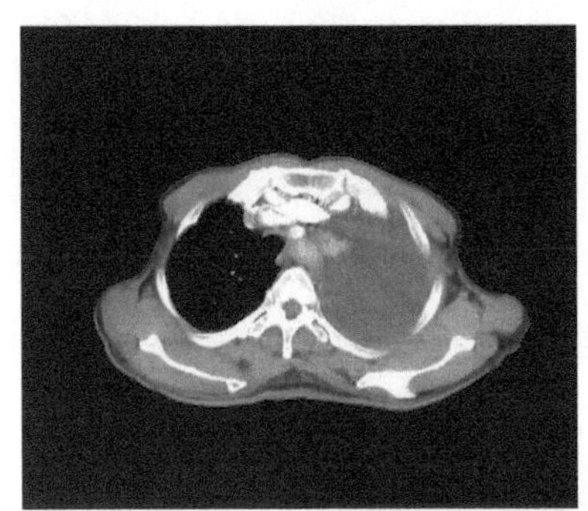

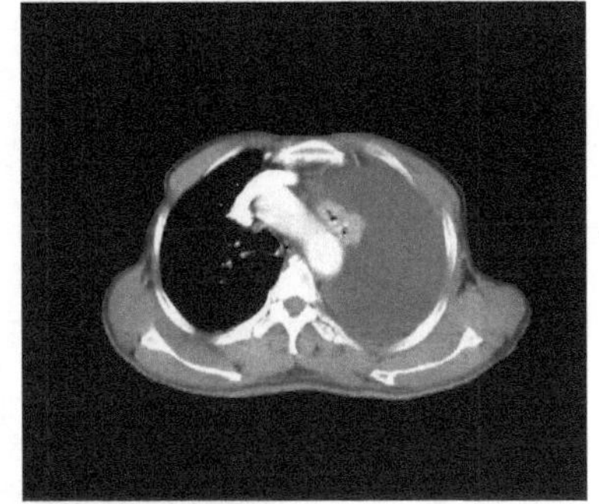

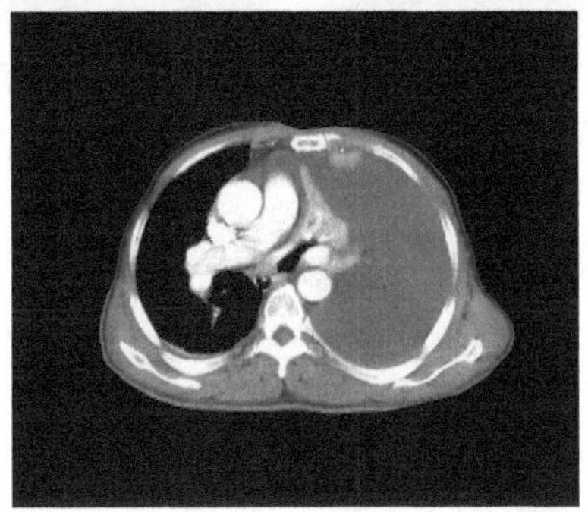

图 27-1 肺部 CT（2018 年 1 月 11 日）

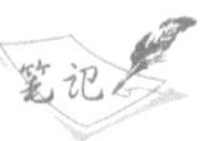

既往史：体健。吸烟史 40 余年，1 包 / 日。

入院查体：神志清楚，左肺触觉语颤减弱，右肺触觉语颤正常。左、右肺叩诊呈浊音。左肺呼吸音低，右肺呼吸音稍粗，右下肺可闻及湿性啰音，无胸膜摩擦音，左肺语音传导减弱，右肺语音传导正常，无胸膜摩擦感。余体征正常。

辅助检查：血常规：白细胞 12.8×10^9/L，中性粒细胞百分比 79.1%，血小板 339×10^9/L。尿常规：隐血（+），尿蛋白（+）。C- 反应蛋白 30.27 mg/L，降钙素原 0.07 ng/mL；胸腔积液常规：细胞计数 0.395×10^9/L，多个核细胞 29.6%，单核细胞百分比 70.4%，李凡他试验（+），红细胞 0.165×10^{12}/L；胸腔积液生化：总蛋白 42.6 g/L，葡萄糖 5.82 mmol/L，氯 103 mmol/L；胸腔积液 CEA：1.55 ng/mL；胸腔积液 ADA：12 U/L；肿瘤标志物：NSE 42.2 μg/L，CA211、AFP、CEA、SCC 均正常；胸腔积液脱落细胞学检查：少量淋巴细胞、间皮细胞及中性粒细胞。

二、诊疗经过

入院后行胸腔置管引流，胸腔积液检查提示血性渗出液，腺苷脱氨酶正常；气管镜检查，左肺上叶支气管轻度狭窄，少许分泌物，左肺下叶背段、基底段支气管轻度外压性狭窄，黏膜光滑，未见新生物。纤维支气管镜活检病理回报：（左下肺叶活检）送检少许肺组织，肺泡萎陷，肺泡间隔增宽，间质灶性淋巴细胞及浆细胞浸润，并见少许游离软骨组织；内科胸腔镜检查（图 27-2）：见胸膜腔闭锁，予活检钳行胸膜粘连松解术，吸出血性胸腔积液 1000 mL，见前侧胸壁、后下胸壁及膈肌黏膜呈白色样改变；于前侧、后侧及膈肌胸壁病变部位取多块组织。内科胸腔镜活检病理回报（图 27-3）：（左侧胸膜活检标本）结合形态及免疫组化，符合转移性透明细胞肾

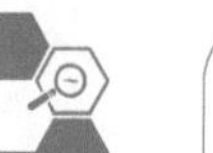

细胞癌；免疫组化：PAX-8（+）、RCC（+）、Vim（+）、CA9（+）、CD10（+）、CK-Pan（+）、Hep（-）。腹部增强 MRI：①右肾占位，考虑肾乳头状癌可能性大；②肝脏多发占位，考虑转移瘤可能。

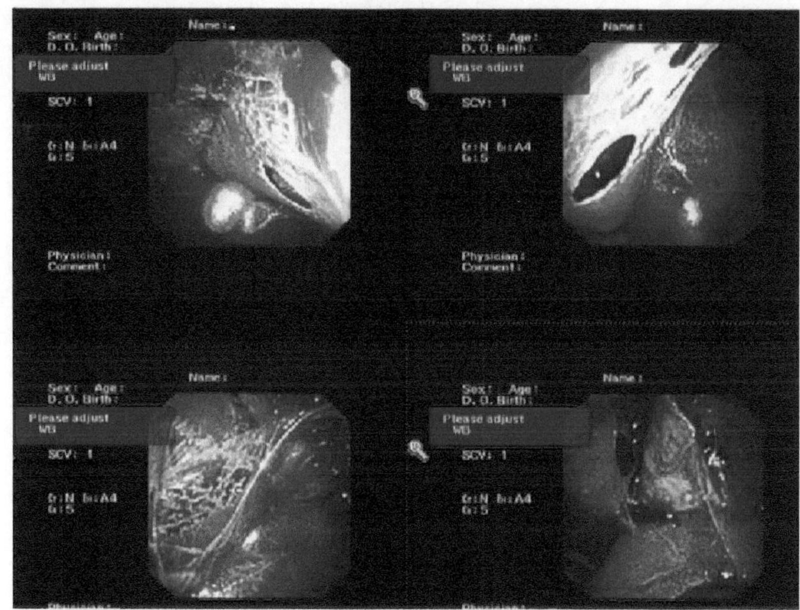

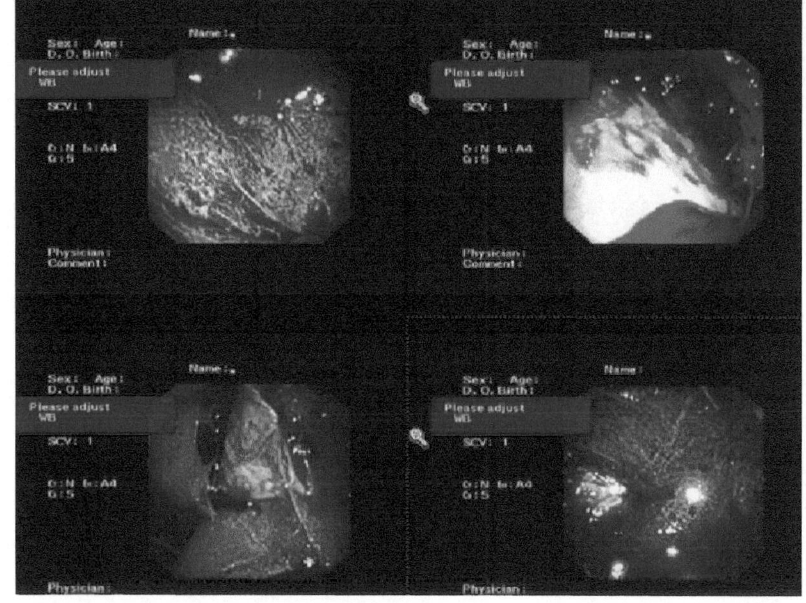

图 27-2　内科胸腔镜检查（2018 年 1 月 24 日）

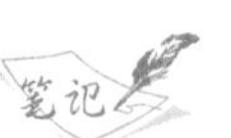

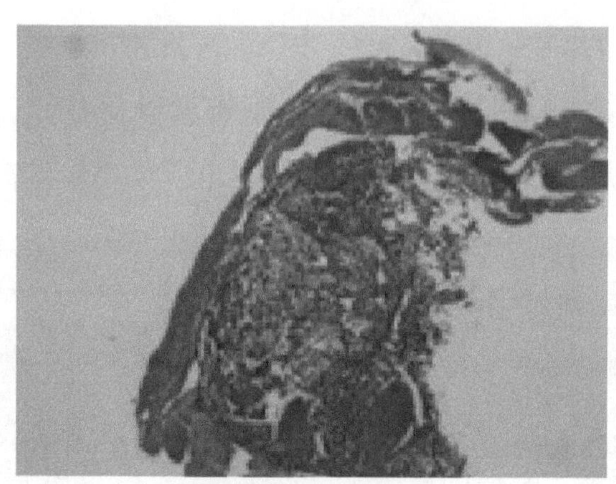

图 27-3　活检病理回报

三、最后诊断

右肾透明细胞癌多发转移（肝多发、左侧胸膜，c Ⅳ期）。

四、治疗与转归

患者及其家属拒绝化疗，予“舒尼替尼”靶向治疗 1 个月无缓解。

五、重要提示

1. 患者为中老年男性，亚急性起病。

2. 以咳嗽、咳痰、气喘起病。

3. 肺 CT 示左侧大量胸腔积液，未见明显占位。其他脏器相关彩超检查未发现明显占位性病变。

4. 胸腔积液检查提示渗出液，胸腔积液 CEA 不高。

5. 气管镜检查见被压迫狭窄的支气管，病理无明显意义。

6. 内科胸腔镜检查，为胸膜腔广泛粘连，吸出血性胸腔积液 1000 mL，前侧胸壁、后下胸壁及膈肌黏膜呈白色样改变。

六、讨论

胸腔积液是呼吸内科常见疾病之一，其中恶性胸腔积液是胸腔积液中常见的一种类型，在成人胸腔积液中占 38% ～ 52%。在恶

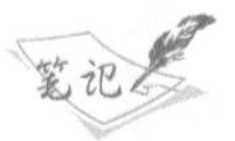

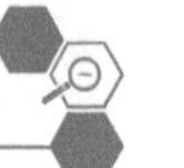

性胸腔积液中，胸膜转移性肿瘤占95%以上，而原发于胸膜的肿瘤较少见。胸膜转移性肿瘤常见的原因依次为：肺癌、乳腺癌、淋巴瘤、泌尿生殖道肿瘤、胃肠道肿瘤等。来源于肾细胞癌的恶性胸腔积液比较罕见，占1.0%～2.2%。肾细胞癌血供丰富，因此易发生血行转移和远处转移，并有很高的转移潜力。常见转移部位为：肺（76%）、局部淋巴结（66%）、骨（42%）、肝（41%）。国内有1例肾癌切除术后12年并发肺、胸膜转移的病例。国外有肾癌术后19年转移至口腔黏膜的病例报道。甚至有1例病例，发现锁骨上淋巴结转移，病理证实为肾透明细胞癌来源，但当时及随诊20个月均未发现肾脏肿瘤。由此可见，肾癌的转移可以表现多样，且可以有很长的潜伏期。

临床表现：肾癌胸膜腔转移并恶性胸腔积液缺乏特异性，主要以咳嗽、胸闷、气喘为主，少数患者有肺膨胀不全合并感染相关症状等，就诊时胸腔积液量已较多。本例患者胸腔积液检查为渗出液，胸腔积液CEA正常，胸腔积液病理亦未提示恶性肿瘤细胞，并且彩超示双肾囊肿，未报告肾脏占位。所以常规手段对疾病原因的确诊困难。此例病理确诊后，行肾脏增强MRI检查才发现了肾肿瘤。

诊断和鉴别诊断：

本病例常规检查均无法提示明确的胸腔积液性质，即使是血性胸腔积液，但胸腔积液CEA正常，胸腔积液病理未见明确肿瘤细胞，其确诊只能通过内科胸腔镜检查并获取相关有价值的组织标本行病理检查。

本病例主要应与恶性胸膜间皮瘤鉴别，弥漫性恶性间皮瘤也可表现为血性胸腔积液、胸膜粘连、胸腔积液CEA正常，鉴别的主要方法只能通过内科胸腔镜获取有价值的标本，行病理检查方可确

诊。其他部位如肺部、乳腺、淋巴瘤、胃肠道肿瘤的胸膜腔转移瘤通常有明确的胸膜结节病灶，胸腔积液 CEA 一般是升高的，广泛粘连少见。

治疗：主要治疗手段为化疗，亦可选择小分子靶向药物治疗。

七、评述

肾透明细胞癌胸膜腔转移较为少见。如有转移也比较隐匿，有报道原发灶和转移灶之间可以间隔长达 20 ～ 25 年。本例患者血性渗出性胸腔积液，首先考虑恶性胸腔积液，但其胸腔积液 CEA 正常。血清各项癌症指标正常、各脏器相关检查（特别是肾脏彩超）均未发现明显占位性病变，使我们对恶性胸腔积液的诊断有所怀疑。这种情况下，如单纯处理胸腔积液后随访，则会耽误患者的诊疗。最后内科胸腔镜检查示广泛的粘连，如未取得有价值的病理组织，则有可能把我们的思维引向结核性胸膜炎并积液。病理确诊后，行肾脏增强 MRI 检查发现了肾肿瘤。因此，临床工作中，当考虑为恶性胸腔积液却找不到原发病灶时，应考虑肾脏为其潜在来源，即使在其切除若干年之后。同时，当发现其他转移灶而原发灶不明时，一定要密切关注肾细胞癌。

（郭伟峰　曾惠清　罗雄彪）

参考文献

1. ROBERTS M E，NEVILLE E，BERRISFORD R G，et al. Management of a malignant pleural effusion：British ThoracicSociety pleural disease guideline 2010. Thorax，2010，65（Suppl 2）：ii32 -ii40.

2. TERESA P，GRAZIA Z M，DORIANA M，et al. Malignant effusion of chromophobe renal cell carcinoma：cytological and immunohistochemicalfindings.

Diagn Cytopathol，2012，40（1）：56 -61.

3. CHOI Y R，HAN H S，LEE O J，et al. Metastatic renal cell carcinomain a supraclavicular lymph node with no known primary：a case report.Cancer Res Treat，2012，44（3）：215-218.

4. 王雅娟，刘长庭，孙宝君，等 . 肾癌根治术后 12 年单侧肺、胸膜转移 1 例 . 解放军医学杂志，2010，35（4）：475.

5. GIL-JULIO H，VÁZQUEZ-ALONSO F，FERNÁNDEZ-SÁNCHEZ A J，et al.Metastasis of renal cell carcinoma to the buccal mucosa 19 years after radical nephrectomy.Case Rep Oncol Med，2012：823042.

笔记

病例 28 咳嗽，左胸痛，活动后气喘

一、病情介绍

患者，男性，56 岁，农民。

以“咳嗽、左胸痛、活动后气喘 20 天”为主诉于 2017 年 9 月 30 日入院。

现病史：入院 20 天前患者开始出现咳嗽，呈间歇性，伴咳痰，呈白色黏痰，不易咳出，感左胸痛，呼吸后明显，无向他处放射，伴气喘，活动后为主，休息时好转，进行性加剧，求诊当地医院，行肺 CT：左侧胸腔积液，纵隔多发淋巴结肿大，纵隔右偏。门诊拟“左侧胸腔积液”收住入院。

既往史：体健。无粉尘、有害物质、放射性物质接触史。

入院查体：发育正常，浅表淋巴结未触及肿大，口唇轻度发绀，胸廓无畸形，左肺叩诊呈浊音，呼吸移动度减弱。左下肺呼吸音稍低，双肺未闻及明显干湿性啰音及胸膜摩擦音。心脏、腹部脏器检查无特殊；神经系统检查无特殊。

辅助检查：血、尿、便常规均正常。胸腔积液和腹腔积液常规检查（2017 年 9 月 30 日）：细胞总数 0.716×10^9/L，单核细胞百分比 92.4%，多个核细胞百分比 7.6%，红细胞 0.037×10^{12}/L，李凡他试验阴性，混浊，红色，总蛋白 50.1 g/L，葡萄糖 7.37 mmol/L。胸腔积液生化：总蛋白 50.4 g/L，葡萄糖 6.05 mmol/L，氯 98 mmol/L。胸腔积液癌胚抗原 0.67 ng/mL、胸腔积液 ADA 12 U/L。B 型钠尿肽 25 pg/mL。血生化：谷丙转氨酶 21 U/L，谷草转氨酶 21 U/L，肌酐 72.2 μmol/L，总蛋白 53.6 g/L，尿酸 325 μmol/L，白蛋白 27.2 g/L，钠 133 mmol/L，钾 4.37 mmol/L。C- 反应蛋白 52 mg/L。红细胞沉降

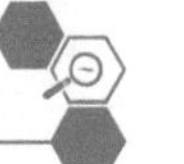

率 42 mm/h。D- 二聚体 1.08 mg/L FEU。血 CEA 0.81 ng/mL。NSE 15.6 μg/L。SCC 0.4 ng/mL。胸片示左侧胸腔大量积液，右肺受压变小，右肺下野斑片影（图 28-1）；颅脑 MRI（2017 年 10 月 12 日）示双侧顶叶及侧脑室旁脑白质区多发脱髓鞘改变；脑桥偏右侧斑点强化影。双侧颈部及锁骨上淋巴结彩超未见肿大；腹部彩超：肝、胆、胰、脾、肾、肾上腺未见明显异常。骨 ECT：全身骨骼显影清晰，未见明显异常局灶性放射性浓聚、稀疏或缺损区。内科胸腔镜检查后肺部 CT（2017 年 10 月 11 日）示左侧胸腔少量积液、胸膜多发结节（图 28-2）。胸腔镜活检病理回报：（左侧胸膜活检）恶性肿瘤，考虑肉瘤样癌（图 28-3）。

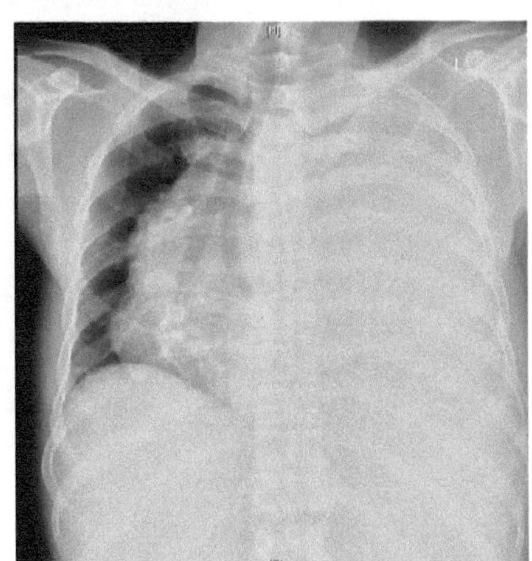

图 28-1　胸片（2017 年 10 月 8 日）

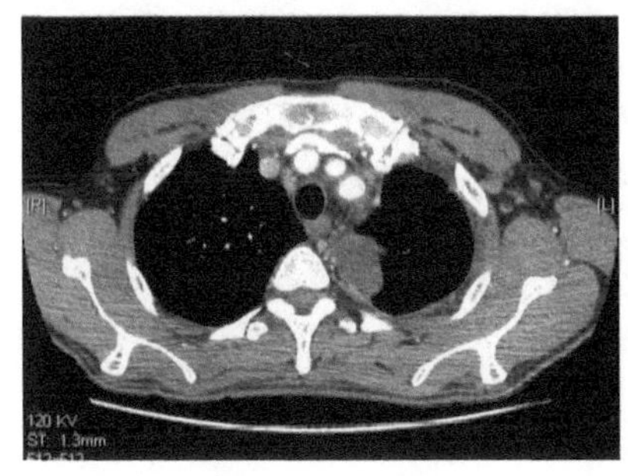

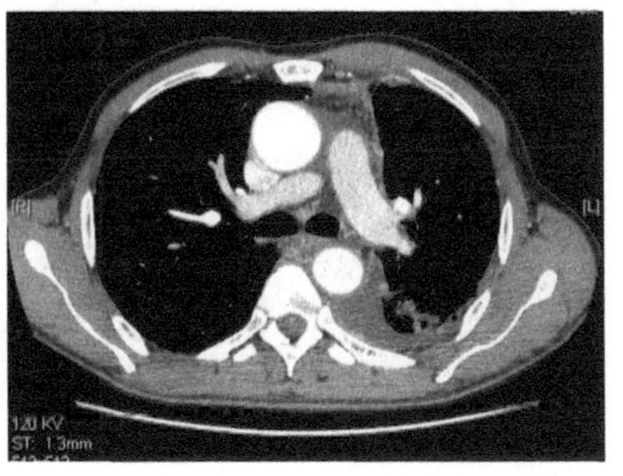

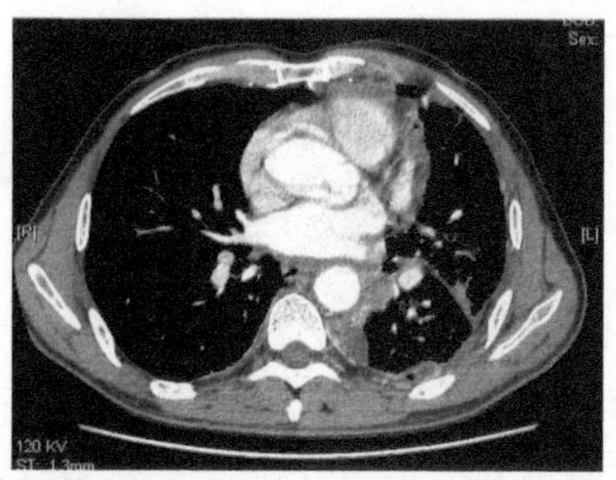

图 28-2　内科胸腔镜检查后肺部 CT（2017 年 10 月 11 日）

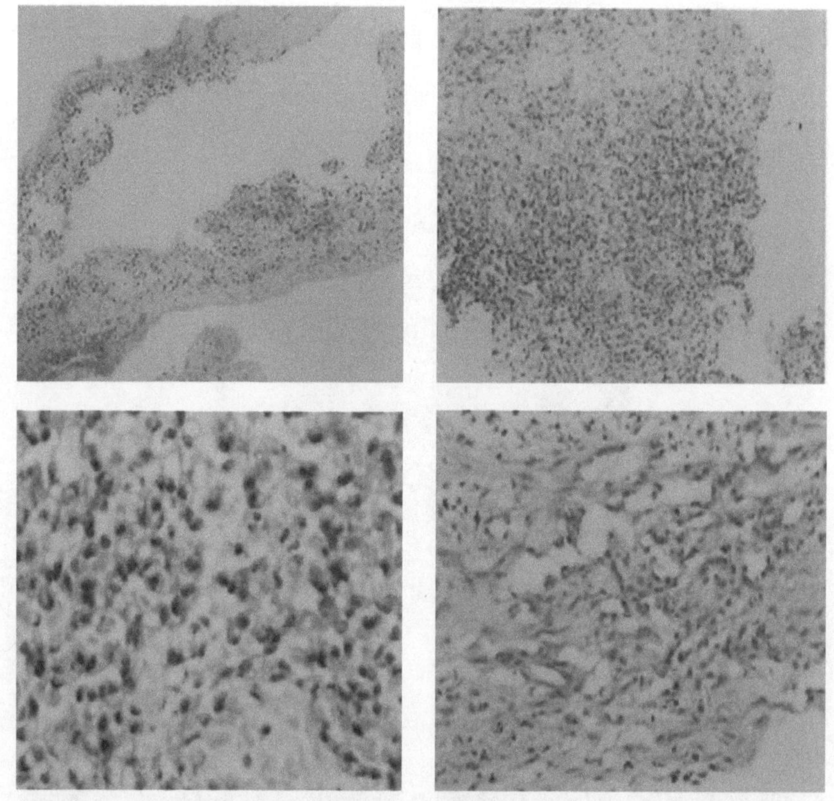

（左侧胸膜活检）恶性肿瘤，考虑肉瘤样癌；免疫组化：CK（+）、Vim（+）、CAM5.2（+）、Fli-1（+）、Bcl-2（+/–）、TLE1 散在（+）、EMA（灶 +）、P53（散在 +），Desmin、TTF-1、D2-40、WT-1、CR、S-100、ERG、CD99、P16、CK7、CK5/6、P63、BerEp4、CD31、CD34、F8 均（–），Ki-67（约 50%+）；结合 *SYT-SSX* 融合基因检测考虑滑膜肉瘤。

图 28-3　胸腔镜活检病理回报

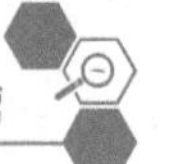

二、诊疗经过

入院后于2017年10月9日行局麻下胸腔镜检查及治疗，吸出血性胸腔积液5000 mL，分别沿胸膜腔前、上、后、侧、下顺序观察，脏层胸膜及壁层胸膜可见多发结节样病灶，表面凹凸不平，质软。于后侧胸壁病变部位取活组织送病理检查（图28-4）。

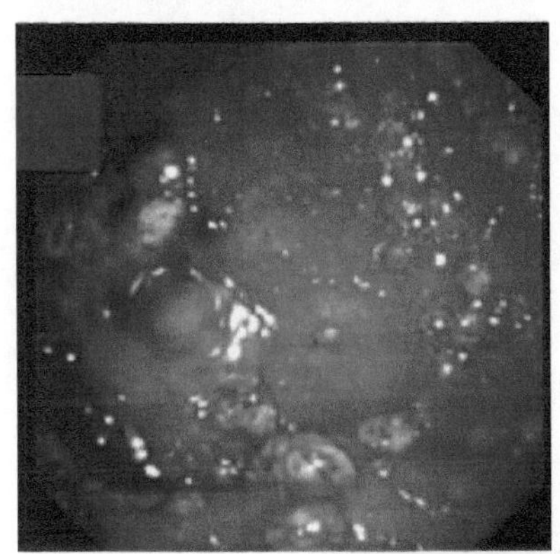
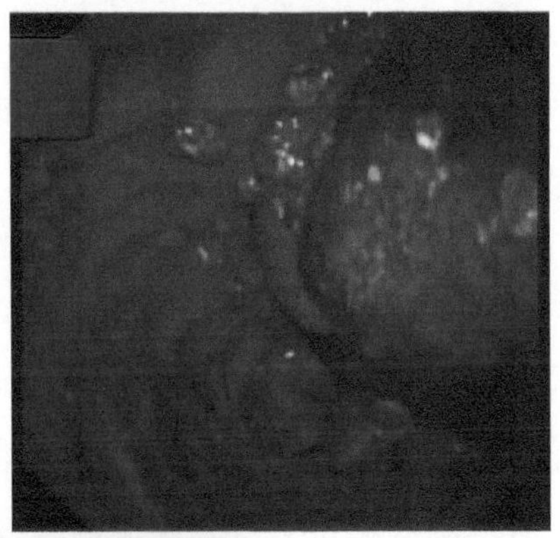
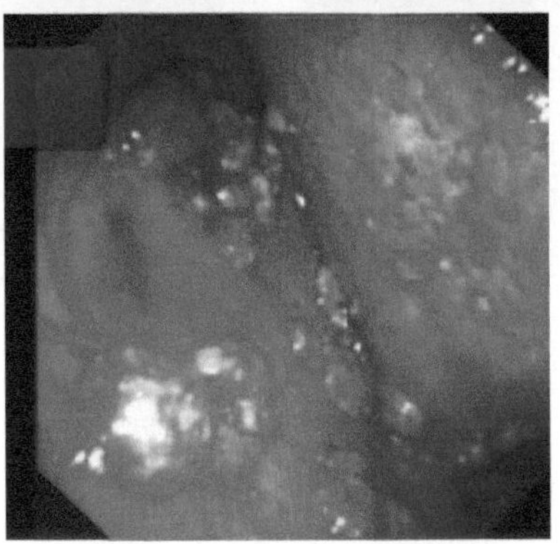

图28-4　胸腔镜检查及治疗

三、最后诊断

左胸膜腔滑膜肉瘤并积液。

四、治疗与转归

转入上级医院行化疗及光动力治疗。

五、重要提示

1. 患者为中年男性，亚急性起病，平素体健。

2. 咳嗽、胸痛、活动性气喘发病。

3. 胸片示左侧大量胸腔积液，纵隔右移。

4. 内科胸腔镜吸出血性胸腔积液 5000 mL，脏层胸膜及壁层胸膜可见多发结节样病灶，表面凹凸不平，质软。

5. 病理回报恶性肿瘤，考虑肉瘤样癌；结合 *SYT-SSX* 融合基因检测考虑滑膜肉瘤。

六、讨论

滑膜肉瘤是少见的软组织恶性肿瘤，常发生于大关节附近，最常侵犯大腿、膝盖、脚踝、脚和上肢。原发于胸壁的滑膜肉瘤非常罕见。男性相对多见，其主要发生于年轻患者。

临床表现：滑膜肉瘤的症状依赖于肿瘤是否压迫或侵犯周围组织。患者多表现为胸痛、咳嗽、呼吸困难、呼吸音减低及体重下降。

实验室检查：胸腔积液及其他实验室无明显特异性。肺 CT 可见胸腔积液及胸膜结节或肿物。

诊断和鉴别诊断：与其他软组织肉瘤相似，很难单纯通过组织学对滑膜肉瘤进行诊断。当组织学中缺乏明显的双相型细胞时，诊断就更为困难。因此，有必要进一步通过免疫组化辅助诊断。其结果有：广泛的 CK、EMA、Vimentin、Bcl-2、Actin 及 CD99 阳性，局限性的 S-100 阳性，以及 CD34 和 Desmin 阴性。需要与肉瘤样癌、纤维肉瘤、平滑肌肉瘤、神经鞘肿瘤、血管外皮细胞瘤、肉瘤样间皮瘤和梭形细胞癌等疾病鉴别，与肉瘤样癌应进行详细鉴别。原发于肺部的肉瘤样癌比较少见，相关研究统计仅占肺部恶性肿瘤的 0.30% ～ 4.17%。临床上很少报道胸膜来源的肉瘤样癌，目前没

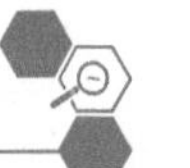

有关于发病率的可靠数据。肉瘤样癌与滑膜肉瘤相似，较难鉴别，特别是穿刺活检标本，两者免疫组织化学染色中 CK 和 EMA 可均呈阳性，而 CD34、CD99 和 Vim 均呈阴性。免疫组织化学上皮标志（CK、EMA、TTF-1、P63、CK7）对肉瘤样癌的诊断有积极意义，而 *SYT-SSX* 融合基因检测可用于确诊滑膜肉瘤。

治疗：由于相关的临床资料很少，目前尚不清楚手术或放、化疗是否能有效治疗胸膜滑膜肉瘤。不过根据目前相关文献报道，手术仍然是胸膜－肺滑膜肉瘤治疗的首选，而放疗和化疗效果不佳，故应早期诊断、早期治疗。

七、评述

胸膜滑膜肉瘤是一种较为罕见的疾病，普通实验室检查无特异性，诊断主要依靠病理及 *SYT-SSX* 融合基因检测。目前相关报道的个例，常见为胸膜单发的巨大肿块，常规治疗方案为手术治疗。但本例为胸膜腔多发结节，更为少见，同时也给诊断及治疗带来了困难，无法行手术治疗，在上级医院做了化疗效果不佳，之后予行胸膜腔内光动力治疗，病情有所缓解，胸膜腔内光动力治疗或可成为胸膜弥漫性恶性病变局部治疗的又一良好选择。

（郭伟峰　曾惠清）

参考文献

1. BRAHAM E，ALOUI S，AOUADI S，et al. AME 国际病例 001 | 胸壁滑膜肉瘤：病例报告及文献综述 . 临床与病理杂志，2015，35（1）：27-30.
2. FATIMI S H，SALEEM T.Giant synovial cell sarcoma of the thorax in a 46-year-old man：a case report.Cases J，2009，2：9324.
3. PELMUS M，GUILLOU L，HOSTEIN I，et al. Monophasic fibrous and poorly

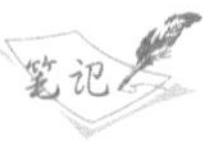

differentiated synovial sarcoma：immunohistochemical reassessment of 60 t（X;18）（SYTSSX）-positive cases. Am J Surg Pathol，2002，26（11）：1434-1440.

4. NAKAJIMA M，KASAI T，HASHIMOTO H，et al. Sarcomatoid carcinoma of the lung：a clinicopatholgic study of 37 cases.Cancer，1999，86（4）：608-616.

5. 陈丽芳，黄志敏．以胸膜受累为主要表现的肉瘤样癌 1 例报道．国际呼吸杂志，2018，15（38）：1176-1179.

6. ARRIAGADA R，BERGMAN B，DUNANT A，et al. Cisplatin based adjuvant chemotherapy in patients with completely resected non-small-cell lung cancer.N Engl J Med，2004，350（4）：351-360.

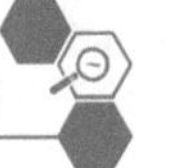

病例 29　右下肺占位，左侧胸腔积液

一、病情介绍

患者，女性，40 岁，银行职员。

以“气喘、咳嗽 2 个月”为主诉于 2018 年 2 月 23 日入院。

现病史：入院前 2 个月患者无明显诱因开始出现气短，活动后明显，随后出现咳嗽，咳痰，量少，为白色黏液样，并感左侧胸痛，为针刺样痛，放射至肩背部，咳嗽、呼吸时加剧。无发热、畏冷、寒战，无头痛、头晕、视物旋转，无咯血、尿少、双下肢水肿，2018 年 2 月 23 日肺部 CT 平扫：右下肺占位，双肺炎症，右肺多发小结节，左侧胸腔积液伴左下肺膨胀不全；脂肪肝（图 29-1）。门诊拟“右下肺占位性质待查、左侧胸腔积液”收住入院。

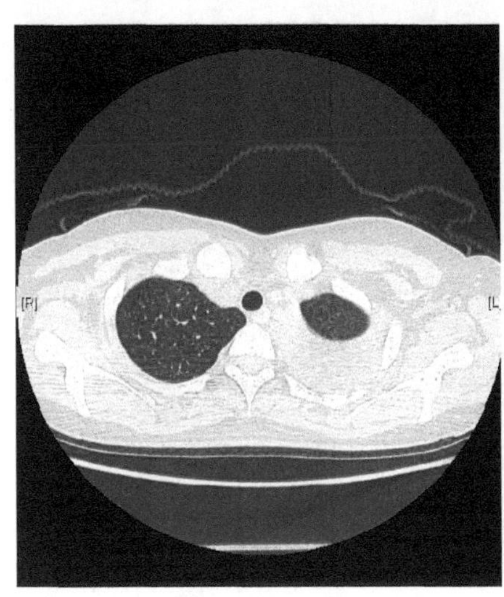

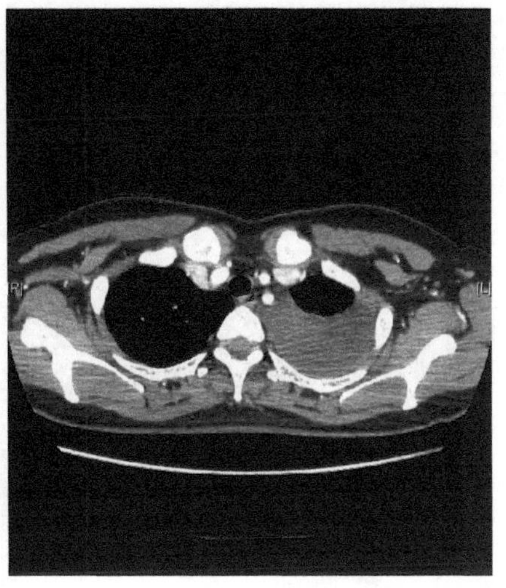

笔记

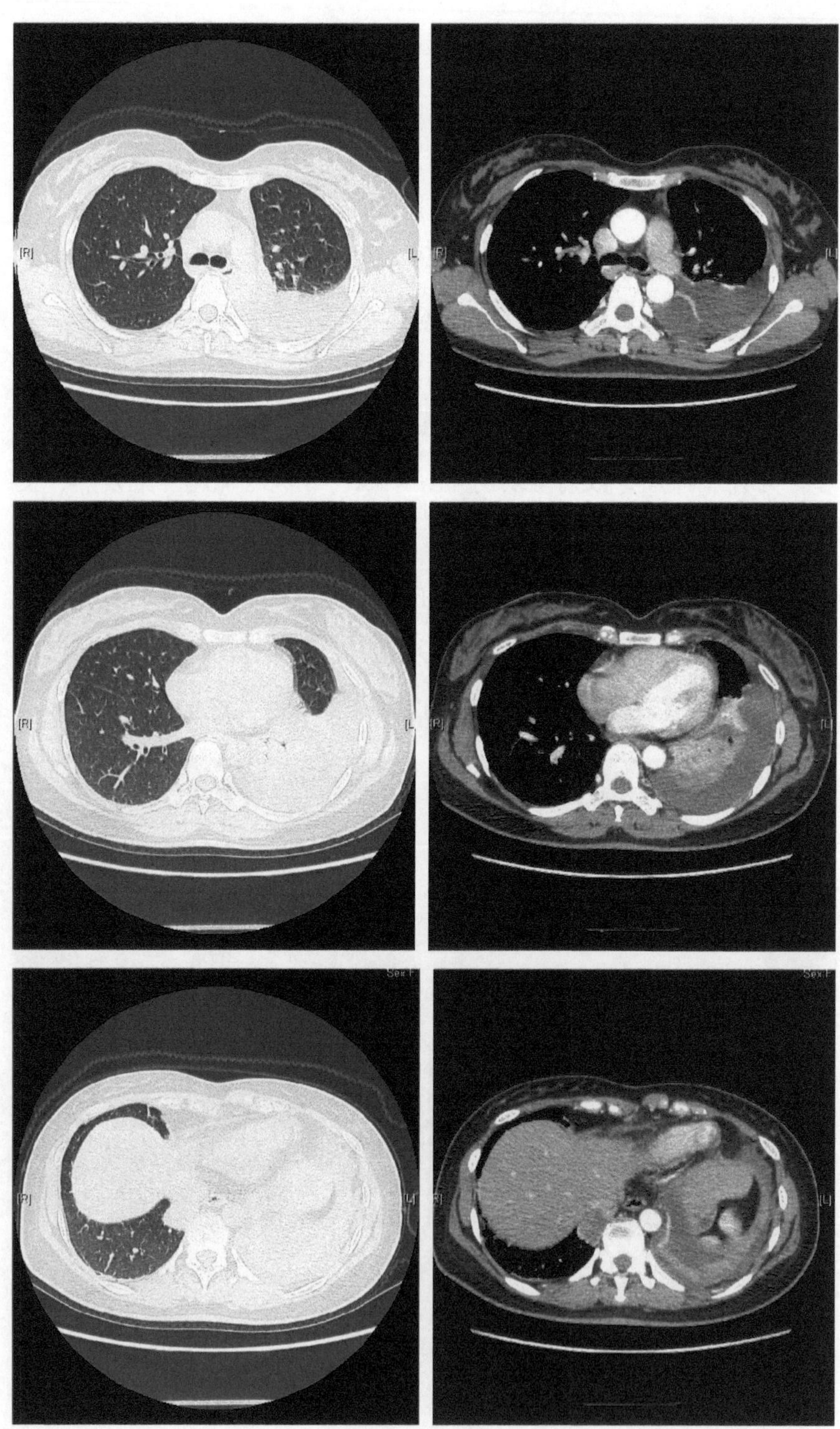

图 29-1　肺部 CT（2018 年 2 月 23 日）

笔记

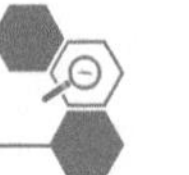

既往史：体健。无粉尘、有害物质、放射性物质接触史。无烟酒嗜好。

入院查体：体温 36.3 ℃，脉搏 99 次 / 分，呼吸 20 次 / 分，血压 136/90 mmHg，神志清楚，左肺呼吸音减低，双肺未闻及明显干湿性啰音。心律齐。腹平软，无压痛、反跳痛，肝脾肋下未触及。双下肢无水肿。神经系统未检及异常。

辅助检查：血、尿、便常规均正常。肿瘤标志物：细胞角蛋白 19 片段 3.27 μg/L，神经元特异性烯醇化酶 10.11 μg/L，糖类抗原 CA125 39.5 U/mL，鳞癌抗原 SCC 0.3 ng/mL，癌胚抗原 0.15 ng/mL。痰结核菌涂片：未检出。PPD 试验、T-spot 阴性。免疫功能、类风湿三项、抗核抗体十三项、血管炎组合 +ANCA、G 试验、GM 试验均阴性。生化全套：大致正常。胸腔积液常规：微混，外观棕色，李凡他试验弱阳性，细胞计数 0.874×10^{9}/L，多个核细胞 10.3%，单核细胞百分比 89.7%。胸腔积液生化：总蛋白 44.3 g/L，葡萄糖 5.73 mmol/L，氯 105 mmol/L。胸腔积液癌胚抗原 0.44 ng/mL，ADA 12 IU/L。

二、诊疗经过

气管镜检查（图 29-2）：左肺下叶背段亚段开口闭塞，于此处活检、刷片、灌洗液送病理检查。内科胸腔镜检查（图 29-3）：吸出血性胸腔积液 550 mL，分别沿胸膜腔前、上、后、侧、下顺序观察，见胸腔后胸壁及膈肌表面黏膜充血，脏层胸膜与壁层胸膜部分粘连。于后侧胸壁活检多块组织送病理检查，病理回报：转移性非小细胞癌。结合免疫组化考虑基底细胞样鳞癌，免疫组化：CK7（++）、P40（+）、P63（+），EBER、Napsin-A、TTF-1、CK20、Villin、CDX-2、CK5/6 均（–），Ki-67 指数约 85%（图 29-4）。右下

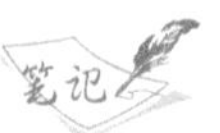

肺占位紧连大血管，MRI 增强：右肺下叶占位及双肺多发结节，考虑肺恶性肿瘤并双肺多发转移可能，下腔静脉及肝静脉瘤栓形成（图 29-5）。遂行肺穿刺活检术，病理回报亦为“基底细胞样鳞癌”。

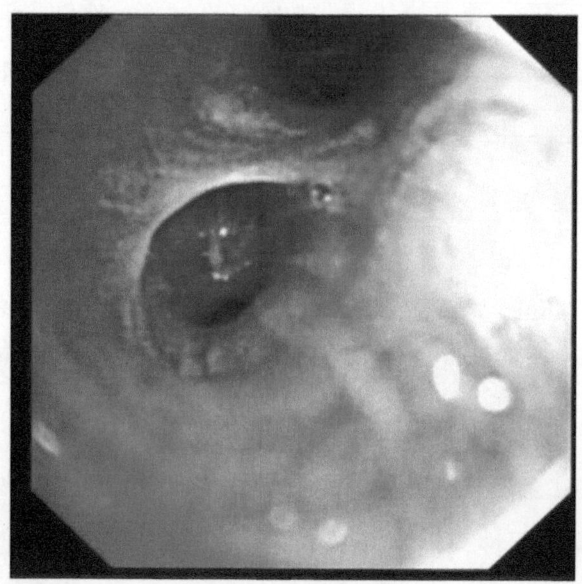

图 29-2　气管镜检查

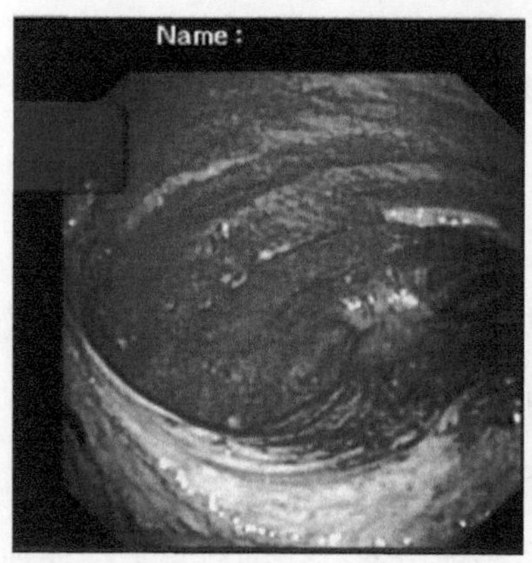

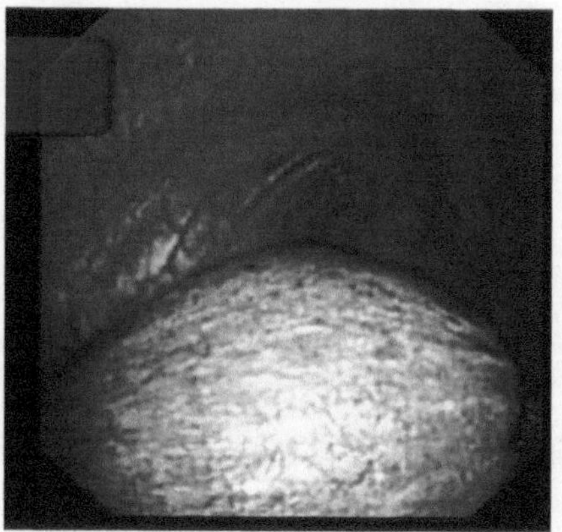

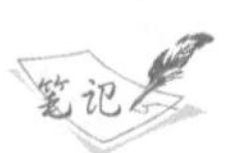

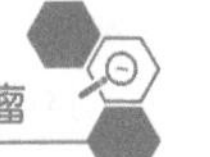

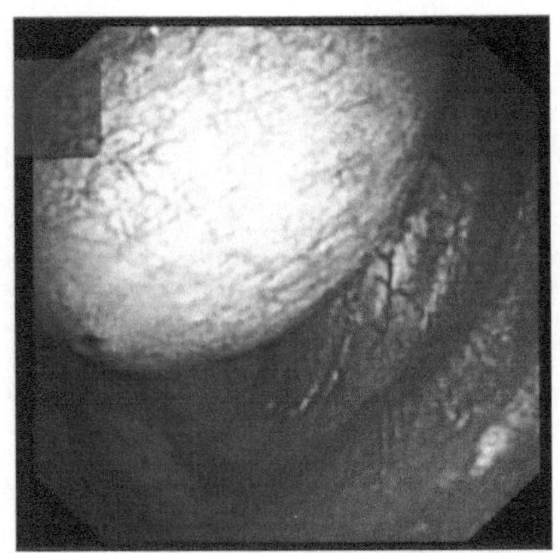
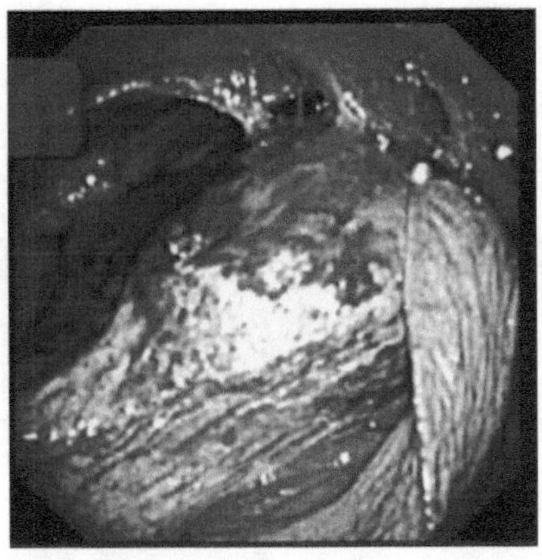

图 29-3　内科胸腔镜检查

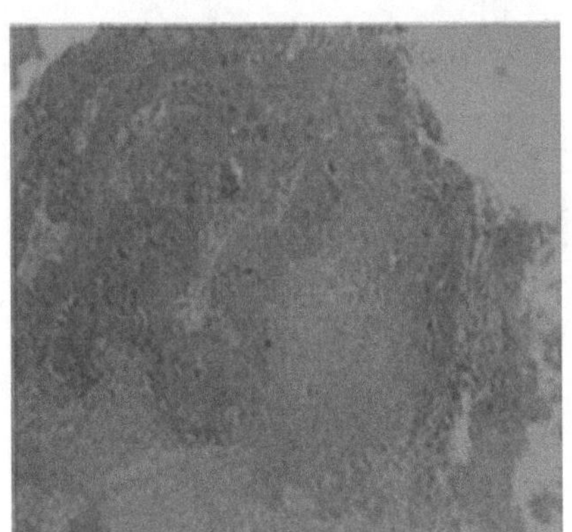
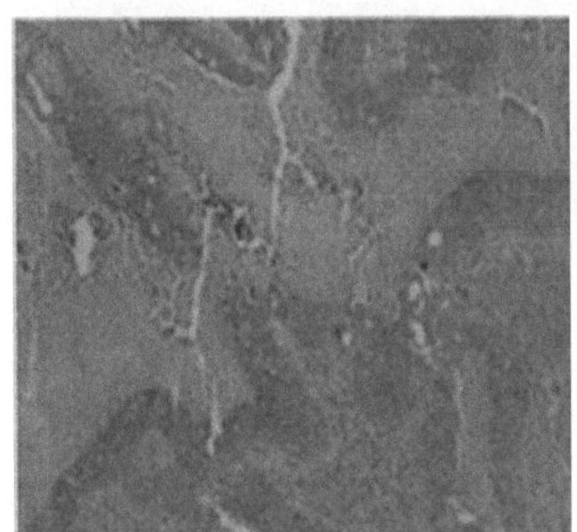

图 29-4　病理组织

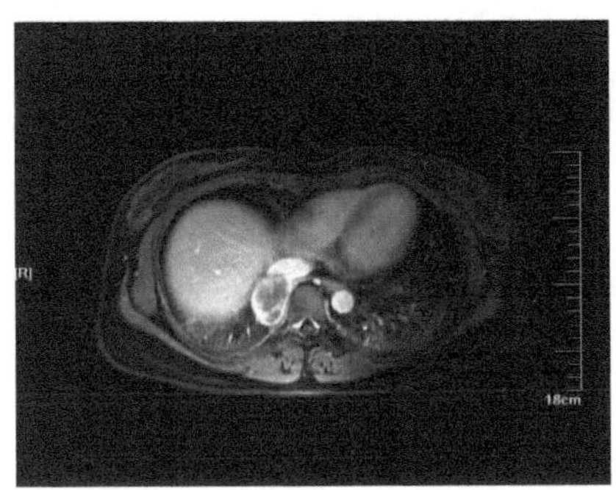
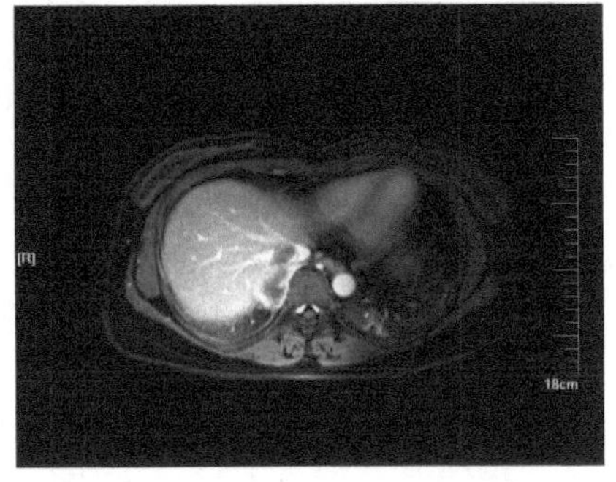

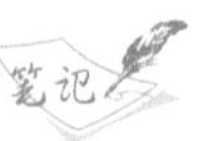

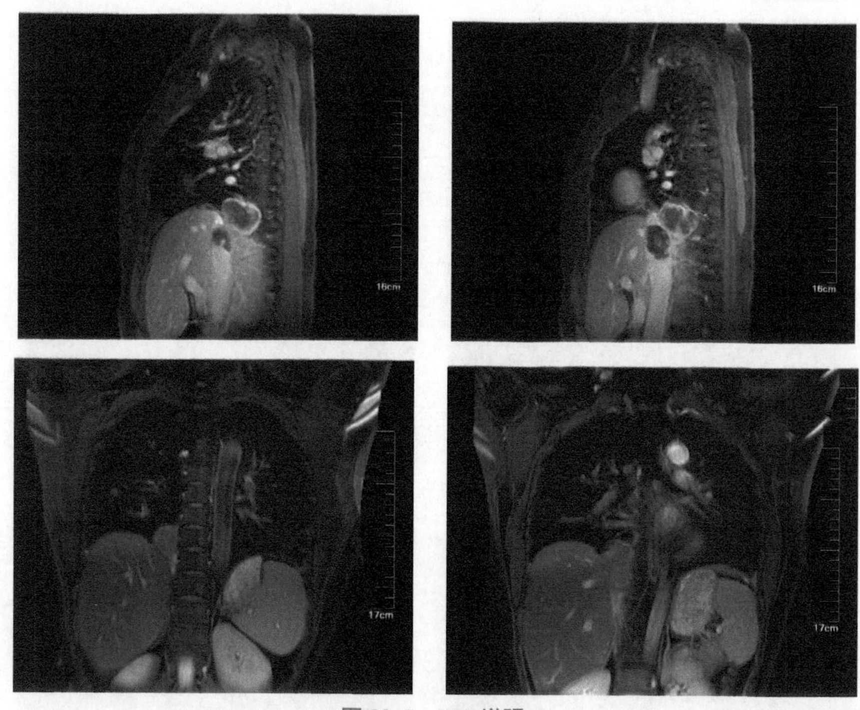
图 29-5 MRI 增强

三、最后诊断

右肺基底细胞样鳞癌并双肺、左胸膜腔转移（$cT_4N_xM_{1a}$，Ⅳa 期）。

四、治疗与转归

患者出院后于当地医院用 GP 方案化疗 2 个疗程后，病灶进展（PD）。改为“DP”方案 2 个疗程，仍进展，并迅速出现颅内、肝、全身骨多发转移，无法再耐受化疗后去世。

五、重要提示

1. 患者为中年女性，亚急性起病。

2. 气喘、咳嗽、胸痛起病。

3. 肺 CT 示右下肺占位，左侧胸腔积液。

4. 胸腔镜病理提示转移性基底细胞样鳞癌。

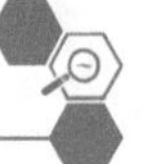

5. 右下肺占位于脊柱旁，肺穿刺活检病理亦为基底细胞样鳞癌。

6. 规范化疗效果不佳，进展迅速。

六、讨论

肺基底细胞样鳞癌（basaloid squamous carcinoma，BSC）是一种罕见的高度恶性肿瘤，好发于近端支气管。1992 年 Bramhina 首次对肺的基底样细胞癌（basaloid carcinoma，BC）进行了描述。主要特点：急骤的临床进展，较差的预后，独特的病理形态特点。1999 年 WHO 将基底样细胞癌归于鳞状细胞癌和大细胞癌的变异型。目前全球相关报道只有 137 例。

临床表现：缺乏特异性，主要以咳嗽、胸痛为主，可有转移灶及并发症相关症状、体征，对侧胸膜腔转移罕见，目前尚未见报道。

诊断和鉴别诊断：诊断主要依靠 CT，确诊需病理。CT 特点：常位于下肺，表现为团状软组织密度影，呈分叶状，边缘见短小毛刺，邻近胸膜凹陷，肿块内密度不均。增强后呈分隔样不均匀强化，可由多个大小基本相同的类圆形无强化低密度区及均匀强化的分隔样结构构成，其分隔厚度基本一致，形似“葡萄”样，以延迟期表现显著，动脉期可见肿块内多个点状血管影，其密度与胸主动脉相当（图 29-6）。

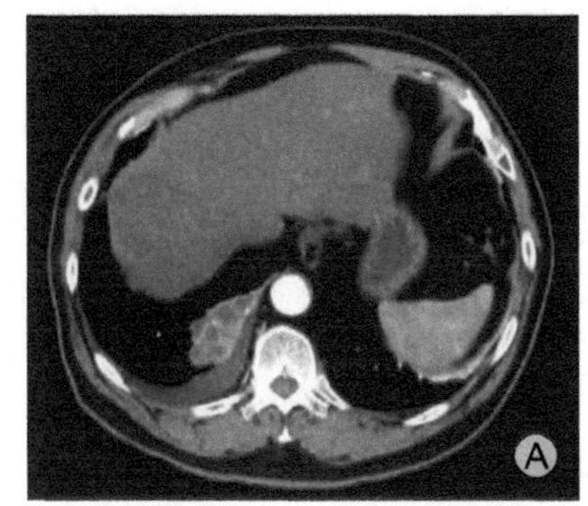

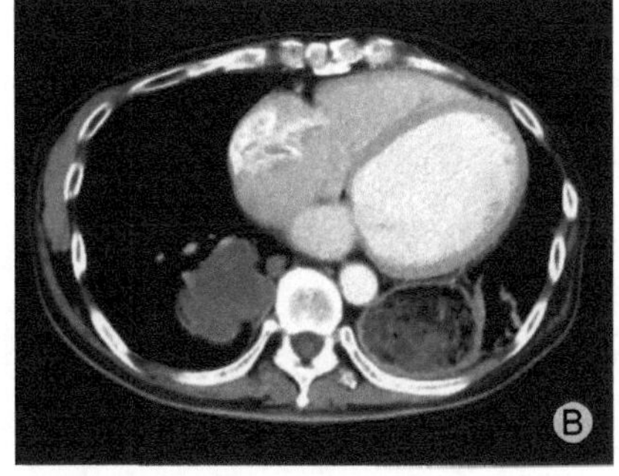

A. 右下肺葡萄串样肿块伴同侧胸腔积液；B. 右下肺团状软组织密度影，呈分叶状。

图 29-6 BSC 的典型 CT 表现

需与传统意义上的肺鳞状细胞癌鉴别：相关研究提示，BSC与肺低分化鳞癌（PDSC）两组中位生存时间分别19个月和30个月，4年生存率分别为22.4%和36.1%，但无统计学意义。BSC女性发生率高于PDSC，未发现BSC的预后同PDSC存在差异，因此，暂时不需要对此类特殊非小细胞肺癌亚型设定不同的治疗模式。病理上的表现是最主要的鉴别点，BSC具有独特的病理形态，鳞癌细胞成分是不可缺少的，即使有时数量少。其特点：癌巢周边细胞核呈显著的栅栏状排列，癌细胞小，胞质少，核浓染。癌巢具有鳞状细胞分化的形态特点，显示癌巢分层结构、灶性癌巢中央的细胞，胞质较丰富，癌细胞角化和（或）具有典型、不典型的角化珠形成，细胞出现间桥。癌巢周边清楚伴明显纤维间质反应。免疫组化：癌组织对低分子量细胞因子（CK）呈普遍弱阳性，阳性率可达84%；神经内分泌标记阳性率，NSE 28%，chromogranin 14%，强度较弱。

治疗：规范的手术切除是BSC有效的治疗方式，而术后的放化疗对于延长BSC生存期并无显著意义。

七、评述

肺基底细胞样鳞癌临床上少见，常位于下肺，可有较典型的CT影像学表现。与传统肺鳞状细胞癌在影像及病理上均有明显不同。相关研究表明两种病理类型患者的生存期及预后有差别，但尚未达统计学意义。治疗方法上主要靠手术，放化疗效果差。本例患者右下肺为原发病灶，出现左侧胸膜腔转移并积液，十分罕见，最后虽然病理确诊，但患者为晚期，失去了手术机会，化疗效果不佳，病情进展迅速，在确诊后积极治疗情况下仍在确诊后3个月去世，也表明了该类型肺癌进展迅速、预后不佳的特点。

（郭伟峰　朱秀妮　曾惠清）

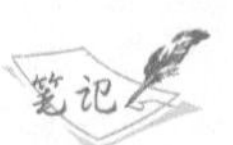

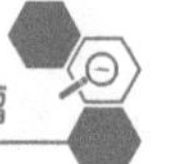

参考文献

1. BRAMBILLA E，MORO D，VEALE D，et al. Basal cell （basaloid） carcinoma of the lung：a new morphologic and phenotypic entity with separate prognostic significance. Hum Pathol，1992，23（9）：993-1003.

2. BRAMBILLA E，TRAVIS W D，COLBY T V，et al. The new World Health Organization Classification of Lung tumours.European Respiratory Journal，2002，18（6）：1059-1068.

3. 江岷芮，贾颖，李增鹏，等 . 肺中央型基底细胞样鳞癌 CT 表现 1 例 . 第三军医大学学报，2011，33（17）：1807，1819.

4. 向军，魏蜀亮，邓志刚 . 食管癌术后肺基底细胞样鳞癌 1 例 . 中华肺部疾病杂志（电子版），2014，7（5）：99.

5. 王长利，王磊，张雷，等 . 22 例肺基底细胞样鳞癌临床特点分析 . 中国肿瘤临床，2010，37（5）：280-283.

笔记

病例 30　发热，气喘，胸腔积液

一、病情介绍

患者，女性，38 岁，务农。

以“气喘、发热 10 天”为主诉于 2018 年 2 月 9 日入院。

现病史：入院前 10 天患者出现活动后气喘，伴发热、畏冷、乏力，最高体温 39.5 ℃，伴干咳，右侧胸痛，深呼吸时明显。无咯血、盗汗、下肢水肿。当时就诊于当地医院（具体诊治不详），上述症状未见明显改善，求诊于福建医科大学附属泉州第一医院。2018 年 2 月 8 日肺部 CT（图 30-1）：右主支气管狭窄伴右肺不张，不排除 MT 可能；双肺多发转移可能；右侧胸腔积液伴右肺膨胀不全；胸骨、左侧肩胛骨多个胸椎多发转移可能。拟“右侧胸腔积液”收住院。

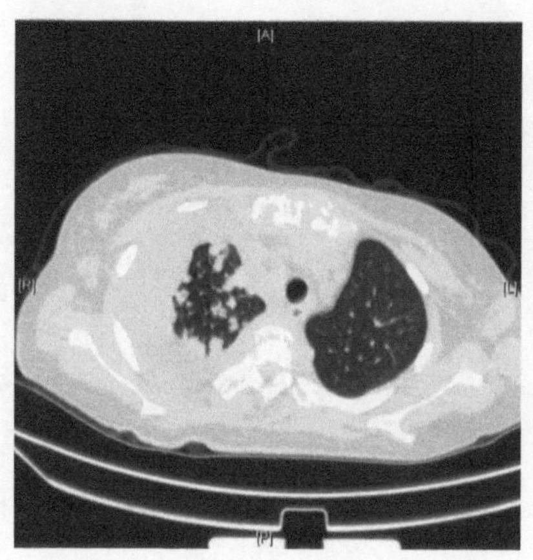

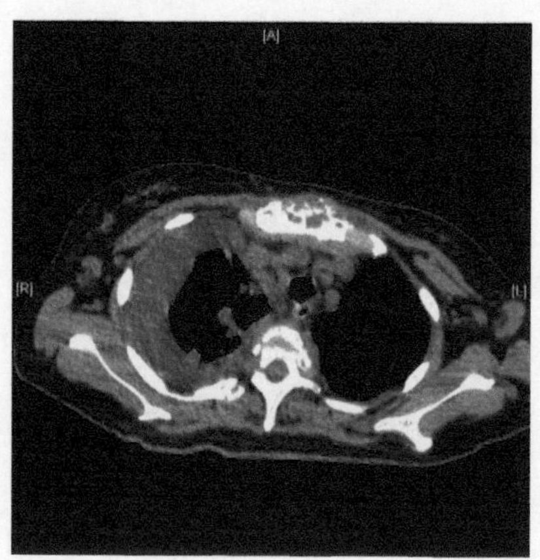

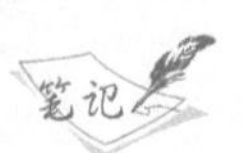

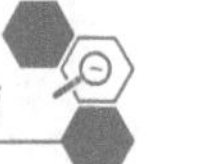

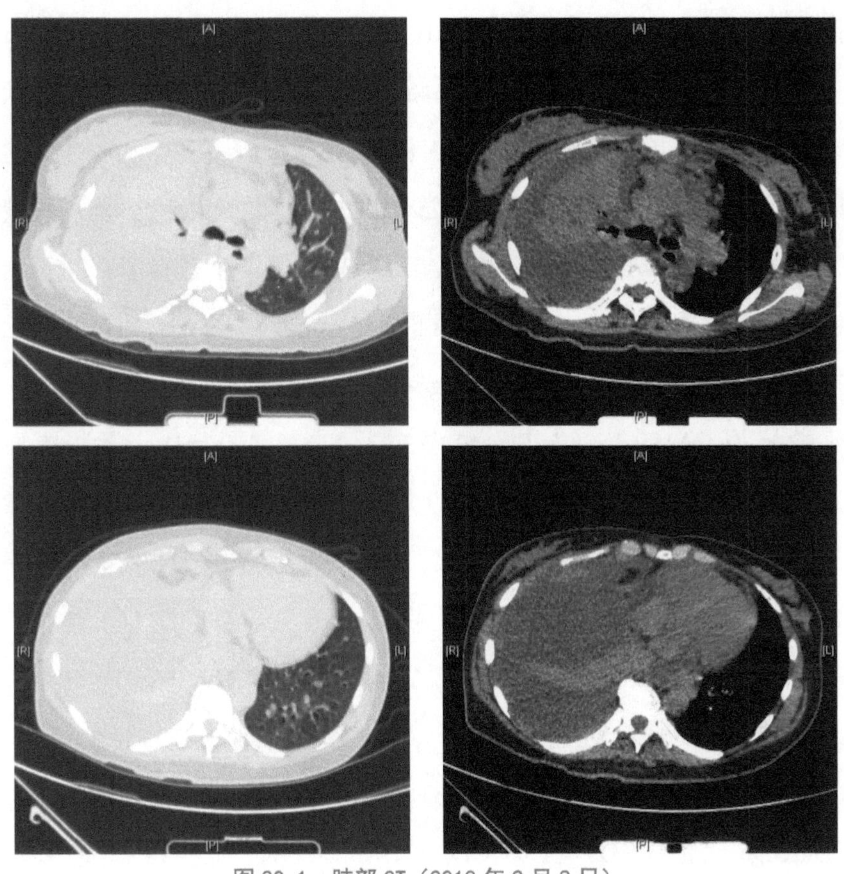

图 30-1　肺部 CT（2018 年 2 月 8 日）

既往史：1 年前因“胸前肿物伴反复胸闷、气促 5 个月”就诊外院，胸前肿物穿刺活检病理报告“初步考虑炎症性病变”，具体诊治不详。

入院查体：体温 36.5 ℃，脉搏 143 次 / 分，呼吸 25 次 / 分，血压 143/89 mmHg，神志清楚，周身浅表淋巴结无肿大。右肺呼吸活动减低，右肺语颤减低，右肺叩诊音浊，右肺呼吸音低，双肺未闻及干湿性啰音。心率 143 次 / 分，心律齐。腹肌软，无压痛，无液波震颤。

辅助检查：血常规：白细胞 15×10^{9}/L，中性粒细胞 14.29×10^{9}/L，中性粒细胞百分比 95.3%，红细胞 3.19×10^{12}/L，血红蛋白 76 g/L，红细

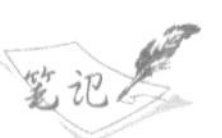

胞压积 25.4%，血小板 453 × 10^9/L。红细胞沉降率 66 mm/h。C- 反应蛋白 209.4 mg/L。降钙素原 16.48 ng/mL。胸腔积液常规：细胞数 0.982 × 10^9/L，单核细胞百分比 53%，李凡他试验（+）。胸腔积液生化：总蛋白 28.3 g/L，葡萄糖 5.6 mmol/L，氯 107 mmol/L。胸腔积液癌胚抗原 0.33 ng/mL。胸腔积液 ADA：12 IU/L。生化全套：总蛋白 47.6 g/L，白蛋白 24.6 g/L，总胆固醇 2.49 mmol/L。肿瘤标志物：甲胎蛋白 1.98 ng/mL，癌胚抗原 0.64 ng/mL，糖类抗原 CA153 16.1 U/mL，糖类抗原 CA199 1.2 U/mL，鳞癌抗原 SCC 0.4 ng/mL，糖类抗原 CA724 1.05 KU/L，细胞角蛋白 19 片段 1.41 μg/L，神经元特异性烯醇化酶 28.45 μg/L。甲状腺功能三项：大致正常。CD4/CD8/CD3 绝对值：总 T 细胞（CD3+）百分率 89.8%，总 T 细胞（CD3+）绝对值 565.98 个 /μL，Th/Ti 细胞（CD3+，CD4+）百分率 36.02%，Th/Ti 细胞（CD3+，CD4+）绝对值 203.87 个 /μL，Ts/Tc 细胞（CD3+，CD8+）百分率 62.45%，Ts/Tc 细胞（CD3+，CD8+）绝对值 353.43 个 /μL，CD4/CD8 比值（CD3+CD4+/CD3+CD8+）0.58。抗核抗体谱十三项：阴性。免疫功能监测 + 类风湿关节炎，多发性骨髓病：λ 轻链 2.95 g/L，免疫球蛋白 G 5.38 g/L，κ 轻链 3.52 g/L，免疫球蛋白 M 0.324 g/L。快速血浆反应素：梅毒甲苯胺红不加热血清试验（+），梅毒甲苯胺红不加热血清滴度试验 1 ∶ 1 阳性。结核感染 T 细胞检测：结核杆菌感染判断阳性（+）。右侧胸腔积液病理：涂片见少量淋巴细胞、中性粒细胞及间皮细胞。痰培养 + 涂片（–）。结核菌痰培养 + 涂片检出抗酸杆菌（+）。头颅 CT：未见明显异常。腹部彩超：①胆囊息肉样病变可能；②脾大、脾内片状低回声区（请结合临床）；③宫颈多发潴留囊肿；④肝、胰头体、双肾、膀胱、双侧附件未见异常盆腔积液。双侧颈部 + 锁骨上淋巴结彩超：①双侧颈部

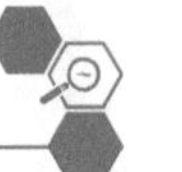

及双侧锁骨上低回声结节，左侧最大约 1.8 cm × 0.9 cm，右侧最大约 1.5 cm × 0.5 cm（淋巴结肿大可能，请结合临床）；②双侧肾上腺区未见占位。

二、诊疗经过

入院后先予“莫西沙星”抗感染治疗，并行胸腔闭式引流术，胸腔积液常规及生化提示为渗出液，胸腔积液腺苷脱氨酶正常。皮肤科会诊，考虑活动期梅毒，改为“多西环素 + 舒普深 + 异帕米星”抗感染治疗。患者体温仍无下降。痰找结核菌（+），T-spot（+），PPD 试验：15 mm × 21 mm。予更改抗生素方案为“多西环素 + 舒普深”，同时予“HRZE”方案抗结核治疗。患者热峰有所下降，依旧反复发热，在原基础上加用“利奈唑胺”抗感染、抗结核处理，体温仍无明显下降。行内科胸腔镜检查：吸出黄色胸腔积液 2000 mL，分别沿胸膜腔前、上、后、侧、下顺序观察，于前、后、侧胸壁胸膜及脏层胸膜、膈顶可见多发结节，表面光滑，质韧，活检 8 块组织送病理检查（图 30-2）。胸膜病理：送检胸膜组织见少量核大深染的异型细胞浸润，部分细胞双核至多核，少数见嗜酸性大核仁，核分裂象少见，间质广泛条索状胶原化及小淋巴细胞浸润，结合免疫组化结果，考虑经典型霍奇金淋巴瘤（结节硬化型）。免疫组化：瘤细胞 CD30（+）、CD15（–）、PAX-5 弱（+）、Mum-1 部分（+）、Vim（+）、LCA 部分（+）、Ki-67（+），ALK、EMA、CK-pan、S-100、CD1α、Villin、TTF-1 均阴性，背景淋巴细胞 CD3（+）、CD4（+）、CD8（+）、CD20（+）、CD21 示残存滤泡树突网。EBER 原位杂交检测结果（–）（图 30-3）。

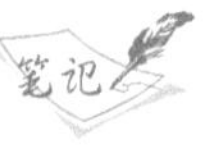

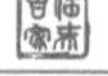

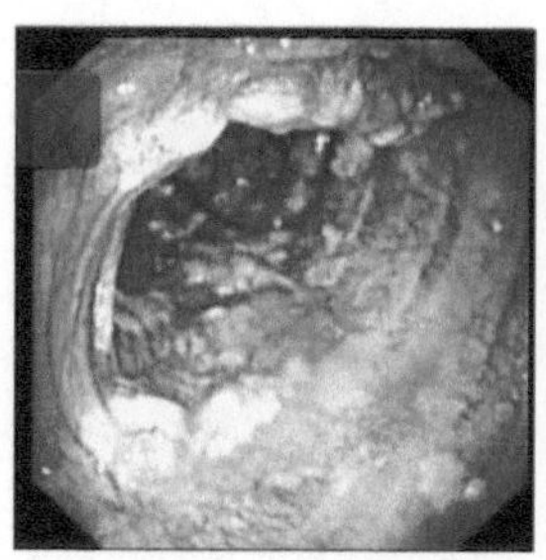 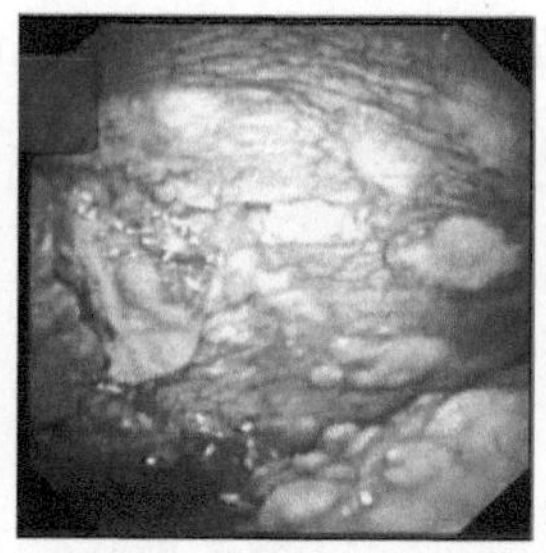 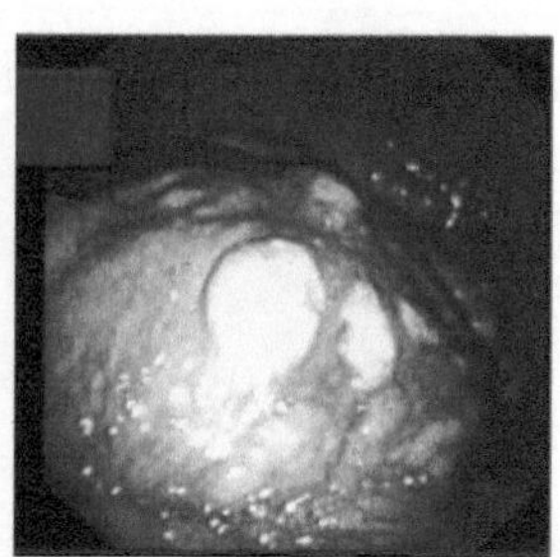

图 30-2　内科胸腔镜

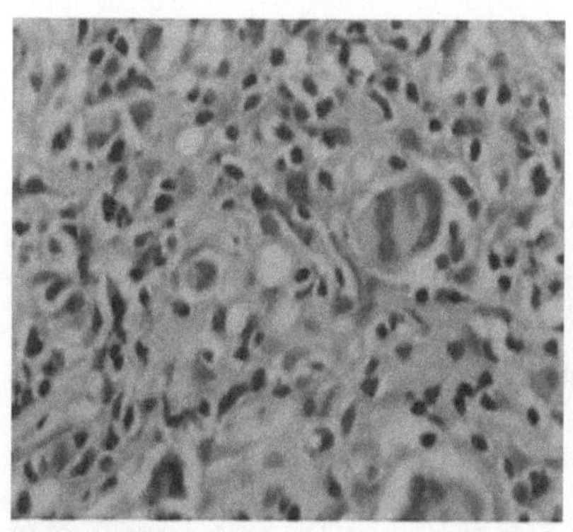 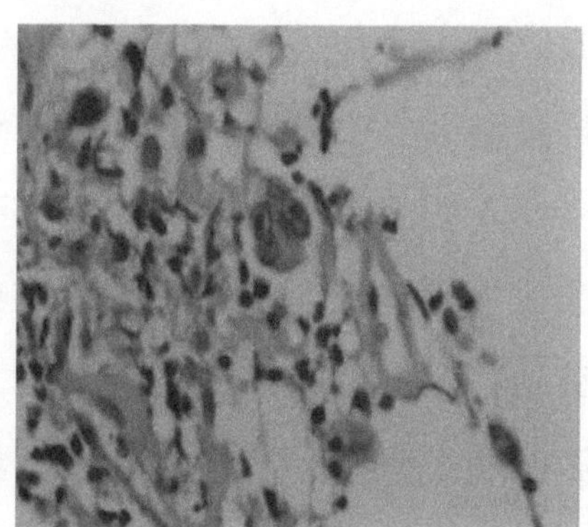

图 30-3　组织病理

三、最后诊断

经典型霍奇金淋巴瘤（结节硬化型）并胸膜腔转移；双肺继发性肺结核涂（+）初治；梅毒。

四、治疗与转归

转血液内科行化疗，继续抗结核治疗，患者体温下降至正常，胸腔积液未再反复生长。肺部 CT 平扫 + 增强：右侧胸腔积液较前减少伴右肺膨胀不全。双肺、双侧胸膜多发转移瘤与前片相仿（图 30-4）。

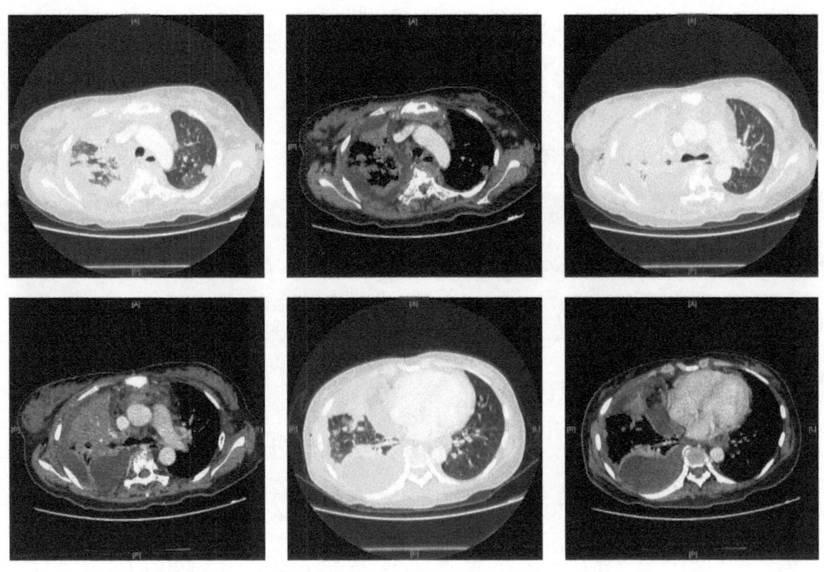

图 30-4 肺部 CT 平扫 + 增强（2018 年 3 月 15 日）

五、重要提示

1. 患者为中年女性，急性起病。

2. 气喘、咳嗽、发热、胸痛起病。

3. 肺 CT 示右肺占位，双肺多发结节，右侧胸腔积液，右肺膨胀不全。

4. 胸腔积液检查提示渗出液，胸腔积液癌胚抗原正常、ADA 正常范围。

5. 抗感染治疗效果不佳，抗梅毒及抗结核治疗后热峰有所下降，但仍反复发热。

6. 内科胸腔镜检查病理考虑经典型霍奇金淋巴瘤（结节硬化型），化疗见效。

六、讨论

霍奇金淋巴瘤（hodgkin lymphoma，HL）大多数原发于淋巴结，原发于淋巴结外较少见。肺原发性霍奇金淋巴瘤（primary pulmonary

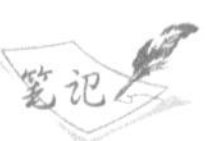

hodgkin lymphoma，PPHL）则更为罕见。临床及影像学表现缺乏特异性，易误诊为其他肺部疾病，较长的诊断过程会造成病情延误，最终确诊需要通过活检或手术切除标本进行病理分型。

临床表现：缺乏特异性，主要以咳嗽、发热为主。本例患者合并有梅毒、肺结核，掩盖了主要疾病，误导了前期的诊疗。同时本例患者出现了胸膜腔转移，伴有胸痛、气喘症状，最终经内科胸腔镜胸膜结节活检病理确诊。

诊断和鉴别诊断：PPHL 的诊断标准：①具有霍奇金淋巴瘤的组织学特征；②排除纵隔、肺门病变直接侵及肺实质；③病变局限于肺，伴或不伴有肺门及纵隔淋巴结转移；④经病理确诊后 3 个月内，肺外其他部位未发生霍奇金淋巴瘤。大量文献报道，PPHL 存在性别差异，女性较为多见，男女之比为 1.0 ∶ 1.4，且从年龄分布来看，发病年龄具有双峰特征，小于 35 岁为第一个峰，随着年龄的增长发病率会有所下降，60 岁以后出现第二个峰。根据目前文献资料显示，发病年龄集中在 21 ～ 30 岁。临床上大多数患者有呼吸道和全身症状，其中最常见症状为体重下降、发热、盗汗，也可出现干咳、痰中带血、胸痛。出现发热、盗汗、体重下降的现象称为“B 症状”，40% PPHL 会出现此症状。PPHL 好发部位为上肺叶，肿瘤一般较大，主要表现为多发结节，也可以为单发结节或出现空洞，也可表现为相应肺实变，肿瘤累及胸膜可出现胸膜粘连、胸腔积液，而继发性 PPHL 常呈粟粒状分布。在影像学上需要与多结节伴空洞形成的疾病鉴别，其中非肿瘤性病变包括韦格纳肉芽肿、肺结核、坏死性肺炎、肺脓肿、吸入性疾病（如肺尘埃沉着病和矽肺）、嗜酸性粒细胞性肺炎、真菌感染；肿瘤性疾病包括肺癌、恶性黑色素瘤和骨肉瘤。由于 PPHL 在临床上需要与之鉴别的疾病涉及范围较广，在最终通过活检或手术切除标本确诊之前，常被误诊而造成病情延

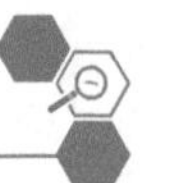

误。本例患者临床上表现为发热、咳嗽、咳痰伴胸痛，影像学表现为右肺上叶多发结节，以右肺上叶前段及后段肿块为著，累及邻近右中上纵隔及邻近纵隔胸膜，故最初考虑肺结核或肺肿瘤，最终经病理活检，确诊为肺原发性霍奇金淋巴瘤。在治疗过程中出现了右肺上叶结节数量增多伴结节空洞形成，这种影像学变化考虑为肺部自然病程，目前尚未见相关文献报道，可能存在一定的诊断意义。

治疗：文献报道，1960 年以前，大多数患者采取肿瘤完整切除术联合术后放疗；1960 年之后，以肿瘤完整切除术联合化疗为主要治疗方案。目前临床上对于放疗较少使用，因放疗可引起不可逆性肺损伤。大多数学者认为，对于局限性的 PPHL 首选手术治疗，对于双侧肺病变、肺内多发病灶、肺外浸润或复发病例常用手术联合化疗。Vanden Eynden 等统计，病灶局限的患者行完整病灶切除后 10 年生存率为 87.5%，比部分切除或未切除的患者生存率明显要高。

七、评述

原发于肺的淋巴瘤是一种非常罕见的结外恶性淋巴瘤，在肺部肿瘤中发生率低于 1%，在恶性淋巴瘤中只占 0.5% ～ 1%，在结外淋巴瘤中仅占 3.6%。PPHL 是指肺内淋巴组织及支气管黏膜相关淋巴结内发生的霍奇金淋巴瘤。与肺炎、肺癌、肺结核等在临床症状、影像学表现方面均有相似之处，缺乏特异性，未经病理活检很难确诊。同时本例患者合并有肺部感染、肺结核、活动期梅毒，掩盖了淋巴瘤这种主要疾病，使前期的诊疗受到误导。最终经内科胸腔镜胸膜病理确诊。对于有胸腔积液的患者，应尽量行内科胸腔镜检查，以助早期诊断，少走弯路。

（郭伟峰　方耀堂　曾惠清）

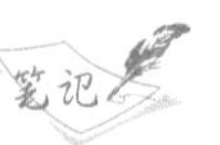

参考文献

1. 张芳，林文生，李腾，等.肺原发性霍奇金淋巴瘤临床病理观察.诊断病理学杂志，2017，24（8）：576-580.
2. TILLAWI I S.Primary pulmonary Hodgkinh lymphoma.A report of 2 cases and review of the literature.Saudi Med J，2007，28（6）：943-948.
3. 白信花，郝彦勇，孙岩，等.肺霍奇金淋巴瘤临床病理分析.中国实验诊断学，2015（4）：684-685.
4. CARTERI Y，JOHKOH T，HANDA O，et al.Primary pulmonary Hodgkin's disease：CT findings in three patients.Clin Radioi，1999，54（3）：182-184.
5. COOKSLEY N，JUDGE D J，BROWN J，et al.Primary pulmonary Hodgkin's lymphoma and a review of the literature since 2006.BMJ Case Rep，2014，2014：bcr2014204020.
6. RADIN A.Primary pulmonary Hodgkin's disease.Cancer，1990，65：550-563.
7. RODRIGUEZ J，TIRABOSCO R，PIZZOLITTO S，et al.I-Iodgkin lymphoma presenting with exclusive or preponderant pulmonary involvement：a clinicopathologic study of 5 new cases.Ann Diagn Pathol，2006，10（2）：83-88.
8. 陈国勤，顾莹莹，刘桂红，等.肺原发性霍奇金淋巴瘤临床病理分析.国际呼吸杂志，2013，33（8）：577-579.
9. LLUCH-GARCIA R，BRIONES-GOMEZ A，MONZO-CASTELLANO E，et al.Primary pulmonary Hodgkin's lymphoma.Can Respir J，2010，17（6）：106-108.
10. KERN W，CREPEAN A，JONES J.Primary Hodgkin's disease of the lung.Report of four cases and review of the literature.Cancer，1961，14：1151-1165.
11. VANDEN EYNDEN F，FADEL E，PERROT M，et al.Role of surgery in the treatment of primary pulmonary B-cell lymphoma.Ann Thorac Surg，2007，83（1）：236-240.

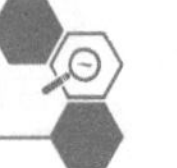

病例31　咳嗽，右肺中下叶阴影，胸腔积液

一、病情介绍

患者，男性，46岁，企业管理职员。

以“咳嗽、气喘3天”为主诉于2014年9月22日入院。

现病史：3天前患者无明显诱因出现咳嗽，无明显咳痰，伴活动性气喘。无畏冷、寒战、发热，无咯血、痰中带血，无心悸、气促等。就诊于福建医科大学附属泉州第一医院，查肺部CT（2014年9月22日）：右肺中下叶炎症性改变，双肺上叶肺气肿、多发肺大疱，右侧胸腔积液（图31-1）。门诊拟“右侧胸腔积液待查”收住入院。

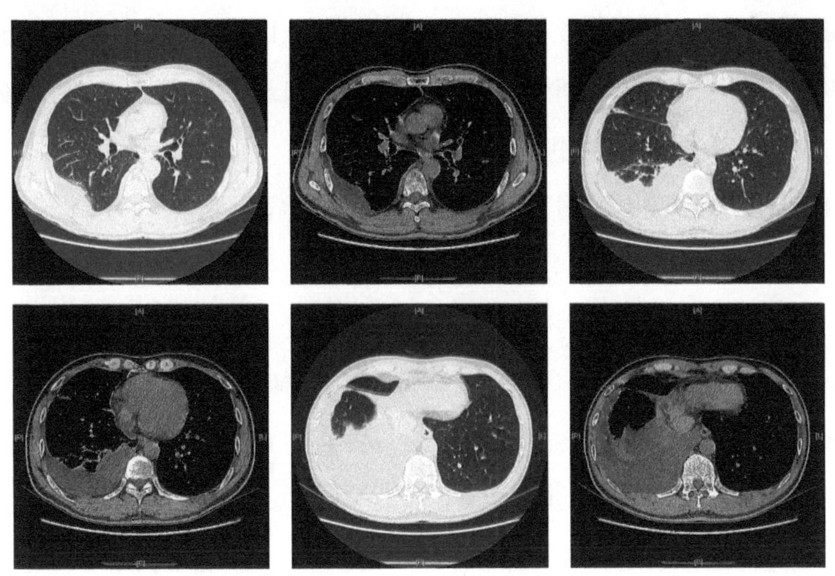

图31-1　肺部CT（2014年9月22日）

既往史：体健。无粉尘、有害物质、放射性物质接触史。无烟酒嗜好。

入院查体：体温 36.3 ℃，脉搏 93 次 / 分，呼吸 20 次 / 分，血压 128/83 mmHg，神志清楚，右肺语颤减弱，右肩胛下角线第 8 肋间以下叩诊呈浊音，右下肺呼吸音明显减低，双肺未闻及干湿性啰音，无胸膜摩擦音。心律齐。腹平软。神经系统无异常。

辅助检查：血常规：白细胞 12.6×10^9/L，中性粒细胞百分比 67.9%，红细胞 4.28×10^9/L，血红蛋白 148 g/L，血小板 228×10^9/L。胸腔积液常规：细胞计数 4×10^9/L，李凡他试验（+），单核细胞 5%，多核细胞 95%。胸腔积液生化：总蛋白 49.3 g/L，葡萄糖 6.01 mmol/L，氯 110 mmol/L。胸腔积液肿瘤标志物：癌胚抗原 2.21 ng/mL，糖类抗原 CA125 289.5 U/mL。胸腔积液 ADA 16 IU/L。生化全套：大致正常。降钙素原＜ 0.05 ng/mL。D- 二聚体 1.33 mg/LFEU。尿、便常规均正常。红细胞沉降率 37 mm/h。C- 反应蛋白 14.6 mg/L。肿瘤标志物：癌胚抗原 3.26 ng/mL，糖类抗原 CA125 8 U/mL，鳞癌抗原 SCC 0.4 ng/mL，神经角质烯醇化酶 7.85 μg/L，细胞角蛋白 19 片段 2.97 μg/L。彩超示右侧胸腔积液；双侧颈部、锁骨上未见占位；肝、脾、胆囊、胰腺、双侧肾上腺区未见占位。病理报告（2014 年 9 月 24 日、2014 年 9 月 25 日）:（右侧胸腔积液）涂片可见可疑癌细胞；T-spot（–）；胸腔积液培养 5 天无细菌生长。头颅 CT：未见明显异常。2014 年 9 月 29 日右胸膜活检病理：上皮样间皮瘤；免疫组化检测：CK5/6（+）、Calretinin（+）、D2-40（+）、CK7（+）、CEA（–）、Napsin-A（–）、TTF-1（–）、WT-1（–）、Ki-67（15%+）。全身骨显像：①全身骨显像未见明确肿瘤骨转移征象；②右侧胸部骨外 MDP 摄取增高，考虑胸腔积液摄取趋骨性药物。

二、诊疗经过

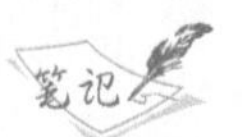

入院后行胸腔积液检查示渗出液，胸腔积液腺苷脱氨酶、癌胚

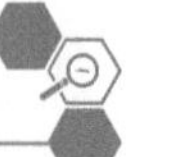

抗原均不高，多核细胞为主，胸腔积液培养：未见细菌生长。考虑"右肺炎并细菌性胸膜炎"，予"莫西沙星"抗感染，并行右胸腔闭式引流术，患者咳嗽症状缓解，但右侧胸腔仍反复生长。于2014年9月26日行内科胸腔镜检查：吸出深黄色胸腔积液900 mL，分别沿胸膜腔前、上、后、侧、下顺序观察，包括侧背部胸壁及下叶膈面，于胸腔侧胸壁、后胸壁可见散在黄色菜花样肿物，于膈面见多发黄色菜花样肿物，凹凸不平，部分表面破溃，质硬，于侧、后侧胸壁及膈胸膜病变部位活检6块组织送病理检查（图31-2）。2014年9月29日右胸膜活检病理：上皮样间皮瘤。免疫组化检测：CK5/6（+）、Calretinin（+）、D2-40（+）、CK7（+）、CEA（–）、Napsin-A（–）、TTF-1（–）、WT-1（–）、Ki-67（15%+）。

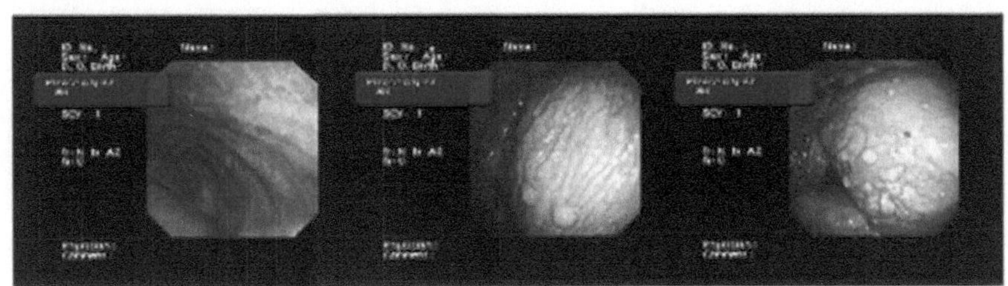

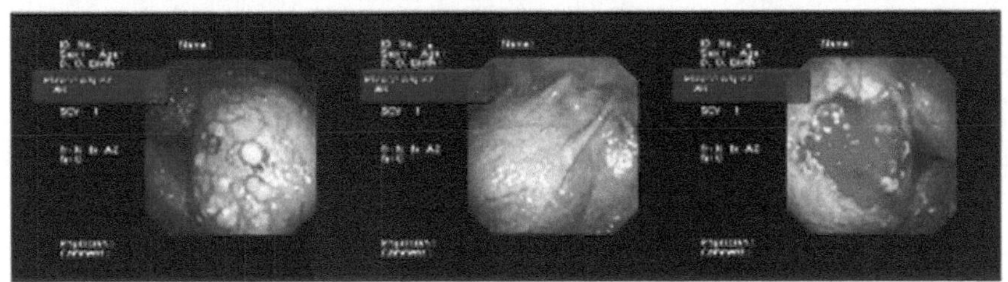

图31-2　内科胸腔镜（2014年9月26日）

三、最后诊断

右侧胸膜上皮样间皮瘤，Ⅳ期。

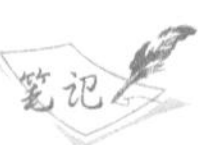

四、治疗与转归

行 AP（培美曲塞 + 顺铂）方案化疗，胸腔积液未再反复生长。

五、重要提示

1. 患者为中年男性，亚急性起病。

2. 咳嗽、活动性气喘起病。

3. 肺 CT 示右肺中下叶炎症性改变，双肺上叶肺气肿、多发肺大疱，右侧胸腔积液。

4. 胸腔积液检查提示渗出液，胸腔积液腺苷脱氨酶、癌胚抗原均不高，多核细胞为主，胸腔积液培养：未见细菌生长。

5. 内科胸腔镜检查，病理回报上皮样间皮瘤。

6. 抗感染治疗无效，化疗见效。

六、讨论

MPM 是胸膜原发的少见的恶性肿瘤，其作为一种职业病性肿瘤，不同国家间发病率存在着很大的差异，这与作为 MPM 主要致病原因的石棉在这些国家的消费量有关。从石棉暴露到 MPM 发病有 10 ～ 40 年的潜伏期，目前发病率已达一定高峰程度，并且随着我国步入老龄化社会，在未来几十年仍将持续增加，故急需提高临床对 MPM 的认识和诊断水平。MPM 起病隐匿，常以胸痛、发现胸腔积液为主要就诊原因，胸痛在发病初期常为轻度的，不易被重视，同其他胸膜疾病相比不具备特异性，在影像学及实验室检查上很难同肺腺癌胸膜转移和结核性胸膜炎相鉴别。张建国等统计分析了 1980—1999 年发表的 1382 例 MPM，其误诊率达 48.6%，误诊分析中结核性胸膜炎、肺癌胸膜转移占所有误诊病种的前二位，比例为 67%。而由于 MPM 的发病率远低于后二者，故常被误诊，延误治疗。内科胸腔镜作为近年新兴并被广泛应用的一项技术，微创、局

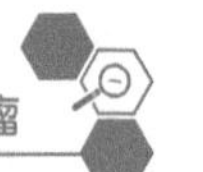

麻、易操作的特性大大延伸了医师诊治胸膜疾病的触角，是确诊病因不明胸膜疾病的一项利器。

临床表现：恶性间皮瘤最早的症状常是胸腔积液引起的呼吸困难。当肿瘤变大侵及邻近结构时通常出现胸痛。局部结构受侵范围扩大可导致 Horner 综合征，声嘶、声带麻痹，可压迫臂丛神经。

诊断和鉴别诊断：诊断主要依据 CT 影像，确诊需病理。本病确诊率较低，弥漫性恶性胸膜间皮瘤需与胸膜转移性肿瘤、结核性胸膜炎有胸膜增厚者鉴别。弥漫性恶性胸膜间皮瘤与胸膜转移性肿瘤的鉴别是很困难的，通常认为两侧性胸膜受累提示为转移性肿瘤。胸膜上呈多个分离的小结节状阴影以转移性肿瘤可能性大，而连续的驼峰样大结节状阴影则提示弥漫性恶性胸膜间皮瘤，亦有呈比较广泛胸膜增厚者，但其内缘常呈波浪状起伏。肋间隙并不狭窄，往往反而比健侧宽。慢性结核性胸膜炎有胸膜增厚者一般有肋间隙狭窄，胸膜增厚的内侧缘都比较平直，病程长者可有典型的肋骨骨膜反应或在浓密的胸膜影中出现斑片状钙化影。一般认为胸膜增厚＞ 2 cm 结节状多为恶性，与纵隔胸膜一起形成环形增厚，同时纵隔固定。大量积液无纵隔移位者多为恶性。CT 增强扫描胸膜间皮瘤可借此与结核相鉴别。

治疗：AP（培美曲塞＋顺铂）方案是目前恶性间皮瘤的主要治疗方案。对于胸腔积液反复生长的晚期患者，可行经内科胸腔镜胸膜腔内光动力治疗，效果显著。

七、评述

MPM 为一种少见胸膜原发性疾病，与结核性胸膜炎、胸膜腔恶性转移瘤常难以鉴别。近年来随着内科胸腔镜技术的开展，MPM 的诊断率逐步升高，患者的生存时间、生活质量取决于能否在发病之

后得到准确诊断与恰当治疗。本例胸腔积液患者常规行内科胸腔镜检查，从而及时通过病理确诊和进行化疗，取得了良好的疗效，提示了内科胸腔镜在不明原因胸腔积液诊疗中的重要地位。

（郭伟峰　真　滢）

参考文献

1. 徐春生，曹卫华．间皮瘤的流行病学及临床特征．职业与健康，2008，24（23）：2588-2590.
2. SCHERPEREEL A，ASTOUL P，BAAS P，et al. Guidelines of the European respiratory society of thoracic surgeons for the management of malignant pleural mesothelioma.Eur Respir J，2010，35（3）：479-495.
3. 张建国，张惠珍．恶性胸膜间皮瘤诊断方法探讨．内蒙古医学院学报，2002，24（1）：48-49.
4. BOFFETTA P，AUTIER P，BONIOL M，et al. An estimate of cancers attributable to occupational exposures in France.J Occup Environ Med，2010，52（4）：399-406.

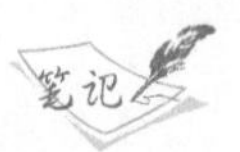

病例 32　肺内占位，胸膜结节，胸腔积液

一、病情介绍

患者，男性，82 岁，退休工人。

以“活动后气喘 2 个月”为主诉于 2019 年 1 月 14 日入院。

现病史：患者入院前 2 个月无明显诱因开始出现活动后气喘，爬 1 层楼即感气喘，咳嗽、咳白黏痰，无畏冷、发热，无胸闷、心悸，无盗汗，无尿少、双下肢水肿等不适，自行口服“感冒药”，气喘呈进行性加重，至入院前平地快走即感气喘，休息后可缓解，偶感左背部酸痛，无发热、盗汗、消瘦，无心悸、胸闷，无恶心、呕吐、腹痛等不适，至福建医科大学附属泉州第一医院门诊，门诊查肺部 CT：双肺上叶陈旧性肺结核可能；双肺炎症性改变；右侧胸腔积液，左侧大量胸腔积液伴左肺下叶部分膨隆不全；心包少量积液；左下肺门可疑团块影；双肺门及纵隔多发钙化淋巴结（图 32-1）。门诊拟“胸腔积液性质待定”收住院。

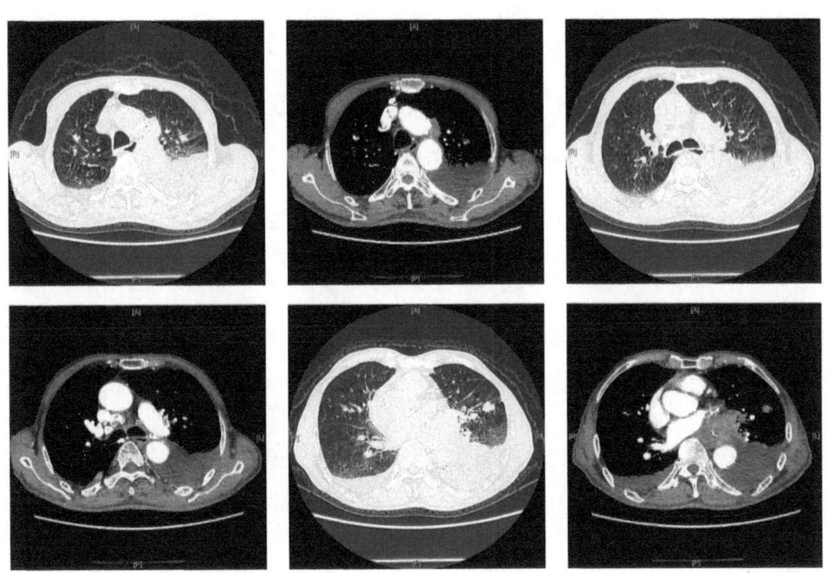

图 32-1　肺部 CT（2019 年 1 月 21 日）

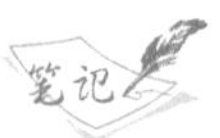

既往史：40年前有肺结核病史，经治疗后复查病灶已钙化。否认高血压、糖尿病、肾病病史。无外伤、手术史。无输血史。否认药物、食物过敏史。预防接种史不详。生于原籍，无外地久居史。否认疫区、疫水接触史。否认毒物、放射性物质接触史。吸烟50余年，约半包/日。饮酒50余年，约3两白酒/日。无冶游史。否认"糖尿病、冠心病、高血压"等家族性遗传病史。

入院查体：神志清楚，左肺触觉语颤减弱，左下肺叩诊呈浊音，左肺呼吸移动度减弱。左肺呼吸音偏低，双肺未闻及明显干湿性啰音及胸膜摩擦音，无胸膜摩擦音。心律齐。腹部平软，无压痛。余体征正常。

辅助检查：血、尿、便常规大致正常。肿瘤标志物：总前列腺特异性抗原4.55 ng/mL，甲胎蛋白、癌胚抗原、糖类抗原CA199、游离前列腺特异性抗原正常，细胞角蛋白19片段2.07 μg/L，神经元特异性烯醇化酶22.42 μg/L。鳞癌抗原SCC正常。常规生化：白蛋白31.6 g/L，乳酸脱氢酶638 U/L、尿酸472 μmol/L，余正常。胸腔积液结核菌涂片：抗酸杆菌未检出。胸腔积液常规：橘黄，微混，李凡他试验（+），细胞计数1.352×10^9/L，多个核细胞7.6%，单个核细胞92.4%。胸腔积液生化：总蛋白36.4 g/L，葡萄糖6.48 mmol/L，氯105 mmol/L。胸腔积液癌胚抗原5.93 ng/mL。胸腔积液ADA正常。LDH 624 U/L。结核感染T细胞检测：结核杆菌感染（+）；PPD弱阳性。病理（左侧胸腔积液）：涂片见较多淋巴细胞及间皮细胞。胸腔积液培养：需氧培养5天无细菌生长；结核菌涂片：抗酸杆菌未检出。胸腔彩超：双侧胸腔积液（左侧胸腔可见液性无回声，最大深度约11.1 cm；右侧胸腔可见液性无回声，最大深度约2 cm。）。腹部彩超：肝多发囊肿，右肾多发囊肿，前列腺增

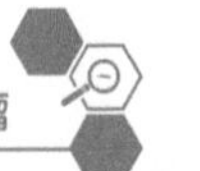

生、前列腺钙化斑，胆囊、胰腺、脾、左肾、膀胱、双侧精囊腺未见占位。双侧颈部淋巴结肿大：双侧锁骨上低回声（淋巴结肿大可能）。全身骨 ECT：右侧第 5 前肋局部骨代谢活跃，结合 CT 分析，考虑陈旧性骨折，双侧胸腔积液。

二、诊疗经过

入院后行胸腔置管引流，缓解气喘症状，胸腔积液检查提示渗出液，腺苷脱氨酶不高，胸腔积液培养未见细菌生长。行内科胸腔镜检查，吸出黄色胸腔积液 850 mL，沿胸膜腔前、上、后、侧、下顺序观察，可见前后胸壁上下各有一肿块，分别活检前胸壁下及后胸壁下肿块，质脆，活检 7 块组织送病理检查（图 32-2）。病理回报：（左胸膜活检）分化差的非小细胞癌，结合病史及免疫组化结果，符合转移性低分化癌，倾向淋巴上皮瘤样癌。免疫组化：肿瘤细胞 CK-P（+），TTF-1、Napsin-A、CK5/6、CK7、P40、CgA、Syn、CD56、LCA、CD30、HMB45、S-100 均阴性，Ki-67 阳性指数约 80%；EGFR（−）、ALK（−）、PD-L1 蛋白表达 90%（图 32-3）。

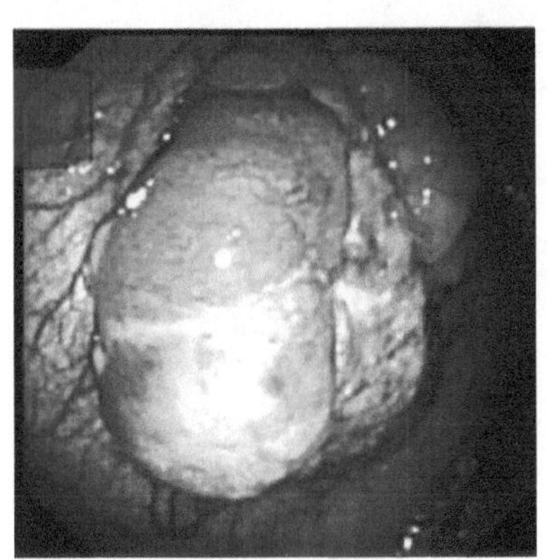

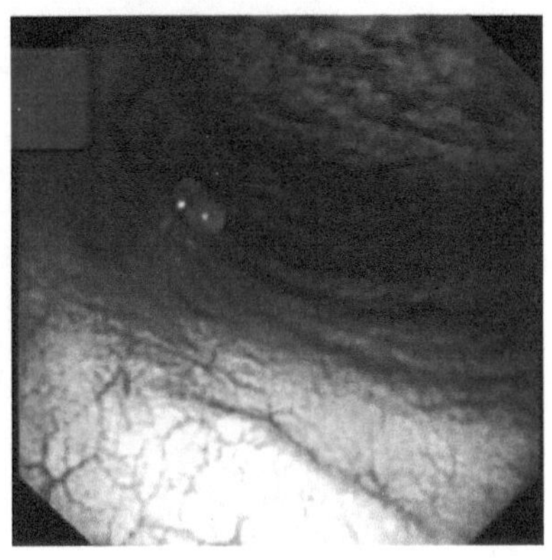

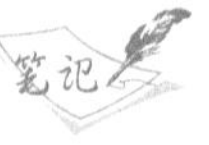

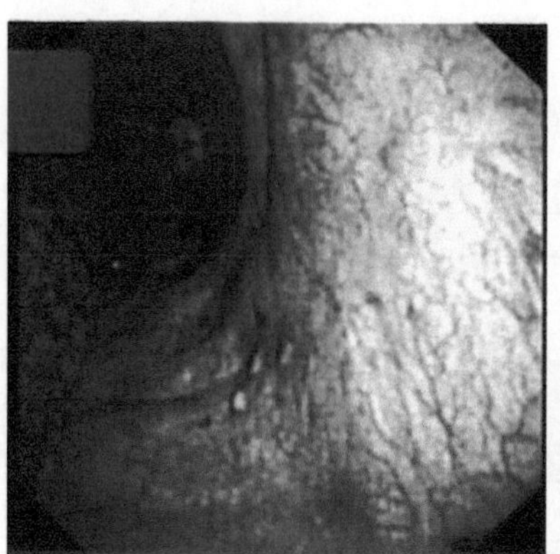
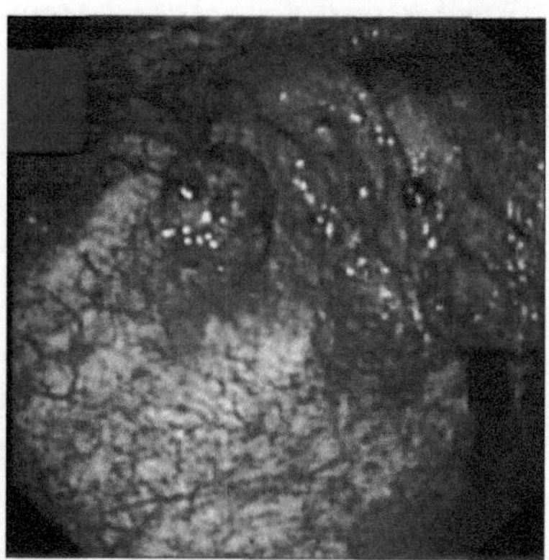

图 32-2　内科胸腔镜检查

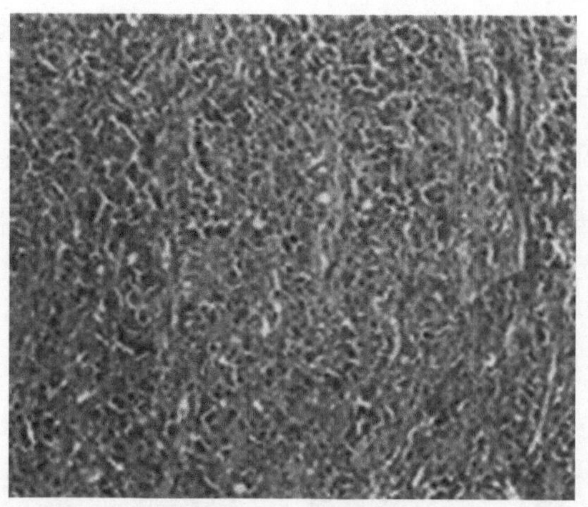

图 32-3　组织病理

三、最后诊断

左下肺低分化淋巴上皮瘤样癌伴左胸膜转移（$cT_3N_3M_{1a}$，Ⅳa 期）。

四、治疗与转归

患者及其家属拒绝化疗，予“卡瑞利珠单抗 200 mg、q3w”治疗。4 个疗程后复查肺部 CT（图 32-4）显示左下肺病灶较前明显缩小，胸腔积液未再增多。疗效 PR。

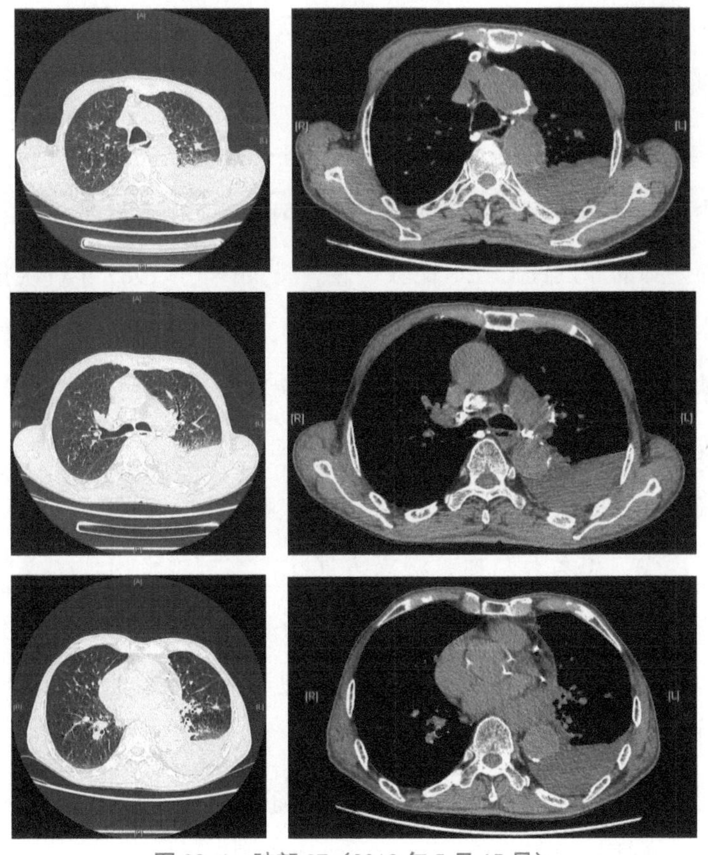

图 32-4　肺部 CT（2019 年 5 月 15 日）

五、重要提示

1. 患者为老年男性，亚急性起病。

2. 活动性气喘、咳嗽。

3. 肺 CT 示左肺占位，左侧胸膜结节并左侧胸腔积液。

4. 胸腔积液检查提示渗出液，胸腔积液癌症指标、ADA 均不高，细菌培养阴性。

5. 病理回报：（左胸膜活检）分化差的非小细胞癌，结合病史及免疫组化结果，符合转移性低分化癌，倾向淋巴上皮瘤样癌，EGFR（–）、ALK（–）、PD-L1 蛋白 90%。

6. 抗感染治疗无效，免疫治疗见效。

六、讨论

淋巴上皮瘤样癌（lymphoepithelioma-like carcinoma，LELC）为临床少见的未分化恶性肿瘤；好发于鼻咽部，少数发生于胃、肺、口腔等。肺部原发性 LELC 比较少见，Begin 等于 1987 年首次报道。近几十年，国内肺 LELC 的报道仍较少，其病因不明确，组织学形态与鼻咽的未分化癌类似，并且与 EB 病毒感染相关，故容易被临床忽略或误诊。

临床表现：缺乏特异性，主要以咳嗽、胸痛、胸闷、活动性气喘为主，少数患者有咯血、腹痛等症状。本例患者出现胸膜腔转移伴胸腔积液，原发性肺淋巴上皮瘤样癌发生胸膜腔转移并积液的病例更为罕见，占 1% ～ 5%。与常见病理类型的原发性肺癌相比，发生率明显下降。

诊断和鉴别诊断：诊断标准：①确诊主要靠病理检查。② CT 影像学有些特殊表现：中央型，一般体积较大，“血管包埋征”是肺 LELC 的一个特征性征象；周围型，肿瘤好发于胸膜下区域，刘海凌等报道周围型肺 LELC 位于胸膜下孤立肿块，边缘光整，浅分叶状，增强显著强化。③在 Chang 等的研究中出现了 *PD-L1* 基因高表达（75.8%）现象，但 *EGFR* 突变率仅为 12.1%，且未检测到 *KRAS*、*BRAF*、*ALK*、*ROS1* 突变，其他文献也提示 *PD-L1* 基因在肺 LELC 中呈高表达（63.3%），并且 *PD-L1* 基因阳性患者与阴性患者相比具有更长的无进展生存期和总生存期；并提出 *PD-1/PD-L1* 可作为 LELC 治疗的靶点。本病在影像学上需与其他类型肺癌伴胸膜腔转移相鉴别，在病理上需与 EB 病毒感染引起的鼻咽肿瘤相鉴别，应常规行鼻咽部或头部 MRI 以助鉴别诊断。

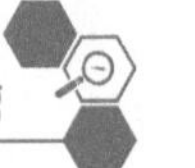

治疗：肺 LELC 较其他非小细胞肺癌有更好的预后，但目前仍未有统一的治疗模式，有研究指出肺 LELC 早期可行手术切除，完整切除是目前主要的治疗手段。Liang 等提出无淋巴结转移及完整切除肿瘤能使患者获得更高的生存率，同时，他认为已完整切除肿瘤的患者是否联合其他辅助化疗对延长总生存期并无相关性。然而，Ⅲ期患者行肿瘤切除联合术后辅助化疗将有更好的疗效。有研究对 21 例 LELC 患者进行了随访，发现本病早期患者采取手术联合术后化疗方案能使患者获益，且进展期患者对放化疗等姑息性治疗有一定的敏感性，可选以铂类为主的双药化疗作为一线化疗方案。包括手术、放化疗和靶向治疗在内的综合治疗可能为晚期患者提供更好的预后。已发现本病 *PD-L1* 高表达，但尚未见免疫检查点相关抑制剂的治疗病例报道，免疫检查点相关抑制剂可否成为该类疾病治疗的一个良好选择还需要进一步研究。

七、评述

肺部 LELC 是非小细胞肺癌中少见且特殊的类型，更好发于无吸烟嗜好的患者；其具有与鼻咽癌相似的形态学，且与 EB 病毒感染密切相关；*EBER* 检测对本病诊断有较高价值。免疫组化标记主要呈鳞状细胞癌的表达模式，且多种基因突变可能并未参与 LELC 的重要发病机制，但 *PD-L1* 基因或许对其发生及临床治疗有潜在的研究价值。治疗上，仍以临床经验结合多种综合治疗方案为主，比其他非小细胞肺癌预后好。本例患者入院后，经胸腔镜胸膜活检病理快速确诊，因患者拒绝化疗，考虑其 *PD-L1* 表达 90%，予卡瑞利珠单抗治疗，达到良好效果，这为此类疾病的治疗提供了一个新选择。

（郭伟峰　方耀堂　曾惠清）

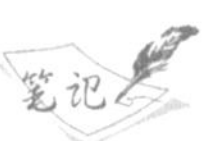

参考文献

1. BEGIN L R，ESKANDARI J，JONEAS J，et al.Epstein Barr virus related lymphoepithelioma like carcinoma of lung.J Surg Oncol，1987，36（4）：280-283.

2. 刘慧，王小宜，龙学颖.基于CT图像纹理分析肿瘤异质性的研究进展及应用.国际医学放射学杂志，2016，39（5）：543-548.

3. LEE-FELKER S A，FELKER E R，KADELL B，et al. Use of MDCT to differentiate autoimmune pancreatitis from ductal adenocarcinoma and interstitial pancreatitis .AJR，2015，205（1）：2-9.

4. CHANG Y L，YANG C Y，LIN M W，et al. PD-L1 is highly expressed in lung lymphoepithelioma-like carcinoma：a potential nationale for immunotherapy.Lung Cancer，2015，88（3）：254-259.

5. JIANG L，WANG L，IFI P F，et al.Positive expression of programmed death ligand-1 correlates with superior outcomes and might be a therapeutic target in primary pulmonary lymphoopithelioma-like ear cinoma.OncoTargets Ther，2015，8：1451-1457.

6. LIANG Y，WANG L，ZHU Y，et al.Primary pulmonary lymphoepithelioma-like carcinoma.Cancer，2012，118（19）：4748-4758.

7. CASTRO C Y，OSTROWSKI M L，BARRIOS R，et al.Relationship between Epstein-Barr virus and lymphoepithelioma like carcinoma of the lung：a clinicopathologic study of 6 cases and review of the literature.Hum Pathol，2001，32（8）：863-872.

8. HUANG C J，FENG A C，FANG Y F，et al.Muhimedality treatment and longterra follow up of the primary pulmonary lymphoopithelioma like carcinoma.Clin Lung Cancer，2012，13（5）：359-362.

病例33　咳嗽，血痰，胸痛，右肺下叶占位

一、病情介绍

患者，女性，44 岁。

以“咳嗽、血痰、胸痛 15 天”为主诉于 2013 年 11 月 1 日入院。

现病史：入院 15 天前患者出现咳嗽，咳少许白色黏痰，有时痰中带鲜红色血丝，伴右侧胸痛，为持续性钝痛。无气喘、端坐呼吸、出冷汗，无畏冷、发热。为进一步诊治，就诊于福建医科大学附属泉州第一医院，胸片：双下肺及右上肺炎性改变，双侧胸膜肥厚、钙化，双侧胸腔积液。拟“双肺片状影待查”收住我院。

既往史、个人史、婚育史、家族史：无特殊。

入院查体：体温 36.9 ℃，脉搏 76 次 / 分，呼吸 20 次 / 分，血压 110/68 mmHg，神志清楚，浅表淋巴结未触及肿大。胸廓正常，双肺呼吸音粗，未闻及干湿性啰音及胸膜摩擦音。心律齐，腹平软，无压痛，移动性浊音阴性。神经系统未检及异常。

辅助检查：2013 年 11 月 4 日肺部 CT 增强扫描（图 33-1）：右肺下叶占位？右侧胸膜占位？双肺炎性改变，双侧胸膜肥厚、钙化。血肿瘤标志物：甲胎蛋白 1.05 ng/mL，癌胚抗原 2.42 ng/mL，细胞角蛋白 19 片段 2.56 μg/L，神经元特异性烯醇化酶 8.71 μg/L，鳞癌抗原 SCC 0.5 ng/mL。结核菌涂片：抗酸杆菌未检出。结核感染 T 细胞检测：结核杆菌感染（–）。抗核抗体十三项均阴性。体液免疫功能：抗“O”试验＜ 25 IU/mL，类风湿因子 14 IU/mL。血管炎组合：抗蛋白酶 -3 抗体（–），抗髓过氧化物酶抗体（–），抗肾小球基底膜

抗体（–），中性粒细胞胞质抗体 pANCA（–），中性粒细胞胞质抗体 cANCA（–）。过敏原筛查（–）。免疫球蛋白 E 210 IU/mL。

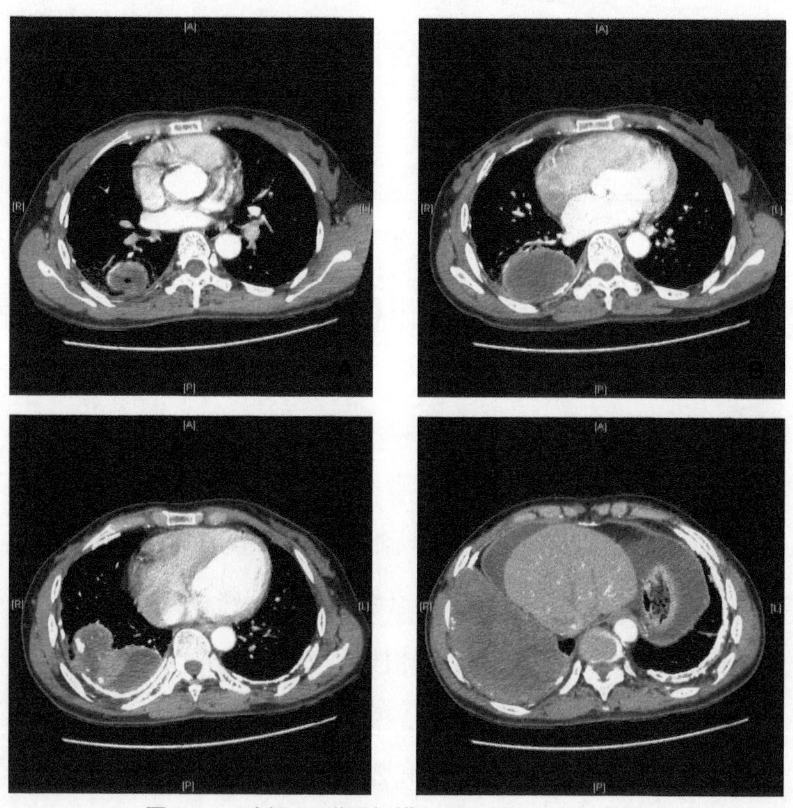

图 33-1　肺部 CT 增强扫描（2013 年 11 月 4 日）

二、诊疗经过

入院予抗感染治疗，于彩超引导下行诊断性胸膜腔穿刺抽液，抽出少许血性胸腔积液，约半小时后凝固，无法送检。经抗感染治疗后，咳嗽、咳痰症状缓解，未再出现痰中带血，但仍感胸痛，复查肺部 CT 示右下肺占位？右侧胸膜占位？较前相仿。2013 年 11 月 20 日于全麻下行“剖胸探查，右胸巨大肿瘤切除 + 胸膜剥脱 + 胸腔粘连烙断术”。术中探查见：右胸腔膈肌上方巨大肿瘤，约 10 cm × 12 cm × 13 cm，壁厚，伴部分钙化，腔内瘤样坏死，伴血性

笔记

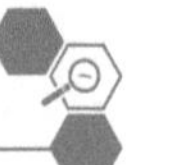

液 100 mL，与周围粘连紧密，界限不清，侵及膈肌及右下肺，伴右侧胸腔胸膜增厚，最厚约 1 cm，右下肺不张。组织病理（图 33-2）：（右侧胸腔肿物）送检破碎囊壁样组织大小 16 cm × 13 cm × 5 cm，镜下见大片凝固性坏死伴出血及少许增生纤维组织，灶性钙化；结合临床、影像学等综合判断为良性畸胎瘤。

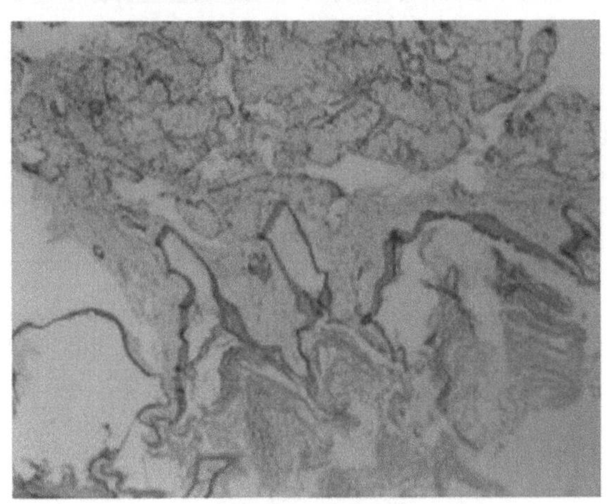

图 33-2　组织病理

三、最后诊断

右侧胸腔巨大良性畸胎瘤。

四、治疗与转归

术后 1 周出院。CT 随访至今，未再复发（图 33-3）。

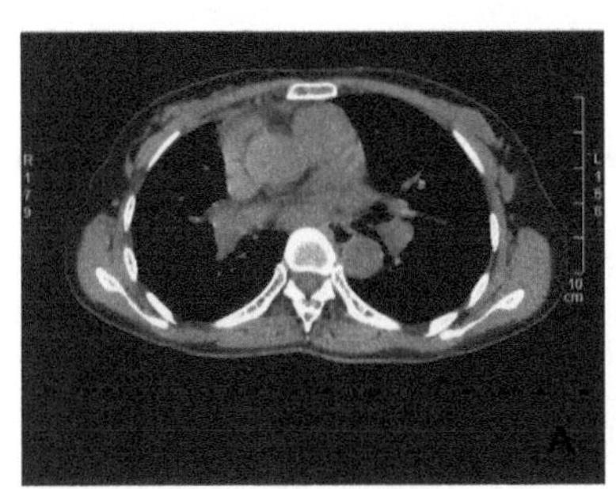

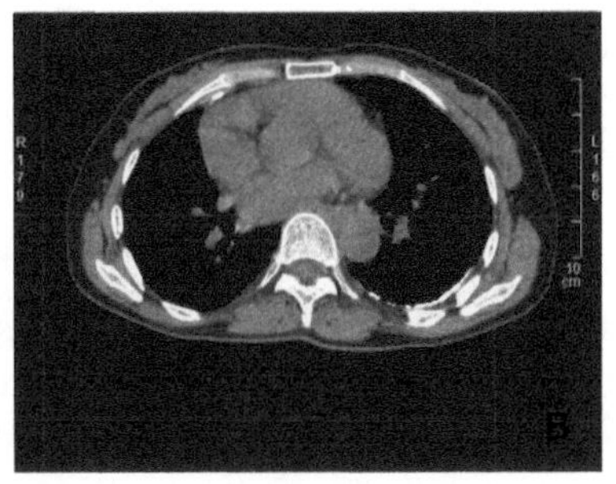

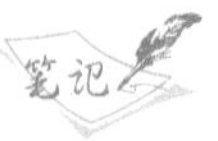

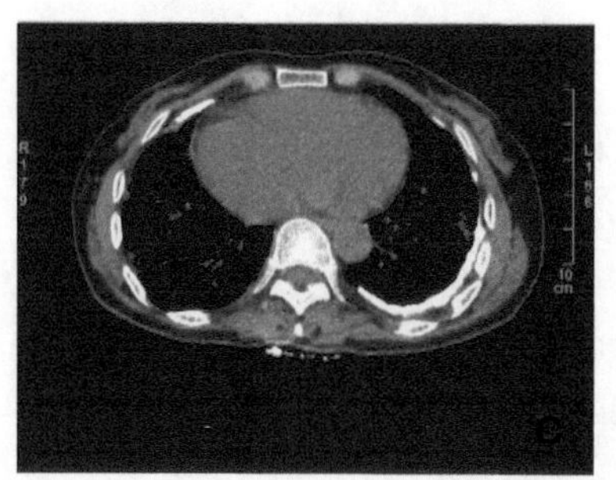
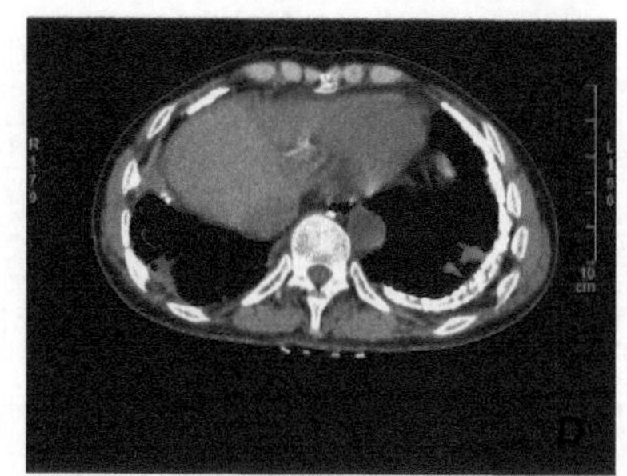

图 33-3 肺部 CT 复查（2021 年 1 月 12 日）

五、重要提示

1. 患者为中年女性，亚急性起病。

2. 咳嗽、痰血、胸痛起病。

3. 肺部 CT 增强扫描示右肺下叶占位？右侧胸膜占位？双肺炎性改变。

4. 彩超引导下诊断性胸穿，抽出少量可凝固血液。

5. 手术病理提示为巨大良性畸胎瘤。

六、讨论

畸胎瘤由来自 2 个或 3 个胚层的数种类型的器官样成熟和（或）不成熟的体细胞构成，瘤体内可出现人体任何器官的组织成分，如脑组织、牙齿、皮肤、毛发（外胚层衍化物），软骨和骨（中胚层衍生物），支气管、肠道和胰腺组织（内胚层衍化物）。根据组织分化程度不同，可将畸胎瘤分为成熟型和未成熟型。成熟畸胎瘤由成熟的成人型组织构成，多以外胚层成分为主，常为囊性。皮样囊肿为成熟畸胎瘤的一种，主要由角化的鳞状上皮及皮肤附属物构成，囊肿可为单房或多房。未成熟畸胎瘤可仅含有未成熟的胚胎性或胎儿型组织，或同时含有来自 3 个胚层的成熟组织，成熟畸胎瘤和大多数未成熟畸胎瘤为良性肿瘤。胸部畸胎瘤常为肺源性或纵隔源性，

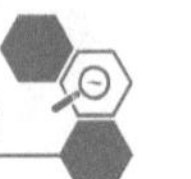

约占胸部畸胎瘤的95%，其中以肺部及前纵隔较为多见，少数位于后纵隔（3% ～ 8%）。胸膜源性畸胎瘤较为少见，占胸部畸胎瘤的3% ～ 5%。

临床表现：多数胸膜源性畸胎瘤的生长及发展较为缓慢，早期瘤体较小时患者可无症状，常为查体时发现。但随着瘤体体积逐渐增大，肿瘤往往会占据胸腔，压迫或侵及气管、血管及心肺等毗邻器官组织，患者进而出现胸痛、咳嗽、呼吸困难等症状，严重时可危及生命。但也有因肿瘤自发破裂突发胸痛出现失血性休克的个案报道。

诊断和鉴别诊断：胸腔畸胎瘤的诊断主要依靠影像学表现及病理诊断。胸膜源性畸胎瘤应与以下疾病鉴别：①胸膜间皮瘤。局限性胸膜间皮瘤是胸腔周围或叶间裂边界清楚、密度均匀的软组织肿块，与胸膜交角呈钝角或有蒂与胸膜相连，增强扫描均匀强化。恶性胸膜间皮瘤：单侧弥漫性结节状胸膜肥厚伴大量胸腔积液，常有胸腔体积缩小，易穿破胸膜侵犯胸部软组织，肺内常见肺间质纤维化、对侧胸腔胸膜钙化、胸膜斑。②转移瘤，胸膜转移结节较小，呈椭圆形，与胸壁的交角呈钝角，多伴胸腔积液、纵隔淋巴结肿大、肋骨破坏、皮下肿块。③局灶性纤维性肿瘤，呈单发、体积较大的肿块影，边缘光滑，境界清晰，与邻近胸膜互相牵拉，肿瘤有时与胸膜呈锐角，实质密度均匀，内部出现坏死，可见数个囊状灶。④胸膜脂肪瘤，脂肪瘤见脂肪密度、实质内密度不均，软组织成分占大部分。⑤机化性脓胸，呈新月形、圆形、椭圆形或梭形病灶，可呈蛋壳样钙化。

治疗：虽然本病手术难度大、麻醉风险高、术后并发症多，但手术仍是主要的治疗方法。因此在临床上凡无明显手术禁忌证的胸

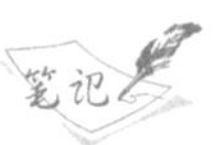

腔巨大畸胎瘤患者，均应及早手术切除，以解除瘤体对周围重要脏器的压迫。根据肿瘤与周边组织密切关系的程度，手术可分为单纯肿瘤切除术、肿瘤切除＋肺叶楔形切除术、肿瘤切除＋肺叶切除术及经心包肿瘤切除术等术式。

七、评述

胸膜源性的畸胎瘤临床少见，因其生长速度较慢，起病隐匿，压迫周围组织产生症状时，常常已发展为巨大肿瘤。同时，因此病较为罕见，常误诊为包裹性胸腔积液，胸膜腔其他肿瘤如纤维瘤、脂肪瘤等，当临床影像表现存在囊性、钙化等混合结构时，应注意此类疾病，以免穿刺后破溃出血。

本例患者以咳嗽、痰血、胸痛为表现，亚急性起病，临床症状为巨大畸胎瘤压迫肺部引起。病初未认识到此类疾病，考虑为包裹性胸腔积液，在彩超引导下抽出少许可凝固血性液体，幸而未造成瘤块破裂出血。转胸外科行剖胸探查和手术切除治疗，术后恢复良好，未再复发。临床上如遇有相似病例，应注意排查此类疾病，以免耽误诊疗。

（郭伟峰　成　潇　曽惠清）

参考文献

1. 马鹏隽，王国臣 . 右侧胸腔巨大畸胎瘤 1 例 . 临床肺科杂志，2019，24（3）：579-580.

2. SANTOPRETE S，RAGUSA M，URBANI M，et al. Shock inducedby spontaneous rupture of a giant thymoma. Ann Thorac Surg，2007，83（4）：1526-1528.

3. NISHIMORI M，TSUNEMINE H，MARUOKA H，et al.Marked thromboeytosisin chronic eosinophilic pneumonia and allalysis of cytokinemechanism.J Clin Exp

笔记

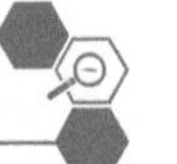

Hematop，2015，55（2）：97-102.

4. 程载兴，李劲松，王建军．巨大纵隔肿瘤的外科治疗．中国胸心血管外科临床杂志，2015，22（9）：886 -888.

5. 郭楠楠，周少华，张文，等．50 例胸腔巨大肿瘤的外科治疗分析．中华肺部疾病杂志（电子版），2017，10（4）：391-394.

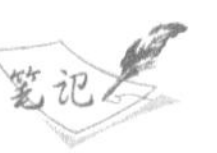

病例 34　右胸腔肿物，咳嗽

一、病情介绍

患者，男性，42 岁，务农。

以“体检发现右胸腔肿物 1 周，咳嗽 3 天”为主诉于 2013 年 11 月 21 日入院。

现病史：入院前 1 周外院体检肺部 CT 示右下胸腔内见类圆形软组织块影，性质待查——胸膜间皮瘤不能排除。3 天前出现咳嗽，无伴咳痰，无伴畏冷、发热、咯血、胸痛、气喘、心悸、呼吸困难。就诊于福建医科大学附属泉州第一医院，门诊拟“右胸腔肿物——性质待查”收住院。

既往史：体健。

入院查体：体温 36.6 ℃，脉搏 84 次 / 分，呼吸 20 次 / 分，血压 128/81 mmHg，神志清楚，步行入院。全身浅表淋巴结未触及肿大。双肺呼吸音清，双肺未闻及干湿性啰音，无胸膜摩擦音。心律齐，各瓣膜听诊区未闻及病理性杂音。腹平软，肝脾肋下未触及。双下肢无水肿。

辅助检查：血常规、C- 反应蛋白、B 型钠尿肽测定、肌钙蛋白、降钙素原、血生化大致正常。2013 年 11 月 21 日肺部 CT 平扫 + 增强（图 34-1）：右肺下叶炎症性改变，右胸腔包裹性积液可能，双侧肺门及纵隔多发淋巴结钙化，建议复查除外右胸壁占位。血肿瘤标志物：甲胎蛋白 3.12 ng/mL，癌胚抗原 5.18 ng/mL，细胞角蛋白 19 片段 2.12 μg/L，神经元特异性烯醇化酶 9.56 μg/L，鳞癌抗原 SCC 0.6 ng/mL。体液免疫功能：抗“O”试验＜ 25 IU/mL，类风湿因子 12 IU/mL。血管炎组合：抗蛋白酶 -3 抗体（–），抗髓过氧化物酶抗

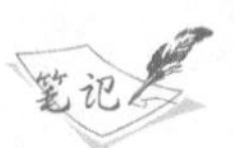

体（–），抗肾小球基底膜抗体（–），中性粒细胞胞质抗体 pANCA（–），中性粒细胞胞质抗体 cANCA（–）。

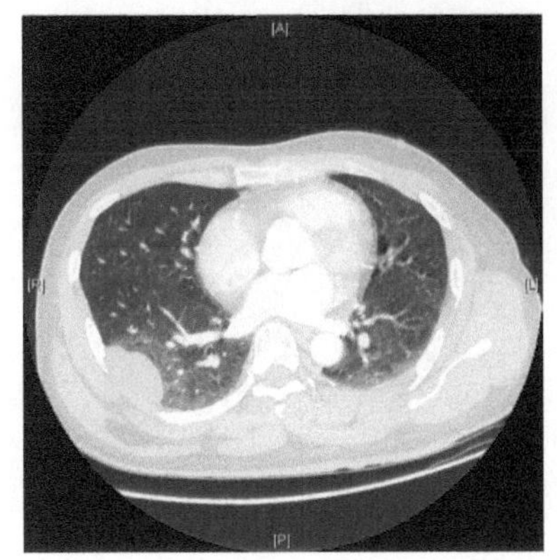
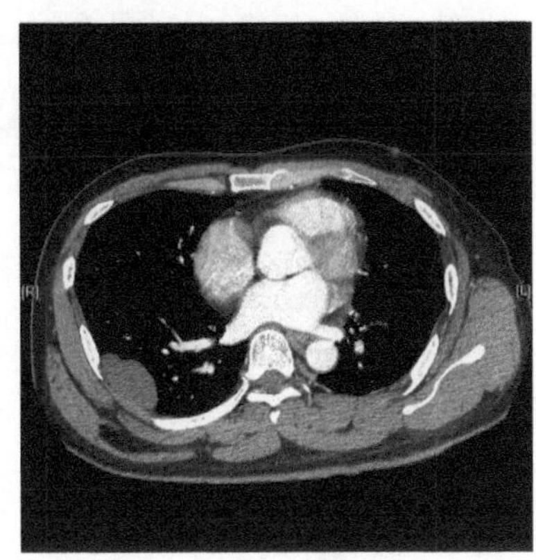

图 34-1　肺部 CT 平扫 + 增强（2013 年 11 月 21 日）

二、诊疗经过

入院后于 2013 年 11 月 25 日在局麻下行右侧胸腔肿物穿刺术，术中回抽无胸腔积液流出，活检标本病理：（右胸壁穿刺组织）神经鞘瘤。2013 年 12 月 4 日于全麻下行经胸腔镜右侧胸壁肿瘤切除术。术中探查见：后胸壁肿物位于肋骨边缘，约第 4 胸椎水平，基底部较宽，约 3.5 cm × 3.5 cm × 5 cm 大小，包膜完整，界限清楚。手术病理：（右后胸壁肿物）神经鞘瘤。免疫组化检测：S-100（+）、CD99（+）、CD34（–）、Bcl-2（–）、SMA（–）、Des（–）、GFAP（–）、Ki-67 指数约占 3%（图 34-2）。

三、最后诊断

右胸壁神经鞘瘤（肋间神经来源）。

四、治疗与转归

术后恢复良好，随访至今未见复发。

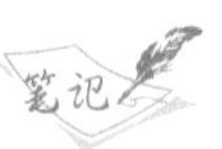

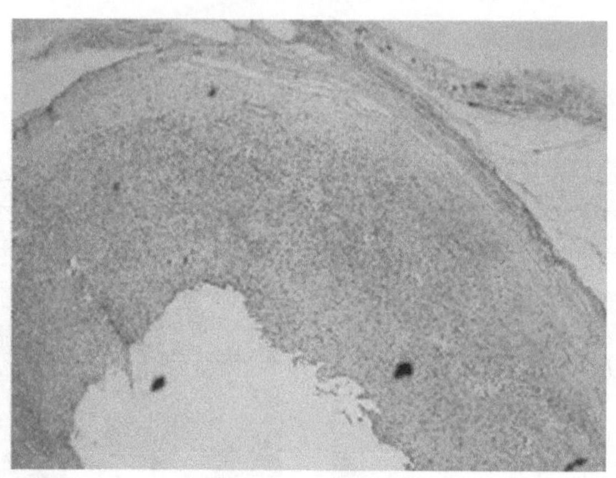

图 34-2　组织病理

五、重要提示

1. 患者为中年男性，亚急性起病。

2. 体检发现右胸腔肿物伴咳嗽起病。

3. 增强 CT 示右侧包裹性积液可能，右胸壁占位不能排除。

4. CT 引导下穿刺未抽出胸腔积液，判断为实性组织，予取活检。

5. 穿刺及手术病理均提示神经鞘瘤。

六、讨论

神经鞘瘤是一种少见的软组织肿瘤，起源于神经鞘的施万细胞，好发于头、颈部、四肢的屈侧部位、躯干、纵隔和腹膜后间隙的软组织内，以 20 ～ 50 岁为多见，亦可见于小儿及老人，男女性别差异不大。发生于胸壁的神经鞘瘤很少见。发生于胸部者 70% ～ 80% 位于后纵隔脊柱旁沟区，而起源于肋间神经或脊神经根的胸壁神经鞘瘤仅占 5.4%。

临床表现：胸壁神经鞘瘤大多无明显临床症状，或在体检时偶然发现，当肿瘤较大邻近神经受到压迫或伴有囊性变发生坏死时可出现相应临床症状，部分以胸痛为首发症状就诊。

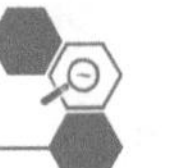

诊断和鉴别诊断：胸壁神经鞘瘤影像检查以CT扫描为主，主要影像表现为圆形或类圆形的软组织密度肿块影，其特征性CT表现为肋间隙增宽及邻近肋骨压迫吸收，较小时密度均匀，较大时囊变、坏死、钙化。确诊需病理诊断。鉴别诊断：胸壁神经鞘瘤需要与位于胸壁的多种疾病相鉴别。①孤立性良性胸膜间皮瘤：表现为单发与胸壁宽基底相连的病变，边界清楚，密度均匀，增强后轻度强化，单凭影像学表现有时难以鉴别，但结合肺内相应改变及石棉接触史可以鉴别。②神经纤维瘤：两者的形态及临床表现均类似，神经鞘瘤囊变、出血、钙化更常见，但神经纤维瘤密度较神经鞘瘤高且均匀，增强后强化明显。③包裹性胸腔积液：密度更低，多呈水样密度，内部密度更加均匀，一般可见邻近胸膜肥厚及粘连，增强扫描无强化，有时可见包膜强化，多有临床病史。④结核瘤：平扫密度可低或较高，增强后典型环形强化为其特点，可伴有邻近骨质破坏，结合相关临床症状及检查如发热、盗汗、红细胞沉降率增快、PPD试验阳性，同时如伴有肺内、胸膜及纵隔淋巴结等其他部位的结核可明确诊断。良恶性神经鞘瘤的鉴别：如果肿瘤边界毛糙不光整，邻近肋骨骨质破坏，有肺部浸润、胸腔积液等则提示恶性可能。

治疗：胸部神经鞘瘤的治疗多采取手术切除。如肿瘤生长于肺组织表面与肺组织及胸壁界线清楚，可行肿物切除，尽量保留肺组织。如术前不能确定肿物性质，可行相应肺叶切除。恶性神经鞘瘤属肉瘤，术式需选择扩大手术切除。但术后易复发及发生远处转移，放疗及化疗均不敏感，预后差。

七、评述

来源于肋间神经的胸壁神经鞘瘤较为罕见，临床表现与包裹性

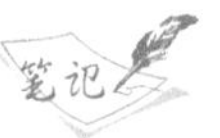

积液、胸膜间皮瘤、神经纤维瘤相似，因其罕见常引起误诊。对于胸壁圆形、类圆形及椭圆形肿物，影像学表现为贴壁生长、表面光滑的肿物，应注意此病的可能，避免误诊。

本例患者体检发现胸壁肿物，未就诊，伴咳嗽后就诊，肺部增强 CT 示右侧包裹性积液可能，右胸壁占位不能排除。CT 引导下行穿刺术，经套管针未回抽出液体，考虑其为软组织，改为活检针活检取得标本后经病理确诊。转胸外科在外科胸腔镜下行肿物切除术，术后恢复良好，未再复发。

（郭伟峰　成　潇　曾惠清）

参考文献

1. 许开元，朱浪涛，胡国栋，等．良性周围神经鞘瘤的 CT、MR 表现与病理对照．实用放射学杂志，2011，27（10）：1544-1547.
2. 张在鹏，杨桂芳，黄雄，等．腹部神经鞘瘤的 CT 表现．临床放射学杂志，2004，23（5）：409-412.
3. 郑海军，周海军，邝艳超．胸膜神经鞘瘤误诊一例．实用放射学杂志，2008，24（5）：716.
4. 张敏鸽，王官良，樊树峰．胸壁良性肋间神经鞘瘤 CT 表现与病理对照．临床放射学杂志，2014，33（3）：362-364.
5. 冯苏，郭聿彭，李娜．胸壁神经鞘瘤 1 例．实用放射学杂志，2020，36（1）：167-168.
6. LASOTA J，FETSCH J F，WOZNIAK A，et al. The neurofikromatosis type 2 gene is mutated inperineurial cell tumors：a molecular genetic study of eight cases.Am J Pathhol，2001，158（4）：1223-1229.

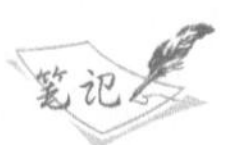

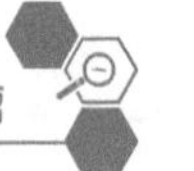

病例 35 咳嗽，胸痛，胸膜结节，胸腔积液

一、病情介绍

患者，男性，61 岁。

以“咳嗽、咳痰、左胸痛 2 个月”为主诉于 2019 年 12 月 24 日入院。

现病史：2 个月前患者于感冒后出现咳嗽、咳少量白色黏痰，伴有左侧胸背痛，卧位明显，坐位稍缓解，伴活动后气促，无咯血、发热、畏冷，无寒战、胸痛、盗汗，无乏力、咳粉红色泡沫痰、肢体水肿等不适。就诊外院查肺部 CT：左侧大量胸腔积液。左胸膜组织穿刺病理：纤维组织、横纹肌组织，夹杂少许挤压变形的异型细胞。予抗感染、引流胸腔积液等治疗，患者咳嗽、咳痰、气促有所减轻，仍感左胸痛，无发热，为进一步诊疗就诊于厦门大学附属中山医院，门诊拟“左侧大量胸腔积液，肺部感染”收住院。

既往史：高血压病史 20 余年。吸烟史 30 年，1 包 / 日。无糖尿病、肝炎史；无石棉、粉尘、有害物质及放射性物质等接触史。家族史无特殊。

入院查体：体温 36.4 ℃，神清，浅表淋巴结未触及肿大，左肺叩诊浊音，右肺叩诊清音。左肺呼吸音减低，右肺呼吸音清，双肺未闻及干湿性啰音及胸膜摩擦音。心率 91 次 / 分，律齐，腹软，无压痛、反跳痛，肝脾肋下未触及；双下肢无水肿；神经系统检查无特殊。

辅助检查：入院后查血常规：白细胞 11.05×10^9/L，淋巴细胞

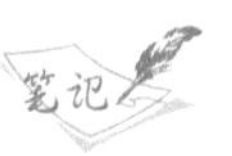

2.72×10^9/L，嗜酸性粒细胞 0.7×10^9/L，血红蛋白 152 g/L，血小板 318×10^9/L。红细胞沉降率 19 mm/h，支气管镜直视下未见异常，T-spot（+），PPD（+++）。肿瘤标志物检测：神经元特异性烯醇化酶 27.59 ng/mL、细胞角蛋白 19 片段 5.6 ng/mL；痰及胸腔积液抗酸涂片均阴性。胸腔积液生化检测：腺苷脱氨酶 16.5 U/L，总蛋白 37.3 g/L，乳酸脱氢酶 584 U/L，葡萄糖 4.92 mmol/L。胸腔积液常规检查：李凡他试验（+）、白细胞 7859×10^6/L、多个核细胞 5565×10^6/L、多个核细胞比值 70.8%。胸腔积液肿瘤标志物：糖类抗原 125 302.1 U/mL，神经元特异性烯醇化酶 100.6 ng/mL，细胞角蛋白 19 片段 1712 ng/mL。肺部增强 CT（图 35-1）：左侧可见胸腔积液及气液平。左肺上叶前段胸膜旁可见一结节，大小约 2.2 cm × 1.5 cm，增强扫描轻度强化，强化尚均匀。纵隔内可见数个稍增大的淋巴结，较大者短径约 8 mm。

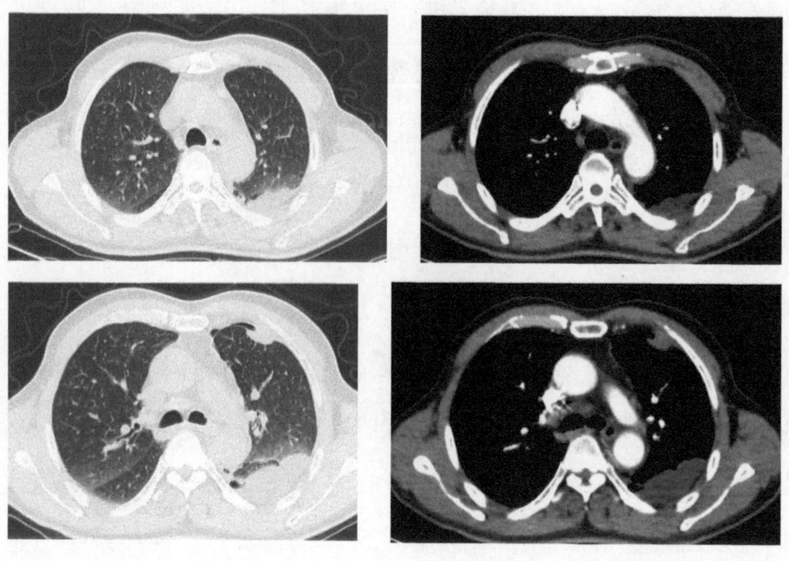

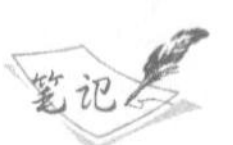

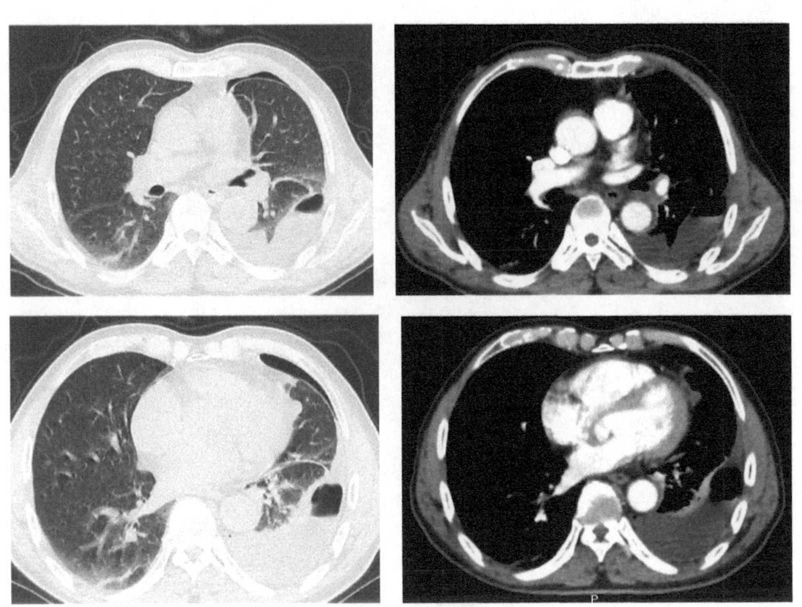

图 35-1 肺部增强 CT

二、诊疗经过

入院后行胸腔镜检查（图 35-2）见有轻度塌陷肺组织，塌陷肺组织上有黑色素沉着，以左、中、右顺序依次观察胸腔，见脏、壁胸膜黏膜广泛充血、增厚，散在白结节突起，予多点活检。左侧胸腔积液细胞学（图 35-3）及左侧胸膜活检穿刺组织（图 35-4）病理均提示上皮型间皮瘤。

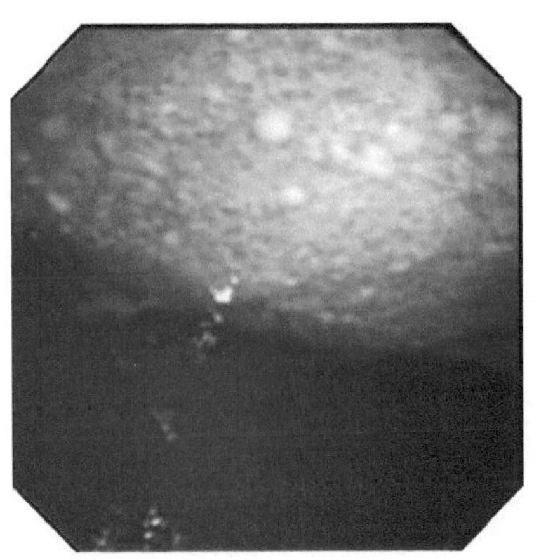

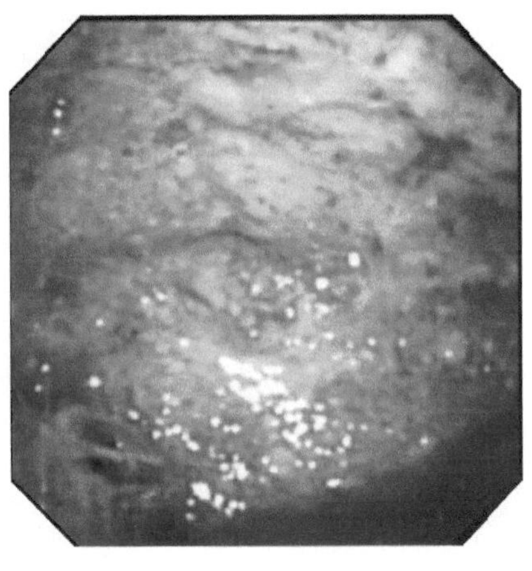

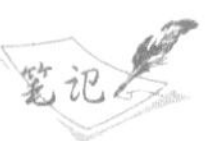

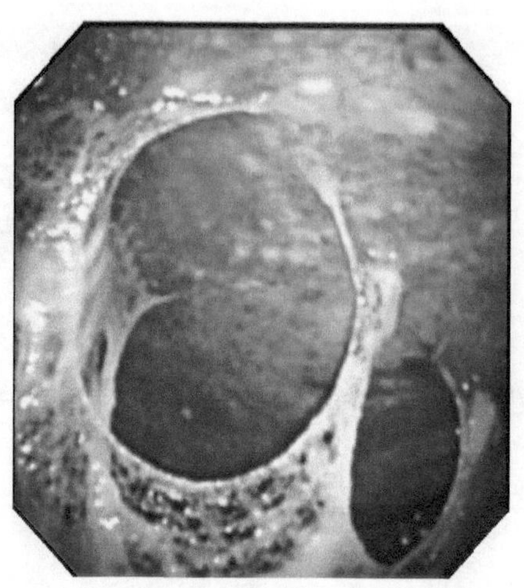

图 35-2　胸腔镜检查

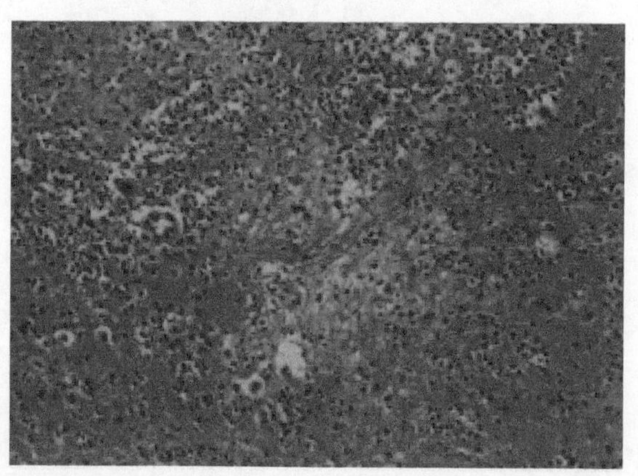

少量细胞核深染，个别细胞核略增大，免疫细胞化学：Napsin-A（-），CK7（+），TTF-1（-），CK5/6（+），CR（+），D2-40（+），结果提示为间皮瘤。

图 35-3　胸腔积液病理检查

三、最后诊断

左侧恶性胸膜间皮瘤。

四、治疗与转归

行“培美曲塞 + 顺铂”方案化疗 2 周期，患者胸痛有所缓解，后拒绝继续治疗，未再随访。

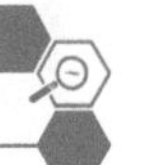

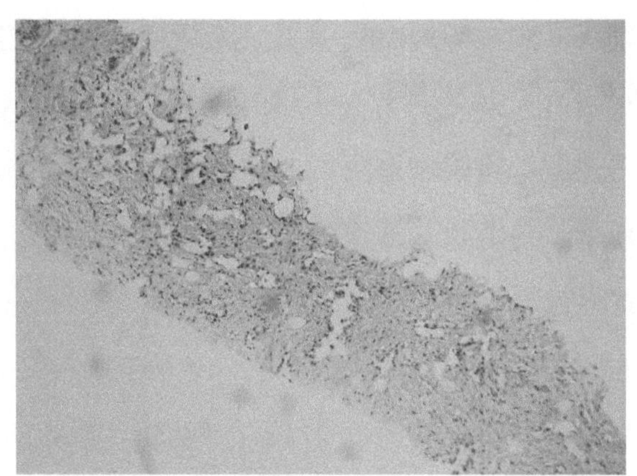

送检组织一侧见胸膜间皮增生，间质见微囊状结构，部分相互吻合成网格状，细胞异型不明显，免疫组化结果：CK-P（+），CK5/6（+），WT-1（+），CR（+），D2-40（+），CD31（弱+），CD34（-），TTF-1（-），Napsin-A（-），CK7（+），CK20（-），Ki-67（15%+）。结合免疫组化，考虑上皮型间皮瘤。

图 35-4　左侧胸膜活检病理

五、重要提示

1. 患者为老年男性，亚急性起病。

2. 咳嗽、左胸痛、气促。

3. 肺 CT 示左下肺胸膜下结节影，伴有胸腔积液。

4. 胸腔积液检查提示渗出液，胸腔积液 LDH 及肿瘤标志物神经元特异性烯醇化酶、细胞角蛋白 19 片段增高。

5. 胸腔积液及胸膜活检病理均提示上皮型间皮瘤。

六、讨论

MPM 占胸膜肿瘤的 5%，占所有肿瘤的 0.04%，初诊时多为晚期，治疗困难，疗效欠佳。石棉是 MPM 的主要危险因素。

临床表现：MPM 一般起病较隐匿，典型表现有咳嗽、发热、胸闷气促、呼吸困难、胸痛、肩背痛和胸腔积液等。MPM 的临床症状常较其他肿瘤更为严重，病灶局限时患者即出现较明显的气短、胸痛。MPM 较少出现远处转移和远处转移引起的相关症状，中枢神经

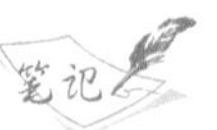

系统转移不常见，副肿瘤综合征罕见。胸膜增厚为胸膜间皮瘤的基本影像学特征，MPM 多为弥散性胸膜增厚。MPM 倾向于单侧侵犯，少数可为双侧侵犯。胸膜增厚可同时累及脏层和壁层胸膜，表现为椭圆形、驼峰状、结节状、波浪状和环状增厚。此外还可表现为纵隔固定，患侧胸腔容积缩小。CT 增强可见增厚的胸膜一般有明显强化，形成较大肿块时可出现囊变、坏死，增强扫描呈不均匀强化。胸膜厚度≥ 1 cm 对 MPM 的诊断有特征性意义。MPM 的组织学分型共 3 种，即上皮样瘤、肉瘤样瘤、混合型瘤，其中上皮样瘤预后最好，肉瘤样瘤预后最差。

诊断和鉴别诊断：MPM 确诊有赖于胸腔镜或手术。由于经皮细针穿刺的活组织较少，穿刺活检的有效率较低，且有患者需多次活检才能获得足够的标本以进行病理诊断，故胸腔镜检查是 MPM 病理确诊较为有效的方法。MPM 主要需与良性胸膜病变（如结核性胸膜炎）和其他恶性肿瘤胸膜转移（如肺癌、肉瘤和其他实体肿瘤等）进行鉴别。影像学检查具有提示作用，但难以确诊。病理或细胞学检查是鉴别诊断的主要方法。

治疗：MPM 的标准治疗方案仍以手术联合放疗、化疗的三联治疗手段为首选。有研究显示，接受完整三联治疗的患者，中位生存时间为 20 ～ 29 个月。MPM 的一线化疗方案首选培美曲塞 + 顺铂或培美曲塞 + 顺铂 + 贝伐珠单抗。

七、评述

MPM 是一种恶性程度高、治疗难度大的肿瘤，虽然其发病率不高，但是侵袭性高，预后差，且 MPM 因影像学缺乏特异性表现，临床诊断较为困难，误诊为肺结核的比例较高，最终确诊需依据病理及免疫组化检查。本例恶性胸膜间皮瘤患者首诊时有胸痛、咳嗽，

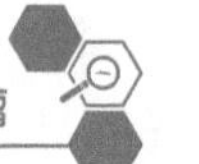

影像学有明显胸膜结节等典型恶性胸膜间皮瘤临床表现，不同之处在于患者无石棉接触史。有国内研究认为 MPM 患者中石棉暴露的比例约占 5%，这提示中国 MPM 患者的发病机制可能与国外有所不同。MPM 的淋巴结转移以上纵隔为主，肺门淋巴结转移较少，这与肺癌的淋巴结转移规律有所不同。而临床分期较早的患者及上皮型病理类型的患者预后相对较好。采用手术联合化疗的综合模式可以使 MPM 患者获得相对较长的生存期。

（蔡雪莹　曾惠清　罗雄彪）

参考文献

1. 魏媛，袁治 . 恶性胸膜间皮瘤误诊分析 1 例 . 临床医药文献电子杂志，2017，4（37）：7309-7310.
2. TAIOLI E，WOLF A S，CAMACHO-RIVERA M，et al. Women with malignant pleural mesothelioma have a threefold better survival rate than men.Ann Thorac Surg，2014，98（3）：1020-1024.
3. RAO S.Malignant pleural mesothelioma.Lung India，2009，26（2）：53-54.
4. SICHLETIDIS L，CHLOROS D，CHATZIDIMITRIOU N，et al. Diachronic study of pleural plaques in rural population with environmental exposure to asbestos.Am J Ind Med，2006，49（8）：634-641.
5. 刘孟嘉，戴维，王大力，等 . 恶性胸膜间皮瘤的临床特征及预后分析 . 中国肿瘤临床与康复，2015，22（5）：580-583.
6. BERARDI R，FIORDOLIVA I，DE LISA M，et al. Clinical and pathologic predictors of clinical outcome of malignant pleural mesothelioma.Tumori，2016，102（2）：190-195.
7. SADDOUGHI S A，ABDELSATTAR Z M，BLACKMON S H.National trends in the epidemiology of malignant pleural mesothelioma：a national cancer data base study.Ann Thorac Surg，2018，105（2）：432-437.

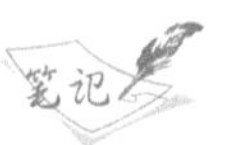

8. KINDLER H L，ISMAILA N，ARMATO S G 3rd，et al. Treatment of malignant pleural mesothelioma：American society of clinical oncology clinical practice guideline.J Clin Oncol，2018，36（13）：1343-1373.

9. SCHERPEREEL A，ASTOUL P，BAAS P，et al. Guidelines of the European Respiratory Society and the European Society of Thoracic Surgeons for the management of malignant pleural mesothelioma.Eur Respir J，2010，35（3）：479-495.

笔记

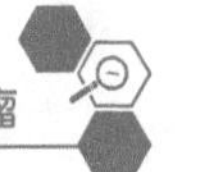

病例 36　CT 发现前纵隔占位

一、病情介绍

患者，女性，25 岁。

以“体检发现前纵隔占位 1 年”为主诉入院。

现病史：1 年前于外院体检，查胸部 CT 发现前上纵隔占位，平素无胸痛、胸闷、气促，无剧烈咳嗽、呼吸困难，无咳脓痰、咯血，无声音嘶哑、饮水呛咳，无四肢乏力、吞咽乏力，无眼睑下垂、视物重影，无双上肢麻木、肩胛区疼痛，未进一步处理。今为进一步治疗，就诊于厦门大学附属中山医院，门诊拟“前上纵隔占位：畸胎瘤?”收住院。

既往史：平素体健。

入院查体：体温 36.8 ℃，脉搏 85 次 / 分，呼吸 20 次 / 分，血压 101/69 mmHg。神志清楚，浅表淋巴结未触及肿大。胸廓对称无畸形，无压痛；双肺呼吸活动度对称，语颤对称，呼吸音清，未闻及干湿性啰音；心界无扩大，心音有力，律齐，各瓣膜听诊区未闻及病理性杂音；腹平坦，未触及肿块，肝脾肋下未触及；双下肢无水肿。

辅助检查：血常规、二便常规、肝肾功能、凝血功能、血气分析、肺功能均未见异常。胸部增强 CT（图 36-1）：①考虑前纵隔畸胎瘤；②双肺未见明显异常；③靶区肝左叶近膈面占位。

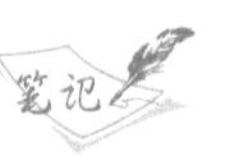

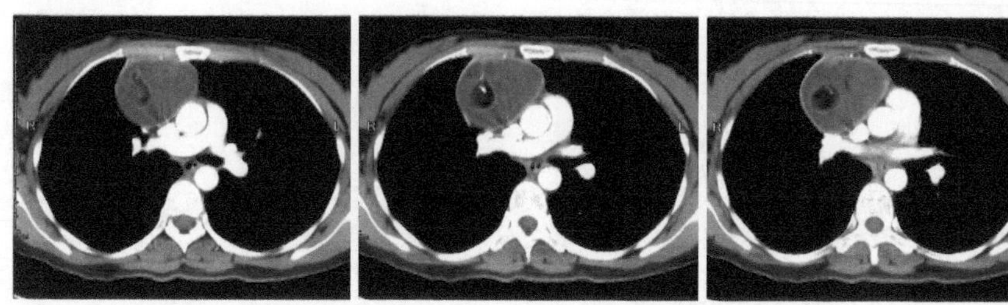

前纵隔心脏右前方可见肿块影，边界清楚，可见线状包膜影，大小约 6.3 cm × 5.2 cm，其内密度不均匀，可见成熟脂肪密度影、钙化灶影及可疑部分斑片状实性密度影，增强后肿块内可见轻度不均匀强化，包膜可见明显均匀强化。邻近上腔静脉及右心房受压改变。

图 36-1　胸部增强 CT

二、诊疗经过

入院后完善相关检查，在全麻下行“胸腔镜下前上纵隔肿瘤切除术”，手术顺利，术后病理提示成熟囊性畸胎瘤（图 36-2）。

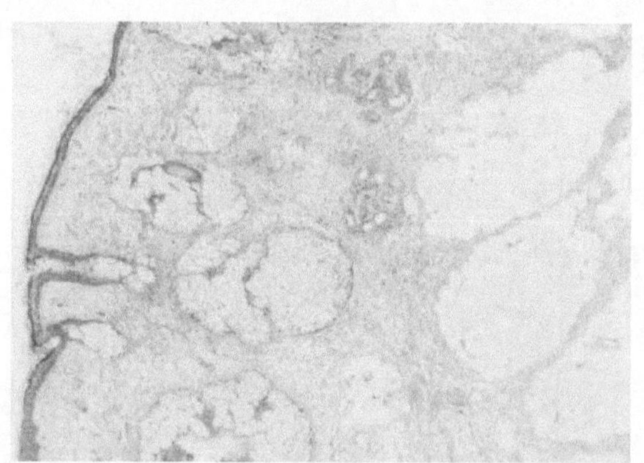

肉眼所见：（前上纵隔肿物）已破囊性肿物一个，大小 6 cm × 5 cm × 2 cm，外壁光滑，内壁见乳头状赘生物 3 个，大小分别为 1.0 cm × 1.0 cm × 0.7 cm、1.8 cm × 1.5 cm × 0.80 cm 及 3.5 cm × 2.5 cm × 1.8 cm，表面附油脂及毛发，切面灰黄、油腻、质软，最大切面可见骨样牙齿，囊壁厚 0.2 ～ 0.5 cm。镜下见：囊壁见分化成熟的皮肤及其附属器结构，另可见分化成熟的脂肪及软骨组织。病理诊断：成熟囊性畸胎瘤。

图 36-2　术后病理

三、最后诊断

前纵隔成熟囊性畸胎瘤。

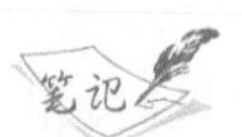

四、治疗与转归

术后及出院后随访，情况好。

五、重要提示

1. 患者为青年女性，无症状，体检 CT 发现前纵隔肿块。

2. 病情进展缓慢，多次复查 CT 肿块无增大。

3. 查体无明显异常发现。

4. 纵隔增强 CT 提示前纵隔肿物，内见成熟脂肪密度影、钙化灶影及可疑部分斑片状实性密度影。

5. 手术后病理为囊性肿物内可见毛发、脂肪、骨性牙齿及软骨结构。

六、讨论

畸胎瘤为最常见的生殖细胞肿瘤，属于胚胎源性肿瘤，其病因尚不甚明确，在前纵隔肿瘤中极为常见。来源胚层不同其内部结构各异，分为囊性和实性畸胎瘤，囊性畸胎瘤也称皮样囊肿，主要来源于外胚层和中胚层，主要成分是外胚层发育而来的上皮组织，由于该上皮组织含有皮脂腺和其他腺体，不断分泌皮脂样和黏液样液体使肿瘤呈囊性，内可含毛发和脂肪。畸胎瘤常见于年轻人，男女发生率相似；畸胎瘤可分为成熟型、中间型及未成熟型 3 种类型。成熟型为良性肿瘤，病程较长，早期体积小时可无症状，如本例年轻女性系无症状，体检时发现，但随体积增大，大多数畸胎瘤可有症状。常见的临床表现有胸痛、咳嗽及呼吸困难。恶性者具有易向外侵蚀、穿破的特点，如穿入肺、胸腔、心包可合并感染，部分肿块较大，可产生压迫症状。其影像学常表现为囊性、实性或囊实性混合型肿块，最为重要的特点为病灶内含有多种密度不同的成分互相混杂，如水样成分、脂肪成分、形态不同的钙化或骨化及软组织

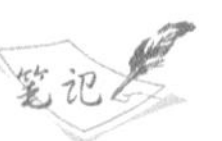

成分。影像学上对畸胎瘤良性、恶性的判断，通常良性肿块边缘较清楚，恶性常不清楚，且有压迫或侵犯周围结构的表现。成熟型囊性畸胎瘤病理表现上为囊性或囊实性肿块，多为圆形或卵圆形，灰白色或淡黄色，直径 2 ～ 30 cm 不等，囊壁厚薄不一，可伴有钙化，内壁光滑或粗糙，可见单发或多发的生发结节，囊内为液体或糊状的油脂样物，其间混杂毛发、牙齿、骨、软骨等。镜下肿瘤的主要成分是上皮性质的角化鳞状上皮、皮脂腺和汗腺，有时可见呼吸道和消化道上皮及胰腺组织。手术是成熟畸胎瘤的主要治疗方法。本例患者影像学表现为前纵隔巨大占位，内含不同密度的脂肪、钙化及实变影，增强提示强化不明显。而手术病理提示囊性包块内含有毛发、脂肪、油脂、牙齿及软骨等结构，为典型成熟囊性畸胎瘤的影像和病理表现。

七、评述

成熟囊性畸胎瘤为前纵隔肿瘤中极为常见的肿瘤，其可无症状，也可出现压迫表现，大多数患者为体检时发现；影像学上主要表现为不同密度的混杂影在肿块内出现，而病理上则为囊性结构内含有不同上皮成分，包括脂肪、毛发、牙齿及软骨等。本例患者不论从发生年龄、临床表现、影像学特征还是病理所见，均为典型成熟囊性畸胎瘤的表现。

（张孝斌　张永俊）

参考文献

1. AHMED A，LOTFOLLAHZADEH S.Cystic Teratoma.//StatPearls [Internet]. Treasure Island（FL）：StatPearls Publishing，2022.

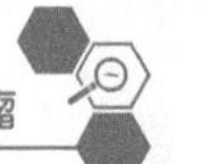

2. DUC V T，THUY T T M，BANG H T，et al. Imaging findings of three cases of large mediastinal mature cystic teratoma.Radiol Case Rep，2020，15（7）：1058-1065.

3. WU T T，WANG H C，CHANG Y C，et al. Mature mediastinal teratoma：sonographic imaging patterns and pathologic correlation.J Ultrasound Med，2002，21（7）：759-765.

4. PHAM L H，TRINH D K，NGUYEN A V，et al. Thoracoscopic surgery approach to mediastinal mature teratomas：a single-center experience.J Cardiothorac Surg，2020，15（1）：35.

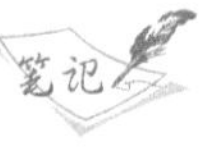

病例 37　下肢水肿，纵隔占位、淋巴结肿大，右胸腔积液

一、病情介绍

患者，男性，79 岁。

以“下肢水肿 1 周”为主诉入院。

现病史：1 周前患者无明显诱因出现双下肢水肿、胀痛，稍气促，尿量减少，伴乏力、食欲缺乏，无眼睑、面部水肿，无端坐呼吸，无咳嗽、咳痰，无胸闷、胸痛，无恶心、呕吐，无腹痛、腹胀等不适，就诊外院，予口服“呋塞米、安体舒通”后，下肢水肿稍改善，但气促无明显缓解。今为进一步诊治，就诊于厦门大学附属中山医院急诊，拟“双下肢水肿待查”收住院。

既往史：有“冠心病、冠脉搭桥术后、糖尿病、前列腺癌、前列腺增生、直肠类癌术后”等病史。

入院查体：体温 36.3 ℃，脉搏 70 次 / 分，呼吸 20 次 / 分，血压 141/60 mmHg。神清，睑结膜苍白；浅表淋巴结未扪及肿大；右肺呼吸音低，左肺呼吸音清，双肺未闻及干湿性啰音；心率 70 次 / 分，律不齐，可闻及期前收缩 4 ～ 5 次 / 分，各瓣膜听诊区未闻及病理性杂音；腹软，肝脾肋下未扪及，全腹无压痛、反跳痛，肠鸣音 4 次 / 分；双下肢凹陷性水肿，左下肢为著；病理征阴性。

辅助检查：血常规、生化基本正常。超敏肌钙蛋白 T 39.4 ng/L ↑、N 端 -B 型钠尿肽前体 2092 ng/L。凝血筛查：D- 二聚体 1.62 mg/L ↑、纤维蛋白（原）降解产物 6.11 mg/L ↑。CT 平扫肺部：前纵隔及右侧纵隔旁软组织影，考虑占位，右侧胸腔积液，右肺下叶膨胀不全并钙化灶，纵隔部分淋巴结增大，主动脉及冠状动脉硬化，腹

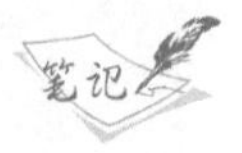

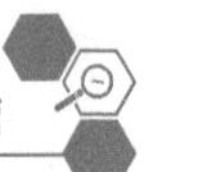

腔积液。CT 平扫肝、胆、脾、胰、升降结肠、盆腔，结果：①直肠类癌术后，直肠吻合口稍显增厚；②腹盆腔大量积液，肠系膜、大网膜种植转移可能。心脏彩超：EF% 70%。诊断：右室前、侧壁较大范围不均质回声区，与右室壁及心包界线不清；右室壁运动幅度减低；心脏占位？心包转移瘤？ 2020 年 6 月 23 日男性肿瘤标志物检测：糖类抗原 125 151.2 U/mL ↑、细胞角蛋白 19 片段 3.98 ng/mL ↑。甲功六项：游离三碘甲状腺原氨酸 1.69 pmol/L ↓、甲状腺球蛋白 93.51 ng/mL ↑。ECT 全身骨显像：①左侧第 7、第 8 前肋见点状核素摄取稍增高灶，多考虑外伤影响；②腹盆部本底核素摄取增高，结合 CT，考虑为腹盆腔积液所致；③其余骨暂未见异常代谢灶。PET-CT（图 37-1）：前纵隔内见巨大软组织影，最大截面约 15.0 cm × 8.5 cm，病灶中心位于前中下纵隔区，延伸至右侧心膈角区，密度尚均匀，未见脂肪、钙化，与心底血管间关系密切，心底部血管未见明显侵犯，与右心房及心室分界不清，病灶 FDG 摄取异常增高，SUV_{max}=6.8，邻近胸膜局部增厚，并可见多发结节影，FDG 摄取增高；纵隔内（2R、3A、5 ～ 8 区）、双锁骨上见多发肿大并 FDG 摄取异常增高淋巴结影，部分融合，大者约 2.0 cm × 2.1 cm，SUV_{max}=4.7。双肺内斑片状、条索状模糊影及磨玻璃影，双下叶支扩。诊断：前纵隔恶性占位，考虑淋巴瘤，并侵犯邻近组织（心脏、邻近胸膜），累及纵隔内、双侧锁骨上淋巴结。2020 年 7 月 2 日肺部增强 CT（图 37-2）：双肺可见多发片状模糊影，以右下肺分布为著。双侧主支气管及叶、段支气管通畅，未见明显狭窄或扩张；前纵隔可见大块软组织密度肿块影，大小约 150 mm × 85 mm，增强后均匀中等强化，增强前后 CT 值变化范围为 40 ～ 60 HU，心脏受压且病灶与右心壁间脂肪间隙消失。纵隔可见

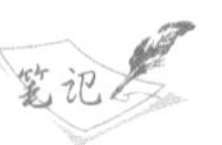

多发肿大淋巴结，大者直径 11 mm；双侧胸膜未见增厚，双侧胸腔未见积液。前纵隔巨大占位，考虑恶性，并心脏侵犯可能。

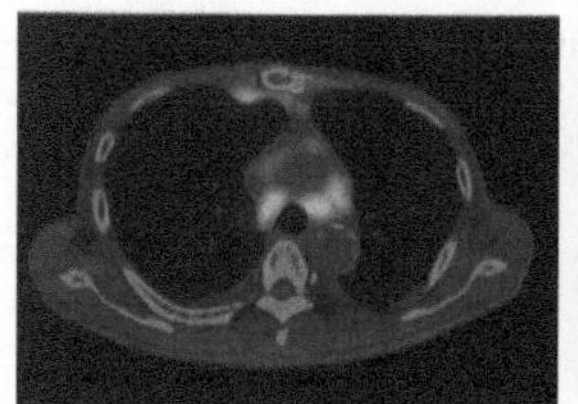
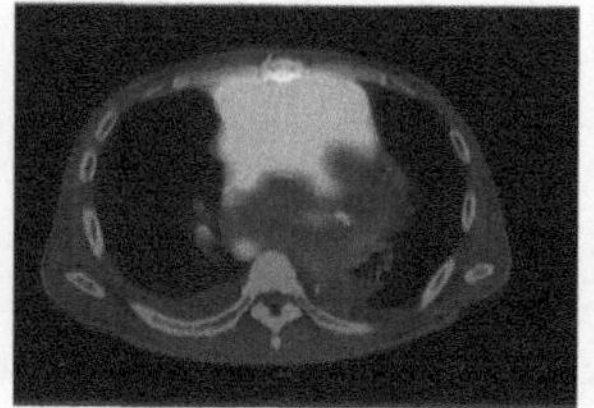
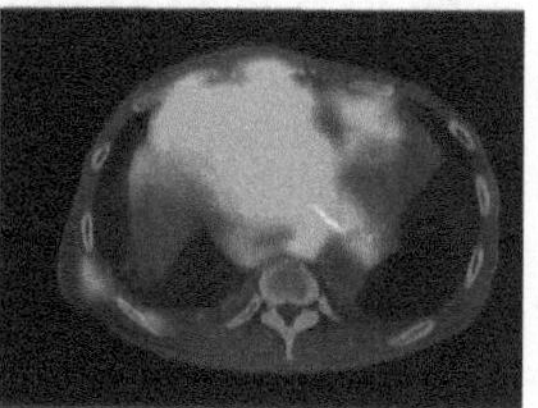

图 37-1 PET-CT

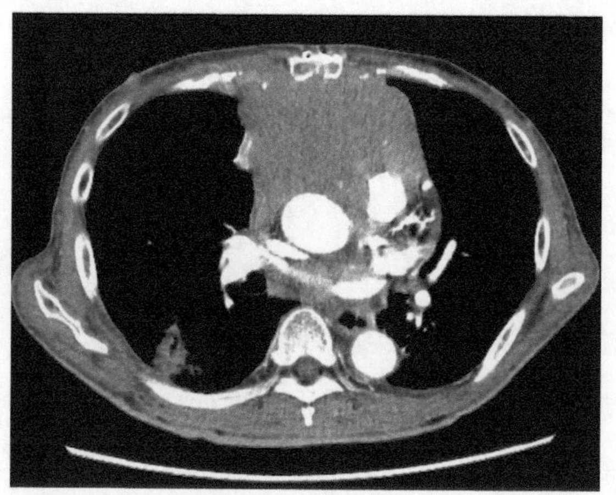

图 37-2 肺部增强 CT

二、诊疗经过

入院后完善相关检查，2020 年 6 月 18 日行右侧胸腔穿刺引流，胸腔积液生化检测：腺苷脱氨酶 46.9 U/L ↑、总蛋白 32.3 g/L、白蛋白 22.44 g/L、糖 7.55 mmol/L、乳酸脱氢酶 574.9 U/L、氯 91.2 mmol/L ↓。α-L- 岩藻糖苷酶 16.6 U/L。腹腔积液常规检查：黄色、外观混浊、李凡他试验阳性、细胞总数 60 454 × 10^6/L、白细胞 57 654 × 10^6/L ↑、单个核细胞 48 003 × 10^6/L、多个核细胞 9651 × 10^6/L。胸腔积液病理（图 37-3）：细胞中等至大，核膜不规则，染色质细腻，核浆比高，胞质少，细胞弥漫散在分布。免疫细胞化学：NKX3.1(–), CK-P(–),

PSA（–），CgA（–），CD56（–），SYN（–），Ki-67（约 40%+），CD3（散在小淋巴细胞 +），CD20（弥漫 +），CD79a（弥漫 +），CD5（弱 +），CycD1（–），CD23（–），Bcl-2（弥漫 +），PAX-5（弥漫 +）。（胸腔积液）离心制片：细胞中等至大，核膜不规则，染色质细腻，核浆比高，胞质少，细胞弥漫散在分布。结合免疫细胞化学结果，考虑淋巴造血系统肿瘤（B 细胞来源）。CT 引导下行前纵隔肿物穿刺，病理回报：（前纵隔肿物）肿瘤细胞弥漫分布，细胞体积较大，胞质丰富，部分呈上皮样，可见异型，核分裂易见。免疫组化结果：肿瘤细胞 CD20（+），CD79a（+），PAX-5（+），CD5（+），CD3（–），CD10（–），Bcl-2（+），Bcl-6（+），c-MYC（约 30%+），MUM1（+），TdT（–），CD23（–），CD35（–），CycD1（–），SOX-11（–），CD117（+），Gra B（–），CD56（–），Tia-1（–），CK-P（–），Ki-67（约 80%+）。原位杂交：*EBER*（–）。结合免疫组化，符合非霍奇金淋巴瘤，B 细胞来源，倾向弥漫大 B 细胞淋巴瘤，生发中心后来源。提示"弥漫大 B 细胞淋巴瘤"（图 37-4）。

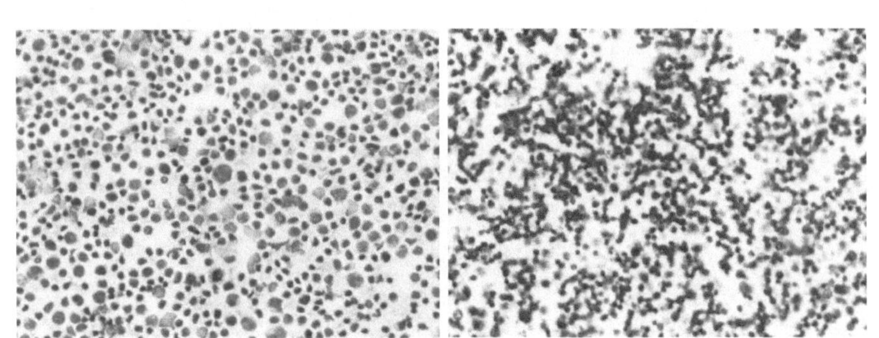

图 37-3　胸腔积液病理

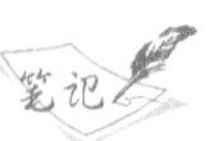

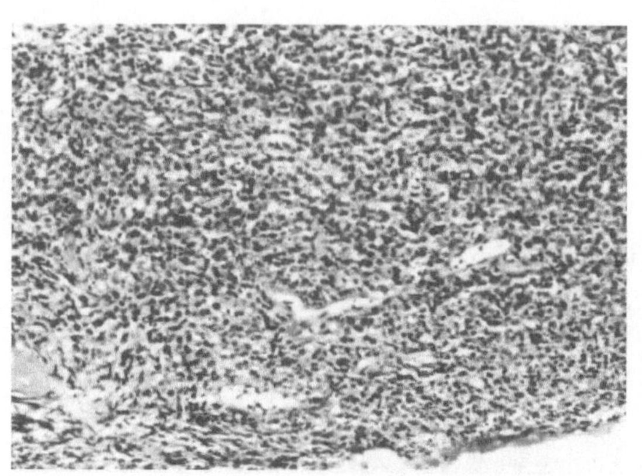

图 37-4　CT 引导下前纵隔肿物穿刺病理

三、最后诊断

原发纵隔弥漫大 B 细胞淋巴瘤（non-GCB，IPI 4 分，高危组）；右侧胸腔积液。

四、治疗与转归

明确诊断后，于血液科排除化疗禁忌，于 2020 年 7 月 14 日开始行 miniR-CDOP 化疗，2020 年 8 月 3 日患者因气喘明显，复查肺部 CT 提示双肺炎症，右侧胸水较前增多，纵隔肿块仍较大（图 37-5），1 个月后死亡。

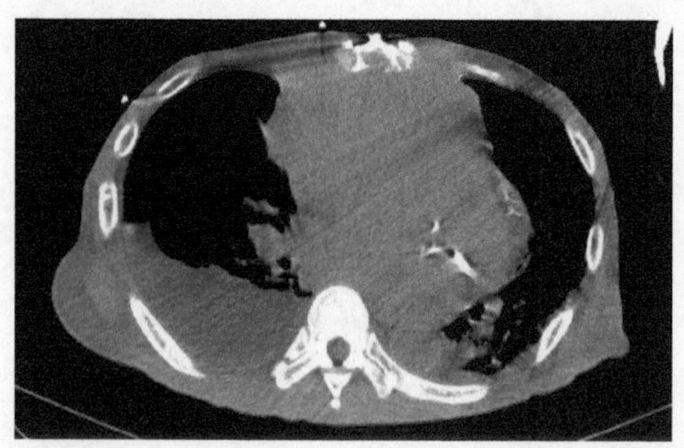

与前片纵隔相比仍可见软组织密度影，密度不均，与邻近结构境界不清；右侧胸腔可见积液征，较前明显增多；双肺仍可见多发片状模糊影，较前增多，右肺膨胀不全。纵隔可见多发肿大淋巴结，境界不清，大部分融合；胸骨术后改变。主动脉、冠状动脉壁钙化。心包增厚，境界模糊。

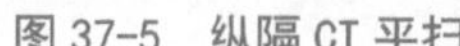

图 37-5　纵隔 CT 平扫

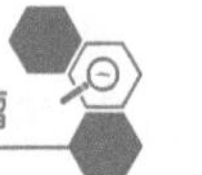

五、重要提示

1. 患者为老年男性，前纵隔占位、淋巴结肿大，单侧胸腔积液、水肿。

2.PET-CT 提示前纵隔恶性占位，考虑淋巴瘤，并侵犯邻近组织（心脏、邻近胸膜），累及纵隔内、双侧锁骨上淋巴结及腹膜、肠系膜。

3. 胸腔积液中 LDH 升高明显。

4. 胸腔积液脱落细胞包埋及前纵隔穿刺物病理提示肿瘤细胞弥漫分布，细胞体积大，胞质丰富，核分裂，免疫组化提示 CD20 及 BCL-2 阳性。

5. 全身多部位受侵，化疗及免疫治疗效果差，诊断 1 个月左右死亡。

六、讨论

PMLBCL 是来源于胸腺髓质 B 细胞的恶性肿瘤，属于弥漫大 B 细胞淋巴瘤的特殊亚型，具有独特的生物学特性、免疫组化表型、病理形态及临床特征。PMLBCL 占非霍奇金淋巴瘤的 2% ～ 3%。PMLBCL 好发于青壮年，女性多见，本例患者有其特殊性，为老年男性。PMLBCL 在美国人群中的发病率约为 0.04%，而在亚洲人群中，无 PMLBCL 发病率的相关报道。临床上其表现为局限于前上纵隔的巨大肿块（通常大于 10 cm），可累及结节器官如肺、心脏、胃肠道、肋骨等，也可侵犯骨髓、中枢神经系统等，但较少见。本例患者前上纵隔肿块超过 10 cm，且经 PET-CT 发现其侵犯心脏、邻近胸膜，累及纵隔和双侧锁骨上淋巴结、腹膜及肠系膜。原发于纵隔的大 B 细胞淋巴瘤有其特殊的病理特征，镜下表现为大体积的肿瘤细胞弥漫增生，胞质灰白或透亮，细胞为圆形或卵圆形，核大小不

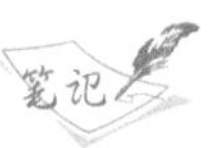

等，淡染色，中心细胞或多叶细胞状，R-S 细胞或大 B 细胞，近 50% 的 PMLBCL 中可见肿瘤间质硬化，免疫组化特性 CD19、CD20、CD22、CD79、CD45 均为弱阳性或阳性。PMLBCL 患者不常见，目前仍缺乏大型前瞻性研究确定最佳治疗方法。多数 PMLBCL 患者接受化疗后加巩固性累及野放疗（IF-RT）的治疗方式，认为巩固放疗能提高 PMLBCL 患者的完全缓解率和无复发生存率，用放化疗综合治疗取得了较好疗效。本例患者接受过化疗，但效果不佳，病情在短期内进展后死亡。

七、评述

原发于纵隔的大 B 细胞淋巴瘤有其独特的临床和病理特点，大部分患者起病时即已有邻近脏器侵犯、受压及上腔静脉压迫综合征，约 1/3 患者出现 B 症状，预后差，治疗主要以化疗结合局部放疗为主。本例患者就诊时即有前纵隔巨大肿块，并出现邻近多脏器侵犯、受压及水肿，经化疗及免疫治疗，从确诊至 1 个月后即死亡。临床上应提高对本病的认识，及时完善相关影像学检查，早期获取病理组织，尽快确诊，避免误诊、漏诊，早期干预，改善预后，提高患者生存时间。

（张孝斌　曾惠清）

参考文献

1. 王彦茹，赵曙，王佳其，等．原发纵隔大 B 细胞淋巴瘤的治疗进展．肿瘤学杂志，2020，26（6）：534-538.
2. MARTELLI M，FERRERI A，DI ROCCO A，et al. Primary mediastinal large B-cell lymphoma. Crit Rev Oncol Hematol，2017，113：318-327.
3. 史倩芸，冯潇，陈辉，等．原发纵隔大 B 细胞淋巴瘤 27 例临床病理特征．中华

病理学杂志，2017，46（9）：607-612.

4. BHATT V R，MOURYA R，SHRESTHA R，et al. Primary mediastinal large B-cell lymphoma.Cancer Treat Rev，2015，41（6）：476-485.

5. 房辉，李晔雄，亓姝楠，等 . 原发纵隔 B 细胞淋巴瘤疗效分析 . 中华放射肿瘤学杂志，2008，17（5）：354-357.

笔记

病例 38　术后复发性后纵隔肿物

一、病情介绍

患者，男性，67 岁，

以“发现纵隔占位 6 天”为主诉入院。

现病史：6 天前患者因“活动后气促”于厦门大学附属中山医院检查，纵隔 CT 平扫 + 增强提示“后下纵隔占位，脂肪肉瘤可能”，平素无胸痛，无咳脓痰、咯血，无声音嘶哑、饮水呛咳，无四肢乏力、吞咽乏力，无眼睑下垂、视物重影，无双上肢麻木、肩胛区疼痛，门诊拟“后下纵隔占位：脂肪肉瘤？”收住院。

既往史：有“慢性阻塞性肺疾病”史。

入院查体：体温 36.4 ℃，脉搏 90 次 / 分，呼吸 20 次 / 分，血压 122/79 mmHg。双颈部、锁骨上浅表淋巴结未触及肿大。胸廓无畸形，无胸壁静脉曲张。胸壁无压痛，双肺呼吸活动度相等，未闻及干湿性啰音及摩擦音。

辅助检查：血常规、生化全套检查、尿常规大致正常。甲胎蛋白、癌胚抗原均正常。绒毛膜促性腺激素阴性。ECT 全身骨显像：全身骨未见明确肿瘤转移灶，右踝关节见团片状浓聚影，考虑炎症。纵隔 CT 平扫 + 增强：两侧胸廓对称，气管、主支气管通畅；双肺多发大小不等类圆形无壁透亮影，以双上肺为著；纵隔胸膜旁可见多发薄壁透亮影；后纵隔可见一大小约 15.1 cm × 12.6 cm 的混杂密度影，CT 值 –56 HU ～ 48 HU，内见多发条片状软组织影，增强后软组织密度明显强化，未见异常增大的淋巴结。可能诊断：①小叶中心型肺气肿，部分肺大疱形成。②后下纵隔占位，脂肪肉瘤可能。③双上胸膜增厚（图 38-1）。

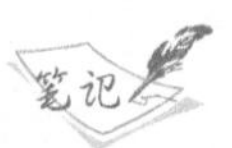

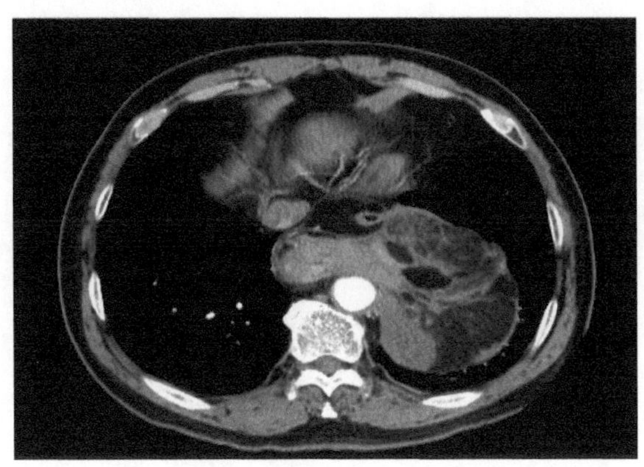

图 38-1　纵隔 CT 平扫 + 增强

二、诊疗经过

入院后在全麻下行“经左胸后纵隔肿物切除术”，术后病理肉眼所见：（纵隔肿物）灰褐不整形组织一块，大小 17.3 cm × 13.5 cm × 10.1 cm，表面有包膜，切面灰黄，质软，油腻，呈分叶状，局部组织灰白，质稍韧。镜下病理诊断：（纵隔肿物）高分化脂肪肉瘤，部分区域黏液变性（图 38-2）。

肿瘤由梭形细胞及脂肪样细胞构成，梭形细胞呈束装排列，细胞核纤细，呈梭形或短梭形，部分略呈波浪状，细胞轻度异型；脂肪样细胞大小不一，有异型，可见脂肪母细胞。免疫组化结果：S-100（+），CDK4（+），MDM2（+），CD34（梭形细胞 +），Bcl-2（+），Desmin（+），CD21（−），CD35（−），B-Catenin（−），SMA（−），CD68（KP-1）（散在 +），CK-P（−），ALK（−），Ki-67（约 3%+）。

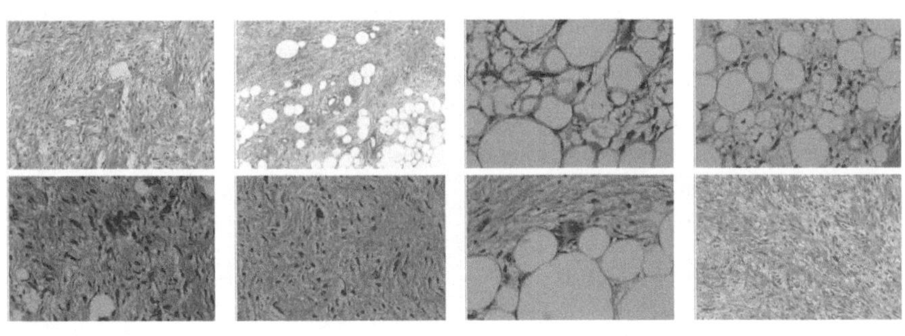

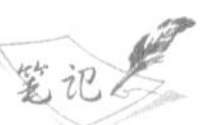

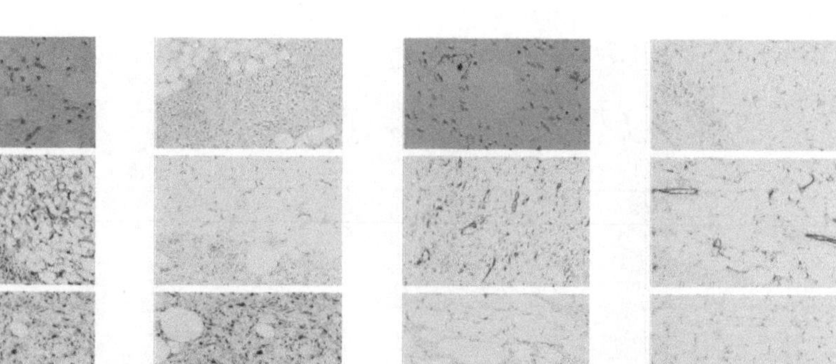

图 38-2 病理

三、最后诊断

后下纵隔高分化脂肪肉瘤。

四、治疗与转归

术后复查肺部 CT（图 38-3）：左肺占位术后，双侧少量液气胸，左侧胸腔引流管置留；颈胸背部皮下大量气肿，左侧为主，右肺斑片实变影。诊断：左肺占位术后，双侧少量液气胸，左侧胸腔引流管置留；颈胸背部皮下大量气肿，左侧为主，右肺斑片实变影。肿块无增大，未进一步诊治。术后 7 个月，再次因气促就诊，CT（图 38-4）提示中后、下纵隔气管隆突下可见大小约 8.4 cm × 8.2 cm × 8.0 cm 类圆形软组织密度肿块影，平扫 CT 值 33 HU，增强后可见不均匀强化，CT 值 40 ～ 75 HU，周围间隙欠清，食道受压左移、与肿块分界欠清，左心房受压变小。诊断：中后、下纵隔占位，考虑肿瘤复发。心脏彩超提示左心房受压变小，患者活动后气喘症状明显，予以请多学科讨论，综合会诊意见为再次手术难度大，暂不考虑手术，本病理类型化疗欠敏感，至肿瘤血管介入科在局麻下行“纵隔肿瘤射频消融术”，病情稳定，术后恢复可，未再随访。

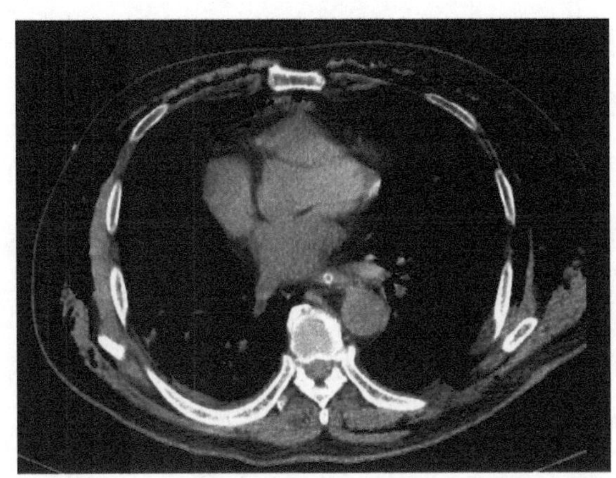

图 38-3 术后 5 天肺部 CT 平扫（2018 年 12 月 10 日）

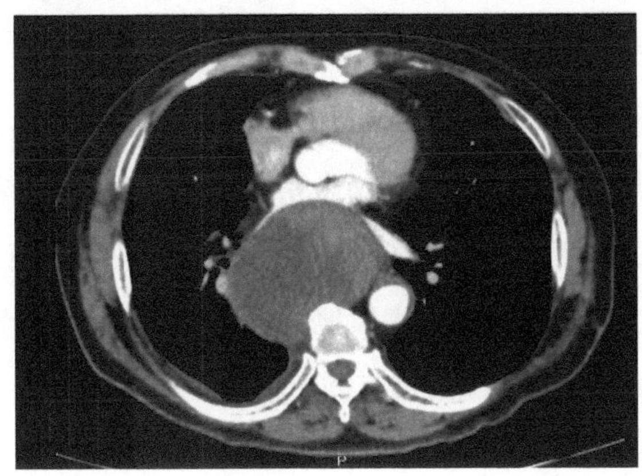

图 38-4 术后 7 个月肺部 CT 平扫（2019 年 7 月 23 日）

五、重要提示

1. 患者为老年男性，后纵隔巨大占位。

2. CT 提示后纵隔类圆形混合密度影。

3. 组织病理提示肿瘤由梭形细胞及脂肪样细胞构成，脂肪样细胞大小不一，可见脂肪母细胞。

4. 手术后 7 个月复发。

六、讨论

纵隔脂肪肉瘤（mediastinal liposarcoma，MLPS）是脂肪肉瘤

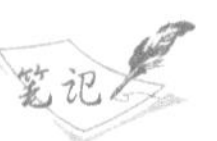

的一种。脂肪肉瘤是一种来源于间叶组织向脂肪组织分化的恶性肿瘤，是成人最常见的肿瘤，通常发生在四肢和腹膜后，原发于纵隔者罕见，占所有纵隔肿瘤的 1.6% ～ 2.3%，占纵隔肉瘤的 9%。本病男性略多于女性，儿童发生者罕见。症状与肿瘤的大小、位置及对周边器官的侵犯或推挤情况有关。胸部 CT 是本病的主要诊断方法，特别是纵隔肿瘤 CT 影像中出现脂肪样密度时应警惕本病，同时也应排除其他肿瘤或非肿瘤性疾病，如脂肪沉积、脂肪瘤、错构瘤、畸胎瘤、脂肪母细胞瘤等，这些疾病均可表现出脂肪样密度影。脂肪肉瘤可为全脂肪密度、混杂密度或全部为软组织密度。CT 上明显含脂肪密度型脂肪肉瘤主要见于高分化型、去分化型和混合型，其中高分化型脂肪肉瘤最为常见，病变内大部分成分为分化良好的脂肪组织，增强扫描无明显强化或仅边缘和分隔轻度强化，易误诊为脂肪瘤，CT 上提示脂肪肉瘤内很少钙化，一旦有钙化，则提示预后不良。在病理上，纵隔脂肪肉瘤质地柔软，常沿纵隔内间隙生长，并突入两侧胸腔，肿瘤平均最大直径常超过 10 cm，甚至达 40 cm，其可发生于纵隔内的任何部位，由于体积较大，脂肪肉瘤常跨越单个区，并向胸膜腔内生长。本例患者病理确诊为高分化脂肪肉瘤，最初发现时纵隔 CT 提示混杂密度，7 个月后复发表现为全软组织密度。手术为本病首选的治疗方案，但手术难度较高。根治性手术及病理亚型为高分化型者预后较好。容易复发为脂肪肉瘤的主要特点。多数患者在随访过程中均有不同次数的复发或转移。本例患者系于确诊治疗后 7 个月再次复发。

七、评述

纵隔脂肪肉瘤为罕见疾病，其病理类型多样，影像学表现复杂。一旦发现纵隔内巨大铸形样生长的肿块，内含脂肪密度成分，

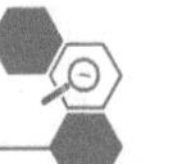

其内散在斑片状密度区或黏液样稍高密度区，增强扫描轻度渐进性强化，应考虑本病可能。脂肪肉瘤易误诊，主要是因为其无特异性的临床和影像学表现及低发病率、临床医师对其认识不足。而手术是本病的主要治疗方法，但极容易复发。预后方面依据病理类型，高分化型脂肪肉瘤患者总体预后较好。本例患者后纵隔肿物，CT 提示混合密度，手术切除病理提示脂肪样细胞，大小不等，见脂肪母细胞，经免疫组化确诊，但 7 个月后再次复发，符合本病的规律。未长期随访为本病例的主要缺点。

（张孝斌　曾惠清）

参考文献

1. WIEDEMANN D，SCHISTEK R，GASSNER E，et al. Mediastinal liposarcoma. J Card Surg，2011，26（2）：162-164.
2. HAHN H P，FLETCHER C D. Primary mediastinal liposarcoma：clinicopathologic analysis of 24 cases. Am J Surg Pathol，2007，31（12）：1868-1874.
3. SU K，CHENG G Y，LIU X Y，et al. Clinical analysis of 19 cases of adult primary mediastinal liposarcoma. Zhongguo YiXue KeXueYuan XueBao，2012，34（4）：405-408.
4. ASAKA S，YOSHIDA K，HASHIZUME M，et al. A mediastinal liposarcoma resected using a double approach with a thoracoscope. Thorac Cardiovasc Surg Rep，2013，2（1）：46-49.
5. ZHAO C，ZHANG F，ZHANG X，et al. Recurrent primary mediastinal liposarcoma：a case report. Oncol Lett，2016，11（6）：3782-3784.

病例 39　CT 体检发现纵隔占位

一、病情介绍

患者，男性，29 岁。

以“体检发现纵隔占位 3 天”为主诉入院。

现病史：3 天前于外院体检，查胸部 CT 发现“后纵隔占位”，平素无胸痛、胸闷、气促，无剧烈咳嗽、呼吸困难，无咳脓痰、咯血，无声音嘶哑、饮水呛咳，无四肢无力、吞咽无力，无眼睑下垂、视物重影，无双上肢麻木、肩胛区疼痛。门诊拟“后纵隔占位”收住院。

既往史：无特殊。

入院查体：体温 37 ℃，脉搏 97 次 / 分，呼吸 20 次 / 分，血压 117/79 mmHg。双颈部、锁骨上浅表淋巴结未触及肿大。胸廓无畸形，无胸壁静脉曲张。胸壁无压痛，双肺呼吸活动度相等，未闻及干湿性啰音及摩擦音。

辅助检查：血常规、凝血功能、生化等未见明显异常。胸部增强 CT：两肺少许条索影，双肺门形态、大小无明显异常，气管支气管通畅，纵隔内未见异常增大的淋巴结；第 7 胸椎椎体左侧旁结节灶 26 mm × 24 mm，密度均匀，伴有小结节钙化，境界较清，CT 值约 34 HU，增强扫描未见异常强化。影像诊断：后纵隔占位，考虑囊性病变（图 39-1）。

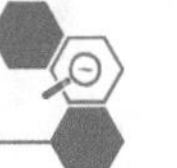

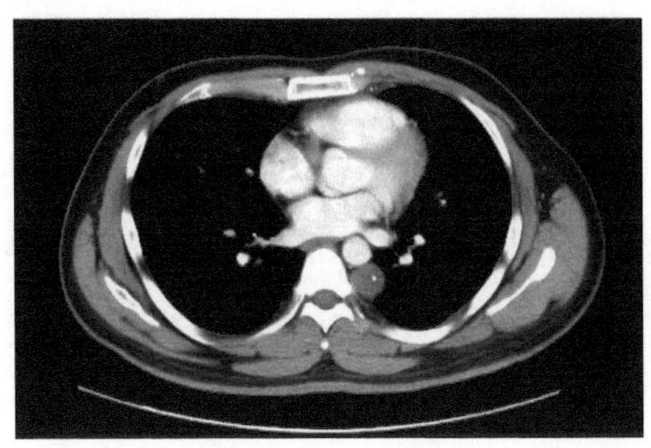

图 39-1　胸部增强 CT

二、诊疗经过

入院后予完善相关检查，2017 年 4 月 11 日在全麻下行胸腔镜下后纵隔肿物切除术，病理回报肉眼所见：（后纵隔）灰褐不整形组织一块，大小 4.5 cm × 2.2 cm × 1.6 cm，切面见一结节，大小 2.0 cm × 1.9 cm × 1.6 cm，结节切面灰白、灰褐，实性，质韧，结节表面附完整包膜，界清。镜下所见：细胞呈梭形，密度较大，排列成束状、旋涡状，偶见核分裂，可见血管增生。病理诊断：（后纵隔）神经鞘瘤（图 39-2）。

图 39-2　病理结果

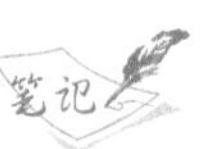

三、最后诊断

后纵隔神经鞘瘤。

四、治疗与转归

术后一般情况良好，予办理出院；术后半个月复查肺部 CT 示左侧脊柱旁可见椭圆形影，长径 2.5 cm，短径 2.2 cm，内侧可见条形金属密度影。影像诊断：左侧纵隔旁占位消失，术后改变（图 39-3）。

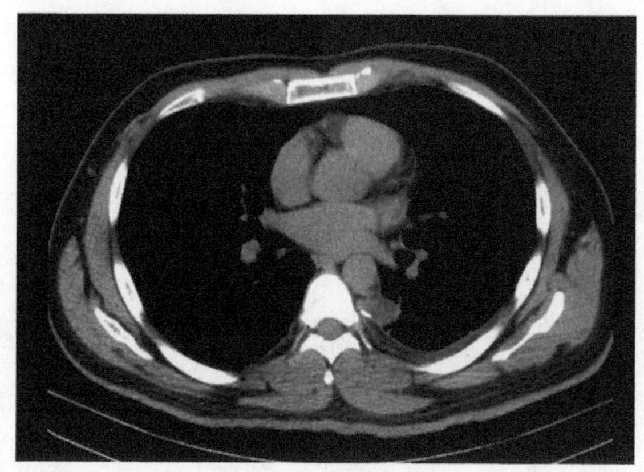

图 39-3　复查肺部 CT

五、重要提示

1. 患者为青年男性，体检发现后纵隔占位，无不适。

2. CT 提示后纵隔可见密度均一的结节影，内有点状钙化，边缘光滑，增强无强化。

3. 病理表现：镜下见细胞呈梭形，密度大，排成束状。

4. 手术近期无复发。

六、讨论

神经源性肿瘤是最多见的纵隔肿瘤之一，占全部纵隔肿瘤的 12.0% ～ 25.8%。神经鞘瘤源于周围神经外膜的施万细胞，在纵隔神

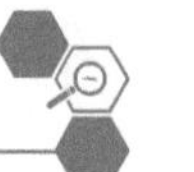

经源性肿瘤中较为常见，约占全部纵隔神经源性肿瘤的 80%。纵隔神经鞘瘤最好发于脊神经后根和肋间神经，大部分发生于胸腔的上 1/3 或上半部分后纵隔脊柱旁沟的神经组织，紧贴于椎体外侧椎间孔附近，部分肿瘤可存在于椎管内。本例患者系发生于后纵隔近脊柱旁。发生于前纵隔内的神经鞘瘤易误诊。绝大部分纵隔神经鞘瘤患者无任何临床症状，多数因体检或其他疾病进行影像学检查时偶然发现，本例患者系体检 CT 时发现，无不适。临床症状与肿瘤起源部位、受压器官及其程度、肿瘤性质和生长方式有关。普通 X 线检查对于瘤体较小，尤其是在侧位片上与脊柱重叠者，不易区分。源于肋间神经者，呈球形或椭圆形肿块，密度均匀，边缘光滑，可见分叶状。CT 可清晰地显示肿瘤轮廓、与周围组织的关系和骨质改变，并可通过 CT 值估计肿瘤的囊实性。后纵隔神经鞘的主要 CT 表现：①位于脊柱旁；②呈圆形或椭圆形；③密度均匀，与肌肉相似，但少数病例因含有脂类物质，其 CT 值可稍低，部分病例可有囊变及钙化；④相邻椎体或肋骨可见边缘光滑的压迹，若肿瘤部分位于椎管内，部分位于椎管外，则椎间孔可扩大；⑤增强扫描，肿块有不同程度强化；⑥肿块边缘是否清楚，邻近结构是否侵犯是良恶性肿瘤的区别要点。本例患者后纵隔占位系位于脊柱旁，椭圆形，密度均匀，CT 值稍低，增强无强化，肿块边缘清楚。MRI 可确定是否发生椎管内病变，对诊断哑铃形肿瘤有特殊价值。但是，CT 或 MRI 很难明确肿瘤的良恶性。后纵隔神经鞘瘤主要应与后纵隔神经纤维瘤及食管、支气管囊肿相鉴别：神经纤维瘤一般多发，借此可以与神经鞘瘤相鉴别，对于后纵隔单发的神经纤维瘤，CT 表现与神经鞘瘤极为相似，有时很难区分，多靠手术及病理检查确诊。纵隔神经鞘瘤的治疗方法目前为手术，因其有包膜，可通过手术将其完整切除。

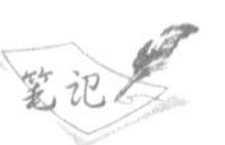

七、评述

纵隔神经鞘瘤是最为常见的后纵隔神经源性肿瘤，大多数患者无症状，常于体检时发现，CT 上主要表现为近脊柱旁边缘光滑的圆形、椭圆形影，密度均匀，部分可有小钙化灶，病理上主要表现为梭形细胞，细胞排列成束状。治疗方法主要为手术。本例患者为青年男性，体检 CT 发现脊柱旁结节，边缘光滑，内有小钙化点，病理提示梭形细胞排列成束状，手术切除后未见明显复发。

（张孝斌　曾惠清）

参考文献

1. KAPOOR A，SINGHAL M K，NARAYAN S，et al. Mediastinal schwannoma：a clinical，pathologic，and imaging review. South Asian J Cancer，2015，4（2）：104-105.
2. FIERRO N，D'ERMO G，DI COLA G，et al. Posterior mediastinal schwannoma. Asian Cardiovasc Thorac Ann，2003，11（1）：72-73.
3. 李辉，刘曙光，田义，等 . 纵隔神经鞘瘤 31 例临床分析 . 实用癌症杂志，2009，24（2）：191-193.
4. 江涛 . 后纵隔神经鞘瘤的 CT 诊断 . 河北医学，2002，8（11）：999-1000.
5. 李文民，潘炳灿 . 后纵隔神经鞘瘤的 CT、MRI 表现 . 菏泽医学专科学校学报，2019，31（1）：58-60.

病例 40　胸痛，前纵隔占位

一、病情介绍

患者，男性，60 岁。

以“胸痛 1 月余，发现前纵隔占位 4 天”为主诉入院。

现病史：1 个月前患者无明显诱因出现胸痛，呈持续闷胀痛，程度轻，可忍受，无伴胸闷、气促，无剧烈咳嗽、呼吸困难，无咳脓痰、咯血，无声音嘶哑、饮水呛咳，无四肢乏力、吞咽乏力，无眼睑下垂、视物重影，无双上肢麻木、肩胛区疼痛，胸部 CT 示“前纵隔占位性病变”。为进一步治疗，门诊拟“前纵隔占位”收住院。

既往史：无特殊。

入院查体：体温 36.9 ℃，脉搏 89 次 / 分，呼吸 20 次 / 分，血压 147/71 mmHg。神清，营养中等。双颈部、锁骨上浅表淋巴结未触及肿大。双肺未闻及干湿性啰音及摩擦音。心脏无杂音。腹部无压痛、反跳痛。双下肢无水肿。

辅助检查：血常规、肝肾功能、凝血功能均未见明显异常。梅毒螺旋体特异性抗体阳性、甲苯胺红凝集试验阴性。胸部 CT 平扫 + 增强：①双肺间隔旁型肺气肿，双肺少许索条灶，主动脉硬化；②前上纵隔（胸腺区）见一软组织肿块，大小约为 5.6 cm × 4.6 cm，形态不规则，平扫 CT 值约为 37 HU，增强后见前上纵隔肿块呈轻度不均匀强化，与邻近血管界限不清，纵隔器官间脂肪层消失，血管受压变形、移位。诊断：胸腺区占位，考虑为恶性肿瘤可能（侵袭性胸腺瘤？恶性淋巴瘤？）（图 40-1）。

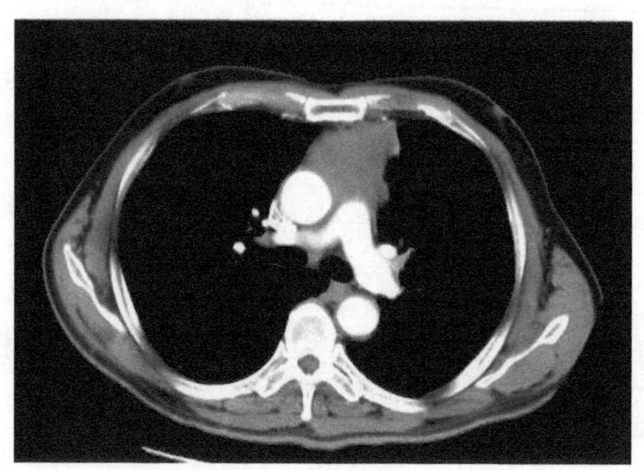

图 40-1　胸部 CT 平扫 + 增强（2016 年 10 月 24 日）

二、诊疗经过

入院后予完善相关检查，经皮穿刺活检病理回报镜下所见：上皮样细胞，其间可见散在淋巴细胞。免疫组化结果：CK19（+），CK5/6（+），CD20（散在 +），CK-P（+），Ki-67（约 60% +），TdT（–），TTF-1（–），Napsin-A（–）。病理诊断：（前纵隔）结合临床，考虑 B_2 或 B_3 型胸腺瘤（图 40-2），CT 提示肿瘤病灶较大，且与邻近大血管界限不清，具侵袭性表现，手术切除难度大、风险大，建议行术前放疗，放疗 5 次，患者耐受性好出院。2 个月后复查 CT：前上纵隔（胸腺区）见一分叶状软组织肿块，较前相仿，横断面大小约为 3.3 cm × 2.6 cm，形态不规则，突入心包腔内，与主动脉分界不清，肿块左侧缘锯齿状改变。2020 年 6 月 29 日复查胸部 CT 显示：左上纵隔可见大小约 5.0 cm × 4.1 cm × 5.6 cm 软组织肿块，左颈总动脉及左锁骨下动脉、左锁骨下静脉被包绕狭窄，食管与肿块分界不清（图 40-3）。诊断：①胸腺区肿块较前相仿，心包被突破，左肺被侵犯可能；②左上纵隔区软组织肿块并局部血管侵犯，考虑转移灶可能。予 CT 引导下行前纵隔肿物穿刺，前纵隔穿刺物镜下所见：纤维组织中见上皮样细胞呈巢状浸润性生长，细胞核深染，胞

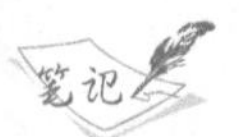

质少，细胞挤压明显。免疫组化结果：CK-P（+），CK-H（灶+），CK-L（灶弱+），P63（+），CK5/6（+），CD5（+），CD117（+），PAX-5（灶弱+），TTF-1（+），SYN（弱+），CgA（-），Napsin-A（-），S-100（-），NSE（-），CD3（淋巴细胞散在+），CD20（淋巴细胞散在+），CD79a（淋巴细胞散在+），CD99（-），TdT（-）。病理诊断：低分化癌。结合形态及免疫组化，考虑为低分化鳞状细胞癌，胸腺来源可能性较大（图 40-4）。

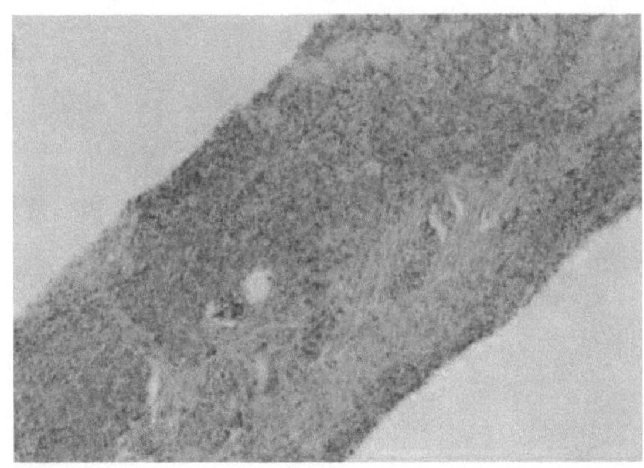

图 40-2　前纵隔穿刺病理报告（2016 年 10 月 28 日）

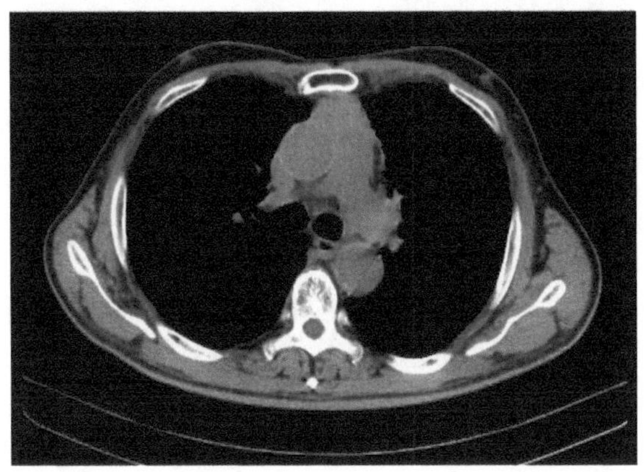

图 40-3　胸部 CT 平扫（2020 年 6 月 29 日）

笔记

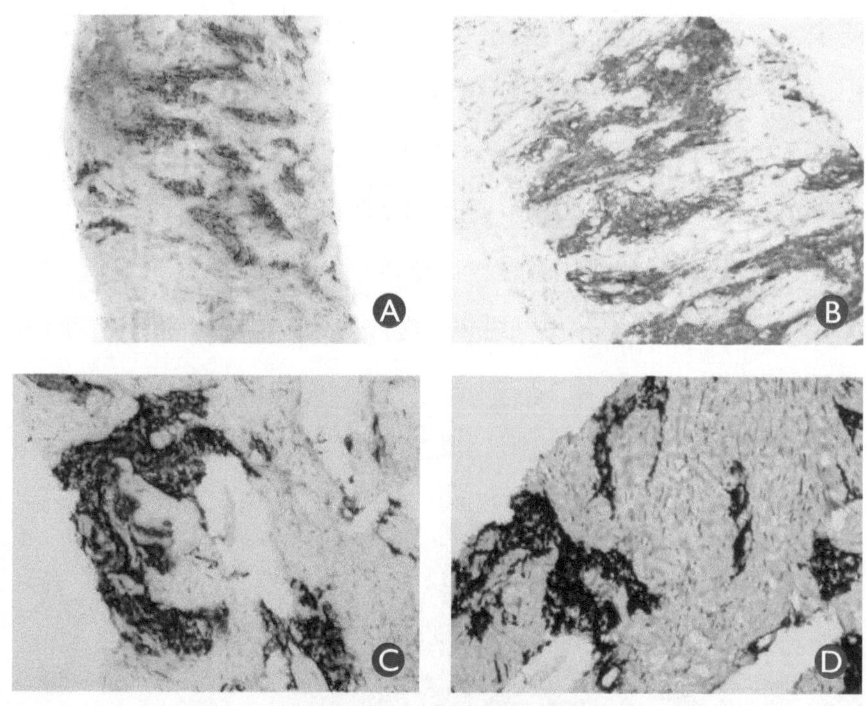

A. HE；B. CD5；C. CK5/6；D. P63。

图 40-4　病理报告（2020 年 7 月 5 日）

三、最后诊断

胸腺低分化鳞状细胞癌。

四、治疗与转归

患者放弃进一步治疗，自动出院。

五、重要提示

1. 患者为中老年男性，胸痛伴前纵隔肿物，反复发作。

2. CT 提示前纵隔肿物侵袭邻近脏器。

3. 首次病理提示“胸腺瘤”，第二次就诊穿刺确诊为“低分化鳞状细胞癌”。

六、讨论

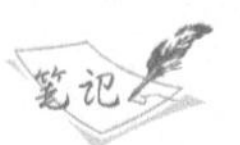

胸腺癌是一种源于胸腺的上皮细胞恶性肿瘤，其发病率远低

于胸腺瘤，且与胸腺瘤有截然不同的组织病理特点和临床转归，根据病理类型的不同可分为鳞状细胞癌、基底细胞癌、淋巴上皮样肿瘤、黏液表皮样癌等。目前对胸腺鳞癌（thymic squamous cell carcinoma，TSCC）报道较少，但占胸腺癌的 80%。与胸腺瘤相比，胸腺癌恶性度高，病情进展快，多数患者在就诊时胸腺周围组织即已受侵犯，本例患者系出现肿瘤侵犯心包及左肺。TSCC 患者缺乏特异性表现，约 1/3 患者无症状，多于胸部 CT 检查时发现，有 2/3 患者可因肿瘤侵犯、压迫邻近器官而造成胸痛、胸闷、上腔静脉阻塞综合征。TSCC 的 CT 表现多为前中上纵隔不规则软组织密度影，肿物大，密度均匀或略不均匀，多无钙化，CT 值 38 ～ 54 HU，病灶可中度不均匀强化。TSCC 病理诊断如镜下见上皮细胞呈巢状浸润生长，胞核深染，胞质少，细胞挤压明显，免疫组化如 CK、P63、CD5、CK 阳性，但缺乏特异性，当病理提示 TSCC 时，应结合临床，排除转移癌可能。手术是 TSCC 患者的首选治疗方法，术后放疗也是方法之一，因其预后不良，免疫和靶向治疗也应在考虑之中。

七、评述

胸腺癌为一种罕见的胸腺恶性肿瘤，多于发现时即晚期，多有邻近脏器的侵犯，病理上为鳞状细胞癌的镜下及免疫组化改变。本例患者前纵隔占位侵犯心脏、动脉及肺，病理提示为鳞状细胞癌而确诊。手术为其治疗的主要手段。

（张孝斌　曾惠清）

参考文献

1. YANG X，ZHAO K，LI C，et al. Thymic squamous cell carcinoma：a population-based surveillance，epidemiology，and end result analysis. Front Oncol，2020，

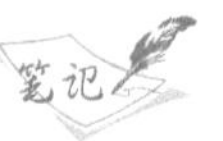

10：592023.

2. 王莹，张同梅，董宇杰，等 .24 例胸腺鳞癌的临床分析 . 临床肿瘤学杂志，2019，24（2）：171-174.

3. 史敏科，陈宝俊，袁文杰 .11 例胸腺鳞癌患者的临床分析 . 中华肿瘤杂志，2014（5）：385-386.

4. ZHAO Y，ZHAO H，HU D，et al. Surgical treatment and prognosis of thymic squamous cell carcinoma：a retrospective analysis of 105 cases.Ann Thorac Surg，2013，96（3）：1019-1024.

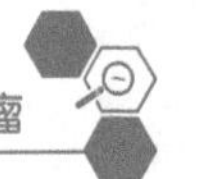

病例 41　左纵隔占位

一、病情介绍

患者，男性，51 岁。

以“发现左纵隔占位 5 月余”为主诉入院。

现病史：入院前 5 个月患者在外院行胸部 CT 时发现“左上纵隔占位”，平素无胸痛、胸闷、气促，无剧烈咳嗽、呼吸困难，无咳脓痰、咯血，无声音嘶哑、饮水呛咳，无四肢乏力、吞咽乏力，无眼睑下垂、视物重影。为进一步治疗，现就诊于厦门大学附属中山医院，门诊拟“左纵隔占位”收住院。

既往史：无特殊。

入院查体：体温 36.3 ℃，脉搏 83 次 / 分，呼吸 20 次 / 分，血压 129/83 mmHg。双颈部、锁骨上浅表淋巴结未触及肿大。胸廓无畸形，无胸壁静脉曲张。胸壁无压痛，双肺呼吸活动度相等，语颤对称，叩诊呈清音，双肺呼吸音清，对称，未闻及干湿性啰音及摩擦音。

辅助检查：血常规：白细胞 10.96×10^9/L ↑，中性粒细胞 9.12×10^9/L ↑，中性粒细胞百分比 83.2% ↑，红细胞 4.14×10^{12}/L ↓，血红蛋白 130 g/L，血小板 182×10^9/L。肿瘤标志物：甲胎蛋白 1.5 ng/mL，癌胚抗原 3.02 ng/mL，绒毛膜促性腺激素＜ 0.1 mIU/mL。胸部 CT 平扫＋增强：双肺纹理增粗，双下肺条索影，两肺门对称，无肿大淋巴结，左心室左侧可见片状脂肪密度影，与心包脂肪垫边界不清，内可见一斑片状高密度影，边缘见环形钙化，大小 3.3 cm × 1.6 cm，增强扫描未见异常强化。诊断：左纵隔占位（图 41-1）。

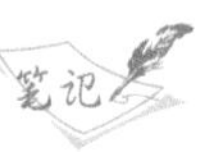

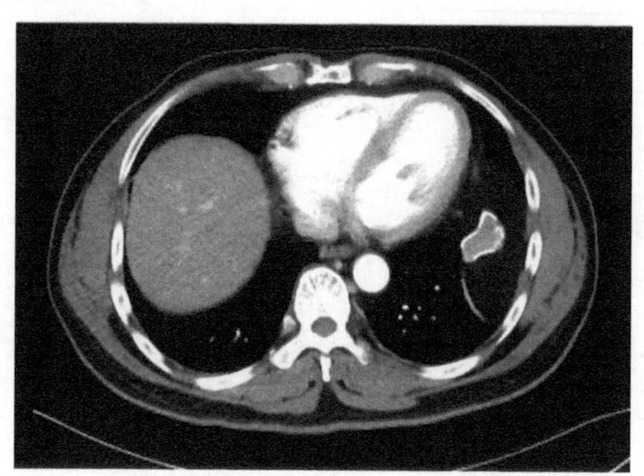

图 41-1　胸部 CT 平扫 + 增强（2019 年 1 月 7 日）

二、诊疗经过

入院后完善相关检查，予全麻下行胸腔镜下左中纵隔肿瘤切除术。术后病理肉眼所见：（纵隔肿物）灰黄脂肪样碎组织一堆，大小 6.5 cm × 6.5 cm × 3.9 cm，切面灰黄，实性，质软，油腻感，局灶可见类骨样组织（1 号，2 号，3 号脱钙）。镜下所见：肿瘤由脂肪细胞构成，间质毛细血管增生、扩张、充血，脂肪细胞大小较一致，部分细胞核消失，局灶钙化伴骨化。病理诊断：（纵隔肿物）符合脂肪瘤，部分区域脂肪组织坏死，伴钙化及骨化（图 41-2）。

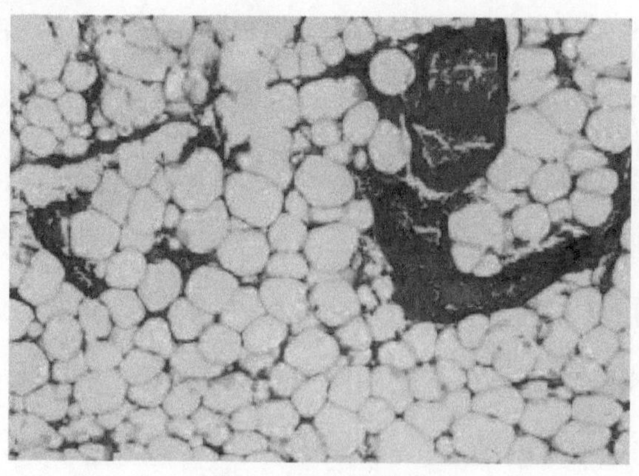

图 41-2　术后病理

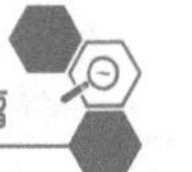

三、最后诊断

纵隔脂肪瘤。

四、治疗与转归

术后恢复良好，予办理出院。

五、重要提示

1. 患者为中年男性，无症状，体检发现纵隔占位。

2. CT 提示左心室左侧可见片状脂肪密度影，内可见一斑片状高密度影，边缘见环形钙化，增强扫描未见异常强化。

3. 病理提示肿物为灰黄色脂肪样组织，镜下肿瘤由脂肪细胞构成，细胞大小一致。

4. 手术切除效果好。

六、讨论

纵隔脂肪瘤在临床上相对较少见。好发于前纵隔下部及心膈角处，本例患者系发生于左心室左侧。病理上肿瘤由成熟脂肪组织组成，外周有包膜，边界清楚。纵隔脂肪瘤在临床上多数情况下无症状，常在体检时发现，部分可因其压迫周围器官引起症状。本例患者系无明显症状，行 CT 检查时发现。脂肪瘤在 X 线检查上无特征性，较难通过其诊断；而 CT 和 MRI 有其特征性表现。体积小的脂肪瘤多呈圆形或椭圆形，较大的形态多不规则。肿瘤边界清楚，常呈上窄下宽（如泪滴状），内密度均匀，呈低密度影，CT 值 –120 ～ –80 HU。本例患者系边界清楚、密度均匀的低密度影，增强无强化。MRI 表现为均匀高信号，T_1 加权和 T_2 加权图像均与腋下脂肪信号一致。脂肪瘤需与纵隔内脂肪蓄积和心包脂肪垫鉴别，后两者多无明显肿块形态，无边界，呈弥漫性脂肪组织增多或呈片状脂肪密度

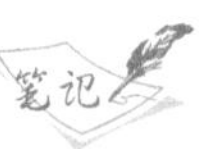

影。手术切除是纵隔脂肪瘤的主要治疗手段。

七、评述

纵隔脂肪瘤发病率相对低，多数患者无症状，常于体检时发现。CT 表现为圆形或椭圆形、边界清楚的低密度影，增强无明显强化。病理上可见脂肪细胞。手术可以完整切除脂肪瘤。本例患者不论从临床、CT 及病理上均为典型脂肪瘤表现。

（张孝斌　曾惠清）

参考文献

1. CHEN C，CHEN M，LIU W，et al. Successful removal of giant mediastinal lipoma and liposarcoma involving both chest cavities：two case reports.Medicine（Baltimore），2018，97（32）：e11806.
2. MARREEZ Y M，ROY W，ROQUE R，et al. The rare mediastinal lipoma：a postmortem case report. Int J Clin Exp Pathol，2012，5（9）：991-995.
3. 曹玉凡，王兴斌，李文勇 . 纵隔脂肪瘤的影像诊断 . 现代保健 · 医学创新研究，2008，5（5）：167.

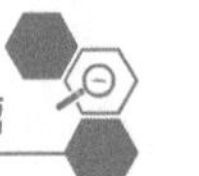

病例 42　吞咽困难，言语含糊，四肢肌无力，前上纵隔占位

一、病情介绍

患者，男性，28 岁。

以“吞咽困难，言语含糊，四肢肌无力 22 个月”为主诉入院。

现病史：入院前 22 个月患者因“感冒”后出现言语含糊，吞咽困难，四肢无力，症状逐渐加重，无晨轻暮重，无上睑下垂、呼吸困难、胸闷。就诊于厦门大学附属中山医院，查胸腺 CT 平扫 + 增强：前下纵隔占位，胸腺瘤可能。门诊以“胸腺瘤、重症肌无力”收入院。

既往史：甲状腺左叶结节史 1 年余。

入院查体：体温 36.5 ℃，脉搏 123 次 / 分，呼吸 20 次 / 分，血压 123/80 mmHg。神志清楚，营养中等。疲劳试验：仰卧抬头时间 39 秒，双上肢侧举 1 分 19 秒，双下肢抬腿时间 1 分 39 秒。双眼疲劳试验阴性。双眼睑无水肿，无下垂。眼裂：左＝右。双眼闭目对称有力，双眼外展及内收无明显露白，双眼球活动无受限，无震颤、斜视。结膜无苍白、充血、水肿，巩膜无黄染，角膜无混浊，双侧瞳孔等大、等圆，直接、间接对光反应灵敏。四肢肌力Ⅴ级，肌张力正常、对称。生理反射存在、对称，病理征阴性。颈无抵抗。胸廓无畸形，无胸壁静脉曲张。胸壁无压痛，双肺呼吸活动度相等，语颤对称，叩诊呈清音，双肺呼吸音清，对称，未闻及干湿性啰音及胸膜摩擦音。

辅助检查：肌电图：RNS 左面神经、左副神经低频减低，余未

见明显异常。新斯的明试验阳性。抗 AChR 抗体 IgG 阳性，抗骨骼肌抗体、抗心肌抗体、抗 Titin 抗体 IgG、抗 SOX1 抗体 IgG 均为阳性。肿瘤相关标志物未见明显异常。胸部 CT：新见左肺下叶炎症可能，前上纵隔占位；CT 增强（肺部、多层、重建）（组合）：对比旧片前上纵隔占位，较前增大，侵袭性胸腺瘤？（图 42-1）。诊断：前上纵隔占位，较前增大，侵袭性胸腺瘤。

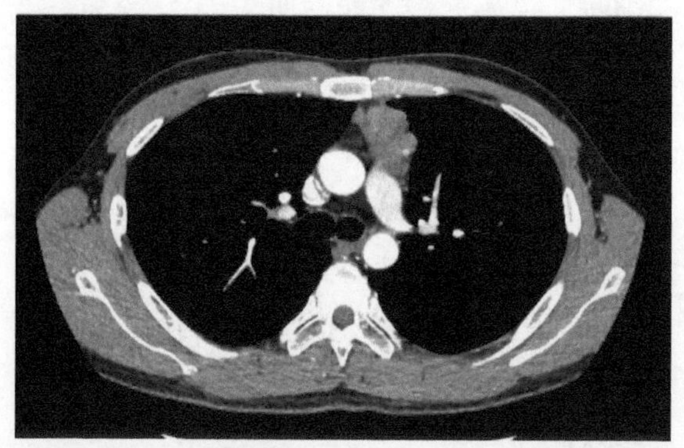

双侧胸廓对称，气管、主支气管通畅；左肺下叶前内基底段、外基底段胸膜下显示微小结节，大小大致同前。前上纵隔软组织影，形态不规则，约 4.9 cm × 2.8 cm，较前增大，CT 值约 52.1 HU，增强呈轻度强化，病灶边缘可见散在点状高密度，边界清楚。

图 42-1　胸部 CT 平扫及增强

二、诊疗经过

入院后完善相关检查，在全麻下行胸腔镜下胸腺瘤切除 + 全胸腺切除 + 前纵隔脂肪清除术。术后病理肉眼所见：（前胸腺及肿瘤 + 前纵隔脂肪）灰红不整形组织一堆，大小 8.5 cm × 7.1 cm × 1.9 cm，组织较破碎，切面可见灰白分叶状肿物，大小 4.5 cm × 3.6 cm × 2.1 cm，切面灰白灰黄，实性，质中，呈多结节状，与周围界尚清，余组织呈脂肪样，切面灰黄，实性，质软，油腻感，多切面未见占位。镜下所见：肿瘤呈结节状分布，背景为淋巴组织，细胞无明显异型，其内见中等量上皮样细胞，部分片巢状分布，细胞体积中等

笔记

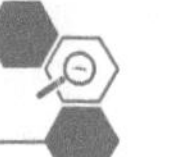

大小，核仁明显，肿瘤伴大片坏死，局部侵出包膜，侵及周围脂肪组织。免疫组化：CD3（T 淋巴细胞 +），CD20（B 淋巴细胞灶 +），CK-P（+），CK19（+），CK5/6（+），CK7（灶 +），CD117（部分 +），CD1a（淋巴细胞 +），CD43（T 淋巴细胞 +），TdT（淋巴细胞 +），Ki-67（约 90%+），S-100（局灶 +），Vimentin（部分 +）。病理诊断：（前胸腺及肿瘤 + 前纵隔脂肪）胸腺瘤，结合形态及免疫组化，符合 B_2 型胸腺瘤。肿瘤伴大片坏死，局部侵出包膜，侵及周围脂肪组织。未见明确脉管内瘤栓及神经侵犯（图 42-2）。

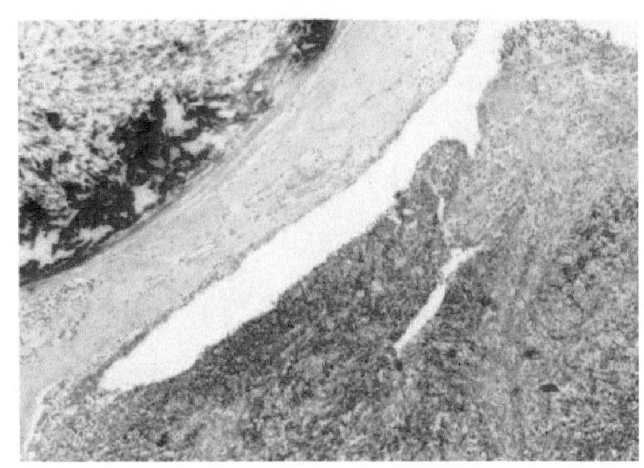

图 42-2　术后病理

三、最后诊断

B_2 型胸腺瘤。

四、治疗与转归

术后情况好，吞咽困难，言语含糊，四肢肌无力症状改善，神经内科随访。

五、重要提示

1. 患者为青年男性，吞咽困难、言语含糊、四肢肌无力 22 个月，诊断重症肌无力。

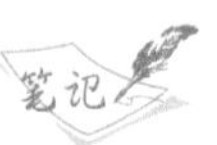

2. CT 示前纵隔软组织影，不规则，轻度强化。

3. 手术切除病理提示镜下见肿瘤伴大片坏死，局部侵及周围脂肪组织，考虑 B_2 型胸腺瘤。

六、讨论

胸腺瘤是原发于前纵隔内最多见的肿瘤，多起病缓慢，病程较长，主要临床表现有胸痛、胸闷、咳嗽、上腔静脉综合征及重症肌无力等。WHO 将按上皮细胞及淋巴上皮细胞的比例对胸腺瘤进行病理分型。如胸腺瘤中的上皮细胞及核细胞为梭形或软圆形，分为 A 型；若上皮细胞及核细胞为树突状或更为丰满，分为 B 型，进一步根据上皮细胞和不典型细胞的比例分为 B_1、B_2 和 B_3 型；而胸腺癌则为 C 型。本例患者为青年男性，起病近 2 年，主要以重症肌无力为首发表现就诊。病理上胸腺中见中等量上皮样细胞，部分呈片巢状分布，肿瘤侵犯周围脂肪，综上考虑为 B_2 型胸腺瘤。影像学在胸腺瘤的识别、诊断、分期、疗效评估及肿瘤复发的随访监测方面发挥着重要作用。CT 因其良好的空间分辨率和密度分辨率，目前为诊断胸腺瘤的最佳影像手段，未来 MRI 和 PET-CT 在胸腺瘤诊断和分期中可能会发挥更大作用。CT 上胸腺瘤可发生于胸廓入口至心膈边缘，位于上部心包前方。典型胸腺瘤在 CT 上表现为球形或卵圆形边缘光滑肿块，可表现为分叶状边缘或不均匀，甚至囊变、出血、坏死，少数可伴点状、粗糙钙化。增强扫描多呈均匀强化，其对胸腺瘤的分期有重要意义。本例患者 CT 表现为前上纵隔肿瘤较大的分叶状肿物，呈轻度均匀强化。前纵隔占位的鉴别诊断包括其他胸腺恶性肿瘤（如胸腺癌、胸腺神经内分泌肿瘤）和非胸腺肿瘤（如淋巴瘤、生殖细胞肿瘤、小细胞肺癌、纵隔转移瘤）。治疗上无论分期早晚都应首选手术，侵袭性胸腺瘤常需诱导和辅助治疗。本例患者为 B_2 型

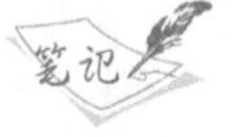

胸腺瘤，术前通过多周期的激素及免疫抑制剂治疗到一定条件，才予手术。其预后与 Masaoka 分期、WHO 分型、手术完全切除、肿瘤大小、副肿瘤综合征、大血管及淋巴结受侵和早期复发相关。

七、评述

胸腺瘤依病理类型不同，分为良性及潜在恶性，主要表现为局部压迫及副肿瘤综合征，影像学上主要为前上纵隔肿块，均匀强化，潜在恶性者可有侵犯表现。本例患者为 B_2 型胸腺瘤，前期主要表现为重症肌无力，经多周期诱导治疗后，手术切除为其主要方法。

（张孝斌　曾惠清）

参考文献

1. WEISSFERDT A，KALHOR N，BISHOP J A，et al. Thymoma：a clinicopathological correlation of 1470 cases. Hum Pathol，2018，73：7-15.
2. RICH A L. Epidemiology of thymoma. J Thorac Dis，2020，12（12）：7531-7535.
3. 艾则麦提·如斯旦木，王永清．胸腺瘤诊治进展．中华胸心血管外科杂志，2012，28（4）：251-253.
4. 李敏．胸腺瘤的临床治疗进展．临床肿瘤学杂志，2013，18（3）：273-278.

病例 43　CT 发现右后纵隔肿物

一、病情介绍

患者，女性，62 岁。

以“CT 发现右后纵隔肿物 2 个月”为主诉入院。

现病史：2 月余前外院 CT 平扫：右下肺基底段见一软组织肿块影，密度不均匀，内见小斑点状高密度影。无胸痛、胸闷、气促，无剧烈咳嗽、呼吸困难，无咳脓痰、咯血，无声音嘶哑、饮水呛咳，无四肢乏力、吞咽乏力，无眼睑下垂、视物重影。就诊于厦门大学附属中山医院，门诊拟“右后纵隔肿物性质待查”收住院。

既往史：无特殊。

入院查体：体温 36.9 ℃，脉搏 80 次 / 分，呼吸 20 次 / 分，血压 145/84 mmHg。双颈部、锁骨上浅表淋巴结未触及肿大。胸廓无畸形，无胸壁静脉曲张。胸壁无压痛，双肺呼吸活动度相等，未闻及干湿性啰音及摩擦音。

辅助检查：血常规、尿常规、便常规、凝血功能、血生化、血气分析均未见明显异常。肺功能：肺通气功能正常。胸部 CT 平扫 + 增强：右下纵隔脊柱旁见一类圆形软组织密度影，边缘光滑，大小约 3.0 cm × 2.3 cm，CT 值约为 40 HU，内密度相对均匀，可见斑点钙化影，增强扫描病灶呈轻中度强化，余基本正常。诊断：考虑神经源性肿瘤（图 43-1）。

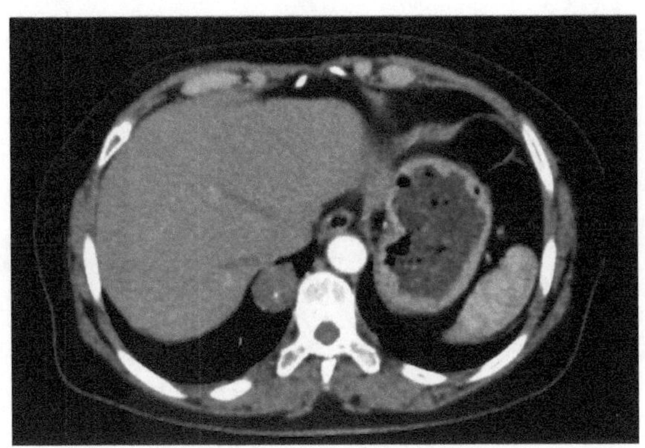

图 43-1 胸部 CT 平扫 + 增强（2019 年 3 月 20 日）

二、诊疗经过

入院后完善相关检查，在全麻下行胸腔镜下右后下纵隔肿瘤切除术。术后病理肉眼所见：（右后纵隔肿瘤）灰白不整形结节一个，大小 3.8 cm × 2.7 cm × 2.6 cm，表面可见包膜，局灶稍破碎，切面灰白，实性，质硬。镜下所见：分化良好的软骨组织，分叶状。病理诊断：（右后纵隔肿瘤）结合影像，考虑良性肿瘤，考虑骨外软骨瘤（图 43-2）。

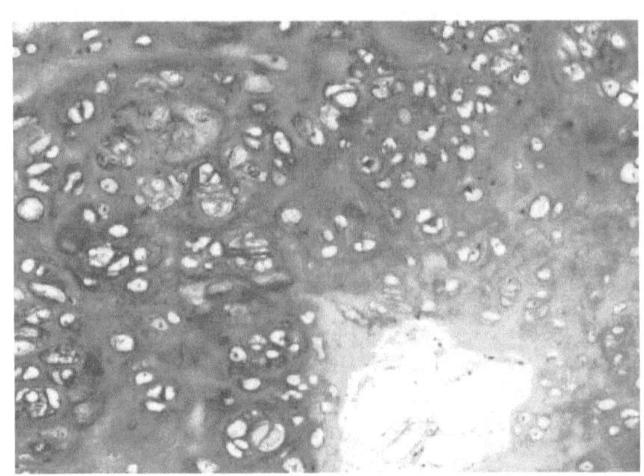

图 43-2 术后病理

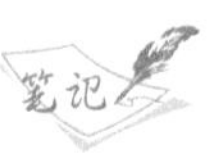

三、最后诊断

右后纵隔骨外软骨瘤。

四、治疗与转归

出院后一般情况良好，随访无复发。

五、重要提示

1. 患者为中老年女性，后纵隔肿物。

2. CT 提示右下纵隔脊柱旁软组织影，边界清楚，内见斑点状钙化。

3. 肿物切除后病理见分化良好的软骨组织。

六、讨论

骨外软骨瘤也可称为软组织软骨瘤，临床相对少见，为发生于骨以外软组织中与骨骼及骨膜无关的良性肿瘤。可发生于任何年龄，男多于女，生长多缓慢。多可无症状。瘤组织起源不清楚，为起源于软组织的肿瘤，与骨皮质、骨膜和关节囊、肌腱无关，约 90% 的骨外软骨瘤发生于四肢手足关节的软组织内。本例患者发生于纵隔，更为罕见。本病为界线清楚的骨外软骨瘤，由成熟的透明软骨构成，CT 上提示常伴软骨化和钙化，多为孤立性病变，无痛性肿块，界线清楚，质硬，组织切面呈软骨样。本例患者为纵隔内孤立肿物，边界清楚，质硬，病理提示为分化良好的软骨组织。本病需与骨外高分化软骨肉瘤及畸胎瘤鉴别。手术局部完整切除可治愈，预后良好。

七、评述

骨外软骨瘤为较罕见的良性肿瘤。影像学上提示为孤立的边界清楚的肿物，内有斑点状钙化。病理为分化成熟的软骨组织。手术

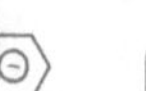

切除是其主要的治疗方法。本例患者为典型的影像学及镜下病理表现，但其发生于纵隔内，为相对罕见病例。

（张孝斌　曾惠清）

参考文献

1. CAKIR I M，ASLAN S，BEKCI T. Extraskeletal chondroma. Br J Hosp Med（Lond），2020，81（10）：1.
2. HOLTMANN H，RUGGEBERG T，SPROLL C K，et al. Extraskeletal chondroma walling the temporomandibular joint：report of a rare case and review of the literature. Int J Surg Case Rep，2018，49：67-69.
3. 张兴强，谭必勇，李胜，等 . 骨外骨软骨瘤影像诊断 . 医学影像学杂志，2016，26（6）：1126-1129.

病例 44　咳嗽，气促，右侧胸膜结节，胸腔积液

一、病情介绍

患者，男性，73 岁，退休人员。

以“反复咳嗽、咳痰半月，加重伴气喘 1 周”为主诉于 2017 年 11 月 7 日入院。

现病史：半月前患者于受凉后出现反复阵发性咳嗽，咳少量白色泡沫样痰，入院前 1 周出现咳嗽、咳痰加重，活动后气喘，伴胸闷，无发热、畏寒、寒战，无胸痛、咯血，无咳粉红色泡沫样痰、夜间阵发性呼吸困难等。就诊于厦门大学附属中山医院，查肺功能提示重度限制性为主混合性通气功能障碍。肺部 CT 平扫：右侧胸膜多发结节，右侧大量胸腔积液，右肺膨胀不全。为进一步诊治收住入院。

既往史：有高血压、痛风、胃溃疡病史。吸烟，50 包 / 年，饮酒史 20 余年（约 3 两白酒 / 日）。无糖尿病、肝炎史。无粉尘、有害物质、放射性物质接触史。家族史无特殊。

入院查体：体温 37.7 ℃，脉搏 96 次 / 分，呼吸 27 次 / 分，血压 170/103 mmHg，神清，浅表淋巴结未触及肿大，颈外静脉、右上胸壁静脉怒张，右肺叩诊呈浊音，左肺呼吸音粗，右肺呼吸音明显减低，双肺可闻及散在湿性啰音。心脏、腹部脏器检查无特殊；双下肢无水肿；神经系统检查无特殊。

辅助检查：血常规：白细胞 7.19×10^9/L，淋巴细胞百分比 16%，中性粒细胞百分比 75.9%。氨基末端 -B 型利钠肽前体

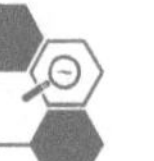

536 ng/L。降钙素原 2.81 ng/mL ↑。血培养：溶血葡萄球菌。肿瘤标志物：糖类抗原 125 72.4 U/mL ↑、神经元特异性烯醇化酶 80.37 ng/mL ↑、细胞角蛋白 19 片段 3.55 ng/mL ↑、胃泌素释放肽前体 2784 pg/mL ↑。心脏彩超：EF% 60%，左室整体收缩功能正常，舒张功能Ⅰ级减退。肺部 CT（图 44-1）：双侧胸廓对称，右侧胸膜可见多发软组织密度结节，CT 值 31 ～ 52 HU，厚达 4.9 cm，呈波浪状，右侧大量胸腔积液，并右肺组织膨胀不全，增强扫描轻至中度强化，CT 值 65 ～ 87 HU，纵隔多发小淋巴结，右肺内见多发大小不等结节影，大者约 8 mm，以及片状密度增浓影，边缘模糊。

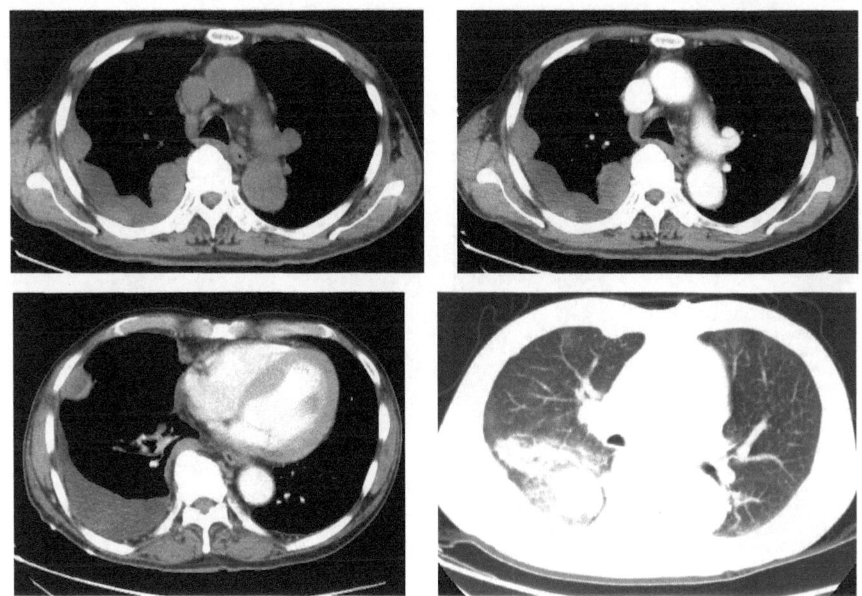

图 44-1 肺部 CT（2017 年 11 月 10 日）

二、诊疗经过

入院后行胸腔积液检查示渗出液，胸腔积液腺苷脱氨酶不高，胸腔积液常规示红细胞明显增高（细胞总数 17 161 × 10^6/L、红细胞 16 900 × 10^6/L），胸腔积液胃泌素释放肽前体 3053 pg/mL ↑，考虑肺癌并胸膜转移可能性大。患者反复发热，先后改用哌拉西林 / 他唑

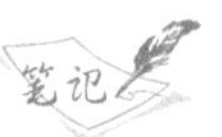

巴坦美罗培南抗感染后体温恢复正常，并予“重组改构人肿瘤坏死因子粉针”胸腔内注射，患者胸腔积液量减少，复查血培养阴性，气促改善。全腹盆腔 CT、ECT 骨显像、颅脑 MRI 均未见占位性病变。胸腔镜检查（图 44-2）：见塌陷肺组织及中等量胸腔积液，塌陷肺组织上较多黑色素沉着，壁层胸膜多发大小不等葡萄样新生物，充血明显，部分与肺组织粘连。胸腔镜活检壁层胸膜病理标本（图 44-3）：肿瘤细胞小，胞质少，片、巢状排列，异型明显，局灶组织挤压明显。免疫组化结果：CK-P（微弱 +），CK7（–），TTF-1（+），CK5/6（–），P63（–），SYN （+），CD56（+），CD3（–），CD20（–），Ki-67 （约 90%+）。符合小细胞神经内分泌癌。

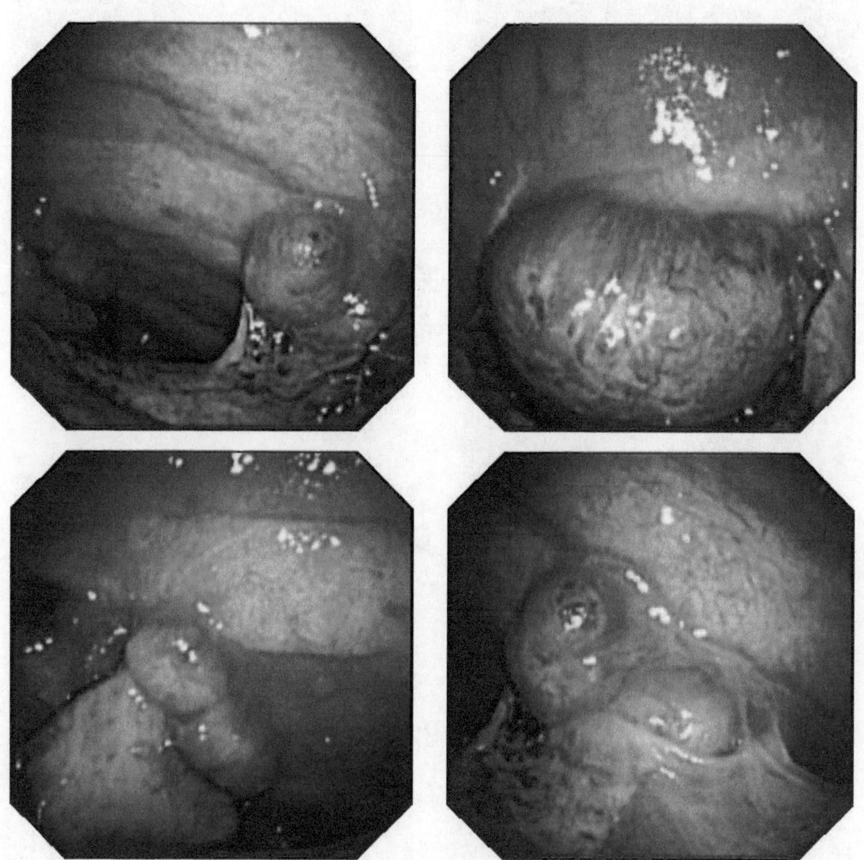

由左至右依次为从上、前、下、后观察到的胸腔。

图 44-2　胸腔镜检查（2017 年 11 月 30 日）

笔记

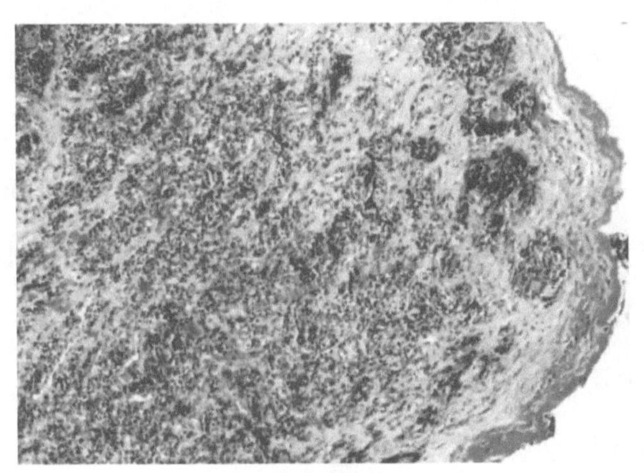

图 44-3　组织病理

三、最后诊断

右肺小细胞肺癌并右胸膜转移（$T_4N_2M_{1a}$，Ⅳ期）。

四、治疗与转归

患者 PS 评估 3 ～ 4 分，全身状态不适合肿瘤针对性治疗，予以姑息治疗，病情进行性加重，复查肺部 CT 显示右侧大量胸腔积液较前增多，右肺膨胀不全较前加重，右侧胸膜及肺内多发结节灶显示不清，左肺炎症。最终患者出现呼吸衰竭死亡。

五、重要提示

1. 患者为老年男性，急性起病。

2. 咳嗽，咳痰，活动后气促，胸闷。

3. 肺 CT 示右侧胸膜多发结节，右侧大量胸腔积液，右肺多发小结节，右肺膨胀不全。

4. 胸腔积液检查提示渗出液，胸腔积液红细胞增高明显，胸腔积液肿瘤标志物升高。

5. 胸膜病理活检提示小细胞神经内分泌癌。

6. 预后极差，无肿瘤治疗下病情发展迅速。

六、讨论

肺癌在癌症相关病死率中占首位。小细胞肺癌（SCLC）占所有肺癌的 10% ～ 15%。尽管近来对非小细胞肺癌（NSCLC）的治疗有显著进步，但总体生存率仍较小细胞肺癌低。恶性胸腔积液（malignant pleural effusion，MPE）在非小细胞肺癌中常见，但在小细胞肺癌中少见。

临床表现：小细胞肺癌主要生长在中心气道，侵犯黏膜下层，使气道逐渐缩窄并向外周扩散。常见的临床表现包括咳嗽、气促、体重下降、衰弱。由于小细胞肺癌主要侵犯黏膜下层，相对于鳞癌主要在气管内生长，咯血及阻塞性肺炎较为少见。约 70% 患者出现转移性病灶，转移灶常见于肝、肾上腺、骨、骨髓及脑部。小部分患者可出现副肿瘤综合征。

诊断和鉴别诊断：肺癌诊断需要明确病理证据。病理诊断可以来自细胞学病理及组织学病理。细胞学标本可通过痰液、经支气管镜针吸活检术（TBNA）、支气管镜刷检、胸腔积液等获得。组织学标本可通过经支气管镜肺活检术（TBLB）、经皮肺活检术、手术活检等获得。与非小细胞肺癌相比，小细胞肺癌在病理学上表现为细胞体积小、核易有相嵌现象、常见细胞核夹挤而破碎等特征。在非小细胞肺癌中，腺癌具有胞质内黏蛋白特征，鳞癌具有角蛋白等特征。而且免疫组化染色可精确鉴别小细胞肺癌及非小细胞肺癌，以及分辨出原发性癌症和继发性转移。腺癌常表现 TTF-1、Mucin、Napsin-A、Surf-A、Surf-B、PAS-D 及 CK7（+）。鳞癌常表现 P40、P63 及 CK5/6（+），CK 7（–）。神经内分泌癌常表现 CD56、Chromogranin A、Synaptophysin、CK 及 TTF-1（+），D2-40、CK20、CDX2 及 HBME1（–）。常见的基因变异检查，如表皮生长因

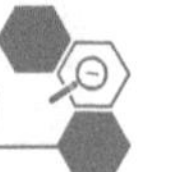

子受体（epithelial growth factor receptor，*EGFR*）及间变性淋巴瘤激酶（anaplastic lymphoma kinase，*ALK*），对肿瘤靶向治疗的选择具有指导意义。完善 PET-CT 有助判断肿瘤临床分期：局限期及广泛期。

治疗：治疗方案根据不同临床分期及 PS 评分而定。对于只有孤立肺结节、无肺门及纵隔淋巴结转移、无远处转移的局限期患者，可考虑手术治疗。小细胞肺癌局限期初始首选化疗方案为顺铂 + 依托泊苷，广泛期初始首选化疗方案分别为卡铂 + 依托泊苷 + 阿特珠单抗、卡铂 + 依托泊苷 + 度伐利尤单抗、顺铂 + 依托泊苷 + 阿特珠单抗。对于小细胞肺癌复发小于 6 个月内，且 PS 评分 0 ～ 2 分者，后续全身治疗包括拓扑替康、纳武利尤单抗、帕博利珠单抗、紫杉醇等。而小细胞肺癌复发大于 6 个月患者，建议原方案治疗。

七、评述

小细胞肺癌以恶性胸腔积液为主要临床表现的病例罕见，报道中患者均为吸烟老年男性。小细胞肺癌合并胸膜转移预后差，一般预期寿命仅达数月，因此早期发现小细胞肺癌非常重要。但对于胸部 CT 平扫下肺结节不明显及胸腔积液量少的病例，早期诊断小细胞肺癌难度大。有研究发现胸腔积液中的 INSM1 可作为新的小细胞肺癌标志物。本例患者以咳嗽、咳痰及活动后气促为表现，右肺叩诊呈浊音，左肺呼吸音粗，右肺呼吸音明显减低，双肺可闻及散在湿性啰音。胸部 CT 提示右侧胸膜增厚及胸膜下结节，肺结节影并不明显。由于本例患者既往无体检，无发病早期影像学证据，未能明确小细胞癌是原发于胸膜还是肺。故此，定期体检或能发现早期肺癌及胸膜癌。

（赵锦裕　杜艳萍）

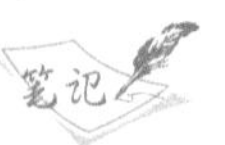

参考文献

1. RYU J S, LIM J H, LEE J M, et al. Minimal pleural effusion in small cell lung cancer: proportion, mechanisms, and prognostic effect. Radiology, 2016, 278(2): 593-600.

2. ADEJORIN O D, SODHI A, HARE F A, et al. Pleural small cell lung carcinoma: an unusual culprit in pleural effusion. Am J Case Rep, 2015, 16: 912-915.

3. PORCEL J M. Malignant pleural effusions because of lung cancer. Curr Opin Pulm Med, 2016, 22 (4) : 356-361.

4. VAN MEERBEECK J P, FENNELL D A, DE RUYSSCHER D K. Small-cell lung cancer.Lancet, 2011, 378 (9804) : 1741-1755.

5. SHOJAEE S, SINGH I, SOLSKY I, et al. Malignant pleural effusion at presentation in patients with small-cell lung cancer. Respiration, 2019, 98 (3) : 198-202.

6. ABE H, TAKASE Y, SADASHIMA E, et al. Insulinoma-associated protein 1 is a novel diagnostic marker of small cell lung cancer in bronchial brushing and cell block cytology from pleural effusions: Validity and reliability with cutoff value. Cancer Cytopathol, 2019, 127 (9) : 598-605.

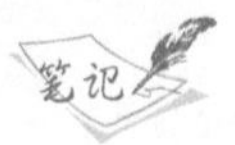

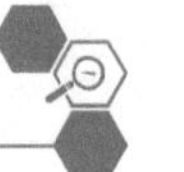

病例 45　咳嗽，气促，肺部实变影，胸腔积液

一、病情介绍

患者，男性，80 岁。

以“活动后气促 7 年余，加重 10 余天”为主诉于 2020 年 12 月 15 日入院。

现病史：7 年前患者出现登 1 层楼感气促，休息后可好转，偶咳嗽，无发热、咯血，无胸闷、胸痛。行肺部 CT 平扫（图 45-1）：右侧胸腔积液伴肺组织膨胀不良，右肺门占位可能。肺肿瘤标志物 CEA、细胞角蛋白 19 片段、NSE 大致正常。进一步行胸腔穿刺抽液送检，提示渗出液，胸腔积液细胞增多以单个核细胞增多为主（单核占比 97.7%），胸腔积液 ADA 40.7 U/L，胸腔积液 LDH 203 U/L，多次胸腔积液病理未查见肿瘤细胞，支气管镜检查未见异常，考虑“结核性渗出性胸膜炎”，予四联抗结核治疗半年，胸腔积液减少，气促好转。6 年前复查 CT（图 45-2）：右肺下叶病变较前增大，支气管镜检查示右下叶支气管炎性改变。骨 ECT：全身骨未见明确肿瘤转移灶；第 8、第 9 胸椎退行性变，与前相仿。患者拒绝行肺活检，之后未复查胸部 CT，平素偶有咳嗽。2 年前再次就诊于厦门大学附属中山医院，行肺部 CT（图 45-3）：右下肺背段自肺门区向外和右肺底、左肺下叶脊柱旁软组织肿块较前增大，右肺下叶背段大小约 6.7 cm × 6.4 cm，相应支气管狭窄，部分病灶内小空洞形成，增强后病灶中度较均匀强化，左肺上叶结节较前增大，右侧少量胸腔积液，右肺下叶多发斑片模糊影，右肺底新见 2.4 cm × 1.2 cm 团

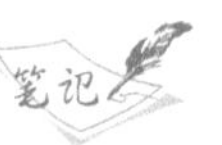

片影，余双肺所见同前相仿，纵隔内稍大淋巴结影同前相仿；肺穿刺活检提示“淋巴瘤待排”，建议 PET-CT 并再次肺活检，患者及其家属拒绝。10 余天前气促加重，无发热，无咳嗽、咳痰、咯血，无盗汗、消瘦，无端坐呼吸、水肿、尿少，再次就诊于厦门大学附属中山医院，查肺部 CT：①双肺下叶高致密度的软组织块影、膨胀不全，右侧病灶较前明显增大，左侧病灶较前稍有增大；②右侧胸腔中量积液；③双肺叶多发结节灶，左肺上叶后段一结节，较前稍有增大。拟“胸腔积液”收入院。

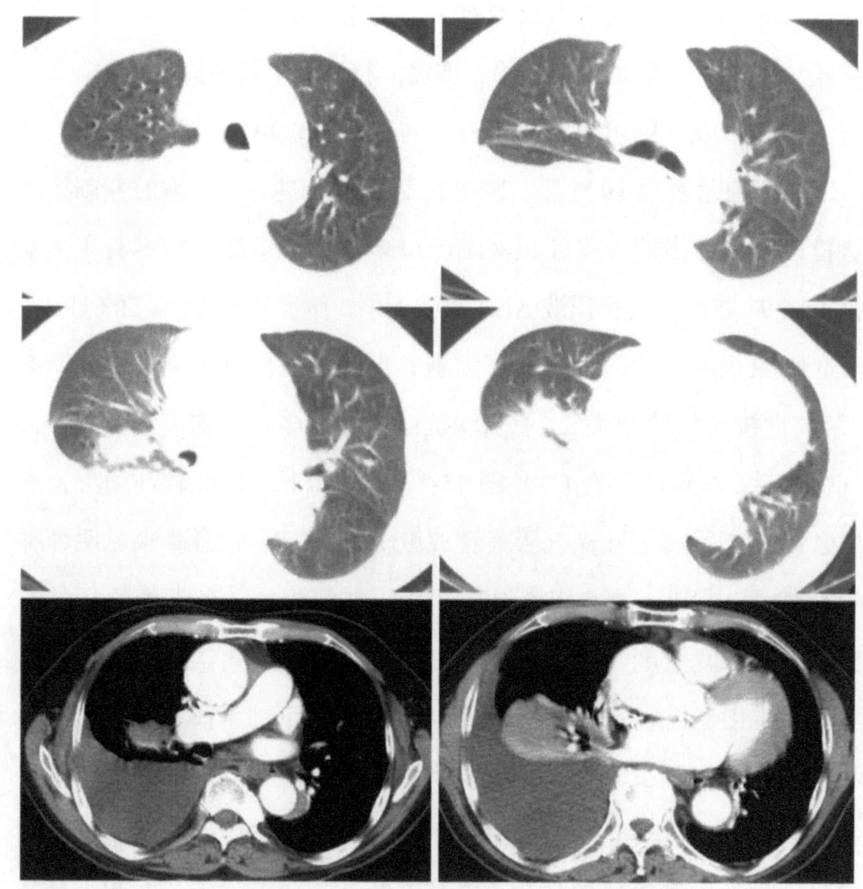

图 45-1　7 年前肺部 CT（2013 年 9 月 18 日）

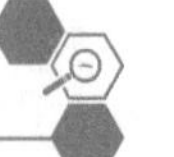

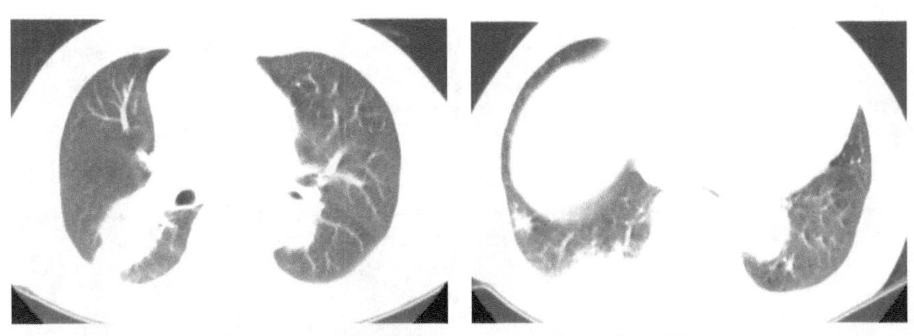

图 45-2　6 年前肺部 CT（2014 年 8 月 1 日）

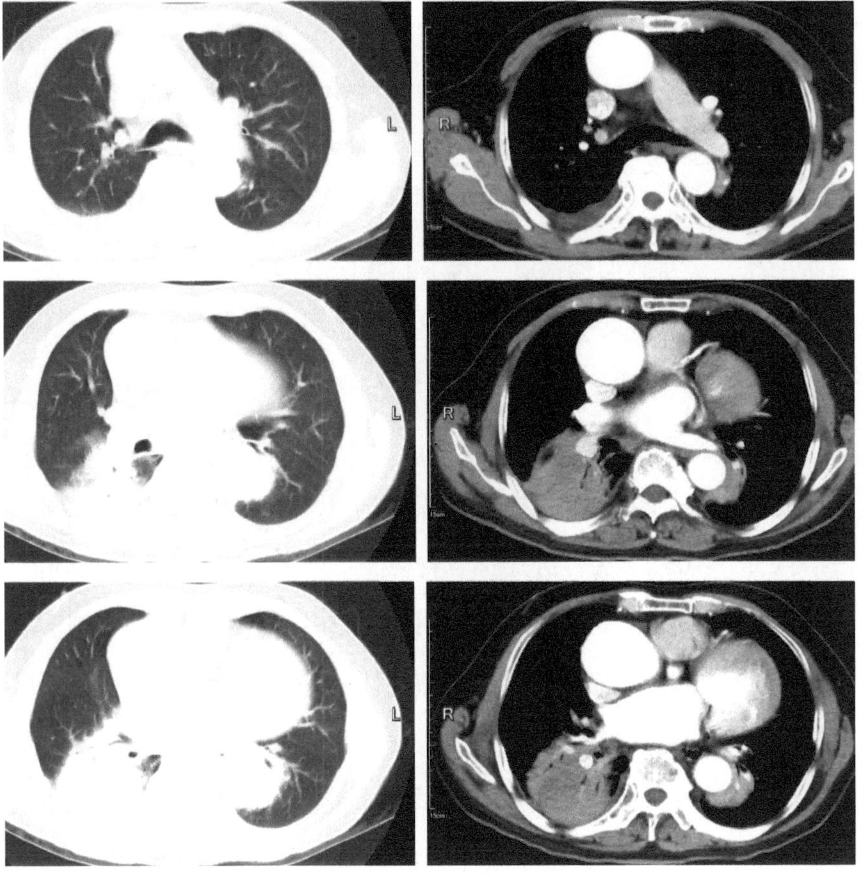

笔记

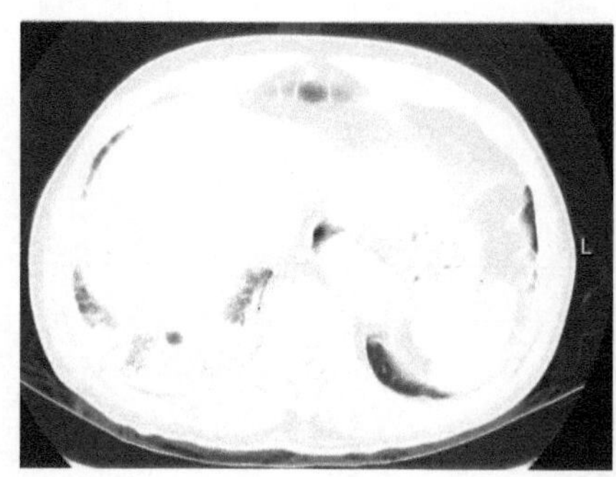
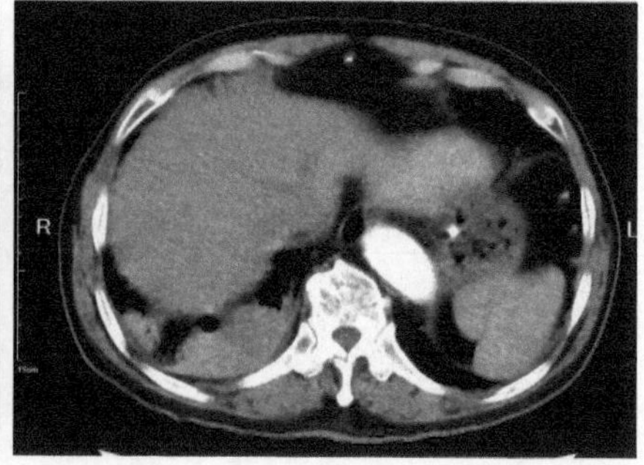

图 45-3　2 年前肺部 CT（2018 年 7 月 18 日）

既往史：7 年前诊断“心脏瓣膜病：主动脉瓣轻度狭窄并轻度关闭不全”。无高血压、糖尿病、肝炎病史。无粉尘、有害物质、放射性物质接触史。无烟、酒嗜好。家族史无特殊。

入院查体：体温 36.7 ℃，神清，浅表淋巴结未触及肿大，右下肺叩诊浊音，左肺叩诊清音。右下肺呼吸音减低，左肺呼吸音清，双肺未闻及干湿性啰音及胸膜摩擦音。心相对浊音界向左下扩大，心率 89 次 / 分，律齐，A2 > P2，主动脉瓣区可闻及 4/6 级收缩期杂音，腹软，肝脾肋下未触及；双下肢无水肿；神经系统检查无特殊。

辅助检查：血常规：淋巴细胞 0.47×10^9/L，淋巴细胞比值 8%，白细胞 5.6×10^9/L。男性肿瘤标志物检测：糖类抗原 125 695.9 U/mL，糖类抗原 199 81.12 U/mL，细胞角蛋白 19 片段 3.45 ng/mL。胸部增强 CT（图 45-4）：右下肺背段自肺门区向外和右肺底、左肺下叶脊柱旁软组织肿块，右肺下叶背段大小约 8.5 cm × 7.1 cm，CT 值约 41 HU，相应支气管狭窄，部分病灶内小空洞形成，增强后病灶中度较均匀强化。右侧胸腔积液基本吸收，右肺下叶多发斑片模糊影较前稍有减少。心脏增大。第 9 胸椎内可见结节状高密度影。

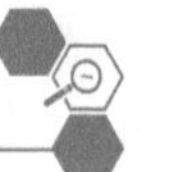

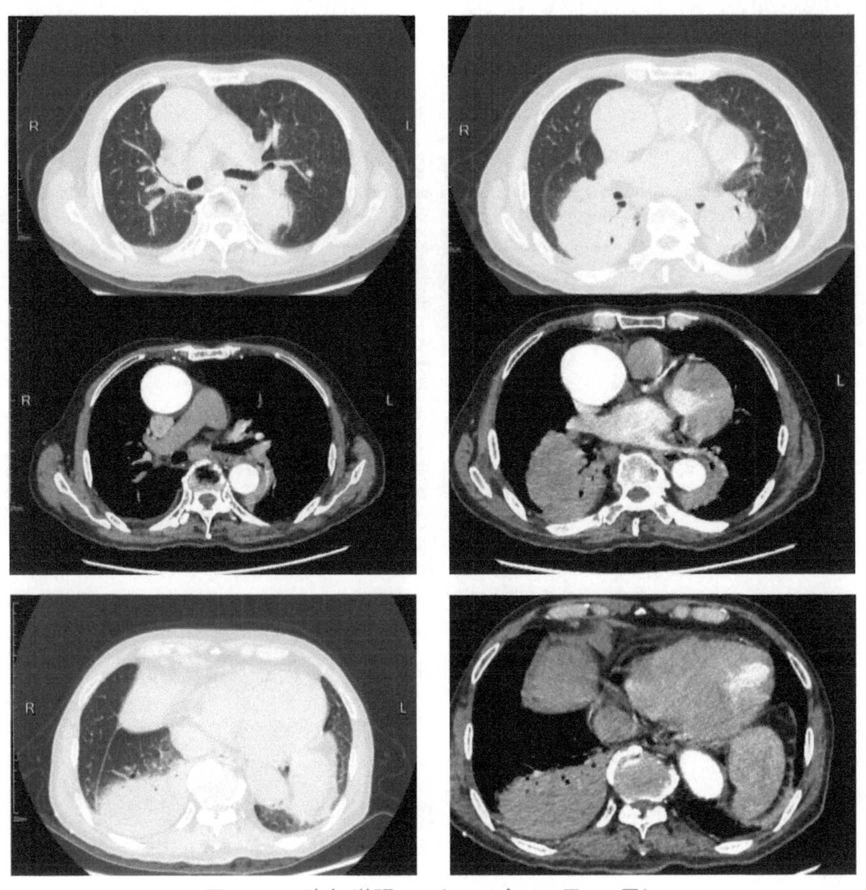

图 45-4　胸部增强 CT（2020 年 12 月 22 日）

二、诊疗经过

入院后行胸腔积液检查示渗出液，胸腔积液常规：红色，李凡他试验阳性，细胞总数 70 852 × 10^6/L，白细胞 2752 × 10^6/L，单个核细胞 2625 × 10^6/L，单个核细胞百分比 95.4%。胸腔积液生化：腺苷脱氨酶 87.2 U/L，总蛋白 73.2 g/L，乳酸脱氢酶 485.9 U/L。胸腔积液培养：未见细菌生长，胸腔积液脱落细胞学考虑为淋巴细胞增生性病变（倾向淋巴瘤）。行 B 超引导下肺活组织检查，病理（图 45-5）示考虑非霍奇金淋巴瘤，B 细胞来源，倾向黏膜相关边缘区 B 细胞淋巴瘤。骨髓检查未见侵犯。CT 增强（肝胆脾、腹膜后、盆腔）：

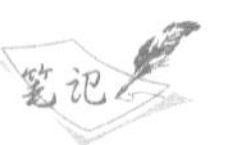

肝胆脾未见异常。双肾多发小囊肿可能。膀胱、精囊腺未见明确异常。前列腺增生、钙化。

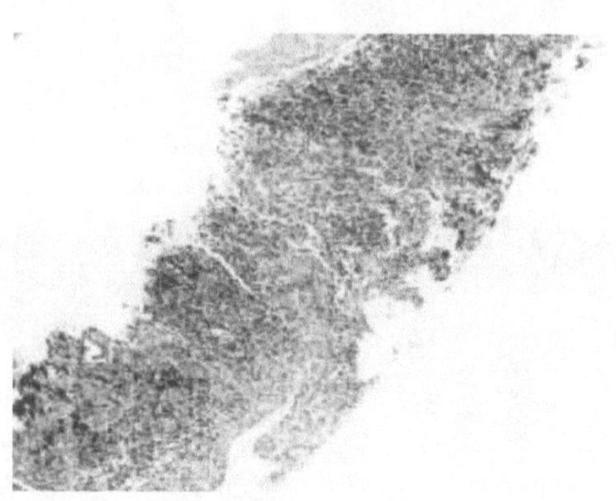

图 45-5　病理

三、最后诊断

原发性肺淋巴瘤（黏膜相关边缘区 B 细胞来源）。

四、治疗与转归

行“利妥昔单抗”靶向化疗 1 次，后患者拒绝继续治疗，未再随访及复查。

五、重要提示

1. 患者为老年男性，慢性起病，病程长。

2. 气促、咳嗽。

3. 肺部 CT 示右肺下叶实变影并胸腔积液，并逐步增大。

4. 胸腔积液检查提示渗出液，胸腔积液 ADA 增高，抗结核治疗胸腔积液一度吸收。

5. 胸腔积液及肺活检病理示大量增生的异常淋巴细胞，考虑为淋巴瘤。

六、讨论

原发性肺非霍奇金淋巴瘤是一种罕见恶性肿瘤，仅占所有恶

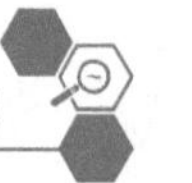

性淋巴瘤的 0.4%。黏膜相关淋巴组织（mucosa-associated lymphoid tissue，MALT）淋巴瘤是肺非霍奇金淋巴瘤的主要类型，因本病发病率低，临床表现不典型，易误诊为肺结核、肺炎、肺癌等而延误治疗。MALT 淋巴瘤可发生于消化道、肺、唾液腺、甲状腺、乳腺、皮肤、眼眶、胰腺等部位，但肺部发病率极低，占结外淋巴瘤的 3% ～ 4%，肺内恶性病变的 0.5% ～ 1.0%。

临床表现：缺乏特异性，主要以咳嗽、胸痛、胸闷、咯血为主，少数患者有发热、体重下降等，甚至 1/3 ～ 1/20 患者无症状。文献报道合并胸腔积液的原发性肺淋巴瘤占 3% ～ 25%。发生机制尚不明确，可能与淋巴管和（或）静脉阻塞抑或是淋巴瘤胸膜转移有关。本例患者合并胸腔积液，结合胸腔积液病理，考虑为淋巴瘤胸膜转移。

诊断和鉴别诊断：诊断标准：①明确的病理组织学诊断；②病变局限于肺，可伴有或不伴有肺门、纵隔淋巴结受累；③确诊后 3 个月内无肺和支气管外组织或器官淋巴瘤。原发性肺淋巴瘤影像学表现具有多样性，最常见的表现为肺内边界模糊的均匀高密度影，以右肺多见，病变范围一般较大，可孤立或多发，可分布于肺野中心或胸膜下，还可表现为双肺结节或以肺炎肺实变样阴影累及 1 个或多个肺叶，肿瘤肺组织内常有支气管含气征。从影像学角度来看，本病类似支气管肺泡癌、慢性肺炎、闭塞性支气管炎伴机化性肺炎的影像学特点，故在这些疾病的鉴别诊断中应考虑到原发于肺的淋巴瘤可能。肺 MALT 的确诊还是要取决于组织病理学的证据。虽然支气管镜检查是肺部疾病诊断检查中的常用方法，但实际上其对肺 MALT 诊断的阳性率是低的。这可能与肺 MALT 起源于支气管黏膜下组织或动静脉周围的淋巴组织，沿淋巴管浸润性生长及蔓延，较少累及支气管内膜，支气管镜无法获取足够的活检标本有关。另

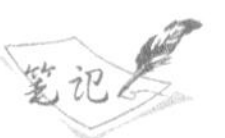

外，淋巴瘤组织内的成熟淋巴细胞很容易与常见的慢性炎症性淋巴细胞相混淆，故需借助免疫组织化学技术提供更多诊断线索，但所取活检组织的大小也会影响诊断。肺 MALT 无论是临床表现还是影像学特点都不典型，确诊取决于组织病理学的证据，即通过手术切除病灶、开胸、细针穿刺或经支气管肺组织活检等方法获得病灶组织，进行免疫细胞化学、免疫组织化学检查。还有文献报道对 BALF 所获细胞进行基因重排检测，也可确诊。

治疗：目前仍没有准确的治疗标准，现有观察、手术、手术 + 化疗、单纯化疗、手术 + 化疗 + 放疗等治疗手段，这些治疗手段仍存争议。Ⅰ期、Ⅱ期患者和单发病变者首选外科治疗，双侧病变或单侧病变不能切除的患者首选 CHOP 方案，有文献报道为了保护肺功能和降低外科手术风险，放疗或利妥昔单抗联合化疗是目前治疗肺 MALT 淋巴瘤的一线选择。

七、评述

肺 MALT 淋巴瘤是一种低中度恶性的非霍奇金淋巴瘤，好发于中老年男性，发病率低，起病隐匿，进展缓慢，临床表现缺乏特异性，常因体检或呼吸道症状就诊，与肺炎、肺癌、肺结核等在临床症状、影像学表现方面均有相似之处，未经病理活检很难确诊，易误诊、误治。诊断主要依赖活检标本的组织病理学检查及相关辅助检查。影像学可表现为结节肿块型、肺炎或肺泡型、间质型、粟粒型。有研究认为病灶中存在支气管充气征是诊断本病的重要指征。本例患者以气促、反复胸腔积液为表现，无发热、消瘦等肺外表现，胸部 CT 提示结节肿块型，与文献描述一致。本例患者在其 7 年的病程中虽多次行胸部 CT 检查及胸腔穿刺术，但均未能明确病因，提示本病极容易误诊，在临床上对于常规治疗无效的肺部实变影及

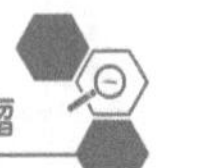

反复胸腔积液者，即使病程长，也应考虑到肺淋巴瘤的可能，活检的同时积极行免疫组化检查有利于明确诊断。

（蔡雪莹　曾惠清）

参考文献

1. KIM J H，LEE S H，PARK J，et al. Primary pulmonary non-Hodgkin's lymphoma. Jpn J Clin Oncol，2004，34（9）：510-514.
2. AHMED S，SIDDIQUI A K，RAI K R.Low-grade B-cell bronchialassociated lymphoid tissue（BALT）lymphoma.Can Inves，2002，20（7/8）：1059-1068.
3. CORDIER J F，CHAILLEUX E，LAUQUE D，et al. Primary pulmonary lymphomas：a clinical study of 70 cases in nonimmunocompromised patients. Chest，1993，103（1）：201-208.
4. 张小波，邓东，龙莉玲，等.原发性肺非何杰金淋巴瘤的多层螺旋 CT 诊断.实用放射学杂志，2012，28（1）：54-56.
5. 谢强，陈群，李育宏，等.原发性肺恶性淋巴瘤 12 例临床病理分析.临床肿瘤学杂志，2010，15（9）：807-810.
6. CORDIER J F，CHAILLENX E，LAUQUE D，et al. Primary pulmonary lymphomas：clinical study of 70 cases in nonimmunocompromised patients. Chest，1993，103（1）：201-208.
7. MIURA H，TAIRA O，UCHIDAO，et al. Primary pulmonary lymphoma diagnosed by gene rearragement：report of a case.Surg Today，1996，26（6）：457-460.
8. SANTOS IG，MARCHIORI E，ZANETTI G，et al. Primary pulmonary mucosa-associated lymphoid tissue lymphoma computed tomographyfindings：a case report. Cases J，2009，2：6329.
9. OKAMURA I，IMAI H，MORI K，et al. Rituximab monotherapy as a first-line treatment for pulmonary mucosa-associated lymphoid tissue lymphoma.Int J Hematol，2015，101（1）：46-51.
10. 彭刚，朱晓华，孙兮文，等.原发性肺非霍奇金淋巴瘤的 CT 表现.中华放射学杂志，2008，42（2）：141-144.

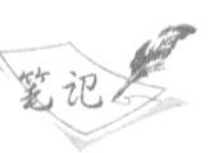

病例 46　咳嗽、胸痛，肺部斑片影，胸腔积液

一、病情介绍

患者，男性，28 岁，自由职业。

以“干咳、右胸痛 2 月余”为主诉于 2013 年 6 月 13 日入院。

现病史：2 个月前患者无明显诱因出现干咳，伴右侧胸部持续性隐痛，深呼吸或咳嗽时加剧，夜间盗汗，无畏冷、寒战、发热，无咯血、痰中带血，无心悸、气促等不适，就诊于厦门大学附属中山医院，查胸片示“右肺片状影”，门诊拟“右肺炎”收住入院。

既往史：体健。无高血压、糖尿病、肝炎病史；无粉尘、有害物质、放射性物质接触史；无烟、酒嗜好。家族史无特殊。

入院查体：体温 37.1 ℃，神清，浅表淋巴结未触及肿大，右下肺叩诊浊音，左肺叩诊清音。右下肺呼吸音减低，左肺呼吸音清，双肺未闻及干湿性啰音及胸膜摩擦音。心脏、腹部脏器检查无特殊；双下肢无水肿；神经系统检查无特殊。

辅助检查：入院后查血常规：淋巴细胞 0.57×10^9/L、淋巴细胞百分比 8.4%，中性粒细胞百分比 86.9%，白细胞 6.77×10^9/L。肿瘤标志物：细胞角蛋白 19 片段、神经元特异性烯醇化酶、癌胚抗原均阴性。肺部 CT（图 46-1）：右肺中叶、下叶见大片楔形阴影，与肺叶分布一致，范围约为 14.8 cm × 10.1 cm，内可见支气管充气征，并右侧胸腔积液，纵隔淋巴结无肿大。

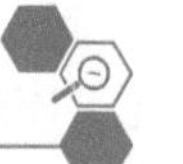

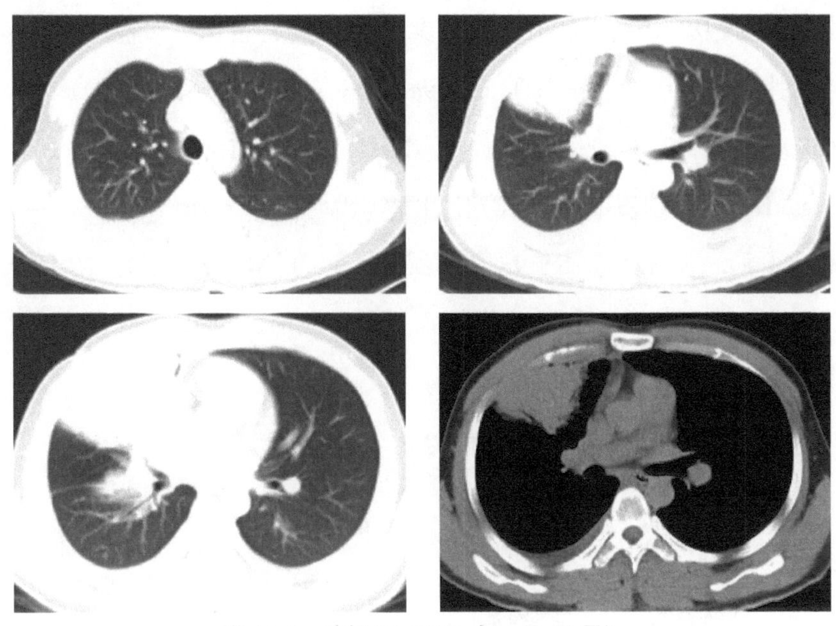

图 46-1 肺部 CT（2013 年 6 月 16 日）

二、诊疗经过

入院后行胸腔积液检查示渗出液，胸腔积液腺苷脱氨酶不高，胸腔积液常规示白细胞明显增高（白细胞 12 740 × 10^6/L），胸腔积液培养未见细菌生长，考虑“右肺炎并化脓性胸膜炎”，予“头孢美唑”抗感染，并引流脓液等治疗，患者咳嗽、右胸痛缓解。2 周后复查肺部 CT（图 46-2）提示右肺阴影吸收不明显。磁共振平扫提示脑、肝脏、腹膜后、盆腔未见异常。进一步行支气管镜检查（图 46-3）：右下叶支气管黏膜肥厚、凹凸不平，管腔向心性狭窄，荧光支气管镜显示该处呈淡紫红色，未见肿块，在此处行活检及刷检。并行 B 超引导下肺活组织检查，支气管镜活检病理（图 46-4A）：支气管黏膜间质大量淋巴样细胞浸润，细胞受挤压明显。免疫组化：CK-P(－)，CK-H（－），CK-L（－），Syn（－），CgA（－），CD56（－），TTF-1（－）。经皮肺活检病理（图 46-4B）：镜下见较多异型淋巴细胞样细胞弥漫

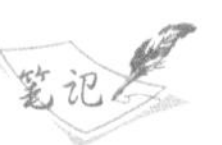

浸润，细胞小～中等大小，散在少量大细胞及部分浆细胞。免疫组化：肿瘤细胞 CD20（+++），CD79a（+++），CD99（+++），TdT（－），EBV（－），CD21（－），CD23（－），CD10（－），BCL-6（－），CD5（－），CyclinD1（－），CD3（－），Ki-67 阳性率 30%~40%；Vim（－），NSE（－），WT-1（－），CGA（－），SYN（－），Desmin（－），MyoD1（－），CK（－），CR（－）。非霍奇金 B 细胞性淋巴瘤，中等级别，倾向边缘区淋巴瘤。骨髓检查未见侵犯。

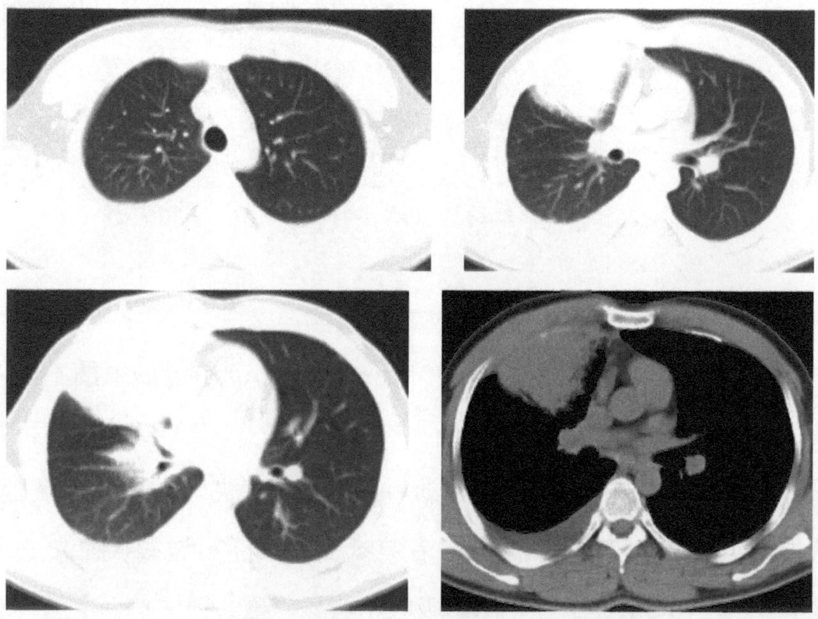

图 46-2　肺部 CT（2013 年 6 月 30 日）

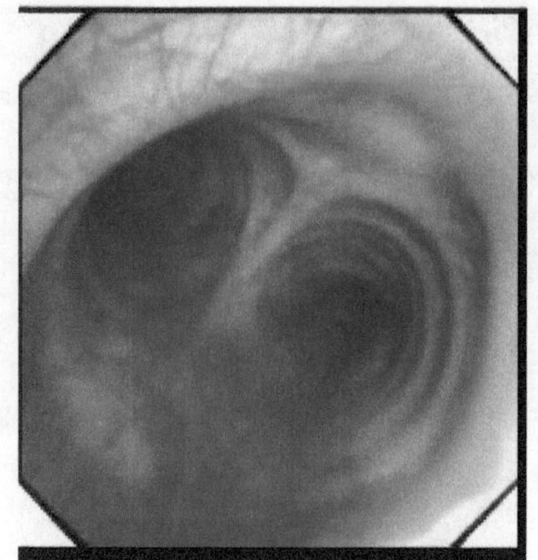

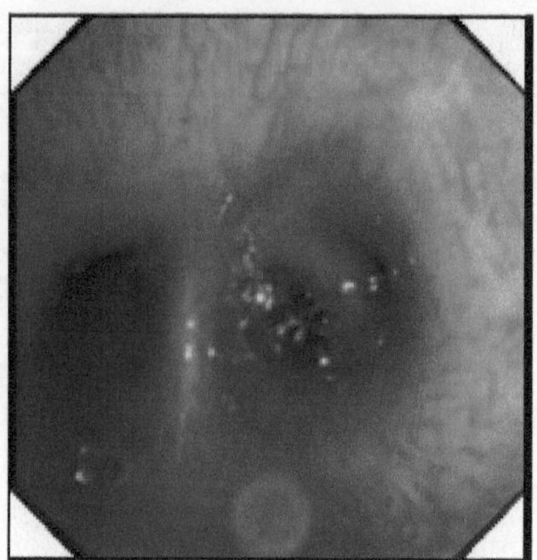

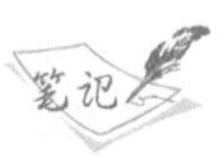

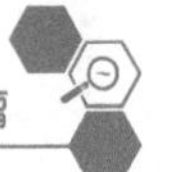

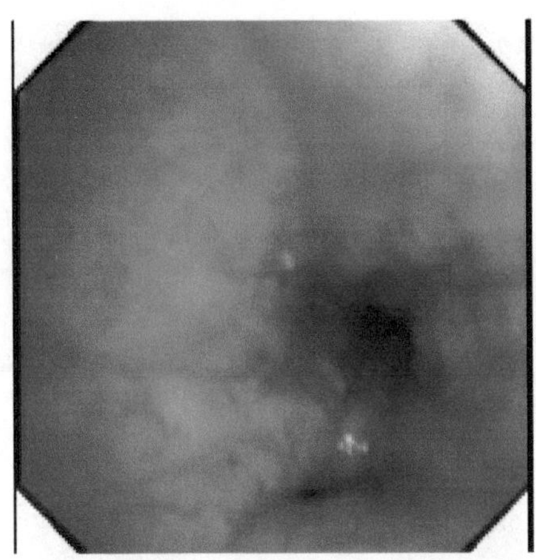

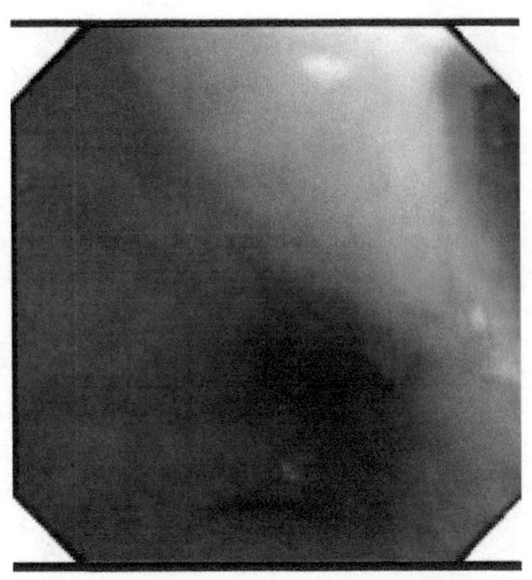

A、B、C 依次为气管、右中间支气管、右下叶支气。管镜下表现：右下叶支气管黏膜肥厚、凹凸不平，管腔向心性狭窄。D. 荧光支气管镜显示该处呈淡紫红色，未见肿块，余各叶段支气管未见异常。

图 46-3 支气管镜检查（2013 年 7 月 2 日）

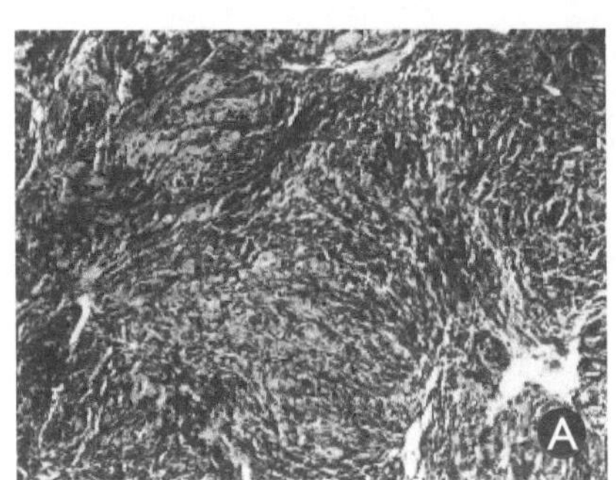

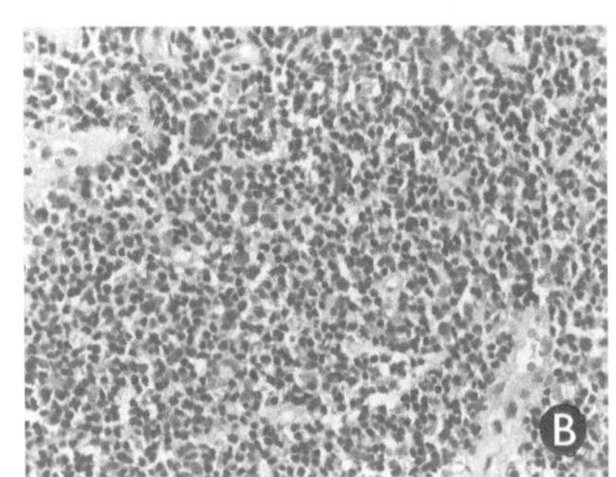

图 46-4 组织病理

三、最后诊断

右肺非霍奇金 B 细胞性淋巴瘤。

四、治疗与转归

行 CHOP 方案化疗，复查肺部 CT（图 46-5）显示右肺病灶缩小。

笔记

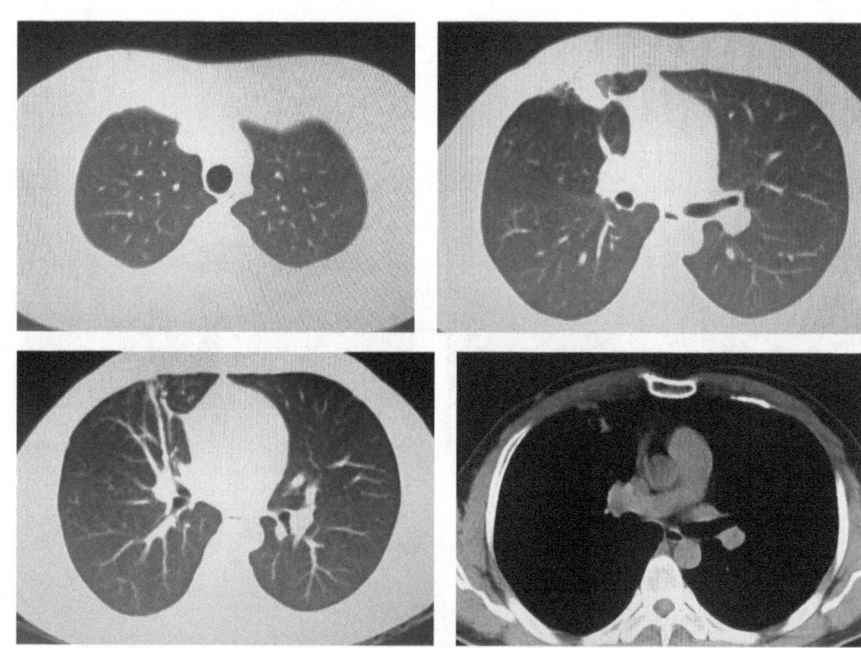
图 46-5　肺部 CT（2015 年 6 月 29 日）

五、重要提示

1. 患者为青年男性，亚急性起病。

2. 干咳，右胸痛。

3. 肺部 CT 示右肺中叶实变影并胸腔积液，未见纵隔淋巴结肿大。

4. 胸腔积液检查提示渗出液，胸腔积液白细胞增高明显。

5. 肺活检病理示异型淋巴细胞样细胞弥漫浸润。

6. 抗感染治疗无效，化疗见效。

六、讨论

原发性肺淋巴瘤（primary pulmonary lymphoma，PPL）是指起源于一侧或双侧肺实质和（或）支气管的克隆性淋巴细胞增生性疾病，是一种少见的结外淋巴瘤，约占结外淋巴瘤（extranodal lymphoma，ENL）的 3.6%，占非霍奇金淋巴瘤病例总数的不到 1%。

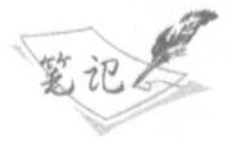

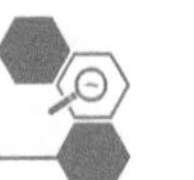

PPL 又分为霍奇金淋巴瘤和非霍奇金淋巴瘤，以非霍奇金淋巴瘤多见，其中又以黏膜相关淋巴组织型结外边缘区 B 细胞淋巴瘤（MALT）占大多数。

临床表现：PPL 临床表现多样，可有咳嗽、痰中带血、胸痛、呼吸困难、低热、盗汗、消瘦等，也有文献报道 38% ～ 50% 的患者可无任何症状，只是在常规胸部 X 线检查时被发现，由于缺乏特异性症状，很难与呼吸道其他疾病相鉴别。

诊断和鉴别诊断：PPL 诊断主要以 Cordier 等的诊断标准为依据：①明确的病理组织学依据；②影像学检查无明显胸部或纵隔淋巴结肿大；③无肺及支气管外其他部位淋巴瘤的依据。PPL 的影像学表现多种多样，有单发或多发结节、软组织肿块影、毛玻璃影、纤维条索影及实变影等，且大多数患者有两种以上的影像学表现。国内学者宋伟等对该病影像学进行了研究，发现有以下 4 种类型：①结节肿块型：最常见，可单发或多发，部分肿块边界模糊；②肺炎肺泡型（实变型）：表现沿肺段或肺叶分布的实变影，可有支气管征象；③间质型（支气管、血管、淋巴管型）：临床少见，表现为弥漫网状结构；④粟粒型（血型）：直径小于 1 cm 的多发小结节，边缘毛糙。PPL 以肺内多发结节多见，且伴有支气管充气征，有一定的特征性；侵犯胸膜时，胸膜结节的趋向分散与多种表现重叠出现是其又一特点。由于淋巴瘤浸润到肺可有多种多样的影像学表现，因此临床医师需与类似影像学表现的疾病鉴别，提高诊断率：①表现为多发结节或肿块时，应与转移瘤相鉴别；②表现为肺内实变伴有支气管充气征时，应与大叶性肺炎、干酪性肺炎、细支气管肺泡癌、假性淋巴瘤、淋巴瘤样肉芽肿等疾病相鉴别；③表现为间质型时，需与淋巴细胞间质性肺炎、结节病伴有肺内表现、癌性淋巴管

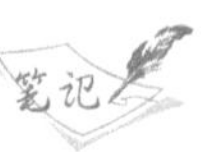

炎相鉴别。PPL 又分为霍奇金淋巴瘤和非霍奇金淋巴瘤，以非霍奇金淋巴瘤多见，其中又以黏膜相关淋巴组织型结外边缘区 B 细胞淋巴瘤占大多数。

临床表现：缺乏特异性，主要以咳嗽、胸痛、胸闷、咯血为主，少数患者有发热、体重下降等，甚至 1/3 ～ 1/2 患者无症状。本例患者合并胸腔积液，文献报道合并胸腔积液的原发性肺淋巴瘤占 3% ～ 25%。发生机制尚不明确，可能与淋巴管和（或）静脉阻塞或淋巴瘤胸膜转移有关。

诊断和鉴别诊断：诊断标准：①明确的病理组织学诊断；②病变局限于肺，可伴有或不伴有肺门、纵隔淋巴结受累；③确诊后 3 个月内无肺和支气管外组织或器官淋巴瘤。PPL 的确诊还是要取决于组织病理学的证据。虽然支气管镜检查是肺部疾病诊断检查中的常用方法，但实际上它对 PPL 诊断的阳性率是低的。这可能与 PPL 起源于支气管黏膜下组织或动静脉周围的淋巴组织，沿淋巴管浸润性生长及蔓延，较少累及支气管内膜，支气管镜无法获取足够的活检标本有关。另外，淋巴瘤组织内的成熟淋巴细胞很容易与常见的慢性炎症性淋巴细胞相混淆，需借助免疫组织化学技术提供更多诊断线索，但所取活检组织的大小也会影响诊断。PPL 无论是临床表现还是影像学特点都不典型，确诊取决于组织病理学的证据，即通过手术切除病灶、开胸、细针穿刺或经支气管肺组织活检等方法获得病灶组织，进行免疫细胞化学、免疫组织化学检查。还有文献报道对 BALF 所获细胞进行基因重排检测，也可确诊。

治疗：手术是治疗结外淋巴瘤的主要方法。因为淋巴瘤的术后复发率可高达 50% 以上，故有建议手术后辅之以放疗。苯丁酸氮芥（chloroambucil）是治疗低度恶性淋巴瘤的有效药物。原发于肺的淋

巴瘤应采用多药化疗，如病理类型为霍奇金病可用 MOPP 方案（氮芥、长春新碱、甲基苄肼、泼尼松）、ABVD 方案（阿霉素、博莱霉素、长春碱、达卡巴嗪）或 MOPP 方案与 ABVD 方案交替；如病理类型为非霍奇金淋巴瘤则常用 CHOP 方案（环磷酰胺、阿霉素、长春新碱、泼尼松）。

七、评述

PPL 临床上非常少见，与肺炎、肺癌、肺结核等疾病在临床症状、影像学表现方面均有相似之处，缺乏特异性，未经病理活检很难确诊，易误诊、误治，诊断主要依赖活检标本的组织病理学检查及相关辅助检查。影像学可表现为结节肿块型、肺炎或肺泡型、间质型、粟粒型。有研究认为病灶中存在支气管充气征是诊断本病的重要指征。本例患者以干咳、右胸痛为表现，听诊右下肺呼吸音低，双肺均未闻及干湿性啰音，无发热、消瘦等肺外表现。胸部 CT 提示属于肺炎型，存在支气管充气征，与文献描述一致。本例患者中患者从发病到肺活检确诊前，一直误诊为肺炎并化脓性胸膜炎，常规经验性抗菌治疗无效，应引起医师注意。对于一些影像学上有怀疑、治疗效果不佳的患者应考虑本病，尽早行肺活检而协助诊断。

（蔡雪莹　曾惠清）

参考文献

1. CADRANEL J，WISLEZ M，ANTOINE M. Primary pulmonary lymphoma. EurRespir，2002，20（3）：750-762.

2. FERRARO P，TRASTEK V F，ADLAKHA H，et al. Primary nonHodgkin's lymphoma of the lung.Ann Thora surg，2000，69（4）：993-997.

3. CORDIER J F，CHAILLEUX E，LAUQUE D，et al. Primary pulmonary

lymphomas：a clinical study of 70 cases in nonimmunocompromised patients. Chest，1993，103（1）：201-208.

4. 宋伟，王立，严洪珍. 肺内淋巴瘤的影像诊断. 中华放射学杂志，2001，35（1）：49-51.

5. 闵严旭，李惠民，肖湘生. 肺淋巴瘤的 CT 与 X 线表现. 临床放射学杂志，1998，17（5）：270-272.

6. UPPAL R，GOLDSTRAW P.Primary pulmonary lymphoma.Lung Cancer，1992，8：95-100.

7. BOSHNAKOVA T Z，MICHAILOVA V，KOSS M，et al.Primary pulmonary Hodgkincs disease： report of two cases.Respir Med，2000，94：803-831.

8. 彭刚，朱晓华，孙兮文，等. 原发性肺非霍奇金淋巴瘤的 CT 表现. 中华放射学杂志，2008，42：141-144.

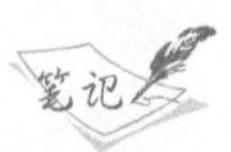

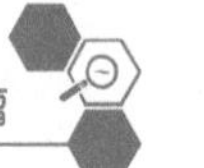

病例47　气促，咳嗽，双侧胸膜多发结节，胸腔积液

一、病情介绍

患者，男性，38岁，工人。

以“活动后气促、咳嗽10余天”为主诉于2014年11月17日入院。

现病史：入院前10余天患者逐渐出现活动后气促，走平路或静息下未见气喘表现，伴有咳嗽、程度不剧烈，咳少许白痰，不易咳出，伴乏力，无咯血、胸痛，无恶心、呕吐等，就诊于厦门大学附属中山医院急诊后收入院。

既往史：体健。石材厂工作20余年，有长期粉尘吸入史。无烟酒嗜好。个人史、家族史无特殊。

入院查体：体温36 ℃，脉搏80次/分，呼吸20次/分，血压110/76 mmHg。神志清楚，左肺呼吸音低，右肺呼吸音轻，双肺未闻及干湿性啰音，无胸膜摩擦音，心律齐，未闻及病理性杂音。腹软，无压痛、反跳痛，双下肢无水肿。

辅助检查：2014年11月17日肺部CT（图47-1）：左侧胸腔内大量积液并左肺压缩不张，左侧胸膜多发软组织肿块，右肺下叶小结节影，转移可能。

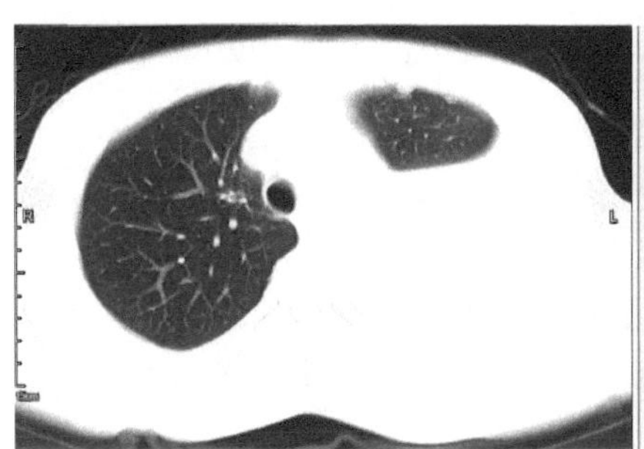
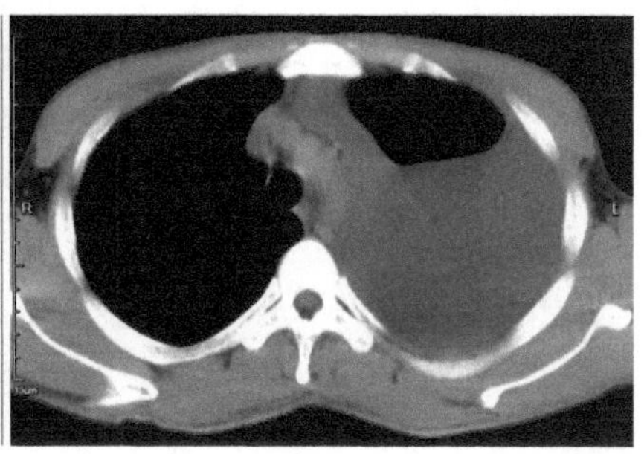

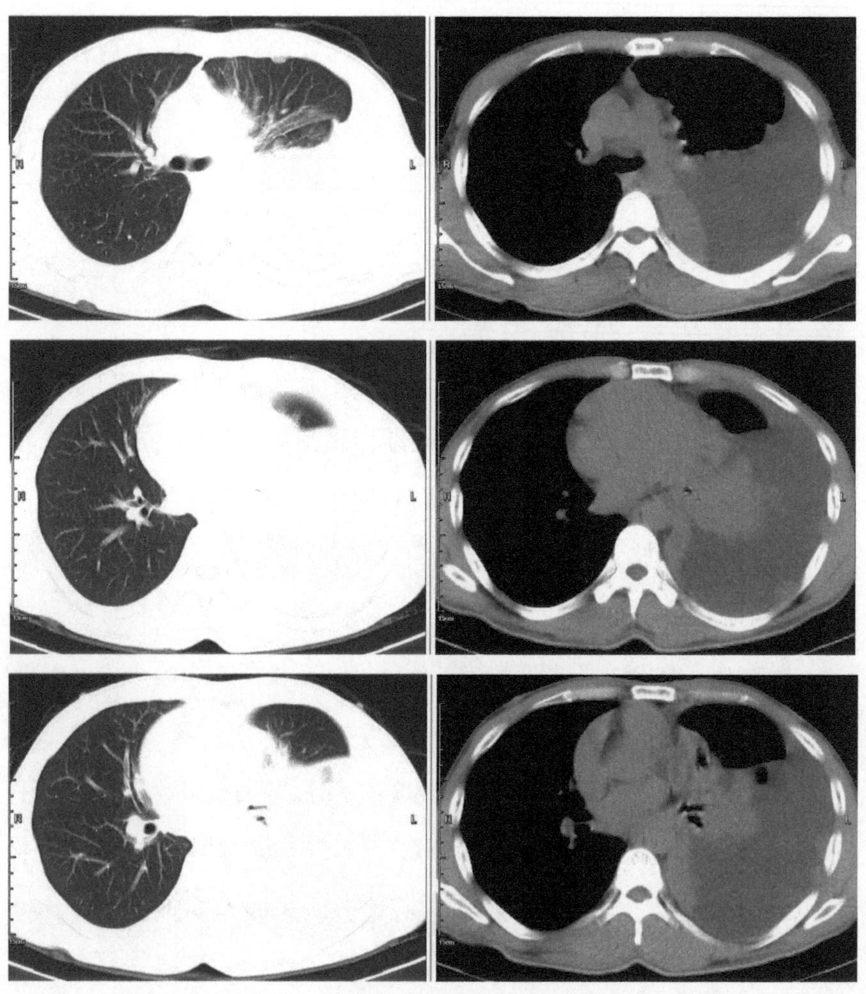

图 47-1 肺部 CT（2014 年 11 月 17 日）

辅助检查：血常规：淋巴细胞百分比 18.7%，血小板 512 × 10^9/L。生化：白球比 0.79，白蛋白 37.98 g/L，谷草转氨酶 11.7 U/L，氯 93.78 mmol/L，肌酐 59.5 μmol/L，C- 反应蛋白 55.73 mg/L，β- 羟基丁酸 0.37 mmol/L，谷氨酰氨基转酞酶 93.5 U/L，球蛋白 48.14 g/L，钠 134.85 mmol/L，总蛋白 86.12 g/L。血气分析：实际碳酸氢根 27.4 mmol/L，氧分压 68.4 mmHg，标准碳酸氢根 26.9 mmol/L。B 型脑利钠肽 232.2 pg/mL。胸腔积液生化（5 项）：腺苷脱氨酶 17.5 U/L。

笔记

胸腔积液常规：白细胞 870 × 10^6/L。体液免疫功能监测：α_1- 酸性糖蛋白 2180 mg/L，超敏 C- 反应蛋白 41.3 mg/L，免疫球蛋白 IgA 4.3 g/L。T 细胞亚群未见异常。胸腔积液抗酸染色未见抗酸杆菌。抗环瓜氨酸肽抗体未见异常。抗中性粒细胞胞质抗体测定（ANCA）、抗双链 DNA 测定（抗 ds-DNA）、抗核抗体测定 ANA、ANCA 血管炎自身抗体、ANA 抗原谱：未见异常。肝、胆、脾、肾上腺、腹膜后 CT 平扫，ECT 骨全身显像，磁共振平扫（颅脑）：未见明显异常。

二、诊疗经过

于 2014 年 11 月 17 日行左侧微创胸腔闭式引流术，胸腔积液检查提示为渗出液，胸腔积液脱落细胞学检查未见癌细胞，2014 年 11 月 20 日行内科胸腔镜检查提示胸壁见明显的新生物，结节呈灰白色粟粒状，活检后易出血，行内科胸腔镜下胸膜活检术。2014 年 11 月 27 日胸膜活检病理回报结果如下。镜下所见：肿瘤细胞呈多边形，胞质丰富，嗜酸，核圆形或卵圆形，可见核仁，肿瘤细胞呈片状分布。免疫组化：CK-P（+）、CK5/6（+）、CR（+）、WT-1（+）、BerEP4（–）、D2-40（+）、CEA（–）、TTF-1（–）、Napsin-A（–）、P63（–）、P40（–）、CD68（–）、Ki-67 指数约 15%。病理诊断：（胸腔）上皮样间皮瘤（图 47-2）。

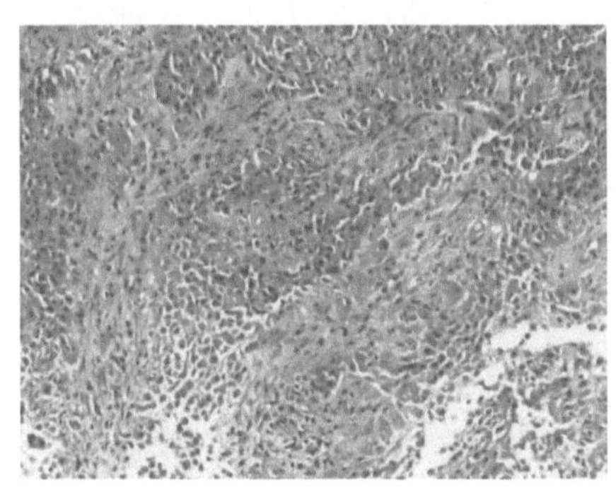

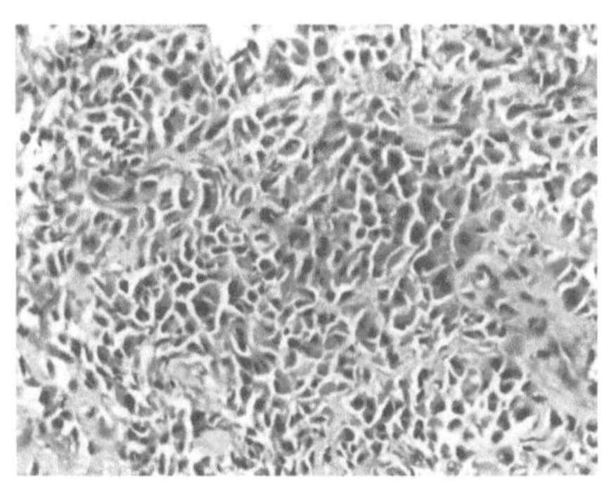

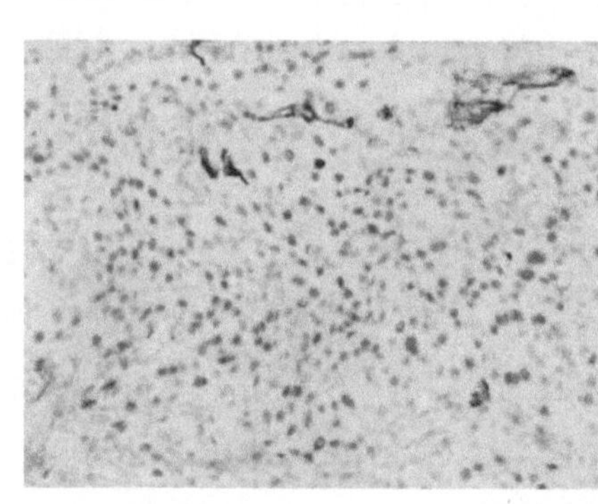
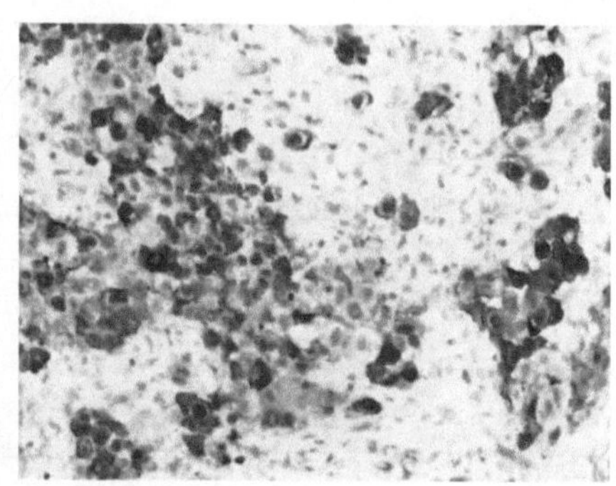

图 47-2　组织病理

三、最后诊断

弥漫性恶性胸膜间皮瘤（上皮型）。

四、治疗与转归

请胸外科会诊无手术指征。排除化疗禁忌后先后给予 3 周期“培美曲塞 + 顺铂”化疗，患者复查肺部 CT 提示左侧胸膜多发软组织肿块较前增大，胸腔积液较前增多。因后期体力状态评分不达标，未进一步化疗，仅给予对症支持治疗。

五、重要提示

1. 患者为中年男性，急性起病，平素体健，有长期粉尘接触史。

2. 活动后气促、咳嗽、咳痰、胸腔积液。

3. 肺部 CT 示左侧胸腔内大量积液并左肺压缩不张，左侧胸膜多发软组织肿块，右肺下叶小结节影。

4. 胸膜活检病理提示（胸腔）上皮样间皮瘤。

六、讨论

间皮瘤是一种来源于胸膜或其他部位间皮细胞的罕见肿瘤，其中来源于胸膜的约占 81%，其他部位包括腹膜、心包和睾丸鞘膜等。MPM 初诊时多为晚期，治疗困难，疗效欠佳，患者中位总生存时间约为 1 年，5 年生存率约为 10%，治愈病例罕见。

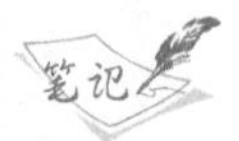

发病诱因：石棉是恶性胸膜间皮瘤的主要诱因，从石棉暴露到MPM发病潜伏期长，平均潜伏期35～40年。此外，电离辐射、毛沸石与间皮瘤发病有关。基因在MPM发病中起到一定作用，如*BRCA1*基因是一种家族遗传突变，部分无石棉接触史的患者中存在*BAP1*基因突变或其他罕见基因突变。

临床表现：MPM常见症状包括气短、胸痛、咳嗽、失眠、乏力、食欲不振、体重下降等。MPM的临床症状常较其他肿瘤更为严重，MPM病灶局限时患者即出现较明显的气短、胸痛，较少出现远处转移和远处转移引起的相关症状，中枢神经系统转移不常见，副肿瘤综合征罕见。

诊断：MPM常合并有胸腔积液，应行胸腔积液细胞学检查，但其阳性率低，这可作为MPM的初步筛查方法，但不够敏感，应进一步行CT或超声引导下胸膜活检术或胸腔镜下胸膜活检术，进一步明确病理。本例患者合并有大量胸腔积液，行胸腔脱落细胞学检查未见癌细胞，后行胸腔镜下胸膜活检，明确为弥漫性恶性胸膜间皮瘤（上皮型）。MPM的正确分期需要影像学检查和有创操作性探查相结合，推荐首先采用胸腹部增强CT进行临床分期，胸部MRI对于评估胸壁、脊柱、膈肌或血管病变有更高的敏感性，尤其对于有碘造影剂禁忌证的患者可选择胸部MRI。PET-CT主要用于手术患者的分期评估。

病理类型：根据2015年WHO胸膜肿瘤分类标准，MPM组织学亚型主要包括上皮样型、肉瘤样型、双相（混合）型，其中上皮样型最常见，诊断双相型MPM要求上皮样和肉瘤样成分均＞10%。本例患者病理检查明确为弥漫性恶性胸膜间皮瘤（上皮型）。

治疗：MPM主要的干预手段包括手术治疗、放疗和全身化疗。其中外科手术在MPM中的作用存在争议，但Ⅰ～ⅢA期的MPM

患者存在手术切除的可能性，可经多学科团队讨论后进行手术治疗评估。对于ⅢB～Ⅳ期MPM，不推荐手术治疗。全身化疗可用于ⅢB～Ⅳ期及不可切除的Ⅰ～ⅢA期患者。MPM一线治疗方案首选培美曲塞+顺铂或培美曲塞+顺铂+贝伐珠单抗。本例患者根据情况选择了“培美曲塞+顺铂”化疗后症状改善。对于一线治疗未使用培美曲塞的患者，推荐二线治疗使用培美曲塞，治疗失败后，仍可再次使用培美曲塞，尤其是对于年轻、PS评分良好、一线治疗后无进展生存时间长的患者。回顾性研究显示，吉西他滨和长春瑞滨有一定的获益，可在无其他治疗方案选择时应用。尽管传统上认为MPM对放疗抵抗，但有研究显示，放疗可以产生积极的治疗效果。2000年以来，高度适形放疗技术的应用，如调强放疗，可作为多学科综合治疗策略的一部分。此外近来的研究显示，相比于单纯化疗，化疗联合免疫方案提高了患者6个月的无进展生存率和*ORR*，且不良反应耐受。目前MPM的靶向治疗研究均以失败告终，故目前没有有效的靶向治疗方案。

七、评述

恶性胸膜间皮瘤为临床罕见的恶性肿瘤，MPM合并胸腔积液占60%～90%。因其起病隐匿，临床特征及影像表现缺乏特异性，常误诊为结核性胸腔积液、肺恶性肿瘤胸膜转移、非特异性胸腔积液等。其诊断主要依据病理诊断，病理类型包括上皮样型、肉瘤样型、双相（混合）型，其中上皮样型最常见。MPM主要的干预手段包括手术治疗、放疗和全身化疗。对MPM患者应结合其具体分期及病理类型选择其最合适的治疗方案，甚至可多学科会诊后给予多种方案的联合治疗，从而达到提高患者预后的目的。

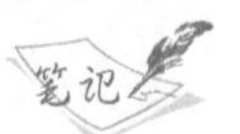

（陈　燕　杜艳萍）

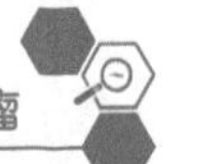

参考文献

1. CHEKOL S S，SUN C C.Malignant mesothelioma of the tunica vaginalis testis：diagnostic studies and differential diagnosis.Arch Pathol Lab Med，2012，136（1）：113-117.

2. TAIOLI E，WOLF A S，CAMACHO-RIVERA M，et al. Determinants of survival in malignant pleutal mesothelioma：a surveillance epidemiology，and end results（SEER）study of 14，228 patients.PLoS One，2015，10（12）：e0145039.

3. ABDEL-RAHMAM O.Global trends in mortality from malignant mesothelioma：analysis of WHO mortality database（1994–2013）.Clin Respir J，2018，12（6）：2090-2100.

4. WALPOLE S，PRITCHARD A L，CEBULLA C M，et al. Comprehensive study of the clinical phenotype of germline BAP1 variant-carrying families worldwide .J Natl Cancer Inst，2018，110（12）：1328-1341.

5. NOWAK A K，LESTERHUIS W J，KOK P S，et al. Durvalumab with first-line chemotherapy in previously untreated malignant pleural mesothelioma（DREAM）：a multicentre，single-arm，phase 2 trial with a safety run-in.Lancet Oncol，2020，21（9）：1213-1223.

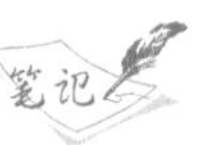

第三章
变态反应、风湿免疫及合并肺间质性疾病

病例 48 气喘，咳嗽、咳痰，双侧胸腔积液

一、病情介绍

患者，女性，52 岁，自由职业。

以“气喘 6 个月，加重伴咳嗽、咳痰 1 个月”为主诉于 2015 年 3 月 31 日入院。

现病史：入院前 6 个月患者无明显诱因出现活动后气喘，无畏冷、发热，无咳嗽、咳痰，无心悸、胸痛等不适。就诊当地医院予对症治疗后症状无明显改善（具体不详）。自觉活动耐力逐渐减低。1 个月前开始出现轻度活动或爬 2 层楼时即感气喘，伴夜间阵发性呼

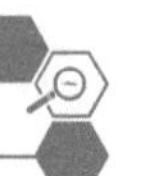

吸困难，伴咳嗽，以平卧时为著，咳少量白色黏痰，无咳粉红色泡沫痰，无畏冷、发热，无少尿，无关节痛，无口腔溃疡，无红斑、光过敏等不适。就诊于厦门大学附属中山医院急诊，胸部 CT 示“左侧大量胸腔积液，右侧少量胸腔积液”，为进一步诊治，拟“双侧胸腔积液性质待查：心功能不全？系统性红斑狼疮”收住入院。

既往史：10余年前因“甲亢”行“甲状腺切除术”，术后未用药。系统性红斑狼疮病史 8 年余，规律诊治 3 ～ 4 年后，泼尼松减量至 10 mg、qd，未再随访。无高血压、糖尿病、肝炎病史。无粉尘、有害物质、放射性物质接触史。家族史无特殊。

入院查体：体温 36.6 ℃，脉搏 89 次 / 分，呼吸 20 次 / 分，血压 160/82 mmHg。神清，浅表淋巴结未触及肿大，左肺呼吸音未闻及，右肺呼吸音减低，未闻及干湿性啰音，无胸膜摩擦音。腹部稍膨隆，移动性浊音阳性，余心脏、腹部脏器检查无特殊。双下肢水肿。神经系统检查无特殊。

辅助检查：C- 反应蛋白 14.85 mg/L。生化：白蛋白 26.49 g/L，乳酸脱氢酶 274.4 U/L，尿素氮 9.74 mmol/L，肌酐 103.3 μmol/L，脑钠肽 5965 pg/mL。入院后：白细胞 8.38×10^9/L，中性粒细胞百分比 64.5%，血小板 368×10^9/L。红细胞沉降率 29 mm/h。尿常规 + 尿沉渣定量：尿隐血（+），尿蛋白（++）。甲状腺功能：TSH 4.75 mIU/L，FT_3、FT_4 正常，甲状腺受体抗体阴性。体液免疫功能监测 + 风湿、类风湿病：α_1- 酸性糖蛋白 1310 mg/L，血清补体 C_3 0.77 g/L，超敏 C- 反应蛋白 32.2 mg/L，肺肿瘤标志物正常。

二、诊疗经过

入院后予补充白蛋白、利尿处理，行左侧胸腔穿刺术，胸腔积液送检常规、生化，结果回报：胸腔积液颜色淡黄，外观微混，以

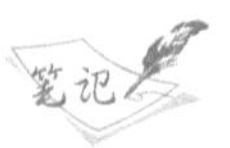

多个核细胞为主（67%），白细胞 5857 × 10^6/L。胸腔积液李凡他试验阳性，腺苷脱氨酶 92.4 U/L、乳酸脱氢酶 1845.2 U/L，葡萄糖＜0.11 mmol/L。抗核抗体阳性、抗双链 DNA 抗体 149.77 IU/mL。ANA 抗原谱：抗 SSA 阳性、抗核糖体 P 蛋白阳性。考虑“左侧脓胸可能，系统性红斑狼疮所致胸腔积液不排”，予抗感染，原剂量激素治疗系统性红斑狼疮（systemic lupus erythematosus，SLE），继续利尿、抗感染、改善心功能、胸腔积液引流、冲洗等对症支持处理。胸腔积液病原学结果回报无细菌生长，抗酸染色未见抗酸杆菌。活动后气喘较前减轻，咳嗽次数较前减少，但仍持续存在，超声提示双侧胸腔少量积液，复查 CT（图 48-1）：双侧胸腔积液，部分包裹样改变，左侧叶间积液；双肺膨胀不全及炎症；腹腔积液。合并多浆膜腔积液，考虑系统性红斑狼疮活动期所致，予羟氯喹，继续抗感染，原剂量激素治疗，症状改善后出院。

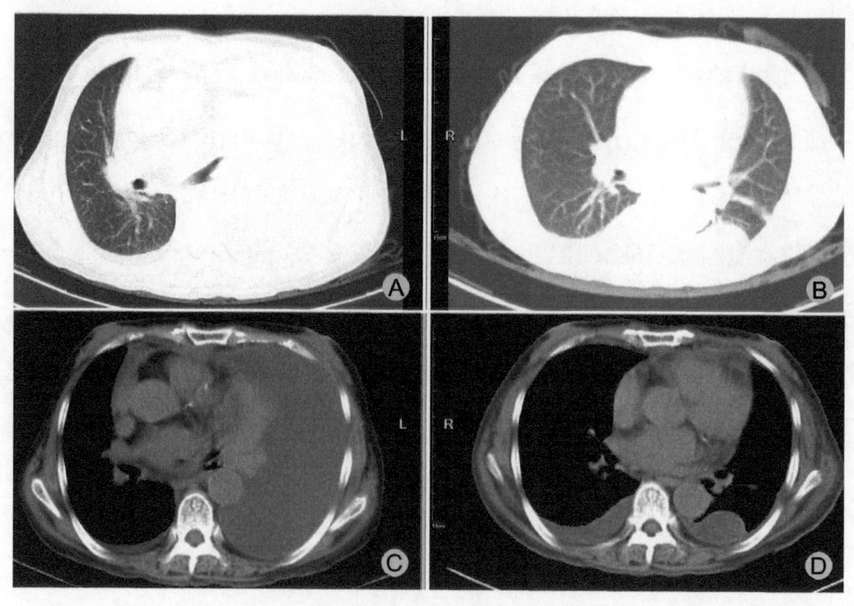

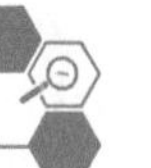

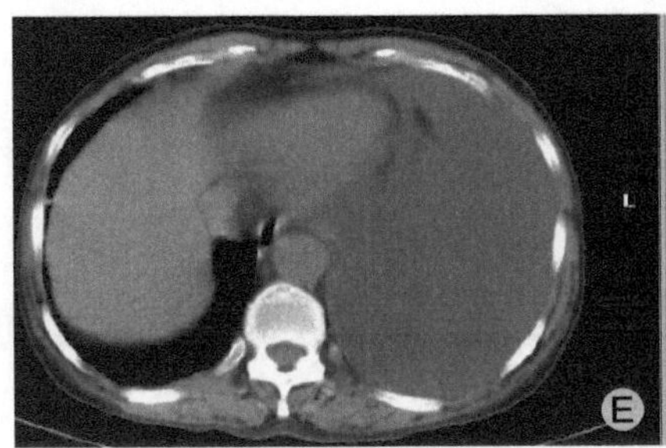
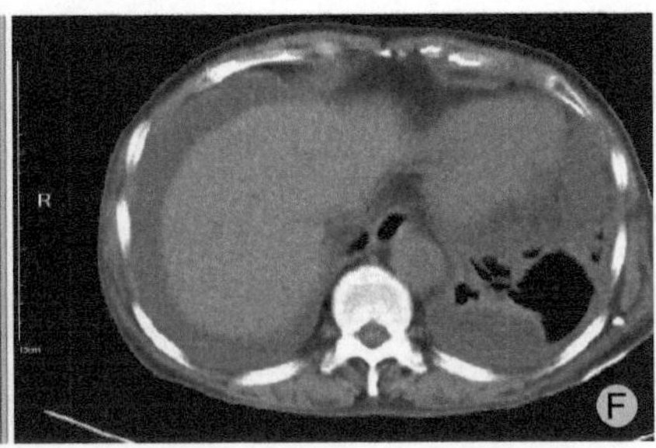

A+C+E 为治疗前（2015 年 3 月 31 日）：肺部 CT 提示左侧大量胸腔积液，右侧少量胸腔积液。B+D+F 为治疗后（2015 年 4 月 8 日）：肺部 CT 提示胸腔积液较前减少，包裹性积液，新增腹腔积液。

图 48-1　治疗前后肺部 CT 对比

三、最后诊断

系统性红斑狼疮（活动期）合并左侧细菌性胸膜炎。

四、治疗与转归

予羟氯喹、甲泼尼龙抗感染治疗系统性红斑狼疮，亚胺培南 / 西司他汀抗感染，利尿、降压改善心功能等治疗后，症状缓解。

五、重要提示

1. 患者为中年女性，慢性起病。

2. 气喘，咳嗽，咳少量白色黏痰。

3. 系统性红斑狼疮病史 8 年，本次抗双链 DNA 抗体滴度增高，补体 C_3 减低，红细胞沉降率增快，尿常规提示尿蛋白（++），CT 提示多浆膜腔积液，均提示 SLE 活动期。

4. 因系统性红斑狼疮长期口服激素治疗，左侧胸腔积液检查提示渗出液，白细胞、乳酸脱氢酶、腺苷脱氨酶明显升高，葡萄糖明显降低，提示左侧脓胸。

5. 经抗感染及加强抗系统性红斑狼疮治疗，病情好转。

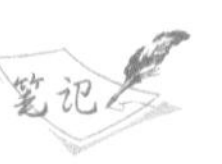

六、讨论

SLE 是自身免疫介导的、以免疫性炎症为突出表现的弥漫性结缔组织病。SLE 的病因复杂，与遗传、性激素、环境（如病毒与细菌感染）等多种因素有关。SLE 患病率地域差异较大，全球 SLE 患病率为（0 ～ 241）/10 万，中国大陆地区 SLE 患病率为（30 ～ 70）/10 万，男女患病比为 1 ∶ 10 ～ 12。SLE 患者容易出现体液免疫和细胞免疫缺陷，激素与免疫抑制剂的长期使用、疾病活动等，均为感染的高危因素，感染目前已成为我国 SLE 患者死亡的首位病因。

临床表现：SLE 临床表现复杂多样，以全身多系统多脏器受累、反复发作与缓解、体内存在大量自身抗体为主要临床特点。当出现中枢神经系统受累（包括癫痫、精神病、器质性脑病等）、肾脏受累（包括血尿、蛋白尿、管型尿等）、皮肤黏膜表现（如新发红斑、脱发、黏膜溃疡等）、血管炎、关节炎、肌炎、发热、胸膜炎、心包炎等表现时均可提示疾病的活动。呼吸系统由丰富的胶原、血管等结缔组织组成，且有调节免疫、代谢和内分泌等非呼吸功能，故常常被结缔组织病累及。临床上半数以上 SLE 患者伴有胸膜病变，其中胸膜炎最常见，发生率高达 60% ～ 70%，发生胸腔积液时常累及双侧，以渗出液为主，以少、中量多见。当 SLE 活动期合并胸膜炎时，临床上可出现胸痛、呼吸困难、咳嗽和发热等症状，与感染相似。与此同时，激素及免疫抑制剂的应用，可能会使 SLE 患者的感染症状并不典型。

诊断和鉴别诊断：目前国际上通用的几个 SLE 活动性判断标准中以英国狼疮评估小组（BILAG）和 SLE 疾病活动指数（SLEDAI）最为常用，结合医师的临床判断，对病情的轻重程度予以评估。各种 SLE 的临床症状，尤其是新近出现的症状及与 SLE 相关的多数

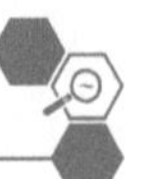

实验室指标（如低补体血症、抗双链 DNA 抗体滴度增高、血三系减少、红细胞沉降率增快等），均可能提示疾病的活动。而胸腔积液通常与 SLE 患者脏器受累及疾病活动度有关，可出现在 SLE 早期，也可以出现在疾病进展过程中。目前对于狼疮性胸膜炎并无明确诊断标准，其胸腔积液外观多清亮，亦可见混浊。pH 多正常，葡萄糖正常或轻度降低，蛋白含量＞ 35 g/L，胸腔积液中的细胞数及分类受穿刺时间影响，早期以多核为主，后期则以单核为主，白细胞总数多升高，但一般小于 15 000/mm^3，胸腔积液中 LDH、补体 C_3 和 C_4、C_1q 及总补体多偏低。同时，胸腔积液中 ANA 滴度 ≥ 1/160，或胸腔积液与血清滴度比值 ≥ 1，或 SM 抗体、ds-DNA 抗体阳性等，均有助于狼疮性胸膜炎的诊断。胸腔积液可自行吸收或反复发作，或有向对侧迁徙倾向，可残留胸膜肥厚，激素治疗有效。当 SLE 患者合并感染时与活动期临床表现相似，微生物培养是 SLE 活动是否合并感染的首选鉴别方法，但存在阳性率低、所需时间长、可重复性较差等局限性。胸膜腔感染时，胸腔积液外观可呈稠厚、脓性外观，或者具有明显的生物特性：白细胞＞ 10×10^9/L，以中性粒细胞为主；pH ＜ 7.2，葡萄糖＜ 2.2 mmol/L，LDH ＞ 1000 U/L 等。有研究对比了狼疮性胸膜炎和感染性胸膜炎之间的胸腔积液，结果显示嗜中性粒细胞百分比、LDH、胸腔积液 / 血清 LDH 比值、胸腔积液 / 血清 ADA 比值在感染性胸膜炎中明显升高，而胸腔积液葡萄糖 / 血糖比值明显降低；ANA 滴度＞ 1 ∶ 160 在狼疮性胸膜炎中更为多见。无法获取胸腔积液资料时，外周白细胞尤其是中性粒细胞增高、降钙素原、C- 反应蛋白、D- 二聚体、α_1- 蛋白及 α_2- 球蛋白、CD64 增高等均可为感染提供依据。同时，当 SLE 合并感染时，CD3+T、CD4+T、CD4+T/CD8+T、NK 细胞等免疫水平细胞会出现

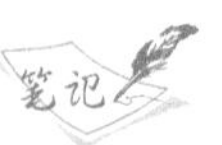

显著的改变，其改变程度可反映病原体对人体组织的破坏。但目前针对 SLE 合并感染未形成完整的评估体系，仍需进一步研究。而本例 SLE 患者以左侧渗出液为主，抗双链 DNA 抗体滴度增高，补体 C_3 减低，红细胞沉降率增快，尿常规提示尿蛋白（++），肺部 CT 提示多浆膜腔积液，均可提示 SLE 活动期。胸腔积液提示白细胞、乳酸脱氢酶、腺苷脱氨酶明显升高，葡萄糖明显降低，胸腔积液符合脓胸特点，且伴有 CRP 升高，单纯 SLE 合并胸膜炎伴发胸腔积液无法解释，同时结核等其他病原学检查均为阴性，最终考虑 SLE 活动期合并左侧细菌胸膜炎。

治疗：感染多见于 SLE 活动期，目前认为 SLE 合并肺部感染的病原体仍以细菌为主，其中肺炎链球菌、绿脓杆菌、克雷伯杆菌等被认为是 SLE 合并肺部感染的主要致病菌。对于考虑发生细菌感染的 SLE 患者，应积极完善相关病原学检查，给予经验性广谱抗生素或多种抗生素联合应用，同时注意真菌的预防，待病原体明确后根据药敏结果调整抗菌药物，针对性用药，减少二重感染。目前引起 SLE 肺部感染的主要菌群耐药十分严重。有研究发现，对临床常用的抗生素如氨苄青霉素，第 1 代、第 2 代头孢等基本耐药，尤其是铜绿假单胞菌，并建议 SLE 合并肺部感染可首选头孢三嗪、亚胺培南等抗感染治疗。对于无法明确病原菌种类，可能存在混合感染的重症感染，有研究建议在使用广谱抗生素的同时联合使用可治疗耶氏肺孢子菌和曲霉菌的抗真菌药物。除应用抗感染药物外，对原发病的治疗同样重要。合理选用激素，非必须情况下可推迟应用免疫抑制剂，避免不当的加量导致感染的加重，可早期加用免疫调节剂。也可考虑在原治疗基础上加用静脉注射免疫球蛋白，但质量等级较低。

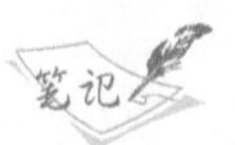

七、评述

我国SLE患者因感染导致死亡的比例呈逐年上升趋势，目前感染已成为我国SLE患者死亡的首位病因，超过50%，其中肺部又为最常见的感染部位。SLE患者合并感染的主要危险因素包括不恰当使用激素和免疫抑制剂、SLEDAI高、受累器官数量多及患者发病年龄轻等。呼吸系统感染使狼疮活动难以控制，影响激素和免疫抑制剂疗效发挥；狼疮活动加重又更容易诱发感染，激素和免疫抑制剂的使用同时影响抗感染治疗的疗效，二者相互影响，从而形成恶性循环。本例患者以气喘、咳嗽、咳痰合并左侧大量胸腔积液为首发表现，胸腔积液提示感染性胸腔积液，为SLE活动期合并脓胸，并以脓胸为主导，后因存在SLE活动影响其治疗效果，同时存在心功能不全，为临床诊疗增添了难度。这就需要我们在临床诊疗过程中，根据病情、检查结果注意鉴别SLE病情活动及感染，明确治疗首要目标，合理选择药物，抓住治疗时机，避免抗生素滥用或盲目加大激素用量，以获得良好的治疗效果。

（曾惠清　蔡芋晴　成　潇）

参考文献

1. 中华医学会风湿病学分会，国家皮肤与免疫疾病临床医学研究中心，中国系统性红斑狼疮研究协作组 . 2020 中国系统性红斑狼疮诊疗指南 . 中华内科杂志，2020，59（3）：172-185.
2. 柯会星 . 风湿病在呼吸系统的表现 . 中国医刊，2005，40（5）：13-15.
3. PALAVUTITOTAI N，BUPPAJARNTHAM T，KATCHAMART W.Etiologies and outcomes of pleural effusions in patients with systemic lupus erythematosus. J Clin Rheumatol，2014，20（8）：418-421.
4. 马晓莉，马凤莲，马增瑞，等 . 淋巴细胞亚群、降钙素原及超敏 C 反应蛋白检

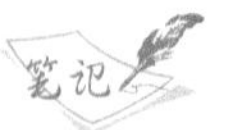

测对系统性红斑狼疮合并感染的诊断价值分析．宁夏医学杂志，2019，41（5）：409-412.

5. 蒋远文，姚婉玉，唐秀生，等．外周血粒细胞 CD64 指数对系统性红斑狼疮患者病情活动期与细菌感染的鉴别诊断效果．中华医院感染学杂志，2020，30（2）：194-197.

6. 褚爱春，陈国忠，杨淑红，等．系统性红斑狼疮患者呼吸系统感染的分析．中华风湿病学杂志，2002，6（2）：125-126.

7. DI FRANCO M，LUCCHINO B，SPAZIANTE M，et al. Lung Infections in Systemic Rheumatic Disease：Focus on Opportunistic Infections. Int J Mol Sci，2017，18（2）：293.

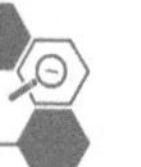

病例 49　胸痛、胸闷，单侧胸腔积液

一、病情介绍

患者，女性，41 岁，职员。

以“右侧胸痛 1 月余，胸闷 10 余天”为主诉于 2017 年 3 月 10 日入院。

现病史：入院前 1 个月患者无明显诱因开始出现右侧季肋区胸痛，右侧卧位、深呼吸时明显，伴活动后气喘，偶有咳嗽，无咳痰、咯血，无反酸、嗳气，无夜间盗汗，无皮疹、关节疼痛，无口干、眼干，无雷诺现象、口腔溃疡等不适。入院前 10 余天始出现持续性胸闷，外院查 PET-CT：右侧胸腔大量积液，右下肺实变不张；纵隔、双腋窝多发稍高代谢淋巴结，考虑炎性增生可能。予抗感染、补液、胸腔穿刺抽液处理无好转，转入厦门大学附属翔安医院。

既往史：体健。个人史、婚育史、家族史无特殊。

入院查体：体温 36.2 ℃，脉搏 81 次 / 分，呼吸 20 次 / 分，血压 123/70 mmHg。神志清楚，右下肺叩诊浊音，左肺叩诊清音，左肺呼吸音清，右肺呼吸音低，未闻及干湿性啰音，双下肢无水肿，神经系统查体无特殊。

辅助检查：生化检查：白蛋白 36.7 g/L ↓、白球比 1.05 ↓、肌酐 59 μmol/L。C- 反应蛋白 9.04 mg/L ↑、血常规、尿常规、便常规、降钙素原、BBP 均未见异常。胸腔积液生化：总蛋白 52 g/L，糖 5.19 mmol/L，乳酸脱氢酶 466 U/L，氯 107.4 mmol/L，腺苷脱氨酶 15.3 U/L。胸腔积液常规检查：红色，李凡他试验阳性，红细胞 $45\ 000 \times 10^6$/L，白细胞 6064×10^6/L ↑，单个核细胞百分比 35.7%，多个核细胞百分比 64.3%。类风湿因子、抗 CCP 阴性。ANCA 血管

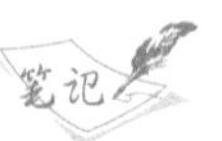

炎自身抗体（组合）阴性。ANA 抗原谱（组合）：抗 U1-nRNP 阳性、抗 Sm 阳性、抗 SSA 阳性、抗核小体弱阳性、抗核糖体 P 蛋白弱阳性、抗线粒体抗体 M_2 亚型阳性、抗核抗体阳性（主要核型低度 1 ∶ 3200，次要核型滴度 1 ∶ 1000），ds-DNA 447.41 IU/L、血清补体 C_3 0.69 g/L ↓、血清补体 C_4 0.07 g/L ↓。

肺部 CT（图 49-1）：①右侧大量胸腔积液，并右下肺部分膨胀不全；②纵隔及腋窝多发稍大淋巴结。右侧胸腔胸膜活检病理报告（图 49-2）：脂肪及纤维结缔组织内炎细胞浸润，少许散在上皮样细胞，未见显著异型细胞。考虑炎症性病变。

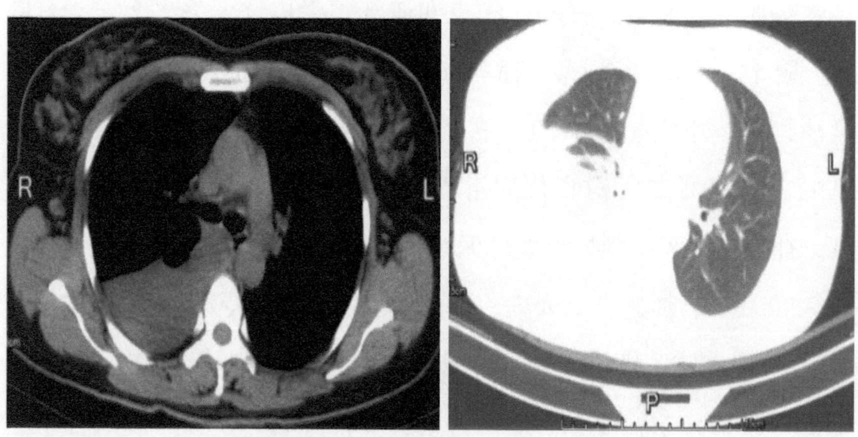

图 49-1　肺部 CT（2017 年 3 月 20 日）

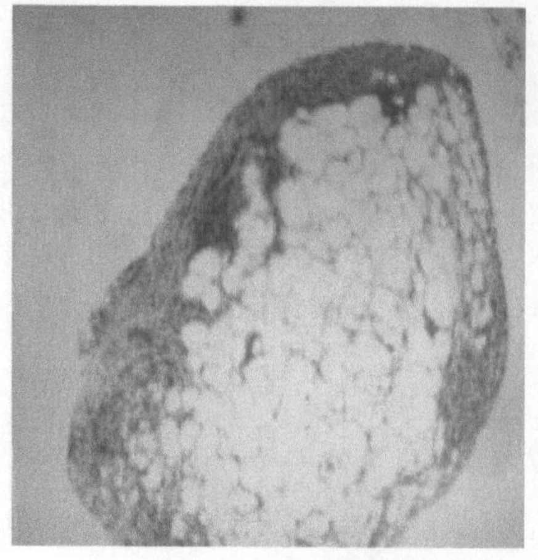

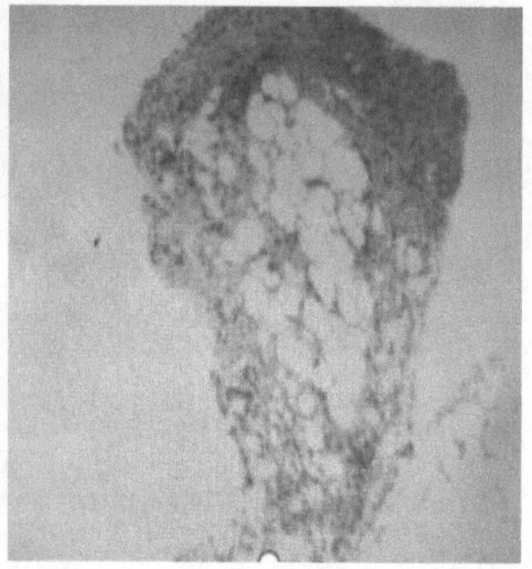

图 49-2　右侧胸腔胸膜活检病理诊断（2017 年 3 月 16 日）

笔记

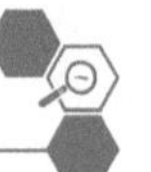

二、诊疗经过

风湿免疫科会诊同意诊断为“系统性红斑狼疮”。

三、最后诊断

系统性红斑狼疮合并右侧大量胸腔积液。

四、治疗与转归

予甲泼尼龙、羟氯喹、环磷酰胺等治疗半个月后症状较前明显好转，出院后复查肺部 CT（图 49-3），提示双肺未见明显异常，胸腔积液明显吸收。

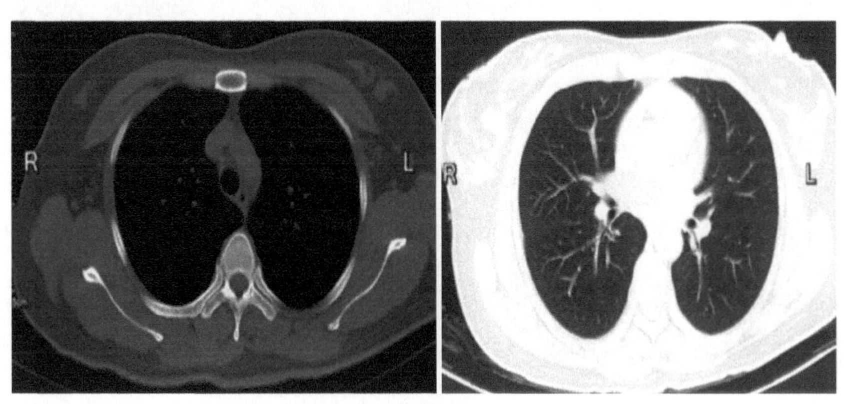

图 49-3　肺部 CT（2017 年 5 月 8 日）

五、重要提示

1. 患者为青年女性，亚急性起病，既往体健。

2. 右侧胸痛 1 月余，胸闷 10 余天。

3. 胸腔积液提示渗出液，白细胞明显升高。

4. 血 ANA 抗原谱：抗 Sm 阳性、抗核抗体阳性，ds-DNA 447.41 IU/L、血清补体 C_3 0.69 g/L ↓、血清补体 C_4 0.07 g/L ↓及多项抗核抗体阳性。

5.PET-CT：①右侧胸腔大量积液，右下肺实变不张；②纵隔、双腋窝多发稍高代谢淋巴结，考虑炎性增生可能。

6. 胸膜活检提示炎症性改变，排除胸膜肿瘤及结核等。

7. 抗感染治疗无效，免疫治疗后好转。

六、讨论

SLE 是自身免疫介导的、以免疫性炎症为突出表现的弥漫性结缔组织病。血清中出现以抗核抗体为代表的多种自身抗体和多系统受累是 SLE 的两个主要临床特征。

临床表现：SLE 好发于生育年龄女性，多见于 15 ～ 45 岁年龄段。SLE 临床表现复杂多样，多数呈隐匿起病，临床表现以发热（54%）、皮肤损害（54%）最常见，其次为水肿（34%）、关节炎（22%）、肝脾大（18%）、淋巴结大（15%）、口腔溃疡（4%）、隐匿性肾炎、血小板减少性紫癜等，但是以胸腔积液为最初表现的 SLE 临床极为罕见，仅发生在 1% 的患者中。部分患者长期稳定在亚临床状态或轻型狼疮，部分患者可由轻型突然变为重症狼疮，更多的则由轻型逐渐进展为多系统损害。也有一些患者起病时就累及多个系统，甚至表现为狼疮危象。

诊断和鉴别诊断：①系统性红斑狼疮的诊断：目前普遍采用美国风湿病学院 1997 年推荐的系统性红斑狼疮的诊断分类标准，在这个诊断分类标准当中一共有 11 条表现，符合其中 4 条或以上者考虑诊断系统性红斑狼疮，诊断的准确性用敏感性和特异性来表示，均能达到 90% 以上。②狼疮性胸膜炎的诊断：目前并无明确诊断标准，多项研究已考虑到胸腔积液中 ANA 的存在对狼疮性胸膜炎的诊断价值。如果在胸腔积液中检测到高水平的葡萄糖、低水平的 LDH 和抗 ds-DNA 自身抗体，并且 ANA 滴度＞1 ∶ 160 或胸膜液与血清 ANA 的比率≥ 1 或表明胸膜炎继发于活动性狼疮价值更大。胸腔积液 ANA 滴度≥ 1 ∶ 160 的胸腔积液对狼疮性胸膜炎的敏感性

为 91.67%，特异性为 83.33%，是狼疮性胸膜炎患者敏感而特异的诊断生物标志物。但是，在其他情况下偶尔也会发现胸腔积液 ANA。目前最能区分狼疮性胸膜炎与其他病因的胸膜积液特征是狼疮细胞的存在。胸膜组织的组织学检查显示广泛的肉芽组织伴有出血和纤维化脓性渗出物，混合性炎症主要由中性粒细胞组成，存在淋巴细胞而无肉芽肿。尽管胸膜活检并不能有助于确定狼疮性胸膜炎的诊断，但是对于排除结核或者肿瘤具有重要价值。

治疗：应该以改善患者的长期预后，着眼于疾病症状和体征的缓解，防止损害的累积和使药物不良反应最小化以改善生活质量为治疗原则。建议所有 SLE 患者使用羟氯喹（HCQ），有证据表明 HCQ 具有多种有益作用。

糖皮质激素（GC）可以迅速缓解症状，但中长期目标应是将日剂量降至 7.5 mg/d 以下或将其停用，因为长期 GC 治疗可能产生多种有害作用，包括不可逆的器官损伤，尽早启动免疫抑制剂（IS）代替，随之而来的 IS 药物的启动有助于更快速的 GC 逐渐减量并可能预防疾病发作。常用的 IS 药物有甲氨蝶呤、硫唑嘌呤、麦考酚酸酯和环磷酰胺等，药物的选择取决于主要疾病表现及合并症、患者年龄、生育潜力、安全问题和成本。抗 B 细胞抗体，如贝利木单抗、利妥昔单抗，目前仅用于一线治疗（通常包括 HCQ 和泼尼松联合或不联合 IS 药物）控制不佳并且无法将 GC 日剂量逐渐降低至可接受的水平（最大 7.5 mg/d）的持续性疾病患者。

七、评述

以单侧胸腔积液为最初表现的 SLE 临床极为罕见，与肺炎、肺癌、肺结核等在临床症状、影像学表现方面均有相似之处，易误诊、误治，诊断主要依据抗核抗体谱及抗核抗体谱等自身免疫性抗

体的测定和尿液分析。本例患者以胸痛、进行性活动后气促为主要表现，CT 提示右侧大量胸腔积液，无关节疼痛、皮疹等明显肺外表现，症状较不典型，在完善抗核抗体谱及胸腔镜检查之前，常规经验性抗感染效果不佳。因此，如果在胸腔积液中检测到高水平的葡萄糖、低水平的 LDH、较高的 ADA 活性，为了与包括恶性肿瘤、结核、各种其他感染（包括真菌）和类风湿关节炎等鉴别，有条件的话，医师应该测定胸腔积液中抗 ds-DNA 自身抗体、ANA 滴度和寻找胸膜狼疮细胞，同时完善血液检查，包括抗核抗体谱等自身免疫性抗体的测定和尿液分析，这可以帮助最终得出正确诊断。而胸腔镜检查并不能有助于确定狼疮性胸膜炎的诊断，但对于排除结核或者肿瘤等具有重要价值。

（王洺辉　曾惠清　成　潇）

参考文献

1. ARINGER M，COSTENBADER K，DAIKH D，et al. 2019 European League Against Rheumatism/American College of Rheumatology classification criteria for systemic lupus erythematosus.Ann Rheum Dis，2019，78（9）：1151-1159.
2. VINCZE K，ODLER B，MÜLLER V.Pulmonary manifestations in systemic lupus erythematosus.Orv Hetil，2016，157（29）：1154-1160.
3. SO C，IMAI R，TOMISHIMA Y，et al. Bilateral pleuritis as the initial symptom of systemic lupus erythematosus：a case series and literature review.Intern Med，2019，58（11）：1617-1620.
4. MAN B L，MOK C C.Serositis related to systemic lupus erythematosus：prevalence and outcome.Lupus，2005，14（10）：822-826.
5. KRIEGEL M A，VAN BEEK C，MOSTAGHIMI A，et al. Sterile empyematous pleural effusion in a patient with systemic lupus erythematosus：a diagnostic

笔记

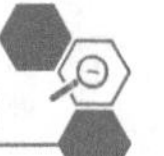

challenge.Lupus，2009，18（7）：581-585.

6. TOWORAKUL C，KASITANON N，SUKITAWUT W，et al. Usefulness of pleural effusion antinuclear antibodies in the diagnosis of lupus pleuritis.Lupus，2011，20（10）：1042-1046.

病例 50　胸痛，口干，单侧胸腔积液

一、病情介绍

患者，女性，52 岁，无业人员。

以“反复右下侧胸痛 2 月余”为主诉于 2014 年 9 月 2 日入院。

现病史：2 个月前患者无明显诱因出现右下侧胸部绞痛，呈阵发性，深呼吸时加重，无放射痛，每次持续约 5 分钟，静卧休息后可自行缓解，伴有四肢关节疼痛、乏力，无发热、咳嗽、咳痰，无胸闷、气促，无咯血、心悸，自行草药敷贴治疗（具体不详）后症状稍缓解。1 个月前上述症状再发并加重，就诊于景德镇市某医院，胸片提示“双下肺炎，双侧少量胸腔积液”，心脏超声提示“心包少量积液”，考虑肺炎可能，予抗生素治疗（具体不详）后症状缓解出院。出院后症状仍有反复发作，遂就诊于厦门大学附属厦门妇幼保健院，拟“双侧肺炎？右侧胸腔积液性质待查？”收住院。发病以来，体重下降约 6 kg。

既往史：体健。无过敏史，无粉尘、有害物质、放射性物质接触史。家族史无特殊。

入院查体：体温 36 ℃，脉搏 68 次 / 分，呼吸 17 次 / 分，血压 105/66 mmHg；右肺减弱，左肺呼吸音清，右肺呼吸音减低，双肺未闻及明显干湿性啰音，无胸膜摩擦音。心律齐，各瓣膜听诊区未闻及病理性杂音，腹平软，肝脾肋下未触及。双下肢无水肿，神经系统检查无特殊。

辅助检查：血常规示白细胞 2.85×10^9/L、中性粒细胞 1.96×10^9/L、血红蛋白 101 g/L、血小板 105×10^9/L。肝肾功能无异常。C- 反应蛋白 2.45 mg/L。红细胞沉降率 35.8 mm/h。NT-proBNP 170.4 pg/mL。

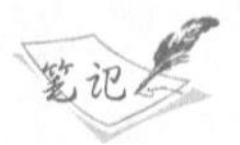

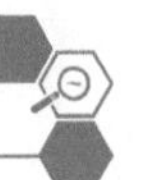

血结核抗体阴性，血结核感染 T 细胞斑点试验阴性。肺部 CT（图 50-1）：右上中肺、左下肺模糊影，考虑炎症改变，双侧胸膜增厚，右侧胸腔积液。腹部超声：未见异常。

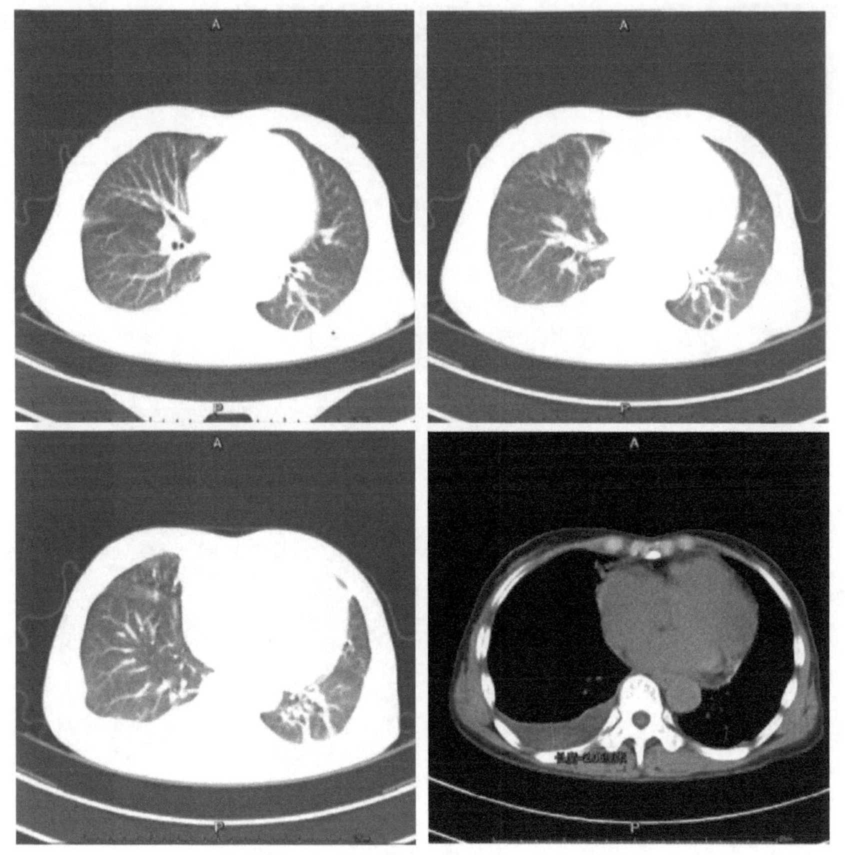

图 50-1　肺部 CT（2014 年 8 月 28 日）

二、诊疗经过

入院后予"左氧氟沙星"抗感染治疗，并行胸腔穿刺，胸腔积液常规：白细胞 2774×10^6/L、单个核细胞 2537×10^6/L、多个核细胞 237×10^6/L、李凡他试验阳性。胸腔积液生化：腺苷脱氨酶 21.7 U/L、氯 108.61 mmol/L、糖 5.48 mmol/L、乳酸脱氢酶 139.6 U/L、总蛋白 49 g/L。完善结缔组织疾病相关自身抗体检查示抗核抗体阳性，主要

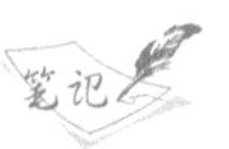

核型均质，主要核型滴度 1 ∶ 10 000。抗 SSA-Ro60 抗体阳性。追问病史，患者有口干、眼干病史，提示结缔组织性胸腔积液可能性大，唾液腺 ECT 示双侧唾液腺摄取和排泄功能均受损，唇腺活检病理示唇腺组织内可见灶性淋巴细胞及浆细胞浸润（＞ 50 个淋巴细胞 /4 mm^2），符合干燥综合征Ⅲ之唇腺组织学改变。

三、最后诊断

原发性干燥综合征。

四、治疗与转归

给予硫酸羟氯喹片（0.1 g/ 片，1 天 2 次，1 次 1 片）、泼尼松 25 mg（5 mg/ 片，1 天 1 次，1 次 5 片）治疗。随访 3 个月复查肺部 CT（图 50-2）示右肺胸腔积液吸收。

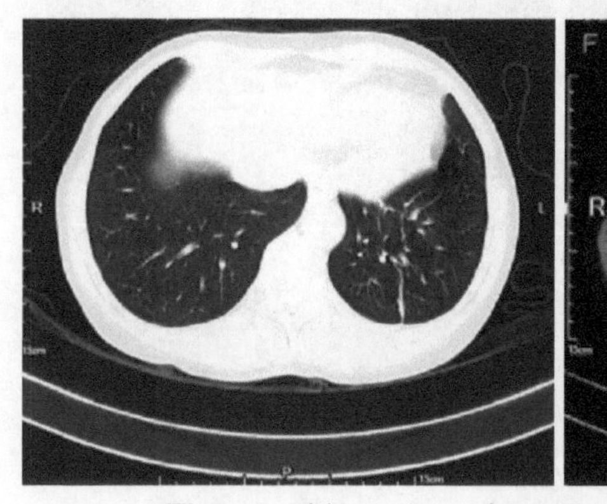

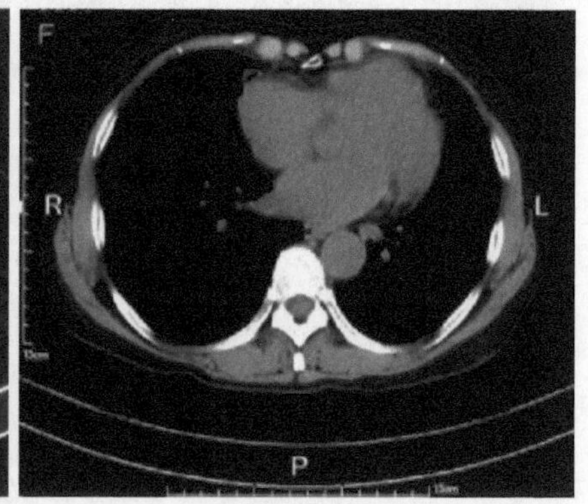

图 50-2　肺部 CT（2014 年 11 月 22 日）：双侧未见胸腔积液

五、重要提示

1. 患者为中年女性，亚急性起病。

2. 反复右下胸痛，口干、眼干，四肢关节疼痛。

3. 肺部 CT 示右上中肺、左下肺模糊影，考虑炎症改变，双侧胸膜增厚，右侧胸腔积液。

4. 血清抗核抗体阳性、抗 SSA-Ro60 抗体阳性；唾液腺 ECT 示

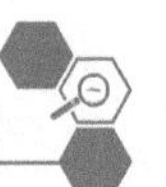

双侧唾液腺摄取和排泄功能均受损，唇腺活检病理示唇腺组织内可见灶性淋巴细胞及浆细胞浸润（> 50 个淋巴细胞 /4 mm^2），符合干燥综合征Ⅲ之唇腺组织学改变。

5. 抗感染治疗无效，激素、免疫抑制剂治疗见效。

六、讨论

干燥综合征（sjogren syndrome，SS）是一种以侵犯泪腺、唾液腺等外分泌腺体，B 淋巴细胞异常增生，组织淋巴细胞浸润为体征的弥漫性结缔组织病。

原发性干燥综合征（primary sjogren syndrome，pSS）合并胸腔积液发病机制尚不明确，目前的研究认为来源于 CD4+T 淋巴细胞的细胞因子活化 B 淋巴细胞，然后活化的 B 淋巴细胞产生自身抗体，导致胸腔炎症和其他系统组织损伤。但真正的机制仍需进一步研究。

临床表现：主要表现为干燥性角结膜炎和口腔干燥症，还可累及内脏器官，临床表现复杂。干燥综合征的临床首发症状依次为关节痛、发热、口干和眼干、皮疹、肾小管性酸中毒、腮腺肿大、肝功能异常、雷诺现象等，还有部分以甲状腺功能低下、咯血、胰腺炎、肠梗阻等特殊表现首发，也有少数报道累及心脏，出现心包积液。原发性干燥综合征累及肺部时以间质性肺病多见，但很少伴有胸膜炎。研究报道原发性干燥综合征合并胸腔积液的发生率在 1% 左右，可发生于单侧或双侧，以双侧多见，具有渗出性，以 B 淋巴细胞渗出为主，单核细胞在（1500 ～ 11 000）× 10^6/L，pH、葡萄糖或腺苷脱氨酶值正常，抗 SSA、类风湿因子和抗核抗体诊断的特异性分别为 66.7%、44.4% 和 33.3%。胸膜活检一般是非特异性的，仅显示淋巴细胞浸润。

诊断：2016 年美国风湿病学会（ACR）/ 欧洲抗风湿病联盟

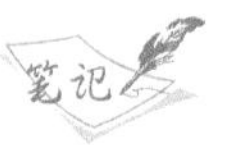

（EULAR）制定的 pSS 分类标准：①纳入标准：至少有眼干或口干症状之一者，即下述至少 1 项为阳性：a. 每日感到不能忍受的眼干，持续 3 个月以上；b. 眼中反复沙砾感；c. 每日需用人工泪液 3 次或 3 次以上；d. 每日感到口干，持续 3 个月以上；e. 吞咽干性食物需频繁饮水帮助。或在 EULAR 的 SS 疾病活动度指数（ESSDAI）问卷中出现至少一个系统阳性的可疑 SS 者。②排除标准：患者出现下列疾病，因可能有重叠的临床表现或干扰诊断试验结果，应予以排除：a. 头颈部放疗史；b. 活动性丙型肝炎病毒感染；c. 艾滋病；d. 结节病；e. 淀粉样变性；f. 移植物抗宿主病；g.IgG_4 相关性疾病。③适用于任何满足上述纳入标准并除外排除标准者，且下述 5 项评分总和≥ 4 分者诊断为 pSS：a. 唇腺灶性淋巴细胞浸润，且灶性指数≥ 1 个灶 /4 mm^2，为 3 分；b. 血清抗 SSA 抗体阳性，为 3 分；c. 至少单眼角膜染色计分（*OSS*）≥ 5 分或 Van Bijsterveld 评分≥ 4 分，为 1 分；d. 至少单眼泪液分泌试验（Schirmer 试验）≤ 5 mm/5 min，为 1 分；e. 未刺激的全唾液流率≤ 0.1 mL/min（Navazesh 和 Kumar 测定法），为 1 分。常规使用胆碱能药物者应充分停药后再行上述 c 项、d 项、e 项评估口眼干燥的检查。本例患者有口干、眼干症状，并除外排除标准，唾液腺 ECT 示双侧唾液腺摄取和排泄功能均受损，唇腺活检病理示唇腺组织内可见灶性淋巴细胞及浆细胞浸润（> 50 个淋巴细胞 /4 mm^2），抗 SSA-Ro60 抗体阳性，评分总和≥ 4 分，原发干燥综合征诊断明确。

治疗：尚无根治方法。没有内脏损害者以替代治疗和对症治疗为主，有内脏损害者则需进行免疫抑制治疗。局部治疗以减轻口干及眼干症状为主。减轻口干症状很困难，应停止吸烟、饮酒及避免服用引起口干的药物，保持口腔清洁，减少龋齿和口腔感染，替代

笔记

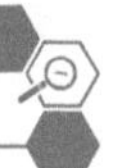

品如人工泪液、人工唾液和凝胶等可减轻局部症状，M_3受体激动剂毛果芸香碱可用于改善口干、眼干症状。系统治疗主要针对出现关节炎、肺间质病变、肝肾及神经等唾液腺外表现的患者，根据病情严重程度予糖皮质激素、免疫抑制剂等治疗。对症处理包括纠正急性低钾血症，以静脉补钾为主，平稳后改口服钾盐片，有的患者需终身服用，以防低钾血症再次发生，还可使用非甾体抗感染药，该药对肌肉、关节疼痛有一定疗效。生物制剂如抗 CD20 单克隆抗体可以抑制 B 细胞生成，可能成为有效的治疗药物。

七、评述

原发性干燥综合征合并胸腔积液比较罕见，国内目前尚未见以单侧胸腔积液为首发临床表现的相关文献报道。本病影像学表现、胸腔积液检查指标及胸膜活检结果均缺乏特异性，需与感染性疾病、肿瘤等相鉴别，诊断主要根据临床表现、自身抗体、唇腺病理及唾液腺受损情况。根据本例患者的临床表现、体征及影像学特点初步诊断为双肺肺炎，肺炎旁胸腔积液，经常规的经验性抗菌治疗症状反复，患者有四肢关节疼痛病史，需考虑有无结缔组织疾病累及肺部可能，入院查血清抗核抗体阳性、抗 SSA-Ro60 抗体阳性，唾液腺 ECT 及唇腺病理符合干燥综合征改变，故诊断原发性干燥综合征，经激素、免疫抑制剂治疗有效，病情好转，亦进一步证实了诊断的正确性。

（余慧莲　罗雄彪　曾惠清）

参考文献

1. 葛均波，徐永健 . 内科学 .9 版 . 北京：人民卫生出版社，2008：829-832.
2. 陈爱凤，沈晓强，谢文君，等 . 以双侧胸腔积液为首发表现的原发性干燥综合

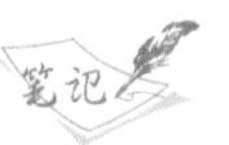

征一例报道并文献复习 . 中国全科医学，2019（17）：2136-2140.

3. FERREIRO L，SAN JOSÉ E，SUÁREZ-ANTELO J，et al. Primary sjgren syndrome with pleural effusion.Arch Bronconeumol，2017，53（10）：598-600.

4. 张文，厉小梅，徐东，等 . 原发性干燥综合征诊疗规范 . 中华内科杂志，2020，59（4）：269-276.

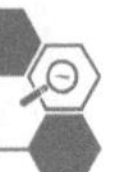

病例 51　反复发热，气促，双侧胸腔积液

一、病情介绍

患者，女性，56 岁，家庭主妇。

以"发热、气促 20 天"为主诉于 2017 年 8 月 22 日入院。

现病史：20 天前患者受凉后出现发热，体温高达 39 ℃，伴有鼻塞、流涕，无咳嗽、咳痰，无畏寒、寒战。曾在当地医院就诊，诊断"肺炎"，给予抗感染治疗 1 周，但患者症状加重并出现胸闷、气促，活动后明显。胸片提示右侧胸腔积液，胸腔穿刺：胸腔积液性质为渗出液、ADA 正常、CA125 明显升高。初步诊断：结核性胸腔积液。给予诊断性抗结核治疗（异烟肼、利福平、乙胺丁醇），2 周后症状无好转。2 天前再次发热，体温 38 ℃，胸部超声提示右侧胸腔积液，以"胸腔积液"收入广州呼吸健康研究院。起病以来，体重下降 3 kg。

既往：体健。否认疫水、疫区接触史。

入院查体：体温 37 ℃，脉搏 88 次 / 分，呼吸 20 次 / 分，血压 130/70 mmHg。胸廓正常对称，呼吸平稳，双侧胸廓无异常，肋间隙正常，呼吸节律正常，两侧呼吸音对称，左下肺触诊语颤减弱，叩诊浊音，听诊呼吸音弱，未闻及干湿性啰音。

辅助检查：血常规：白细胞 3.21×10^9/L，中性粒细胞百分比 48.6%，嗜酸性粒细胞百分比 15.3%，红细胞 3.72×10^{12}/L，血红蛋白 107 g/L，血小板 356×10^9/L。大便常规找寄生虫卵未发现。红细胞沉降率 100 mm/h，降钙素原检测 0.13 ng/mL。肥达试验、外斐试验、登革热、疟原虫均阴性。病毒及不典型病原体检查：嗜肺军团菌、肺炎支原体、肺炎衣原体、Q 热立克次体、呼吸道腺病毒、呼

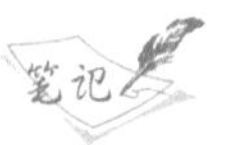

吸道合胞病毒、甲型流感病毒、乙型流感病毒、副流感病毒、EB 病毒、巨细胞病毒抗体和 HIV 均阴性。3 次痰涂片找抗酸杆菌、结核杆菌涂片阴性，血、痰和胸腔积液结核杆菌（TB-DNA）及血 T-spot 和痰 X-pert 阴性；血 G 试验和灌洗液 GM 试验均正常。结缔组织疾病各抗体谱测定均阴性。肿瘤标志物均正常。

2017 年 8 月 1 日胸部 CT：两肺下野感染，右肺为主，两下肺叶支气管轻度扩张，右侧少量胸腔积液伴右下肺野膨胀不全，右侧胸腔引流术后改变。

二、诊疗经过

入院后立即胸腔穿刺抽取胸腔积液送检：胸腔积液常规及生化检查：渗出液，胸腔积液总蛋白 51.8 g/L、乳酸脱氢酶 265 U/L、腺苷脱氨酶 8.1 U/L。胸腔积液细胞学分类：中性粒细胞比例 14.5%，巨噬细胞比例 0.5%，嗜酸性粒细胞比例 31%，淋巴细胞比例 54 %。胸部 CT 增强扫描（图 51-1）：两肺炎症并部分实变不张、双侧少量胸腔积液、左侧胸腔引流管。超声引导经皮穿刺胸膜切割活检，病理结果：（胸膜）送检横纹肌及纤维组织，部分牵拉变形，可见较多嗜酸性粒细胞和淋巴细胞浸润，经相关免疫组化后组织改变为嗜酸性粒细胞相关性疾病，未见明确肿瘤。2017 年 8 月 29 日经支气管肺活检：送检无少量鳞状上皮及纤维组织，未见肉芽肿及肿瘤。

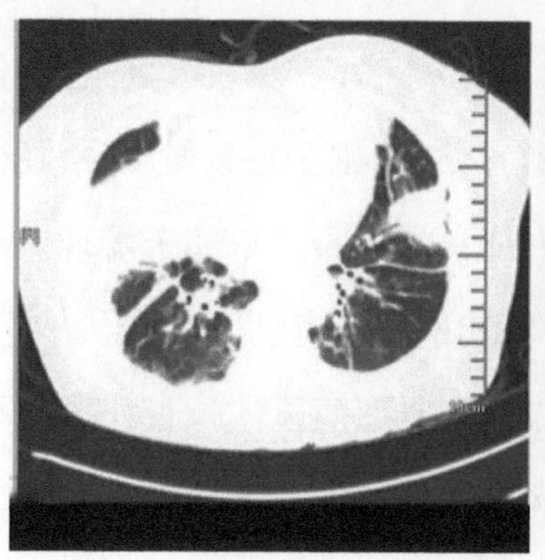
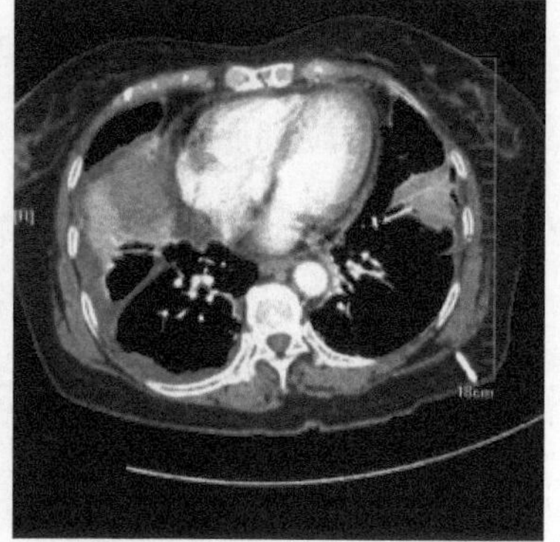

图 51-1　胸部 CT 增强扫描

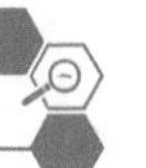

从上述结果可见，患者最明显的特征就是血和胸腔积液的嗜酸性粒细胞均明显增高。因此医师从嗜酸性粒细胞性胸腔积液的方向进行相关的鉴别诊断：除了结核、结缔组织疾病、恶性肿瘤外，尚应考虑寄生虫、血液系统疾病等。

寄生虫：反复追问病史均否认吃鱼生、虾生等病史，反复多次查大便找寄生虫卵均阴性，血液寄生虫抗体检测阴性。

血液系统疾病：2017 年 8 月 30 日进行骨髓穿刺活检。骨髓涂片报告（图 51-2）：增生性骨髓象，未见肿瘤细胞。骨髓活检病理结果：送检骨髓组织增生大致正常，粒红比例稍下降，粒红系增生均以中晚幼阶段为主，巨核以成熟分叶核为主，可见组织细胞吞噬红细胞现象，间质有嗜酸性粒细胞及少量淋巴细胞浸润，组织改变为骨髓嗜酸性粒细胞增多及嗜血现象。特殊染色：Fe（+++）、Ag（++）、PAS（+）。

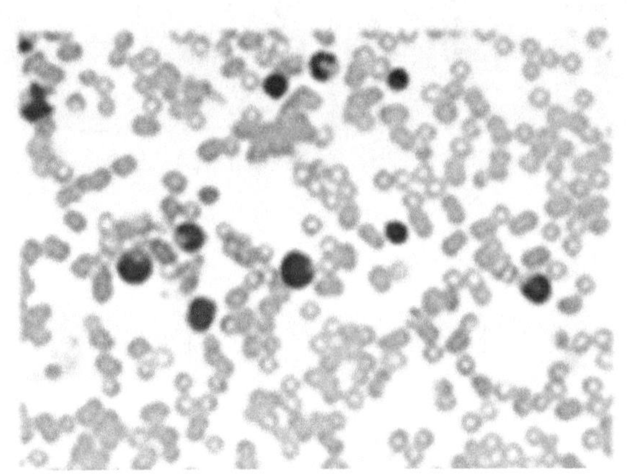

图 51-2　骨髓涂片

三、最后诊断

特发性嗜酸性粒细胞性胸腔积液。

四、治疗与转归

2017 年 8 月 28 日开始停用抗菌药物，改用泼尼松片 30 mg/d。

第二天患者开始退热，气促等症状均明显改善。2017 年 9 月 5 日复查胸部 CT（图 51-3）：两肺炎症及部分实变病灶明显吸收减少、两侧胸腔积液基本吸收。2017 年 9 月 6 日出院门诊追踪，患者病情稳定，无再出现发热和胸腔积液，泼尼松逐渐减量维持治疗约 2 个月。

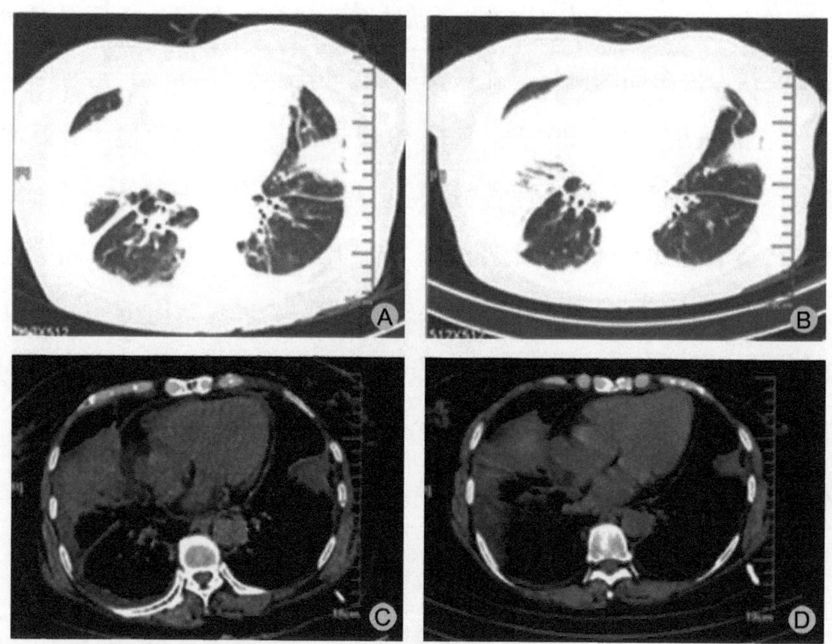

图 51-3　治疗前后胸部 CT 对比（A+C 为治疗前，B+D 为治疗后 1 周）

五、重要提示

1. 患者为中年女性，以发热、气促、两侧胸腔积液为主要表现。
2. 无明显寄生虫流行病学史。
3. 胸腔积液呈渗出液。
4. 血液、胸腔积液嗜酸性粒细胞明显升高。
5. 感染、结核、肿瘤、风湿病、血液病、寄生虫等检查均阴性。
6. 胸膜和骨髓病理可见嗜酸性粒细胞浸润，未见结核和肿瘤。
7. 糖皮质激素治疗有效。

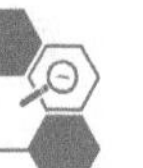

六、讨论

本例患者为中年女性，表现为发热、气促和两侧胸腔积液，经外院积极抗感染和抗结核治疗均无效。患者入院后的主要临床特征是血液和胸腔积液嗜酸性粒细胞明显增高。按照胸腔积液白细胞分类中嗜酸粒细胞比例≥ 10% 作为诊断嗜酸性粒细胞性胸腔积液的标准，因此，患者入院的初步诊断嗜酸性粒细胞性胸腔积液可以成立。按照嗜酸性粒细胞性胸腔积液的病因学诊断思路和流程，医师对患者进行相关鉴别诊断和病因查找。经过详细的检查，包括血液、痰液、胸腔积液、肺活检、胸膜活检及骨髓穿刺活检，基本排除嗜酸性粒细胞性胸腔积液可能的相关病因，如结核、风湿病、肿瘤、寄生虫、肺癌、血液疾病。在排除这些病因的基础上，最后出院诊断：特发性嗜酸性粒细胞性胸腔积液（idiopathic eosinophil pleural effusion，IEPE）。经过糖皮素激素治疗，疗效明显。随访后病情稳定，无再复发。因此，最后明确诊断：特发性嗜酸性粒细胞性胸腔积液。

七、评述

嗜酸性粒细胞性胸腔积液（eosinophilic pleural effusion，EPE）的诊断标准为胸腔积液中白细胞分类嗜酸性粒细胞比例≥ 10%。EPE 占胸腔积液 5% ～ 16%，属于多学科交叉的临床表现。目前 EPE 的病因包括恶性肿瘤、气胸、血胸、结核、肺炎旁胸腔积液、风湿性疾病、血液系统疾病、IEPE、寄生虫感染等。有文献报道：IEPE 占 EPE 的比例高达 25%。对于 IEPE 的诊断难度高、治疗手段及效果不确定，目前此方面的研究资料较少。对于胸腔积液的细胞分类没有引起临床医师的重视。现有的胸腔积液诊治指南也并未将胸腔积液的细胞学分类纳入常规的检查，因此，对于 EPE 的诊断，特别是

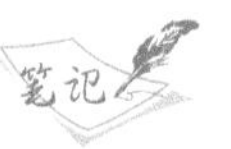

IEPE 的诊断临床上极易误诊和漏诊。

我们总结了 11 例确诊为 IEPE 患者的有关临床资料，初步提出了 IEPE 临床诊疗路径。IEPE 属于排他性诊断，对于原因不明的 EPE 患者应完整采集病史，完善全身各系统检查，排除有关 EPE 的可能病因才能初步诊断，同时使用糖皮质激素治疗后疗效显著，最后才能明确诊断 IEPE。

（汪金林　沈盼晓　曾运祥）

参考文献

1. KALOMENIDIS I，LIGHT R W. Eosinophilic pleural effusions.Curr Opin Pulm Med，2003，9（4）：254-260.

2. CHU F Y，LIOU C B，SUN J T，et al. Eosinophilia in pleural effusions：a speculative negative predictor for malignancy.Asian Pac J Cancer Prev，2016，17（3）：1411-1414.

3. OBA Y，ABU-SALAH T.The prevalence and diagnostic significance of eosinophilic pleural effusions：a meta-analysis and systematic review. Respiration，2012，83（3）：198-208.

4. LUO W，ZENG Y，SHEN P，et al. Diagnostic procedure for idiopathic eosinophilic pleural effusion：a single-center experience.BMC Pulmonary Medicine，2020，20：82.

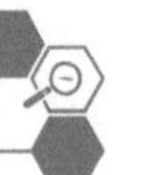

病例 52 发热，全身淋巴结肿大，双侧胸腔积液，心包积液

一、病情介绍

患者，女性，52 岁，家庭主妇。

以“发现淋巴结肿大 5 个月，发热 1 月余”为主诉于 2020 年 11 月 12 日入院。

现病史：患者 5 个月前发现右颈淋巴结肿大，约 2 cm × 3 cm 鹌鹑蛋大小，口服抗生素治疗（具体不详）无效，淋巴结进行性增大、增多。3 个月前于外院就诊，右颈淋巴结穿刺活检病理初步考虑“肿瘤性病变”，行颈部、胸部 CT：双颈动脉间隙、锁骨上窝多发肿大淋巴结，右中叶内侧段、左下舌段少量纤维灶，双肺门、纵隔内多发钙化淋巴结。患者于当地医院行右颈部淋巴结活检术，术后病理：淋巴组织反应性增生，诊断“颈部淋巴结炎”，出院无特殊治疗。1 个月前出现发热，最高体温达 39.5 ℃，伴畏寒、咽痛、全身酸痛，全身广泛散在红斑疹（图 52-1），以斑片状和小点状红疹为主，明显有瘙痒。自服“退热药”无缓解。伴有间断干咳、双下肢水肿、活动后气促等。再次到当地医院就诊，胸部 CT：双肺渗出病变，双侧胸腔积液，心包积液。胸腔穿刺胸腔积液呈漏出液。再次行左侧腹股沟淋巴结活检，病理为淋巴结慢性炎症。诊断“发热查因：感染性？肿瘤性？”，予双侧胸腔置管引流，以及哌拉西林舒巴坦联合左氧氟沙星、美罗培南联合多西环素抗感染治疗，仍反复发热，多浆膜腔积液和全身多发淋巴结肿大等无好转，为进一步诊治而转入广州呼吸健康研究院。

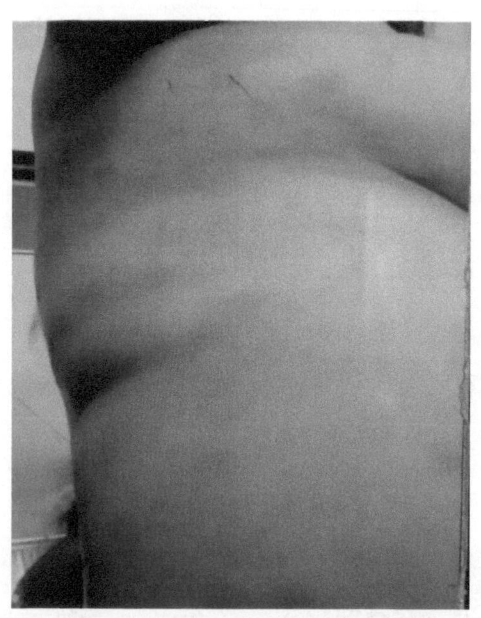

图 52-1　患者发病时的皮肤病变

既往史：有胃炎、冠心病病史，未规律诊治。

入院查体：体温 36.5 ℃，脉搏 100 次 / 分，呼吸 21 次 / 分，血压 125/77 mmHg，SpO_2 98%（呼吸空气下）。双颈部可扪及约 1 cm × 2 cm 大小淋巴结，双侧背部可见引流管固定在位，见淡黄色液体引出。双肺呼吸音清，未闻及干湿性啰音及胸膜摩擦音，未闻及 Velcro 啰音。左腹股沟区术口敷料少许渗出液。双下肢轻度水肿。

辅助检查：血常规：白细胞 11.4 × 10^9L，嗜酸性粒细胞百分比 26.5%，PCT 0.52 ng/mL。胸腔积液嗜酸性粒细胞 2.5%。风湿三项、抗中性粒细胞胞质抗体五项阴性，血管炎五项、抗 CCP 抗体、抗核抗体、抗核抗体十一项、总 IgE、TB-DNA、T-spot、X-pert、分枝杆菌菌种鉴定、抗酸杆菌涂片检查均无异常。对胸腔积液进行相关检查：胸腔积液呈渗出液。生化：LDH 360.5 U/L，ADA 17.4 U/L。血 CEA 1.94 ng/mL，PRO-BNP 369.5 pg/mL。留取的胸腔积液沉渣病理（图 52-2）：较多组织细胞，未见肿瘤细胞。

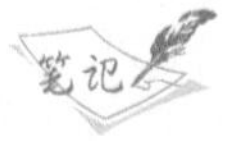

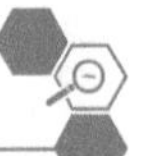

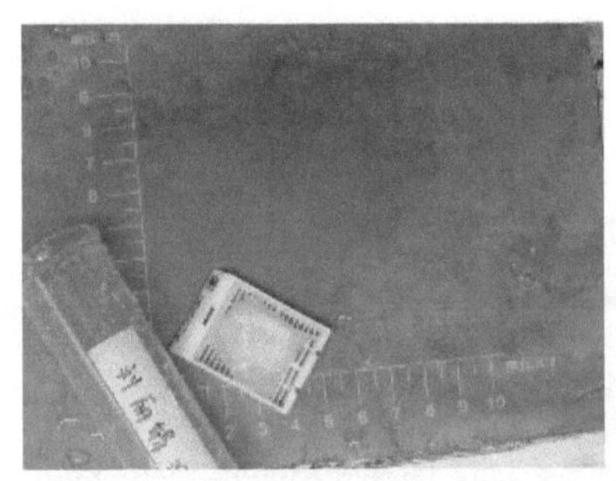

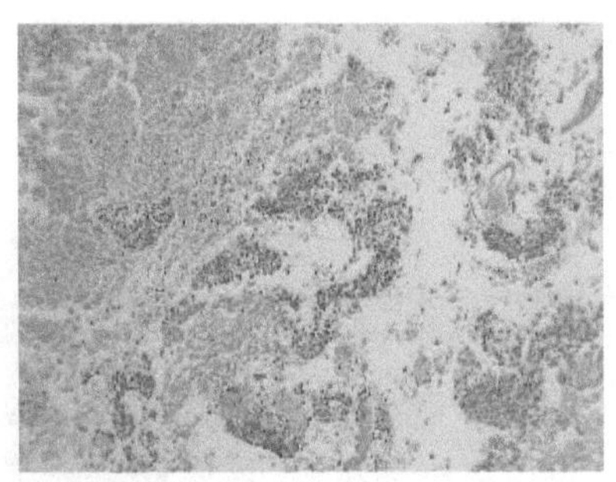

图 52-2　胸腔积液沉渣病理（2020 年 11 月 18 日）

二、诊疗经过

入院完善相关检查，结合外院抗感染等治疗无效，考虑“类肺炎旁胸腔积液、结缔组织疾病、嗜酸性粒细胞性胸腔积液”等引起的胸腔积液可能性不大。结合外院淋巴结活检等结果，考虑“心功能不全引起的胸腔积液、结核性胸膜炎、恶性胸腔积液”等病因的可能性不大。

入院后胸部增强 CT（图 52-3）：①两肺炎症；②双侧胸腔见引流管，少量胸腔积液；③双侧锁骨上窝、肺门、纵隔多发淋巴结肿大；④脾脏稍增大。

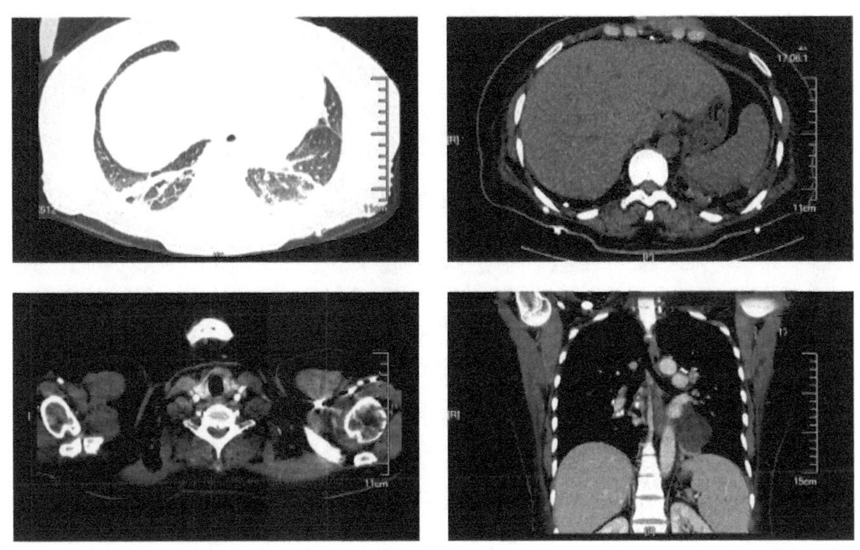

图 52-3　胸部 CT 增强（2020 年 11 月 16 日）

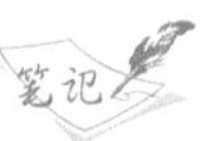

浅表淋巴结 B 超检查（图 52-4）：双侧颈部、锁骨上、腋窝及腹股沟淋巴结均肿大。

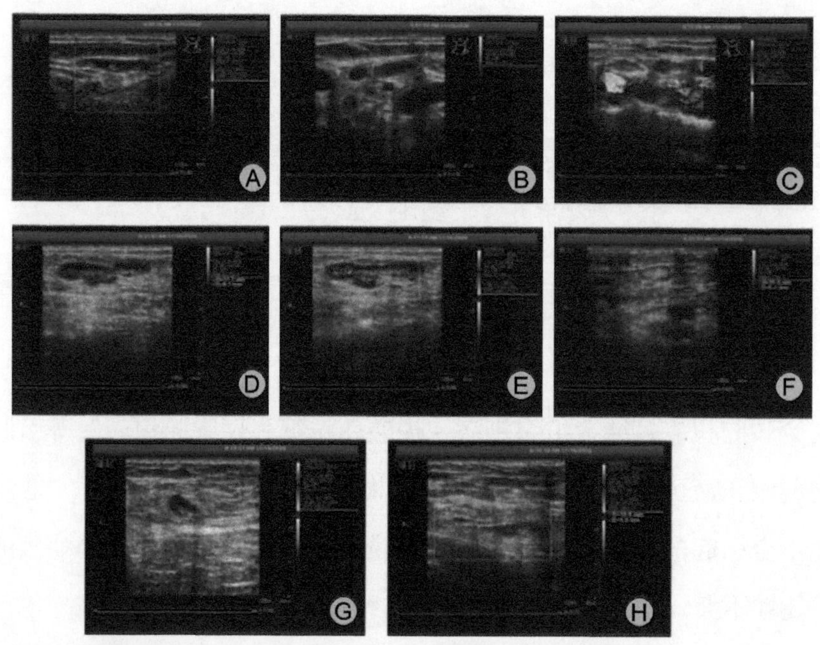

双侧颈部和锁骨上（A+B+C）、腋窝（D+E）及腹股沟淋巴结（F+G+H）均肿大。

图 52-4　浅表淋巴结 B 超（2020 年 11 月 16 日）

外院 3 个部位的淋巴结活检标本（锁骨上、腹股沟和腋窝）于 2020 年 11 月 23 日送病理会诊（图 52-5），报告均符合皮病性淋巴结炎伴朗格汉斯细胞组织细胞增生。2020 年 11 月 17 日骨髓穿刺活检术（图 52-6）：送检骨髓组织增生大致正常，可见较多嗜酸性粒细胞。2020 年 11 月 13 日全身 PET-CT（图 52-7）：①两肺炎症；②多浆膜腔积液（胸腔、心包、腹腔、盆腔）；③双侧锁骨上、肺门、纵隔、腹股沟多发淋巴结肿大，糖代谢增高；④脾脏稍增大，糖代谢增高；⑤全身骨髓糖代谢均匀增高，考虑反应性增生。

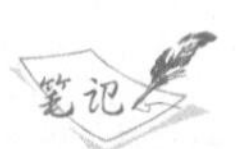

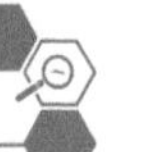

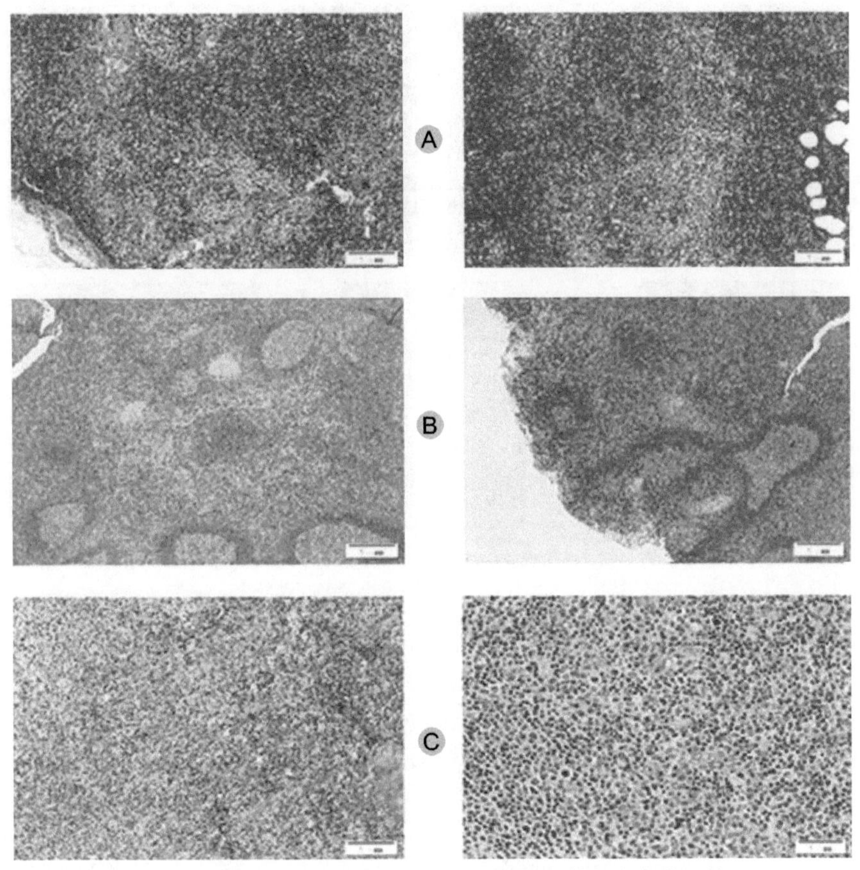

A、B、C 分别为锁骨上淋巴结、腹股沟淋巴结、腋窝淋巴结。

图 52-5　外院 3 份淋巴结活检标本（2020 年 11 月 23 日）

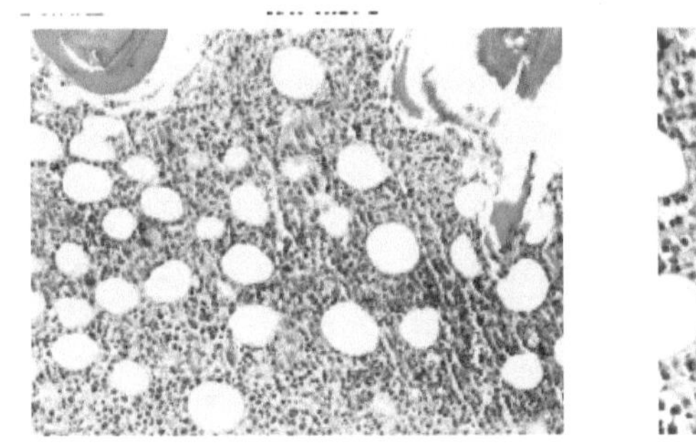
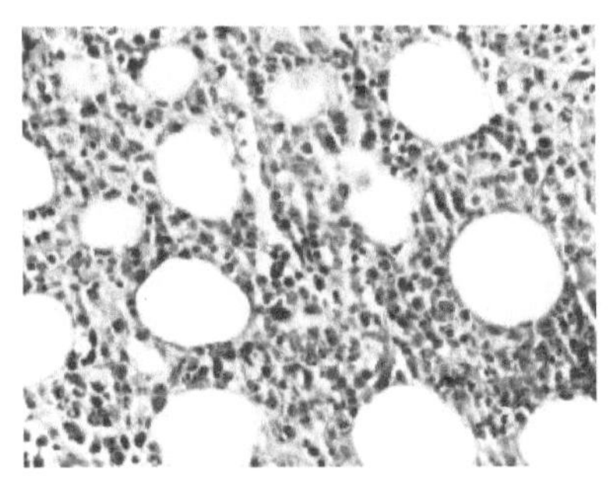

图 52-6　骨髓穿刺活检病理（2020 年 11 月 17 日）

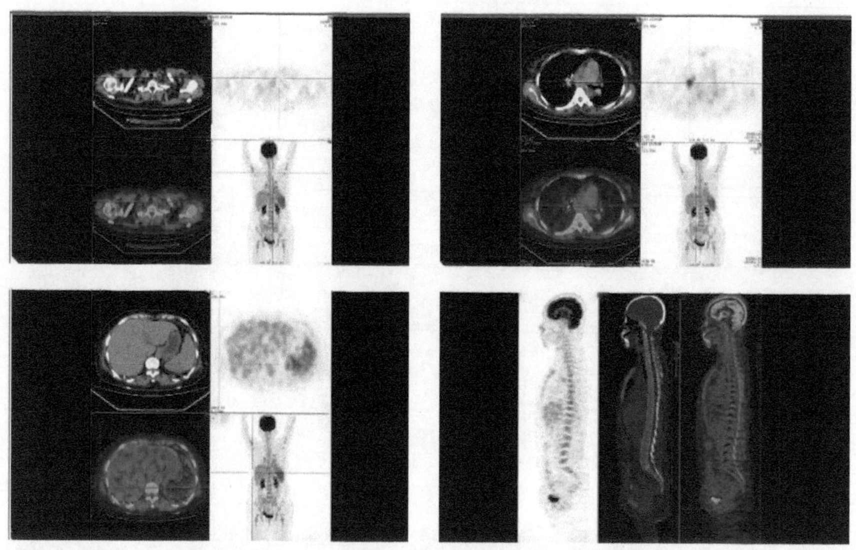

图 52-7　全身 PET-CT（2020 年 11 月 13 日）

病理提示“皮病性淋巴结炎”，追问病史，患者 1 个月前曾出现多发红皮病伴瘙痒（图 52-1），入院后患者皮肤呈色素沉着伴瘙痒、抓痕（图 52-8），皮肤科会诊后考虑感染性红斑，建议抗过敏及加强抗感染治疗。

患者有发热、皮肤病变、全身多发淋巴结肿大、多浆膜腔积液等特点，结合多个部位淋巴结活检的病理结果，排除感染、风湿病、恶性肿瘤、血液肿瘤等疾病后，可以诊断：皮病性淋巴结炎；皮病性淋巴结炎相关性胸腔积液。

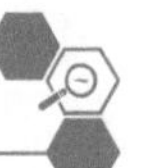

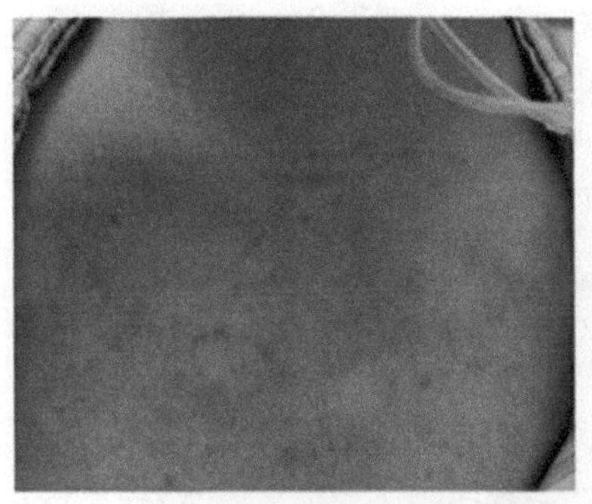
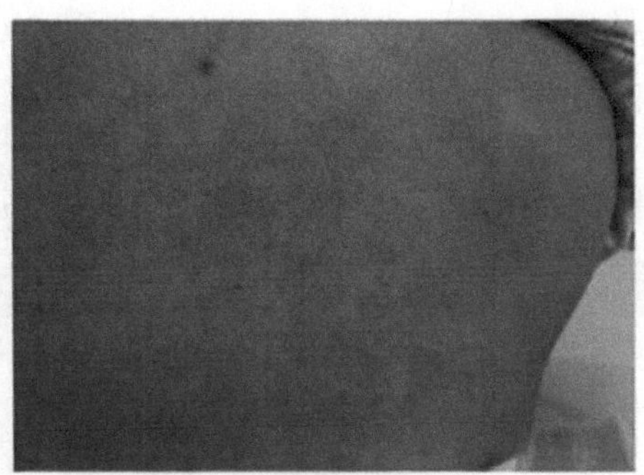
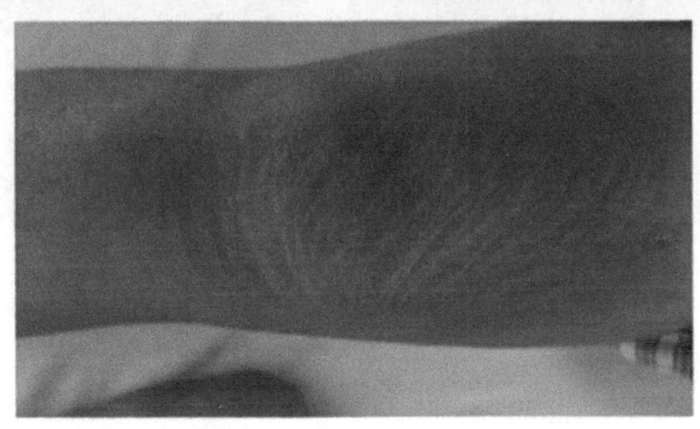

图 52-8　患者入院时皮肤病变

三、最后诊断

皮病性淋巴结炎；皮病性淋巴结炎相关性胸腔积液。

四、治疗与转归

诊断明确后，立即停用抗生素，予甲强龙 80 mg/d 治疗。患者发热逐渐减退，咳嗽、气促、皮肤瘙痒等症状明显减轻，胸腔积液逐渐消失，肿大淋巴结也明显缩小。出院后予口服泼尼松，门诊追踪 6 个月，患者无发热、咳嗽、气促等临床症状，胸部 B 超和心脏彩超无胸腔积液和心包积液。2021 年 5 月 13 日胸部 CT（图 52-9）：①两肺少量慢性炎症；②双侧锁骨上窝、肺门、纵隔、腋窝多发淋巴结缩小；③脾脏稍增大；④双侧未见胸腔积液。

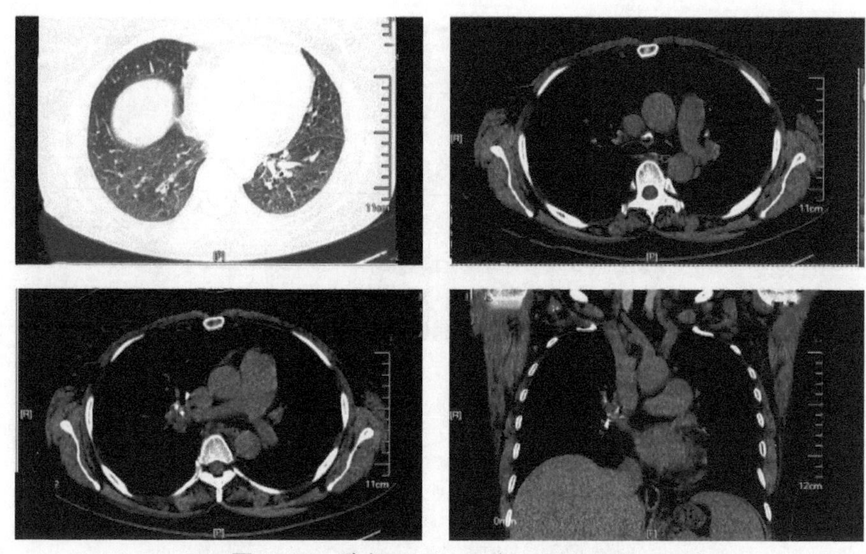

图 52-9　胸部 CT（2021 年 5 月 13 日）

五、重要提示

1. 患者为中年女性，慢性病程，发现淋巴结肿大 5 个月，发热 1 月余，并双侧胸腔积液、心包积液。

2. 经验性抗感染治疗无效，常见病因如淋巴瘤等恶性肿瘤、淋巴结结核、类肺炎性胸腔积液等疾病的诊断依据不足。

3. 淋巴结病理：符合皮病性淋巴结炎伴朗格汉斯细胞组织细胞增生，患者有皮疹、瘙痒等皮肤表现。

4. 予激素等治疗后症状缓解，胸腔积液及淋巴结肿大消失，随诊无复发。

六、讨论

皮病性淋巴结炎（dermatopathic lymphadenitis，DL）是一种罕见的淋巴结良性疾病，于 1917 年第一次由 Wise 描述并由 Pautrier 及 Woringer 完善，故又称 Pautrier-Woringer 综合征，同时由于其脂肪特点及黑色素的沉着，又名脂肪黑色素增生性网状细胞增多症。本

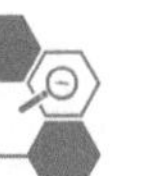

病发病机制是由于皮肤表皮与真皮交界区黑色素的吞噬作用出现故障，导致黑色素异常迁移而引起的淋巴结反应性增生，DL 的增生特点为局部皮质组织细胞增生和淋巴结中的黑色素沉积。但也有人认为 DL 是一种自发性疾病，发病机制目前尚不明确。近年来认为本病是淋巴结内 T 淋巴细胞对经指突状网状细胞处理后递呈的皮肤抗原的增生性反应。

DL 的主要临床表现为全身无痛性淋巴结肿大，肿大的淋巴结多见于腋窝、腹股沟，少见于头部，内脏淋巴结更少见。但本例患者表现以颈部及腹股沟淋巴结肿大为主。皮肤改变可伴有阵发性皮肤瘙痒、全身性红皮病、皮肤黑色素沉着等，常继发于各种慢性皮肤炎症性病变，包括各种脱屑性皮肤病，尤其是伴瘙痒和抓挠者，有学者认为发热可能与其伴发的皮肤病变有关。本例患者皮肤表现比较典型，开始为红皮病伴瘙痒，后期呈色素沉着斑瘙痒和抓痕。据文献报道，DL 的发生也可不伴皮肤病变。另外，由于皮肤病和淋巴结肿大出现的时间可不相同，间隔时间为 6 个月至 6 年不等，故发现淋巴结肿大时曾经可能发生过皮肤病变，但并未引起临床医师的重视。

本例患者的另一个主要表现就是以胸腔积液为主的多浆膜腔积液。皮病性淋巴结炎合并胸腔积液及多浆膜腔积液非常罕见，其发生机制可能为淋巴结反应性增生、淋巴结肿大导致淋巴系统回流障碍所致。

七、评述

本例患者以淋巴结肿大、发热、多浆膜腔积液为主要临床表现，淋巴瘤、淋巴结结核等相关检查无阳性结果，胸腔积液 CEA、ADA 等相对特异性指标也均为阴性，外院淋巴结活检结果提示非特

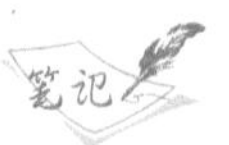

异性淋巴结炎，经验性抗感染治疗效果欠佳。常见疾病的诊断依据都不足，诊断上非常困难。外院淋巴结活检病理会诊考虑皮病性淋巴结炎、患者入院时皮肤病变和追问病史曾出现红皮病伴瘙痒等，均提醒临床医师考虑 DL 的诊断可能。本例患者的诊治过程中详细询问病史及体格检查、规范的临床诊断思维和病理医师的诊断水平都非常重要。DL 的治疗没有标准治疗方法。建议使用糖皮质激素，但也没有标准的剂量和疗程。从本例患者来看，经糖皮质激素等治疗后，患者的发热、皮肤病变、淋巴结肿大、胸腔积液和心包积液等临床表现很快改善和消失，在长达半年多的随诊中也没有复发，说明糖皮质激素治疗是有效的。

DL 的临床表现主要为全身无痛性淋巴结肿大伴皮肤病，属于良性淋巴结增生性疾病，临床少见，合并胸腔积液或多浆膜腔积液更是罕见，易漏诊、误诊。结合本例患者，在临床中针对此类淋巴结肿大合并胸腔积液的患者，需仔细询问和查看患者有无皮肤表现，避免漏诊、误诊，尽快完善淋巴结穿刺活检，病理是诊断的金标准，必要时与病理医师充分沟通。

（汪金林　沈盼晓　曾运祥）

参考文献

1. PSAROMMATIS I，VONTAS H，GKOULIONI V，et al. Dermatopathic lymphadenitis imitating a deep neck space infection.Am J Otolaryngol，2009，30（6）：419-422.
2. WINTER L K，SPIEGEL J H，KING T.Dermatopathic lymphadenitis of the head and neck.J Cutan Pathol，2007，34（2）：195-197.
3. SHAPOSHNIKOV O K，GENTER E I，RODIONOV A N.Histological and immunological characteristics of dermatopathic lymphadenitis.Vestn Dermatol

笔记

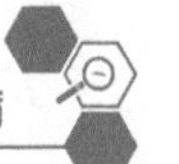

Venerol，1981（1）：4-7.

4. ACIPAYAM C，KUPELI S，SEZGIN G，et al. Dermatopathic lymphadenitis associated with human papilloma virus infection and verruca vulgaris.J Pediatr Hematol Oncol，2014，36（4）：e231-e233.

5. KOJIMA M，NAKAMURA S，ITOH H，et al. Clinical implication of dermatopathic lymphadenopathy among Japanese：a report of 19 cases.Int J Surg Pathol，2004，12（2）：127-132.

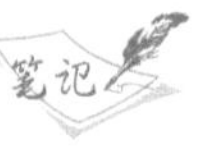

病例53　右侧胸壁疼痛，右侧胸膜增厚，肋骨骨折

一、病情介绍

患者，男性，27岁。

以“右侧胸壁疼痛2周”为主诉入院。

现病史：2周前患者无明显诱因出现右侧胸壁疼痛，活动后加剧，无明显咳嗽、咳痰，无胸闷、气促，无畏寒、发热，无盗汗、乏力，无饮水呛咳、声音嘶哑，无腹痛、腹胀，无头痛、头晕，无颜面、四肢肿胀，无关节肿痛。就诊于当地医院，行肺部增强CT检查示右侧胸膜局部增厚伴右侧第6肋骨病理性骨折，考虑肿瘤。今为求进一步诊治就诊于厦门大学附属中山医院，门诊以“胸膜间皮瘤?”收住院。

既往史：无特殊。有吸烟史。

入院查体：体温36 ℃，脉搏80次/分，呼吸18次/分，血压120/80 mmHg。双颈部、锁骨上浅表淋巴结未触及肿大。胸廓无畸形，无胸壁静脉曲张。胸壁无压痛，双肺呼吸活动度相等，语颤对称，叩诊呈清音，双肺呼吸音清，对称，未闻及干湿性啰音及胸膜摩擦音，心脏无杂音，腹软，下肢无水肿。

辅助检查：入院后检查提示C-反应蛋白122.81 mg/L ↑。肝功能：白蛋白36.8 g/L ↓、丙氨酸氨基转移酶113.4 U/L ↑、天门冬氨酸氨基转移酶43.2 U/L ↑。血常规：白细胞13.36×10^9/L ↑、中性粒细胞百分比81% ↑。肿瘤标志物正常，ANA及ANCA抗体谱阴性。腹部CT：①轻度脂肪肝；②胆囊、脾脏未见异常；③左肾

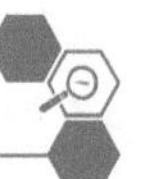

结石。心脏彩超：①左房、左室轻度扩大；②左室整体收缩功能正常。肺部增强 CT 检查（图 53-1）：右肺下叶外基底段见实性结节影，大小为 3 mm × 3 mm；右侧第 6 肋骨可见一软组织肿块影，内可见钙化影，伴有骨质破坏、骨皮质不连续，增强扫描软组织影轻度强化（红色箭头）；双侧胸腔未见积液影，右侧胸膜稍增厚；前纵隔内密度增高，可见片状模糊影（黄色箭头），内见数个肿大淋巴结影，大者短径约 1.3 cm，增强扫描呈轻度强化。诊断：右侧胸膜局部增厚伴右侧第 6 肋骨病理性骨折，考虑肿瘤。ECT 全身骨显像：右侧第 6 后肋核素浓聚增高；左侧冈上肌周围多发异常小血管；右侧胸腔少量积液，脂肪肝。

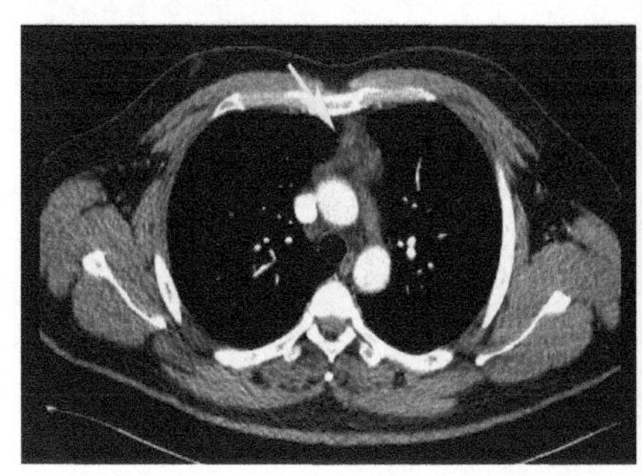
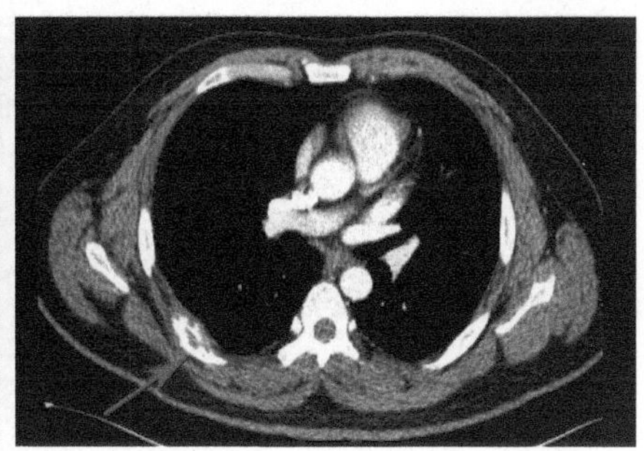

图 53-1 肺部增强 CT

二、诊疗经过

入院后在全麻下行胸腔镜下胸腺全部切除术+第6后肋切除术，术后病理（图 53-2）镜下所见：病变内见弥漫增生的组织细胞样细胞，细胞体积大，卵圆形，胞质丰富，核淡染，可见核沟及“肾形”核，可见嗜酸性粒细胞脓肿和散在多核巨细胞，侵犯骨质。免疫组化结果：11 号片：CK-P（−），CD1a（+），S-100（+），CD68（KP-1）（+），CD3（T 淋巴细胞 +），CD20（B 淋巴细胞 +），CD5（T 淋巴细胞 +），CD79a（B 淋巴细胞 +），CD21（滤泡树突网 +），

CD23（滤泡树突网+），CD35（滤泡树突网+），Ki-67（淋巴细胞高表达），PLAP（-）；4号、10号片：S-100（+），CD1a（+），CK-P（-），Vimentin（+），HMB45（-）。诊断：①（右侧第6后肋肿物）结合免疫组化，符合朗格汉斯细胞组织细胞增生症；肿瘤累及肋骨，肋骨两切缘未见肿瘤。②（胸腺及肿瘤）结合免疫组化，符合朗格汉斯细胞组织细胞增生症；周围扪及淋巴结4枚，示反应性增生，未见肿瘤累及。③（纵隔脂肪）朗格汉斯细胞组织细胞增生症。

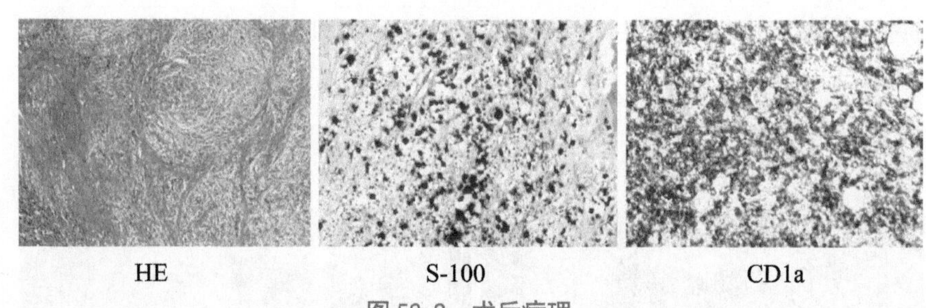

图 53-2　术后病理

三、最后诊断

朗格汉斯细胞组织细胞增生症（累及肋骨、胸腺及纵隔）。

四、治疗与转归

术后恢复顺利，病情平稳，予办理出院。

五、重要提示

1. 患者为青年男性，因右侧胸痛入院。

2. CT提示右肋骨骨质破坏，右胸膜增厚，前纵隔密度增高。

3. 多处（骨、胸腺、纵隔淋巴结）病理提示弥漫增生的组织细胞样细胞，可见嗜酸性粒细胞脓肿和散在多核巨细胞，免疫组化：CD1a（+），S-100（+）。

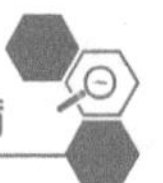

六、讨论

朗格汉斯细胞组织细胞增生症（Langerhans cell histiocytosis，LCH）是一种少见的以单核－吞噬细胞系统特定的树突状细胞增生为特点的疾病，是一种起源于骨髓树突状细胞的疾病，在近50%儿童患者中因RAS-RAF-MEK-ERK信号通路中重现性体细胞*BRAF-V600E*点突变的发现，故将其归为肿瘤性疾病。LCH的临床表现广泛，以克隆性病理组织细胞组成的肉芽肿病变为特征，根据病变部位及浸润风险器官的不同分为单系统疾病、无风险器官浸润的多系统疾病和风险器官浸润的多系统疾病。LCH可累及皮肤、骨骼、垂体、淋巴结和肺等，成人以肺受累最为常见。而多器官浸润中，以皮肤及骨骼为主，表现为溶骨性破坏，患者可有头身疼痛。本例患者系因骨痛就诊，查CT提示右第6肋骨溶骨性破坏，易误诊为骨转移性肿瘤。儿童的LCH发病率高于成人3倍。LCH组织病理学表现为嗜酸性粒细胞、巨噬细胞、CD4淋巴细胞和多核巨细胞形成的炎性浸润，通过免疫组化病理性树突状细胞特异性标志CD1a阳性和（或）CD207阳性确诊，同时伴有S-100和（或）CD68阳性，或电镜检查发现病变细胞内含Birbeck颗粒有助于确诊。临床上出于治疗目的，将LCH分为两大类，即单系统LCH和多系统LCH，后者再根据有无危险器官受累，分为高危险组和低危险组，多系统LCH侵犯多个器官则需要系统性治疗。LCH治疗方法主要有：化学治疗、免疫治疗、靶向治疗和造血干细胞移植。本例患者以骨痛入院，肺部未见侵犯，而主要表现以骨、胸腺及纵隔脂肪受累为主，临床上易误诊为肿瘤、淋巴瘤、结核等疾病，最终仍需通过手术切除病变部位行病理检查发现典型特征而确诊。

七、评述

LCH 分为：①单一器官受累，如肺、骨骼、皮肤、垂体、淋巴结，其他部位如甲状腺、肝、腺、脑；②多系统疾病：多器官疾病伴有肺部受累或多器官疾病不伴有肺部受累。本例患者为最后一种类型，系多器官疾病不伴有肺部受累。患者为成年男性，胸痛入院，LCH 发生于骨、胸腺及纵隔 3 个部位，但肺未受累，为成人 LCH 中相对较少见的类型，临床上易误诊为肿瘤，最后确诊有赖于病理。

（张孝斌　张永俊）

参考文献

1. ALLEN C E，MERAD M，MCCLAIN K L.Langerhans-Cell Histiocytosis.N Engl J Med，2018，379（9）：856-868.
2. RODEN A C，HU X，KIP S，et al. BRAF V600E expression in Langerhans cell histiocytosis：clinical and immunohistochemical study on 25 pulmonary and 54 extrapulmonary cases. Am J Surg Pathol，2014，38（4）：548-551.
3. EL DEMELLAWY D，YOUNG J L，DE NANASSY J，et al. Langerhans cell histiocytosis：a comprehensive review. Pathology，2015，47（4）：294-301.
4. KOBAYASHI M，TOJO A. Langerhans cell histiocytosis in adults：advances in pathophysiology and treatment. Cancer Sci，2018，109（12）：3707-3713.

病例 54　双肺多发气囊样改变，反复气胸

一、病情介绍

患者，男性，27 岁，公司职员。

以“反复咳嗽、胸痛、气短 1 个月”为主诉于 2014 年 3 月 26 日入院。

现病史：患者于 1 个月前受凉后出现干咳，前胸持续性闷痛，登 3 楼感气短，无发热，无咯血，无水肿、多尿等，未重视。20 天前在外院行 X 线胸片示“右侧气胸”，行“胸穿抽气”后，右肺基本复张；10 天前剧烈咳嗽后再次出现胸闷痛、活动后气短，X 线胸片示“左侧气胸”，予行“胸穿抽气”，症状明显缓解。5 天前上述症状再发，复查胸片示“左侧气胸”，为进一步诊治，转诊至厦门大学附属中山医院。

既往史：体健。无粉尘、有害物质、放射性物质接触史。无烟、酒嗜好。家族史无特殊。

入院查体：发育正常，浅表淋巴结未及肿大，口唇轻度发绀，胸廓无畸形，双肺未闻及啰音。心脏、腹部脏器检查无特殊；神经系统检查无特殊。

辅助检查：入院后血气分析（吸氧浓度 35%）：二氧化碳分压 40 mmHg（1 mmHg=0.133 kPa）、氧分压 61.5 mmHg、pH 7.422、氧饱和度 92.1%。血常规：白细胞 9.54×10^9/L、中性粒细胞 6.19×10^9/L、血红蛋白 147 g/L。降钙素原、肝肾功能、风湿因子、免疫球蛋白均未见异常，抗核抗体、抗双链 DNA 抗体、抗 ENA 抗体谱、抗中性粒细胞胞质抗体均阴性。心电图、心脏彩超、腹盆腔及颅脑 CT、骨 ECT 均无异常。肺功能：混合性通气功能障碍（FEV_1/FVC 78.34%，

FEV_1 占预计值 28.9%，FVC 占预计值 29.7%），最大通气量降低，气道阻力正常，残气及残总比增高，弥散功能重度减退。肺部 CT（图 54-1）：双肺多发囊腔，大小不一，部分融合，以中下肺为著，纵隔淋巴结无肿大。

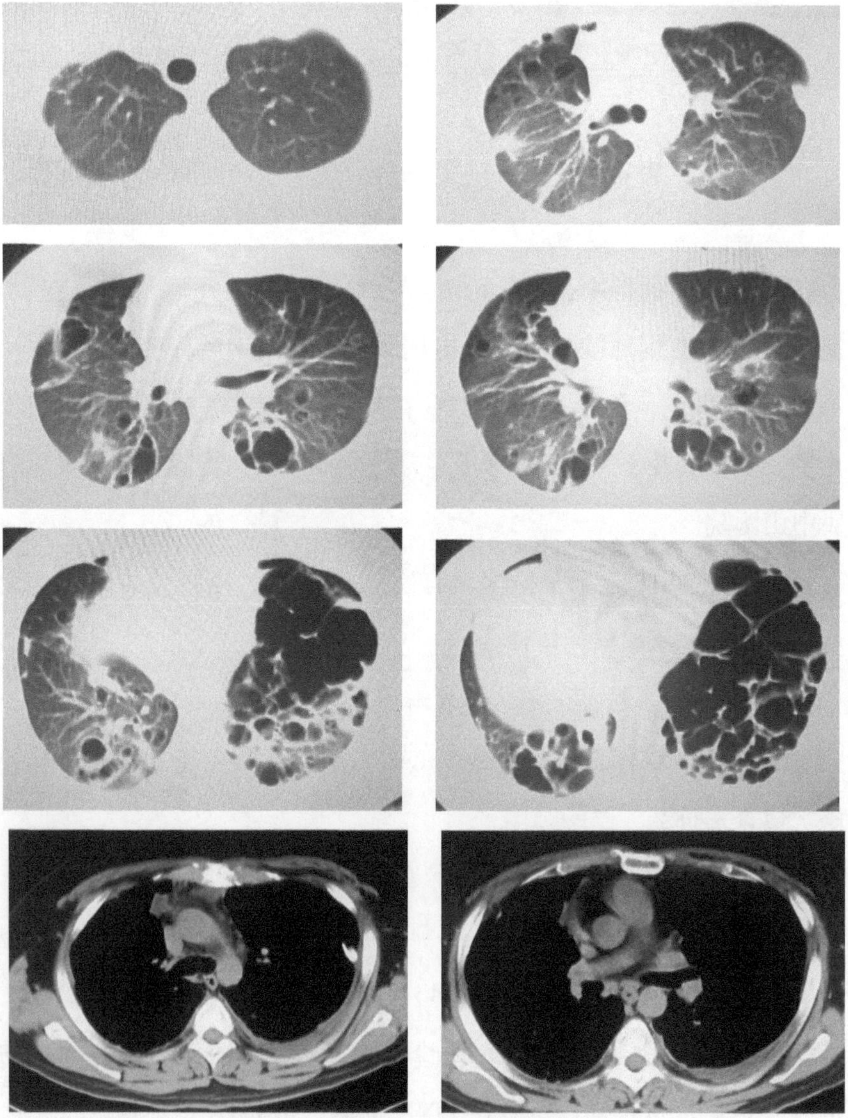

图 54-1　肺部 CT（2014 年 3 月 27 日）

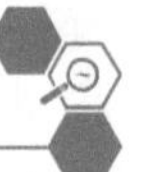

二、诊疗经过

入院后行局麻下胸腔镜检查及治疗（左下肺大疱、左下叶楔形切除及胸膜粘连术）。术中见左肺表面弥漫分布大小不一的肺大疱。肺活检病理（图 54-2）：符合肺朗格汉斯组织细胞增生症。免疫组化（图 54-3）：朗格汉斯细胞 S-100 阳性，CD1a 阳性。

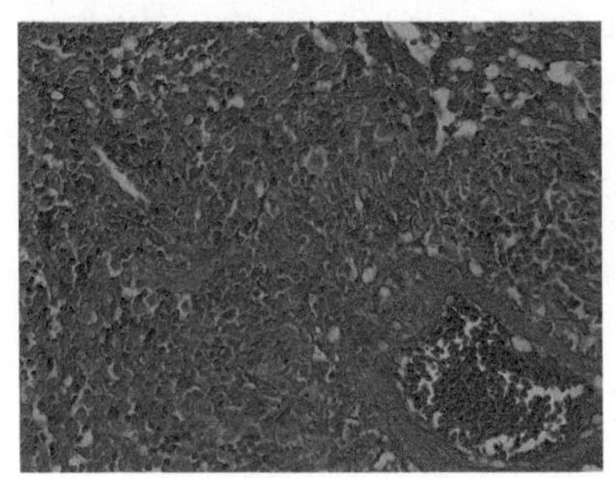
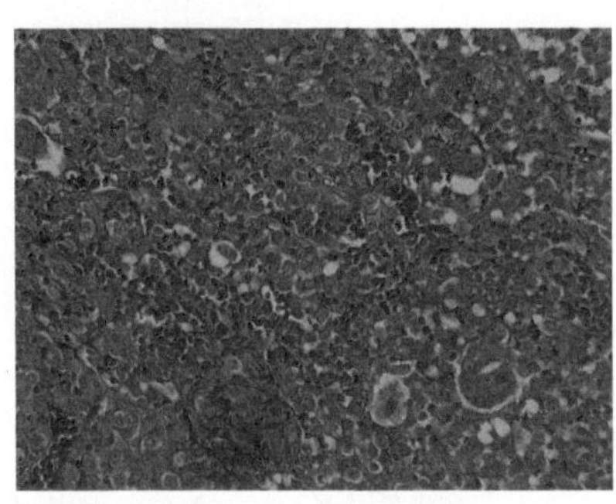

典型朗格汉斯细胞，细胞核染色质细腻、均匀，有明显核沟。

图 54-2　肺活检病理

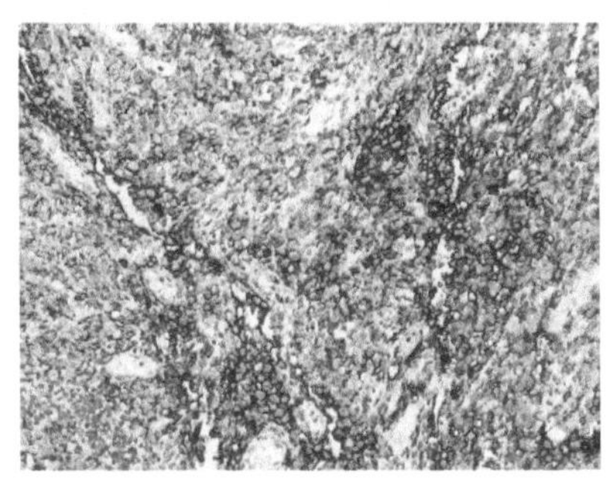
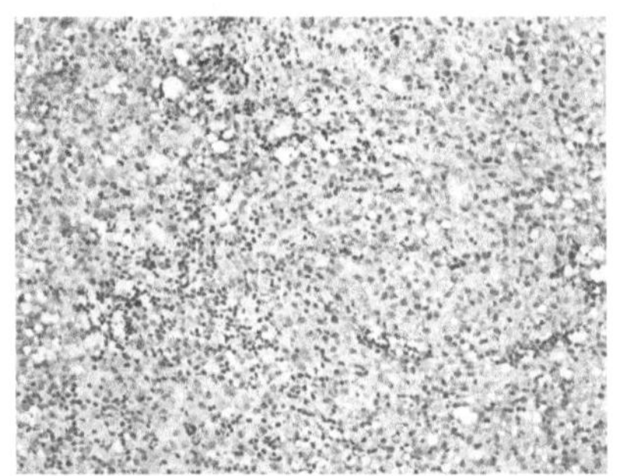

图 54-3　免疫组化

三、最后诊断

肺朗格汉斯组织细胞增生症。

四、治疗与转归

行胸腔镜下左下肺大疱、左下叶楔形切除及胸膜粘连术，患者咳嗽、气短改善。

五、重要提示

1. 患者为青年男性，亚急性起病，平素体健。

2. 干咳、呼吸困难、反复气胸发作。

3. 肺 CT 示双肺多发囊腔，大小不一，部分融合，以中下肺为著，纵隔淋巴结无肿大。

4. 肺活检病理示典型朗格汉斯细胞，细胞核染色质细腻、均匀，有明显核沟。

5. 免疫组化示朗格汉斯细胞 CD1a 阳性，S-100 阳性。

六、讨论

LCH 是以大量活化的朗格汉斯细胞在器官内增生、浸润和肉芽肿形成为特征性标志，可有多系统受累。PLCH 是指朗格汉斯细胞仅累及肺脏或者是肺脏作为多系统受累的其中一个器官的疾病。尽管目前认为 PLCH 是吸烟相关性疾病，但仍约有 10% 是非吸烟患者。

临床表现：约 10% 的患者由于胸膜下囊腔破裂导致自发性气胸，可以是本病的首发症状，或以反复发作的气胸为主要表现。

实验室检查：HRCT 对本病诊断有重要意义：①弥漫性囊状阴影，囊壁厚薄不规则，直径大小不一，呈弥漫性分布，以中上肺野为著；②小叶中心和细支气管旁的结节；③间隔正常肺组织。后期为网状结节、蜂窝肺。肺功能以限制性通气功能障碍、弥散功能下降为主。

诊断和鉴别诊断：在肺上叶有弥漫性浸润阴影的患者，都应考虑到 PLCH 的可能。如果患者有明确的吸烟史，有干咳且呼吸困难，结合典型的胸部 CT 表现，诊断基本可以成立。当支气管肺泡灌洗液中 CD1a 阳性细胞数显著增加（＞5%）时，强烈支持诊断。若患者同时有肺外 LCH 的表现，则更有助于确立诊断。如果 CT 表现不典

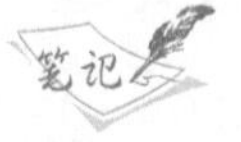

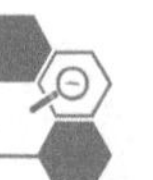

型，或者需要确定诊断时，可采用电子支气管镜肺活检或开胸肺活检来明确。鉴别诊断时需要与弥漫性间质性肺疾病中的许多疾病相鉴别，包括肺淋巴管平滑肌瘤病、结节病、矽肺、外源性过敏性肺泡炎等。其中肺淋巴管平滑肌瘤病也可反复发生气胸（可达 50%），胸部 CT 也可见两肺广泛小囊状改变，但表现为弥漫性、密度均匀的、小的薄壁囊腔，大多呈毛玻璃状。病理特点为肺间质平滑肌增生和肺囊性变。几乎均发生于育龄期妇女。而结节病为一种非干酪性的类上皮细胞性肉芽肿，绝大多数伴两侧对称性肺门淋巴结肿大，晚期出现网状阴影和纤维化，常有皮肤、心脏、关节、眼睛等多脏器受累，如有皮肤和浅表淋巴结受累，活检即可诊断。

治疗：本病有自限倾向，目前缺乏有效的治疗方法，主要有：①戒烟：75% 的患者在戒烟后 6 ～ 24 个月病情稳定或好转。但是戒烟对于疾病长期进展的影响，以及对于病死率的影响，尚无前瞻性研究。②糖皮质激素：激素对于患者的益处还有待大规模的临床试验验证。有学者认为，在目前缺乏有效治疗措施的条件下，糖皮质激素应该用于疾病进展期的患者或是有系统症状的患者。③细胞毒性药物：如长春碱、甲氨蝶呤、环磷酰胺、依托泊苷、氯脱氧腺苷等已被用于多器官受累或者对糖皮质激素治疗无反应的疾病进展期的患者中。由于有关疗效的资料有限，这些药物应该在戒烟及糖皮质激素治疗无效时再予使用。细胞毒性药物的疗效亦尚不清楚。④肺移植：目前尚无确切的手术指征，如果肺功能快速下降，或者对戒烟及免疫抑制治疗无效，且患者合并严重呼吸功能受损、影响生存期及生活质量时，应当考虑肺移植。因本病是多脏器疾病，移植后可复发。移植前戒烟很重要，否则会增加复发率。

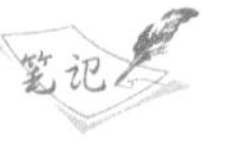

七、评述

PLCH 是一种少见疾病，起病隐匿，常见症状为呼吸困难、干咳和胸痛，以及反复发作的气胸等。典型影像学表现为弥漫、对称分布的网结节或囊样改变，以上中肺野受累为主，一般不累及肋膈角。随着病情的进展 PLCH 可表现为 3 种不同的病理形态：富细胞期、增生期和纤维化期。通过免疫组化染色膜表面 CD1a、S-100 蛋白抗原阳性，或电镜下见胞质内 Birbeck 颗粒可诊断。本例患者肺部 CT 为双肺多发薄壁囊性病灶，肺组织病理光镜下见典型朗格汉斯细胞大量增生，免疫组化 S-100 蛋白和 CD1a 阳性，可确诊 PLCH。本例患者无肺外表现，故属于成人单纯肺部受累的 PLCH。但与文献报道不同的是，本例患者肺部病灶以下肺为著，肺部结节影不明显，且无烟草暴露史。本例患者虽发病年龄轻，无多器官受累表现，但双肺有广泛的囊性变和蜂窝样变，且肺弥散功能明显下降，FEV_1 / FVC 降低，残气及残总比增高，提示预后较差。治疗上可试用糖皮质激素，但激素对于患者的益处还有待大规模临床试验的验证；反复气胸则可行胸膜固定术。

（蔡雪莹　曾惠清）

参考文献

1. 俞森洋，蔡柏蔷 . 呼吸内科主治医生 660 问 .2 版 . 北京: 中国协和医科大学出版社，2006：686-696.
2. 俞森洋 . 呼吸危重病学 . 北京：中国协和医科大学出版社，2008：889-895.
3. 朱元珏，陈文彬 . 呼吸病学 . 北京：人民卫生出版社，2003：945-1130.
4. 侯显明，于润江 . 间质性肺病学 . 北京：人民卫生出版社，2003：249-252.
5. 李惠萍 . 肉芽肿性肺疾病与肺部多发结节性病变 . 中国实用内科杂志，2007，27（13）：999-1001.

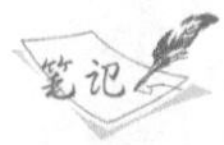

6. TAZI A.Adult pulmonary Langerhans'cell histioeytosis.Eur Respir J，2006，27（6）：1272-1285.

7. VASSALLO R，RYU J H，COLBY T V，et al. Pulmonary langerhans'-cell histiocytosis.N Engl J Med，2000，342（26）：1969-1978.

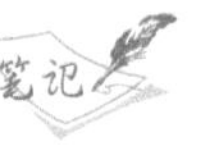

病例 55　胸痛，气喘，胸腔积液

一、病情介绍

患者，女性，41 岁。

以“右侧胸痛、气喘 1 月余，胸闷 10 余天”为主诉于 2017 年 3 月 9 日入院。

现病史：入院前 1 个月患者无明显诱因出现右侧季肋区胸痛，呈持续性，右侧卧位时、深呼吸、按压后明显，伴活动后气喘，偶有咳嗽，无咳痰，就诊厦门市某医院，予药物（具体不详）治疗后症状缓解不明显。入院前 10 余天始出现胸闷，活动后明显，就诊厦门市另一医院，查肿瘤标志物：糖类抗原 724 1.96 U/mL，糖类抗原 125 45.7 U/mL，癌胚抗原、CA199、NSE、SCCA、CA50 等正常。PET-CT：右侧胸腔大量积液，右下肺实变不张；纵隔、双腋窝多发稍高代谢淋巴结，考虑炎性增生可能；予抗感染、胸腔穿刺抽液处理，症状改善不明显，就诊于厦门大学附属中山医院。

既往史：体健。无粉尘、有害物质、放射性物质接触史。无烟酒嗜好。家族史无特殊。

入院查体：体温 36.2 ℃，脉搏 81 次 / 分，呼吸 20 次 / 分，血压 123/70 mmHg。神志清楚，右肺呼吸音低，未闻及干湿性啰音，无胸膜摩擦音。心律齐，各瓣膜听诊区未闻及病理性杂音，无心包摩擦音。腹平软，无压痛、反跳痛，双下肢无水肿。

辅助检查：肺部 CT：右侧胸腔大量积液（图 55-1）。右胸腔积液 B 超定位：右侧胸腔大量积液。血常规：白细胞 6.35×10^9/L、中性粒细胞 3.88×10^9/L、血红蛋白 126 g/L、血小板 189×10^9/L。凝血四项：凝血酶原时间 11.8 s、D- 二聚体 1.25 mg/L。降钙素原

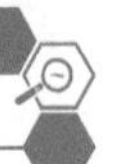

0.04 ng/mL、氨基末端 -B 型利钠肽前体 17.2 ng/L。生化检查：白蛋白 36.7 g/L、白球比 1.05、肌酐 59 μmol/L。C- 反应蛋白 9.04 mg/L。尿常规定量分析：正常。便常规：正常，大便 OB 阴性。风湿、类风湿病：抗环瓜氨酸肽抗体＜7 U/mL、超敏 C- 反应蛋白 8.16 mg/L。胸腔积液生化：总蛋白 52 g/L、糖 5.19 mmol/L、乳酸脱氢酶 466 U/L、氯 107.4 mmol/L、腺苷脱氨酶 15.3 U/L。胸腔积液常规检查：李凡他试验阳性、白细胞 6064×10^6/L。抗中性粒细胞胞质抗体测定（ANCA）：阴性。ANCA 血管炎自身抗体（组合）：阴性。结核感染 T 细胞检测：阴性。肝、胆、胰、脾、双肾彩超未见明显异常声像。

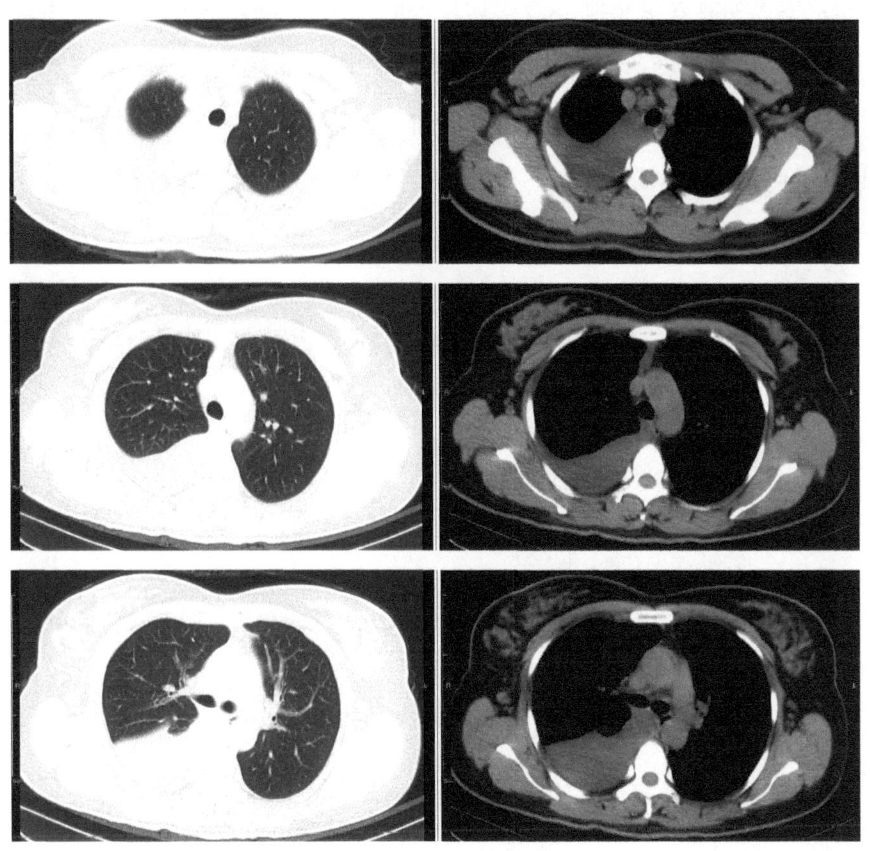

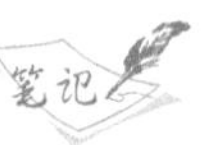

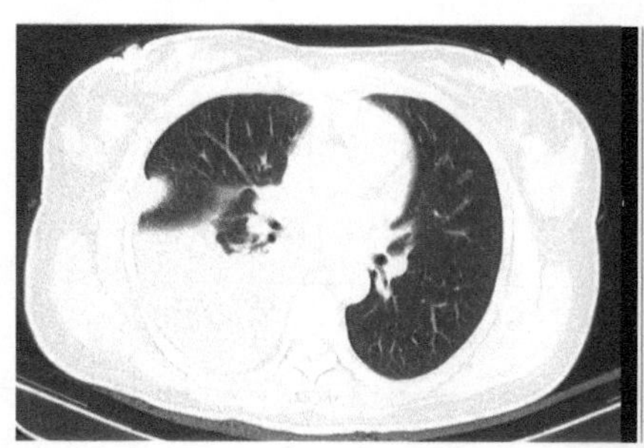
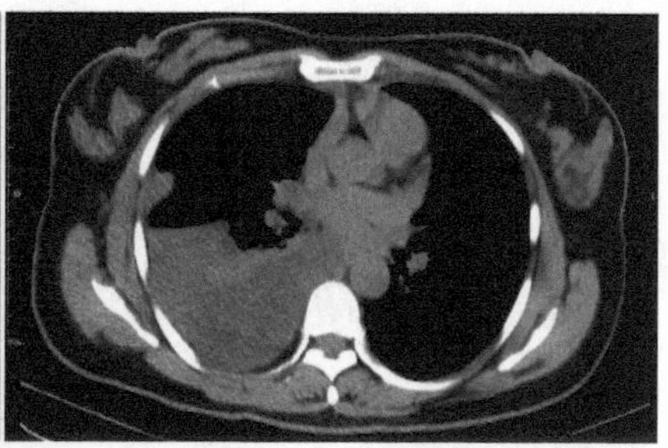

图 55-1 肺部 CT

二、诊疗经过

于 2017 年 3 月 10 日行胸腔镜下胸膜活检术，胸膜活检病理：（右侧胸腔）脂肪及纤维结缔组织内炎细胞浸润，少许散在上皮样细胞，未见显著异型细胞，考虑炎症性病变（图 55-2）。ANA 抗原谱：抗 U1-nRNP 阳性、抗 Sm 阳性、抗 SSA 阳性、抗核小体弱阳性、抗核糖体 P 蛋白弱阳性、抗线粒体抗体 M_2 亚型阳性、抗核抗体阳性。请风湿免疫科会诊后同意诊断系统性红斑狼疮和系统性红斑狼疮相关性胸腔积液。

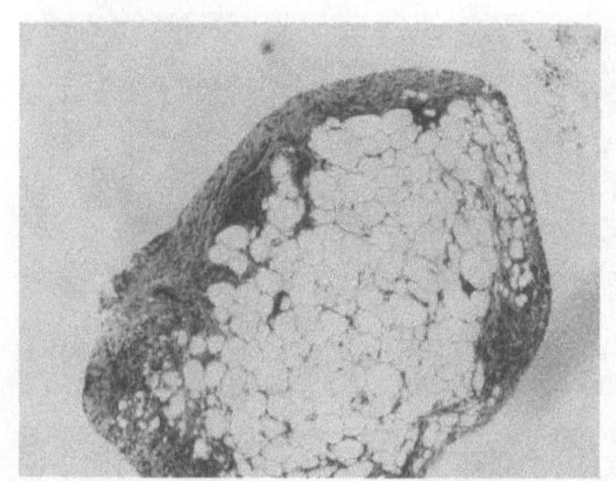
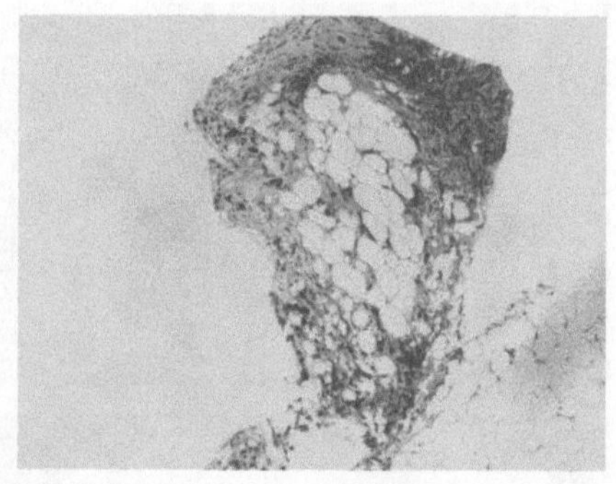

图 55-2 胸膜活检病理

三、最后诊断

系统性红斑狼疮；系统性红斑狼疮相关性胸腔积液。

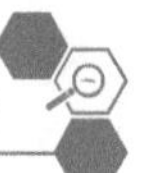

四、治疗与转归

予甲泼尼龙 + 羟氯喹及环磷酰胺治疗，症状改善，2017 年 5 月 8 日复查肺部 CT 提示右侧胸腔积液基本吸收（图 55-3）。

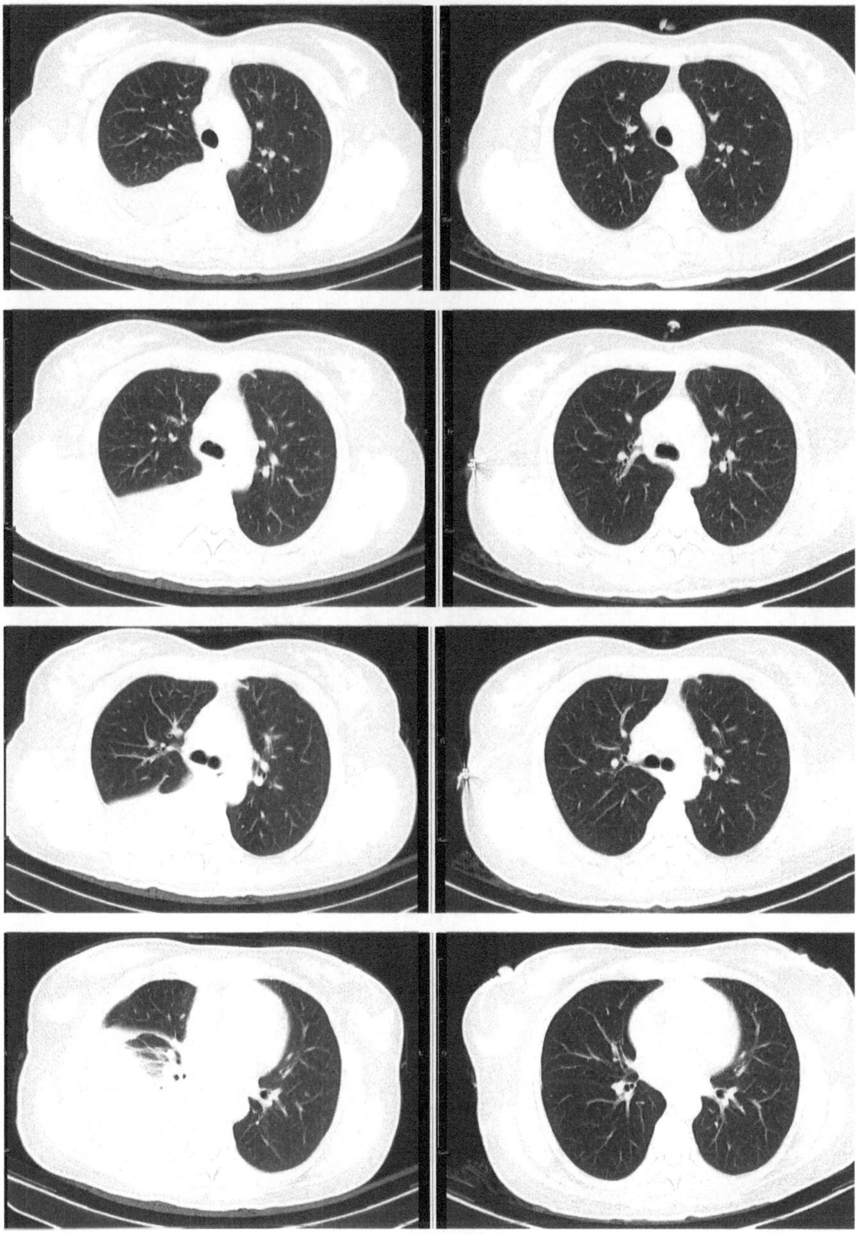

图 55-3　2017 年 3 月 30 日（左侧图片）和 2017 年 5 月 8 日肺部 CT（右侧图片）对比

五、重要提示

1. 患者为中年女性，亚急性起病，平素体健。

2. 右侧胸痛、气喘、胸闷、胸腔积液。

3. 肺部 CT 示右侧胸腔大量积液。

4. ANA 抗原谱：抗 U1-nRNP 阳性、抗 Sm 阳性、抗 SSA 阳性、抗核小体弱阳性、抗核糖体 P 蛋白弱阳性、抗线粒体抗体 M_2 亚型阳性、抗核抗体阳性。

5. 胸膜活检病理：（右侧胸腔）脂肪及纤维结缔组织内炎细胞浸润，少许散在上皮样细胞，未见显著异型细胞，考虑炎症性病变。

6. 予甲泼尼龙 + 羟氯喹及环磷酰胺治疗，症状改善。

六、讨论

SLE 是一种系统性自身免疫病，以全身多系统多脏器受累、反复发作与缓解、体内存在大量自身抗体为主要临床特点，如不及时治疗，会造成受累脏器的不可逆损害，最终导致患者死亡。SLE 患者的浆膜腔常受累，免疫复合物沉积于浆膜毛细血管，激活补体诱发炎性反应，毛细血管通透性增加及合并狼疮性肾炎、充血性心衰、浆膜腔感染等产生积液。浆膜腔积液出现在 SLE 整个疾病过程中，导致诊治复杂化，影响预后。SLE 的病因复杂，与遗传、性激素、环境（如病毒与细菌感染）等多种因素有关。

临床表现：临床症状多样，早期症状不典型。90% 患者在病程中会出现各种热型的发热，尤以低、中度热为常见。此外尚有疲倦、乏力、体重下降等。80% 患者病程中出现皮疹，包括颊部蝶形红斑、盘状红斑、指掌部和甲周红斑、指端缺血、面部及躯干皮疹，以颊部蝶形红斑最具特征。半数以上患者在急性发作期出现多发性浆膜炎。累及肌肉骨骼出现关节痛，出现在指、腕、膝关节，

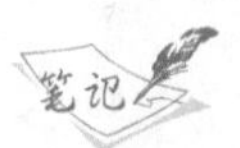

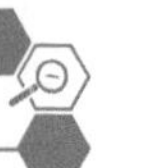

伴红肿少见。常出现对称性多关节疼痛、肿，可出现肌痛和肌无力。几乎所有患者的肾组织均有病理变化。累及心脏出现心包炎，可有心肌损害、冠状动脉受累等。累及肺可出现胸腔积液、狼疮肺炎、肺间质性改变、弥漫性肺泡出血、肺动脉高压等。可出现神经精神狼疮（NP-SLE），轻者表现为偏头痛、性格改变、记忆力减退或轻度认知障碍，重者可表现为脑血管意外、昏迷、癫痫持续状态等。有 NP-SLE 表现的均为病情活动者。累及消化系统，约 30% 患者出现食欲减退、腹痛、呕吐、腹泻或腹水等，约 40% 患者血清转氨酶升高，少数并发急腹症，如胰腺炎、肠坏死、肠梗阻。累及血液系统出现血红蛋白下降，白细胞和（或）血小板减少常见。此外可出现抗磷脂抗体综合征，可并发继发性干燥综合征。15% 患者有眼底变化，如出血、视盘水肿、视网膜渗出等。

诊断及疾病活动情况：为进一步提高 SLE 分类标准的敏感性和特异性，2019 年 EULAR 和 ACR 基于 1997 年 ACR 制定的 SLE 分类标准，共同推出了 2019 年 EULAR/ACR SLE 分类标准（表 55-1），该标准包括 1 条入围标准、10 个方面、18 条标准，每条标准均需排除感染、恶性肿瘤、药物等原因，既往符合某条标准者亦可计分，在每个方面取最高权重得分计入总分，总分≥ 10 分可分类为 SLE。

基于 SLEDAI-2000 评分标准，可将疾病活动分为轻度活动（≤ 6 分）、中度活动（7 ～ 12 分）和重度活动（＞ 12 分）；对处于疾病活动期的 SLE 患者，建议至少每个月评估 1 次疾病活动度，对处于疾病稳定期的 SLE 患者，建议每 3 ～ 6 个月评估 1 次疾病活动度。如果出现复发，则应按照疾病活动来处理。

表 55-1　2019 年 EULAR/ACR SLE 分类标准
（要求至少包括 1 条临床分类标准及总分≥ 10 分可诊断）

临床领域	定义	权重
全身状态	发热＞ 38.3 ℃	2
血液系统	白细胞减少症＜ 4000/mm^3	3
	血小板减少症＜ 100 000/mm^3	4
	溶血性贫血	4
神经系统	谵妄	2
	精神异常	3
	癫痫	5
皮肤黏膜	非瘢痕性秃发	2
	口腔溃疡	2
	亚急性皮肤狼疮或盘状狼疮	4
	急性皮肤狼疮	6
浆膜	胸膜或心包渗出液	5
	急性心包炎	6
肌肉骨骼	关节受累	6
肾脏	尿蛋白＞ 0.5 g/24 h	4
	肾脏病理 WHO Ⅱ或Ⅴ型狼疮肾炎	8
	肾脏病理 WHO Ⅲ或Ⅳ型狼疮肾炎	10
免疫学	抗磷脂抗体：抗心磷脂抗体 /β_2 GP_1/ 狼疮抗凝物一项及以上阳性	2
	补体：C_3 或 C_4 下降	3
	C_3 和 C_4 下降	4
	ds-DNA 或 Sm 抗体阳性	6

治疗：SLE 的治疗原则为早期、个体化治疗，最大限度地延缓疾病进展，降低器官损害，改善预后。SLE 治疗的短期目标为控制疾病活动、改善临床症状、达到临床缓解或可能达到的最低疾病活

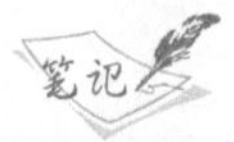

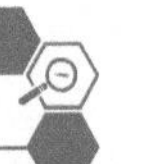

动度；长期目标为预防和减少复发，减少药物不良反应，预防和控制疾病所致的器官损害，实现病情长期持续缓解，降低病死率，提高患者的生活质量。

七、评述

SLE 是以自身抗体产生和免疫复合物沉积为特征的免疫性疾病，浆膜腔受累常导致浆膜腔积液出现，使临床诊治复杂困难化，影响预后。SLE 常累及全身多个系统，临床表现复杂且异质性大，诊断根据 2019 年 EULAR/ACR SLE 分类标准，总分≥ 10 分可诊断。

（陈　燕　杜艳萍）

参考文献

1. PAN L，LU M P，WANG J H，et al. Immunological pathogenesis and treatment of systemic lupus erythematosus. World J Pediatr，2020，16（1）：19-30.
2. ARINGER M，COSTENBADER K，DAIKH D，et al. 2019 European League Against Rheumatism /American College of Rheumatology classification criteria for systemic lupus Rheumatology classification criteria for systemic Lupus Erythematosus.Ann Rheum Dis，2019，78（9）：1151-1159.

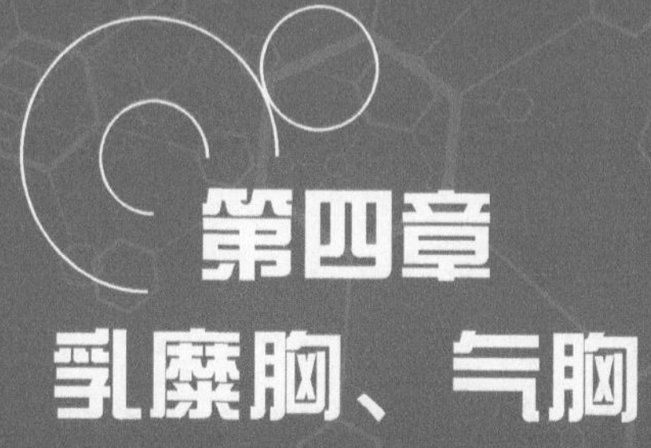

第四章 乳糜胸、气胸

病例 56　咳嗽、咳痰，气促，胸腔积液

一、病情介绍

患者，女性，57 岁。

以“反复咳嗽、咳痰 2 年余，气促 9 个月，加重伴发热 17 天”为主诉于 2021 年 4 月 12 日入院。

现病史：2 年前患者无明显诱因开始出现反复咳嗽、咳痰，多为黄脓痰，无气促，无午后低热、夜间盗汗等，自行口服抗生素可缓解，曾就诊社区医院查胸片提示“右中下肺野内带近肺门区见斑片影，考虑炎性病变”，未进一步诊治。9 个月前无明显诱因出现气促，稍动即喘，伴咳嗽、咳痰加重，查肺部 CT：①双肺炎症；

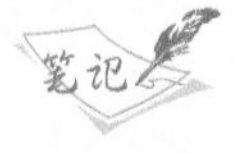

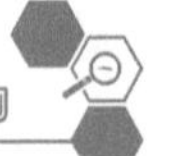

②右肺中下叶及左肺上叶舌段结节灶；③肺气肿；④纵隔多发低密度影，肿大淋巴结？血气分析：pH 7.415、PaO_2 58.3 mmHg、$PaCO_2$ 32.2 mmHg。诊断为“间质性肺炎、肺部感染、Ⅰ型呼吸衰竭”，予“莫西沙星 0.4 g 静脉滴注、qd”抗感染治疗 12 天后症状改善，但仍有反复。此次入院 17 天前无明显诱因出现发热，体温最高至 38.5 ℃，伴畏冷、寒战，伴咳嗽、咳痰加重，出现咳大量黄脓痰，转诊至厦门大学附属中山医院，查肺部 CT（图 56-1）：①双肺弥漫薄壁透亮影、渗出实变影，胸腹壁皮肤水肿，考虑间质性肺病，合并肺部感染可能；②右肺上叶少许纤维灶，右肺上叶肺大疱形成；③右侧胸腔少量积液，部分包裹；④纵隔多发增大淋巴结。拟“肺部感染”收住入院。

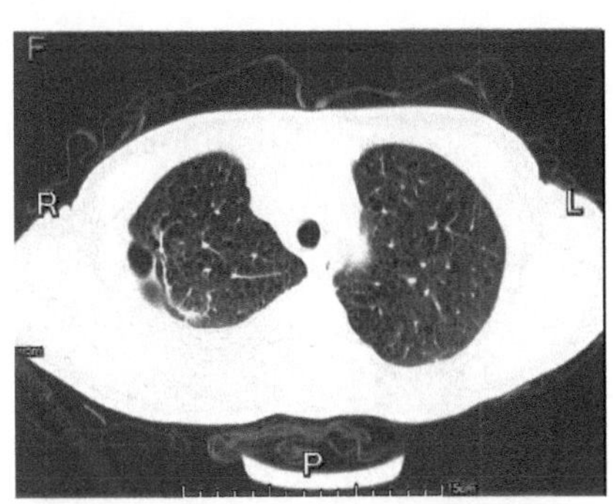

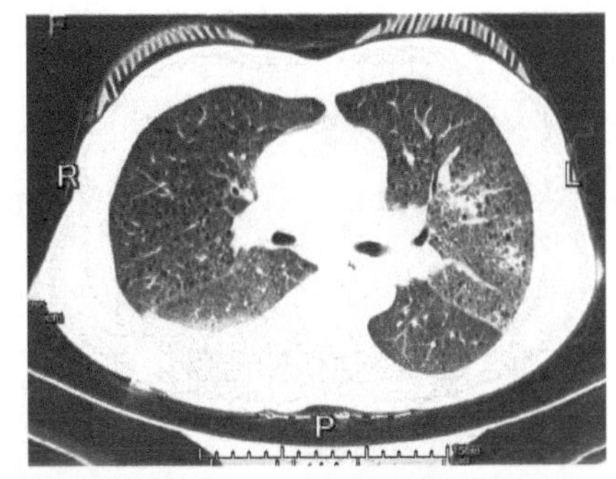

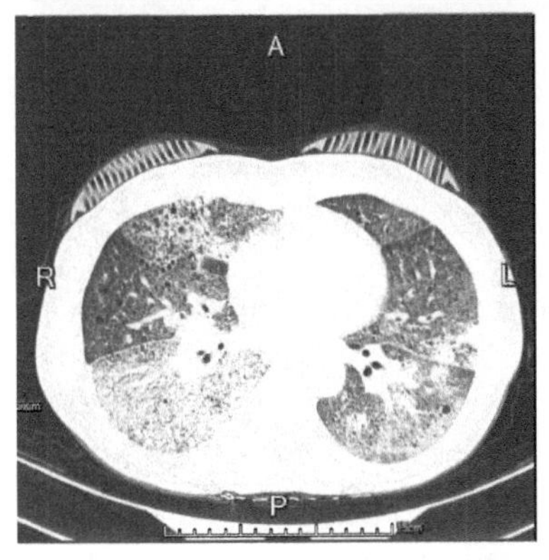

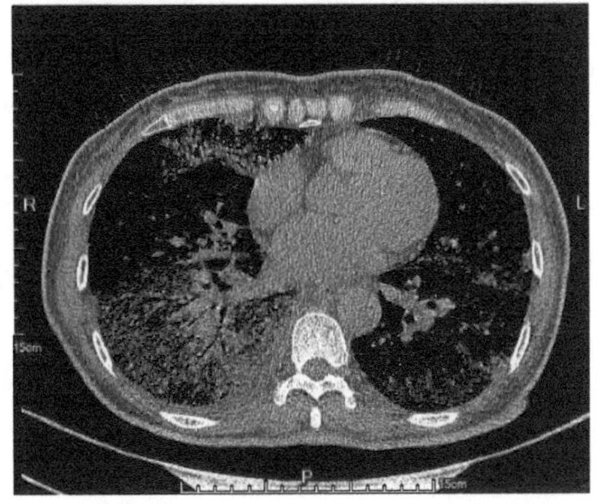

图 56-1　肺部 CT 平扫（2021 年 4 月 2 日）

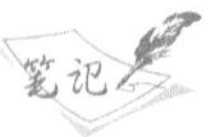

既往史：曾因“垂体微腺瘤”，行伽马刀治疗（具体不详）；“子

宫肌瘤”病史多年；否认肝炎、结核、传染病史，否认高血压、冠心病、糖尿病史，否认外伤史、输血史。

个人史及家族史：无粉尘、有害物质、放射性物质接触史。无烟酒嗜好。家族史无特殊。

入院查体：体温 36.3 ℃，脉搏 79 次 / 分，呼吸 20 次 / 分，血压 134/86 mmHg，血氧饱和度 86%（未吸氧），神志清楚，查体合作，双下肺呼吸音低，右下肺明显，双下肺可闻及湿性啰音。心律齐，各瓣膜听诊区未闻及杂音。腹壁柔软，全腹无压痛、反跳痛，未触及包块，肝脾未触及，双下肢中度凹陷性水肿。

辅助检查：血常规：白细胞 5.77×10^9/L、淋巴细胞 0.73×10^9/L ↓、中性粒细胞百分比 77.9% ↑、血红蛋白 154 g/L ↑、红细胞压积 47.9% ↑。尿隐血弱阳性、尿白细胞酯酶阳性。生化全套检查：C-反应蛋白 24.49 mg/L ↑、白蛋白 21.6 g/L ↓、尿酸 401 μmol/L ↑、氯 110.3 mmol/L ↑、钙 2.06 mmol/L ↓，余大致异常。降钙素原 0.03 ng/mL。白介素 -6 25.9 pg/mL ↑。红细胞沉降率 7.8 mm/h。血气分析：pH 7.416、二氧化碳分压 32.9 mmHg ↓、氧分压 48.5 mmHg ↓、实际碳酸氢盐 20.7 mmol/L ↓、氧饱和度 85.3% ↓。真菌 G 试验、GM 试验阴性。痰革兰染色找细菌：检出 G+ 球菌（++）和 G- 杆菌（+）。肺功能：以阻塞为主混合性通气功能障碍（中重度，FEV_1/FVC 64.57%，FEV_1 占预计值 57.97%），最大通气量降低，气道阻力增高，残气量正常，残总比增高，肺弥散功能减退（重度），支气管舒张试验阴性。

二、诊疗经过

入院后予“美罗培南”抗感染，高流量湿化氧疗、祛痰、补充白蛋白、利尿消肿、对症治疗，患者症状缓解不明显，复查肺部 CT

平扫（图 56-2）：①考虑间质性肺病合并肺部感染，其中右肺上叶前段及左肺上叶上舌段病灶较前减少，余双肺多发病灶较前增多，请结合临床，建议复查。②右肺上叶炎症、纤维灶，局部肺大疱形成，大致同前。③右侧胸腔大量积液，较前明显增多。④纵隔多发增大淋巴结，较前相仿。⑤靶区肝内囊肿可能。予右侧胸腔闭式引流，胸穿提示淡粉色乳糜样胸腔积液（图 56-3）。胸腔积液生化：腺苷脱氨酶 3.9 U/L、总蛋白 18.8 g/L、糖 7.33 mmol/L、乳酸脱氢酶 114.9 U/L、氯 114.2 mmol/L ↑。胸腔积液常规：乳白色、外观混浊、李凡他试验弱阳性、红细胞 7200×10^6/L、白细胞 828×10^6/L、单个核细胞比值 81.9%，胸腔积液 TG 明显升高（11 ～ 12 mmol/L），考虑乳糜胸。多次胸腔积液病理未查见肿瘤细胞。血管内皮生长因子 D（VEGF-D）显著升高（≥ 800 ng/L）；患者拒绝进一步肺活检，结合临床表现、肺部影像学特征、VEGF-D 水平，考虑“肺淋巴管平滑肌瘤病”诊断成立，予口服“西罗莫司（雷帕霉素）”治疗。

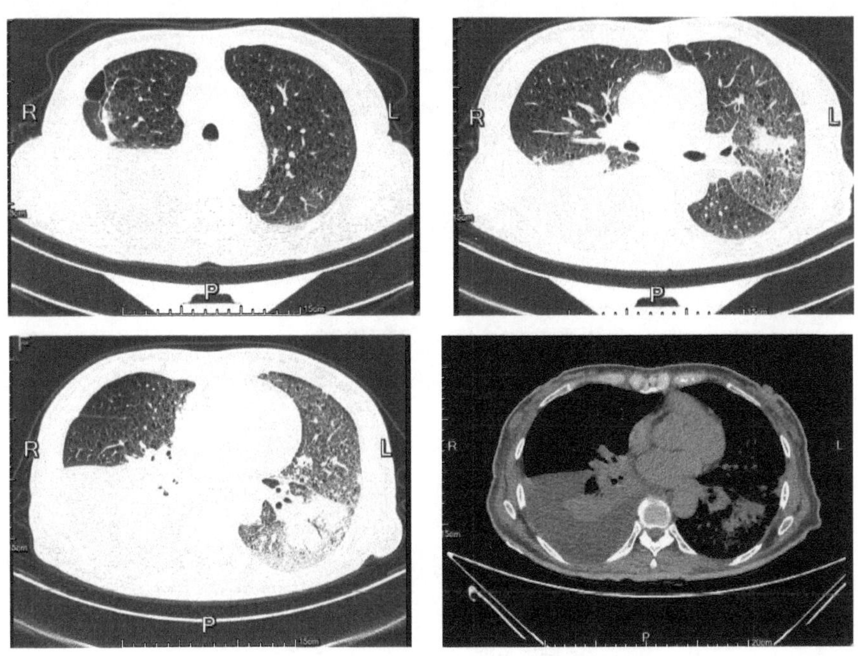

图 56-2 肺部 CT 平扫（2021 年 4 月 14 日）

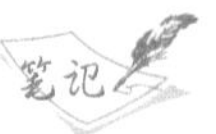

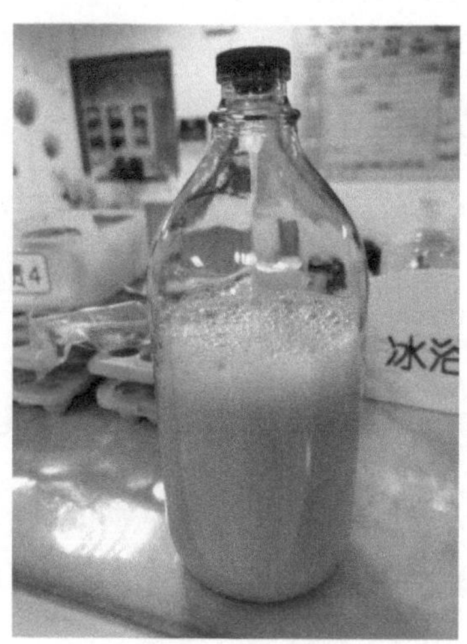

图 56-3　淡粉色乳糜样胸腔积液

三、最后诊断

肺淋巴管平滑肌瘤病。

四、治疗与转归

予“西罗莫司（雷帕霉素）”治疗 2 个月后复查肺部 CT（图 56-4），提示肺部病变明显吸收好转。

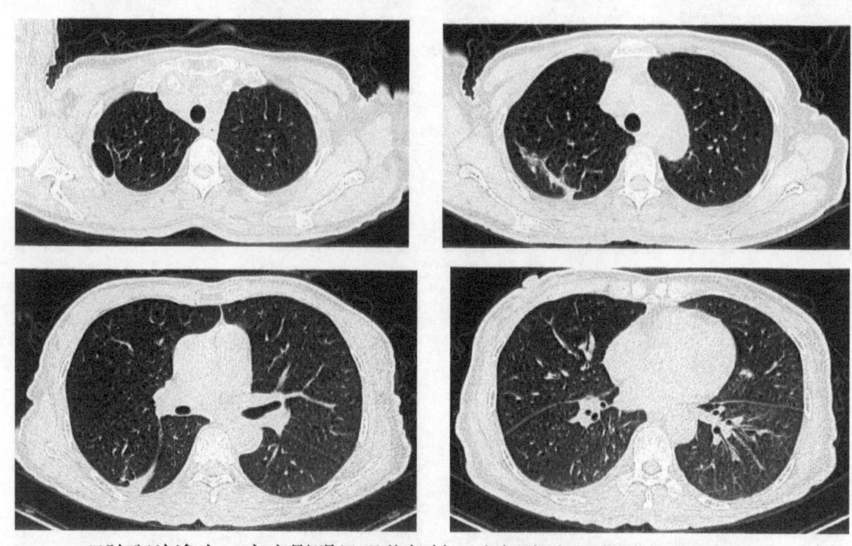

双肺斑片渗出、实变影明显吸收好转，右侧胸腔积液明显吸收好转。

图 56-4　肺部 CT 平扫（2021 年 7 月 15 日）

五、重要提示

1. 患者为中老年女性，慢性病程，渐进性进展。

2. 反复咳嗽、咳痰、气促。

3. 肺部 CT 示双肺间质性改变，伴有实变影、磨玻璃样病变，双肺弥漫多发小气囊改变，伴有纵隔淋巴结肿大。

4. 胸腔积液检查提示乳糜性。

5. 胸腔积液病理多次均未见肿瘤细胞。

6. 抗感染治疗无效，雷帕霉素治疗后改善。

六、讨论

淋巴管平滑肌瘤病（lymphangioleio-myomatosis，LAM）是一种原因不明、由于平滑肌异常增生导致支气管淋巴管和小血管阻塞，呈进行性发展的全身性疾病，肺部最容易受累，为罕见的、以弥漫性囊性变为主要特征的多系统低度恶性肿瘤性疾病，主要发生于女性，平均诊断年龄在 40 岁左右，文献中也有罕见男性报告病例。

LAM 分为两大类，即无遗传背景的散发型 LAM（sporadic LAM，S-LAM）和遗传性疾病结节性硬化症（tuberous sclerosis complex，TSC）相关的 LAM（TSC-LAM）。S-LAM 的平均患病率约每 100 万女性中 4.9 人；30% ～ 40% 成人女性 TSC 患者合并 LAM，也有研究结果显示，40 岁以上的女性 TSC 患者中 80% 出现肺部囊性改变。

LAM 病因及发病机制不明，目前多认为与 TSC 有关。TSC-LAM 与 *TSC1* 基因突变有关，而 S-LAM 与 *TSC2* 基因突变有关。雷帕霉素靶蛋白（mTOR）信号通路在调控能量代谢和细胞增生中起到关键作用，*TSC1* 或 *TSC2* 基因突变导致 mTOR 信号通路过度激活是 LAM 和 TSC 最关键的发病机制。正常情况下，mTOR 通路处于抑制状态，*TSC1*/*TSC2* 基因突变抑制 TSC 复合物的形成，从而解除对

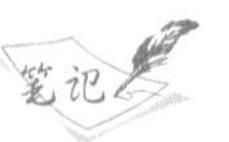

Rheb 的抑制作用，使 mTOR 被激活，从而导致 LAM 细胞增生。另外，*TSC2* 基因突变后，其对 mTOR 复合物 2（mTORC2）的抑制程度降低，从而使下游 Rho- 鸟苷三磷酸酶（Rho-GTPases）活性增强，导致 LAM 细胞过度生长、转移、凋亡。此外，研究表明，雌激素、孕激素、基质金属蛋白酶（MMP）/ 血管内皮生长因子（VEGR）等可能参与了 LAM 的发生、发展。

临床表现：早期症状轻，病程中可反复出现气胸、乳糜胸和咯血等症状，主要表现为程度不同的呼吸困难，随着病情的进展，肺功能进行性恶化，晚期可出现呼吸衰竭。肺外表现包括肾血管平滑肌脂肪瘤（angiomyolipoma，AML）及腹膜后实性或囊实性淋巴管肌瘤（又称淋巴管平滑肌瘤）。TSC-LAM 出现于成年女性患者，同时具有 TSC 其他多系统的临床特征，主要包括神经系统改变（癫痫、神经发育迟缓和自闭症）与皮肤改变（色素脱色斑、面部血管纤维瘤、皮肤鲨革斑和甲周纤维瘤）等临床表现。LAM 患者最具有诊断意义的表现是胸部高分辨率 CT 示双肺弥漫性薄壁囊性改变。肺部病理标本的采集途径包括经支气管镜肺活检及胸腔镜下肺活检。LAM 的肺部病理特征为多发含气囊腔和异常增生的平滑肌样细胞（又称 LAM 细胞），免疫组织化学染色显示抗平滑肌肌动蛋白抗体和黑色素瘤相关抗原 HMB45 阳性，雌激素和孕激素受体常阳性。

诊断和鉴别诊断：肺部或肺外病理诊断是 LAM 诊断的金标准，但临床诊断并不一定需要病理结果。2017 年 ATS/JRS 更新了 LAM 的诊断标准。对于符合 LAM 临床和影像特征的患者，出现以下一项或多项特征即可确诊 LAM：TSC、肾 AML、血清血管内皮细胞生长因子 -D（VEGF-D）≥ 800 ng/L、乳糜胸或乳糜性腹水、淋巴管肌瘤、在浆膜腔积液或淋巴结中发现 LAM 细胞或 LAM 细胞簇或组织病理

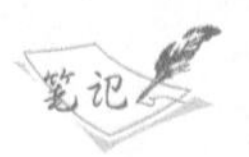

证实为 LAM（肺、腹膜后或盆腔肿瘤）。需要注意，单纯胸部高分辨率 CT 不能作为 LAM 的确诊依据，至少需要具备另外一项支持证据。LAM 应与双肺弥漫囊状病变进行鉴别，包括肺朗格汉斯细胞组织细胞增生症、Birt-Hogg-Dubé 综合征、干燥综合征、淋巴细胞间质性肺炎、淀粉样变性、小叶中心性肺气肿及肺部转移癌等；干燥综合征在继发淋巴细胞间质性肺炎、淀粉样变、轻链沉积、滤泡性细支气管炎、非特异性间质性肺炎或黏膜相关淋巴瘤时可以出现双肺弥漫性囊状改变等。

治疗：LAM 的治疗建议：①采用西罗莫司治疗。②由于气胸和乳糜胸发生的概率较高，需要告知患者气胸和乳糜胸发生时的症状及就诊建议。③首次发生气胸时应推荐行胸膜固定术，以降低再次发生气胸的风险；胸膜固定术虽然增加了未来肺移植手术时肺剥离的困难，但不是肺移植手术的禁忌证。④乳糜胸的治疗包括无脂或低脂饮食或用中链脂肪酸替代，可考虑使用西罗莫司治疗。⑤有呼吸困难症状者可应用吸入性支气管舒张剂。⑥家庭氧疗指征：静息状态下动脉血氧分压≤ 55 mmHg（1 mmHg=0.133 kPa）或脉搏氧饱和度≤ 88%；合并肺动脉高压、心功能不全或红细胞增多时，家庭氧疗的标准为动脉血氧分压≤ 60 mmHg。⑦避免使用雌激素类药物或食物。⑧妊娠后病情加重和出现并发症的风险增加，是否妊娠需要个体化评估和考虑。⑨乘坐飞机：症状轻微或稳定的患者可乘坐飞机；如果近期有气胸或胸部手术尚未完全恢复（通常需要数周），需要暂时避免乘坐飞机。⑩推荐参加有专业人员指导的肺康复计划。⑪伴肾血管平滑肌脂肪瘤时，应根据情况选择观察、采用西罗莫司治疗或介入栓塞或保留肾单位的手术。⑫推荐使用流感病毒疫苗和肺炎球菌疫苗，预防呼吸道感染。⑬肺功能或运动功能严重受

损时，推荐评估是否可行肺移植手术。

七、评述

肺淋巴管平滑肌瘤病（PLAM）为呼吸系统罕见病，本病应与双肺弥漫囊状病变进行鉴别，包括肺朗格汉斯细胞组织细胞增生症、干燥综合征、淋巴细胞间质性肺炎、淀粉样变性、小叶中心性肺气肿及肺部转移癌等。临床上遇到育龄期女性，出现反复气胸或乳糜胸，肺部 CT 提示双肺多发气囊样变时应警惕本病可能，肺部或肺外病理诊断是 LAM 诊断的金标准，但临床诊断并不一定需要病理结果。遇到有以下特征之一，如 TSC、肾 AML、VEGF-D ≥ 800 ng/L、乳糜胸或乳糜性腹水、淋巴管肌瘤、在浆膜腔积液或淋巴结中发现 LAM 细胞或 LAM 细胞簇或组织病理证实为 LAM（肺、腹膜后或盆腔肿瘤）等，即可诊断。本例患者特殊的是并非育龄期女性，而是 57 岁的绝经期女性，绝经后出现肺部病变的明显进展，影像学表现为典型的多发囊腔样改变，伴有乳糜胸、肺部大片实变影，临床上需积极排查恶性病变可能，但患者肿瘤标志物不高，进一步完善生物标志物提示 VEGR-D 显著升高，予经验性“西罗莫司（雷帕霉素）”治疗 2 个月后症状明显改善，复查肺部 CT 提示肺部病灶明显好转，进一步证实诊断。

（林秀丽　曾惠清　罗雄彪）

参考文献

1. MCCORMACK F X，TRAVIS W D，COLBY T V，et al. Lymphangioleiomyomatosis calling it what it is：a low-grade，destructive，metastasizing neoplasm. Am J Respir Crit Care Med，2012，186（12）：1210-1212.

2. JOHNSON S R，CORDIER J F，LAZOR R，et al. European Respiratory Society

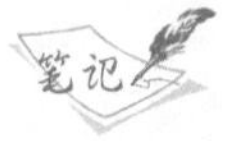

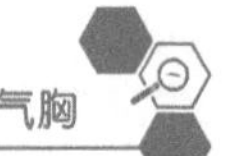

guidelines for the diagnosis and management of lymphangioleiomyomatosis. Eur Respir J，2010，35（1）：14-26.

3. KWIATKOWSKI D J，ZHANG H，BANDURA J L，et al. A mouse model of TSC1 reveals sex-dependent lethality from liver hemangiomas，and up-regulation of p70S6 kinase activity in Tsc1 null cells.Hum Mol Genet，2002，11（5）：525-534.
4. GUPTA N，FINLAY G A，KOTLOFF R M，et al. Lymphangioleiomyomatosis diagnosis and management：high-resolution chest computed tomography，transbronchial lung biopsy，and pleural disease management.An Official American Thoracic Society/Japanese Respiratory Society Clinical Practice Guideline.Am J Respir Crit Care Med，2017，196（10）：1337-1348.
5. 中华医学会呼吸病学分会间质性肺疾病学组，淋巴管肌瘤病共识专家组，中国医学科学院罕见病研究中心，等.西罗莫司治疗淋巴管肌瘤病专家共识（2018）.中华结核和呼吸杂志，2019，42（2）：92-97.

病例 57 咳嗽，气促，双肺多发斑片状，气胸

一、病情介绍

患者，男性，58 岁，建材生产工人。

以“干咳 10 年，气促 2 年，加重 1 个月”为主诉于 2021 年 5 月 20 日入院。

现病史：10 年前患者因出现反复干咳，无咯血，无发热、盗汗，无胸闷、胸痛等，就诊于当地医院，诊断为“肺尘埃沉着病”，间断于当地诊所行药物治疗（具体不详）。2 年前无明显诱因出现气促，多于活动后出现，并逐步加重，未重视。1 个月前上述症状加重，性质同前，伴夜间端坐呼吸，于外院住院治疗，查肺部 CT 考虑“肺尘埃沉着病合并陈旧性肺结核”，予止咳解痉平喘等治疗，症状无明显缓解，为进一步诊治，转诊至福建医科大学第三临床医学院。

既往史：高血压病史多年。从事石材加工工作 10 年。无烟酒嗜好；家族史特殊。

入院查体：体温 36 ℃，脉搏 116 次 / 分，呼吸 20 次 / 分，血压 131/85 mmHg，神清，浅表淋巴结未触及肿大，左肺呼吸音稍低，双肺未闻及干湿性啰音及胸膜摩擦音，心脏、腹部脏器检查无特殊，双下肢无水肿。

辅助检查：入院后血常规：白细胞 10.07×10^9/L、中性粒细胞 8.16×10^9/L、中性粒细胞百分比 81 %、血红蛋白 150 g/L、血小板 196×10^9/L。血气分析：pH 7.463、二氧化碳分压 31.1 mmHg、氧分压 97.3 mmHg、氧饱和度 97.8%。降钙素原 0.06 ng/mL。C- 反应蛋

白 24.37 mg/L。常规心电图：窦性心动过速。肺功能：限制性通气功能障碍（中重度）、最大通气量降低，肺弥散功能减退（轻度），气道阻力增高，残气正常、残总比增高，肺总量降低。肺部 CT（图 57-1）：①左侧气胸；②肺尘埃沉着病（尘肺），两肺炎症，双侧胸腔少量积液，同前相仿；③双肺纤维化，双肺胸膜增厚。

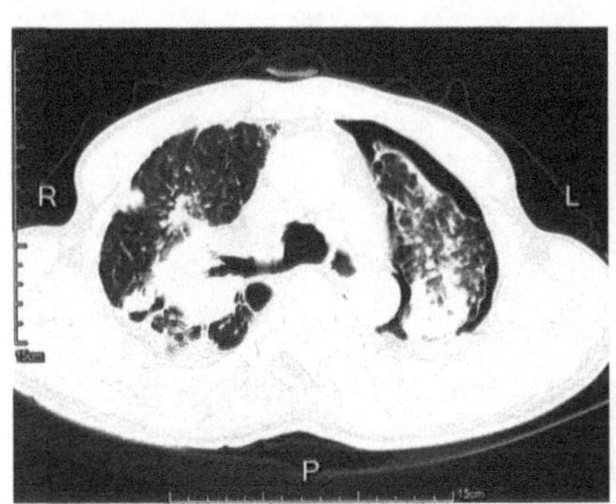

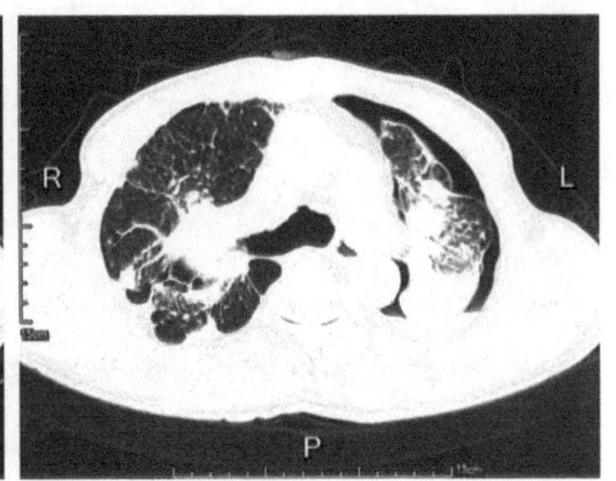

左侧胸腔内见游离气体，左肺压缩约 30%；双肺野见多发斑点状、结节状、团块状密度增高影，部分融合成团，部分其内可见钙化，境界清晰；双侧胸腔少量积液；双侧胸膜增厚。

图 57-1　肺部 CT（2021 年 5 月 20 日）

二、诊疗经过

入院后完善肺部 CT，明确诊断。

三、最后诊断

肺尘埃沉着病并左侧自发性气胸。

四、治疗与转归

行胸腔闭式引流术，复查胸片（图 57-2）示左肺基本复张，皮下气肿较前减少，患者自觉气促改善，无明显咳嗽，无发热等。

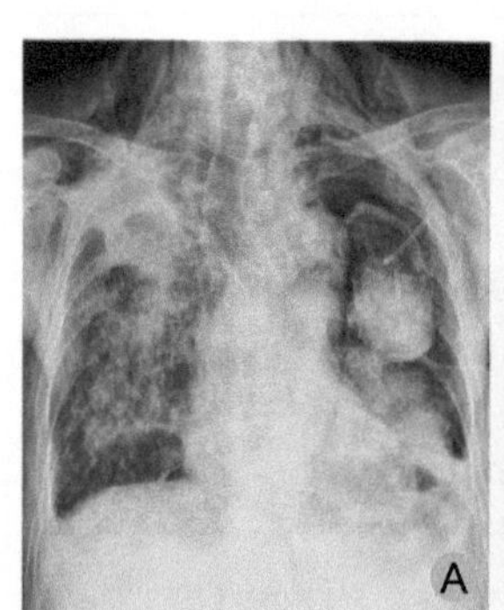
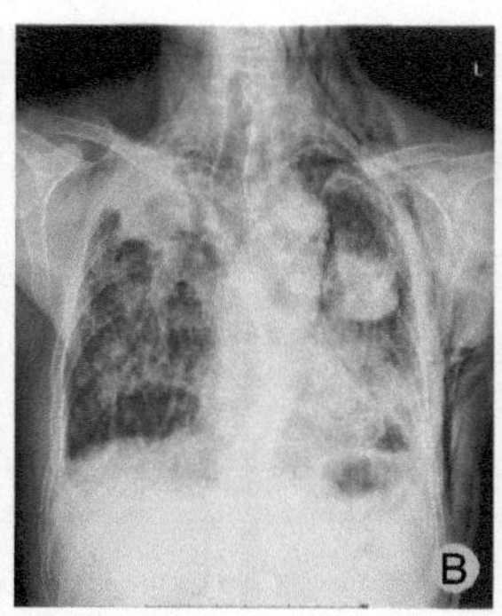
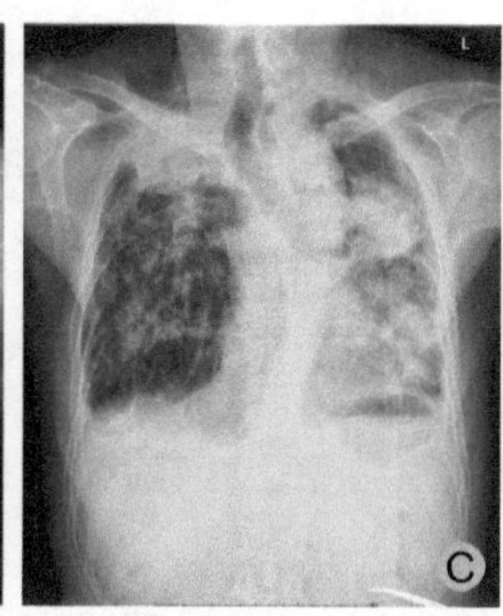

A. 2021 年 5 月 22 日；B. 2021 年 5 月 25 日；C. 2021 年 6 月 2 日。左侧气胸较前好转；胸壁、颈部积气较前吸收。

图 57-2　复查胸片

五、重要提示

1. 患者为中年男性，慢性起病，从事石材加工工作 10 年。

2. 干咳 10 年，气促 2 年，进行性加重。

3. 肺部 CT：①左侧气胸；②肺尘埃沉着病，两肺炎症。

六、讨论

肺尘埃沉着病又称尘肺，是在职业活动中长期吸入不同致病性的生产性粉尘并在肺内潴留而引起的以肺组织弥漫性纤维化为主的一组职业性疾病的统称。肺尘埃沉着病的病程和临床表现取决于多种因素，包括患者在生产环境中所接触矿物粉尘的性质、浓度、接触工龄、防护措施、患者有无合并症等。不同种类粉尘致病有所差异，其中游离二氧化硅粉尘（矽尘）致肺纤维化能力最强，其所致矽肺是肺尘埃沉着病中最为严重的一种类型。常见矽尘作业如采矿业、矿石加工业、耐火材料业等。

病理机制：目前关于矽肺发病机制未能完全阐明，但可以明确肺泡巨噬细胞在矽肺的发病过程中起关键作用。在矽尘作业环境中，被吸入的矽尘沉积在肺泡表面后，早期引起肺泡巨噬细胞增加，有助于清除尘粒，减少尘粒进入肺间质的机会。反复吸入并沉

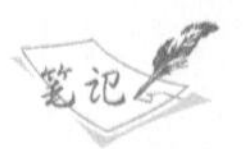

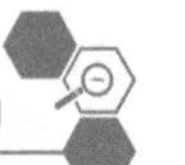

积在肺内的矽尘，特别是肺泡巨噬细胞破裂再释放出的矽尘使肺部病变不断发展加重。即使脱离矽尘作业环境后，肺部病变仍会继续发展。

因矽尘沉积所致肺部弥漫性胶原纤维增生，病理改变呈尘性弥漫性纤维化。肺组织纤维化部位通气功能下降，周边部位代偿性气肿，疱性气肿互相融合形成肺大疱；细支气管狭窄、扭曲，产生活瓣机制也是形成肺大疱的原因。肿大的气疱因营养、循环障碍而发生退行性变性。气胸发生往往有明显诱因，任何使肺内压急剧升高的原因都可导致肺脏层胸膜下变性的肺大疱破裂从而发生气胸，如呼吸系统感染引起咳嗽、咳痰、气喘加重；过度用力憋气，如提取重物或用力大便，引起通气阻力增加，肺内压升高导致肺大疱破裂发生气胸。并且胸膜慢性纤维化和纤维化组织的牵拉和收缩也可导致气胸。

临床表现及体征：气胸症状与发病快慢、肺脏被压缩的程度、气胸类型和肺部原发疾病情况有关。任何引起肺内压升高的原因都可能造成自发性气胸。大多数气胸起病急，表现为突发针刺样胸痛，持续时间短，伴胸闷、呼吸困难。肺尘埃沉着病患者因胸膜粘连，气胸多为局限性，并常被原有呼吸困难症状所掩盖，有时需影像学检查才能发现。由于胸膜粘连和胸膜纤维化，肺尘埃沉着病合并气胸可反复发生或两侧交替出现，破口常难以愈合，气体吸收缓慢。胸腔少量积气时体征不明显，或听诊时患侧呼吸音减弱。气胸量超过 30%，病侧胸廓饱满，呼吸运动及触觉语颤减弱或消失，叩诊呈鼓音，呼吸音明显减弱或消失。

诊断：胸部 X 线检查是诊断气胸既可靠又经济的手段。典型的气胸胸片表现为肺脏外缘呈外凸弧形的细线状阴影。由于肺尘埃沉

着病患者常有严重的肺气肿和肺大疱，肺尘埃沉着病并发气胸时需与此鉴别。CT有助于诊断。

治疗：肺尘埃沉着病并发气胸应立即就诊，就诊不及时可造成严重后果。发生气胸即应绝对卧床休息，减少活动有利于气体吸收。肺脏压缩面积20%以下的闭合性气胸，不伴有呼吸困难的患者，单纯卧床休息，一般1～2周内可自行痊愈。有胸闷、气急感觉者可增加氧疗（氧流量3 L/min，面罩呼吸），氧疗可提高胸膜腔气体吸收率。肺压缩面积超过30%，有明显呼吸困难的患者可行胸腔微创穿刺术，穿刺后症状可明显缓解。对于大量气胸、单纯抽气后呼吸困难无法缓解、开放性气胸及张力性气胸者应考虑行胸腔闭式引流术或外科干预。对于同侧复发性气胸、张力性气胸引流失败的，长期气胸肺不张者，可考虑外科治疗。

七、评述

肺尘埃沉着病合并自发性气胸在临床诊断上并无难度，结合患者的职业史及肺部影像学即可明确，但其临床表现常被原有呼吸道症状所掩盖而忽视。根据本例患者病史，肺尘埃沉着病患者呼吸道症状加重，经对症治疗后无明显缓解，需再次复查肺部影像排除自发性气胸可能。在治疗上同其他原因引起的气胸无特殊，但肺尘埃沉着病患者因肺部及胸膜广泛纤维化可导致气胸反复发生，抗纤维化治疗仅能延缓进展，对已形成的纤维化无法消融，故对该类患者需加强健康教育、管理和综合治疗，积极治疗并发症以避免气胸反复发生。

（郑耐珊　罗雄彪　曾惠清）

参考文献

1. 中华预防医学会劳动卫生与职业病分会职业性肺部疾病学组 . 尘肺病治疗中国专家共识（2018 年版）. 环境与职业医学，2018，35（8）：677-689.

2. 陈灏珠，林果为，王吉耀 . 实用内科学 .14 版 . 北京：人民卫生出版社，2013.

笔记

病例 58　气喘，反复右侧胸腔积液

一、病情介绍

患者，女性，73 岁，家庭妇女。

以“活动性气喘 1 个月，加剧 3 天”为主诉于 2016 年 12 月 26 日入院。

现病史：1 个月前患者无明显诱因出现活动性气喘，无咳嗽、咳痰、夜间盗汗，无畏冷、寒战、发热，无咯血、痰中带血等，3 天前症状加重，未活动时亦感气喘，就诊于福建医科大学附属泉州第一医院，查胸片示“右侧胸腔大量积液”，门诊拟“右侧胸腔大量积液”收住入院。

既往史：有 2 型糖尿病，糖尿病肾病（Ⅳ期）；糖尿病周围神经病变，糖尿病足；高血压病（3 级，极高危）；高血压性心脏病并心功能不全（NYHA 4 级）；心律失常（心房颤动）。无烟酒嗜好。家族史无特殊。

入院查体：体温 36.2 ℃，脉搏 92 次 / 分，呼吸 20 次 / 分，血压 172/116 mmHg，神清，浅表淋巴结未触及肿大，右肺叩诊浊音，左肺叩诊清音。右下肺呼吸音消失，左肺呼吸音清，双肺未闻及干湿性啰音及胸膜摩擦音。心律绝对不齐，腹部脏器检查无特殊；双下肢中度可凹性水肿。

辅助检查：血常规：白细胞 4.57×10^9/L、血红蛋白 138 g/L、中性粒细胞百分比 75%，血小板 155×10^9/L，红细胞 4.83×10^{12}/L。尿常规：隐血（++），尿蛋白（++）。便常规 +OB：正常。B 型钠尿肽测定 1003 pg/mL，肌钙蛋白Ⅰ 0.019 ng/mL。糖化血红蛋白 10.2%。生化全套：尿素氮 10.37 mmol/L，总胆固醇 6.19 mmol/L，白蛋白

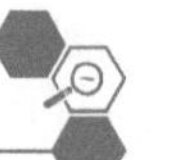

22 g/L，葡萄糖 11.04 mmol/L。甲状腺功能：促甲状腺激素（TSH）7.429 μIU/mL，游离三碘甲状原氨酸（FT_3）2.98 ng/L，游离甲状腺素（FT_4）1.08 ng/dL。生化：葡萄糖（餐后 2 小时）13.68 mmol/L。降钙素原 0.13 ng/mL。免疫：C 肽 4.7 μg/L。生化：尿微量白蛋白 1420 mg/L，尿微白蛋白 / 尿肌酐 491.3 mg/mmol。各项癌性标志物正常。心脏彩超：EF% 54%，左室壁向心性增厚；左、右房扩大；主动脉瓣反流（少量）；三尖瓣反流（少量）；二尖瓣反流（微少量）；左室舒张功能减低；肺循环高压（中度）。腹部彩超：胆囊泥沙样结石。双肾结石。肝、胰腺、脾、子宫、双侧附件区未见占位。腹部未见明显游离液体。甲状腺彩超：甲状腺多发低回声及囊性无回声（结节性甲状腺肿可能）；双侧颈部未见明显肿大淋巴结。胸腔积液常规：微混，细胞计数 0.764×10^9/L，多个核细胞 2.7%，单核细胞 97.3%，李凡他试验阴性。胸腔积液生化：总蛋白 22.7 g/L，葡萄糖 13.43 mmol/L，氯 103 mmol/L。胸腔积液 ADA 12 IU/L。胸腔积液病理：（右侧胸腔积液）涂片见一些增生间皮细胞、淋巴细胞及少量中性粒细胞。

二、诊疗经过

入院后行胸腔积液检查示漏出液，胸腔积液腺苷脱氨酶不高，考虑心功能不全及低白蛋白血症所致胸腔漏出液，予胸穿抽液缓解气喘症状，并予抗心衰、利尿、补充白蛋白、抗凝等处理，患者右侧胸腔积液仍反复生长。肺部 CT：双肺炎症性改变，右肺下叶膨胀不全，右侧胸腔大量积液、部分包裹性，右侧胸腔置管后改变，左侧胸腔积液，主动脉及冠状动脉硬化症（图 58-1）。2018 年 3 月 7 日复查肺部 CT：右侧胸腔积液仍反复生长（图 58-2）。在充分评估后，2018 年 3 月 15 日予行内科胸腔镜检查：吸出黄色胸腔积液 1600 mL，

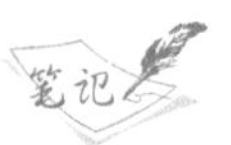

分别沿胸膜腔前、上、后、侧、下顺序观察，于后侧胸腔胸膜壁层见少许白色小斑点，予活检送病理检查，其余胸腔胸膜壁层未见明显异常病变（图 58-3）。病理（右胸膜组织活检）：纤维脂肪组织，局部被覆增生的间皮，间质少量淋巴细胞浸润，未见确切恶性证据（图 58-4）。（右侧胸腔积液细胞蜡块）见大量淋巴细胞、少许中性粒细胞及间皮细胞。免疫组化：TTF-1（–）（图 58-5）。胸腔积液细胞蜡块见大量淋巴细胞，需注意乳糜胸，2018 年 3 月 28 日予胸腔积液行乳糜试验，结果为阴性。患者胸腔积液仍反复生长，予换为粗管引流，在最后 1 个引流袋中发现少许褐色样液体，约 3 mL，再次送乳糜试验，2018 年 4 月 5 日乳糜试验结果为阳性。转胸外科手术治疗后未再出现胸腔积液。

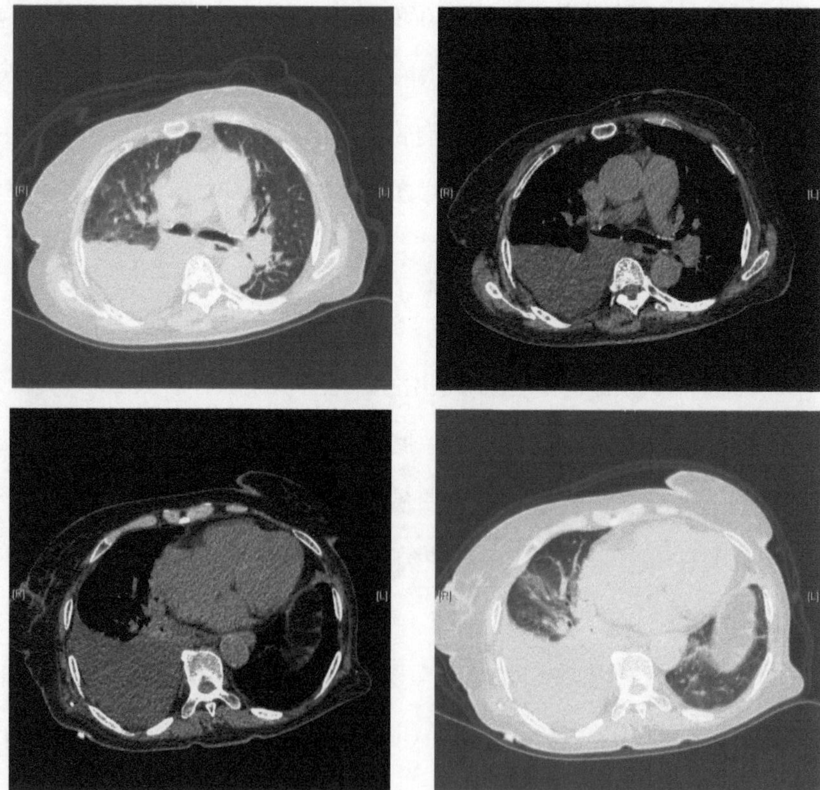

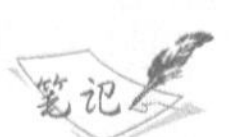

图 58-1　肺部 CT（2018 年 2 月 26 日）

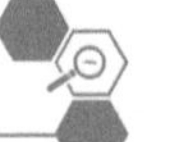

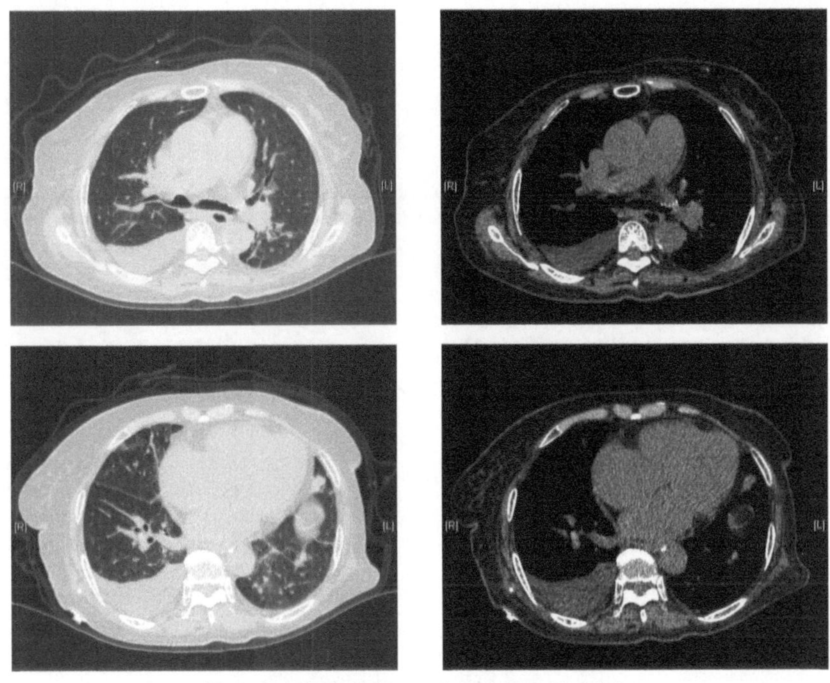

图 58-2　复查肺部 CT（2018 年 3 月 7 日）

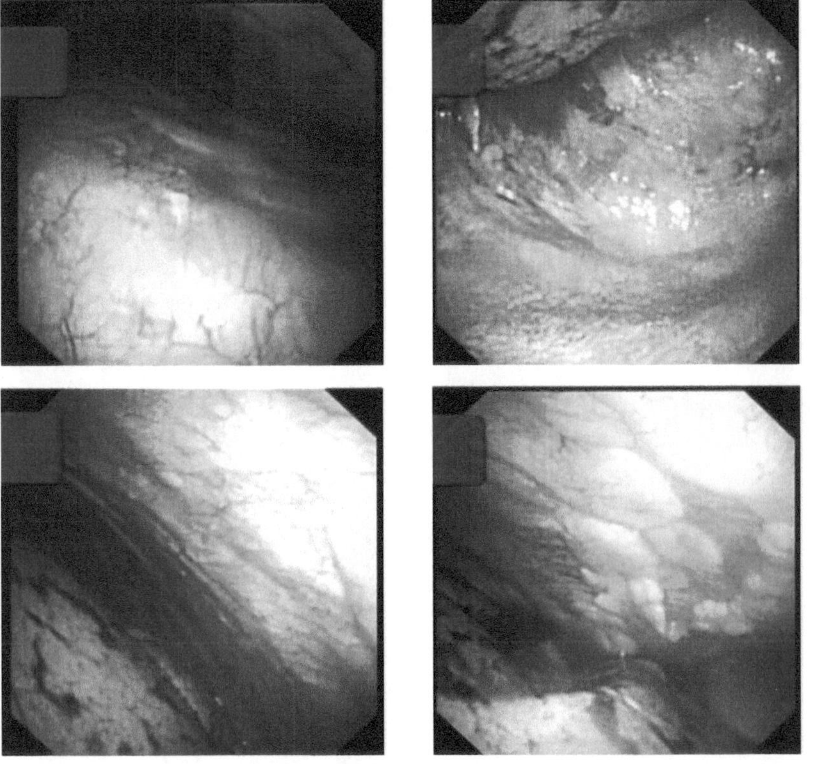

图 58-3　内科胸腔镜检查（2018 年 3 月 15 日）

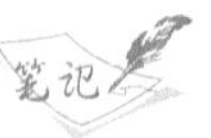

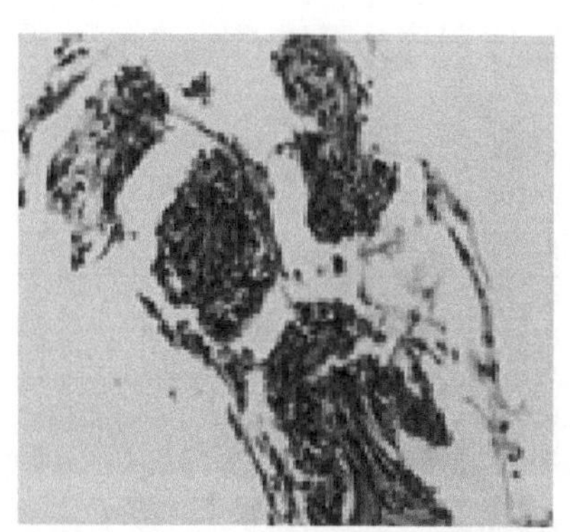
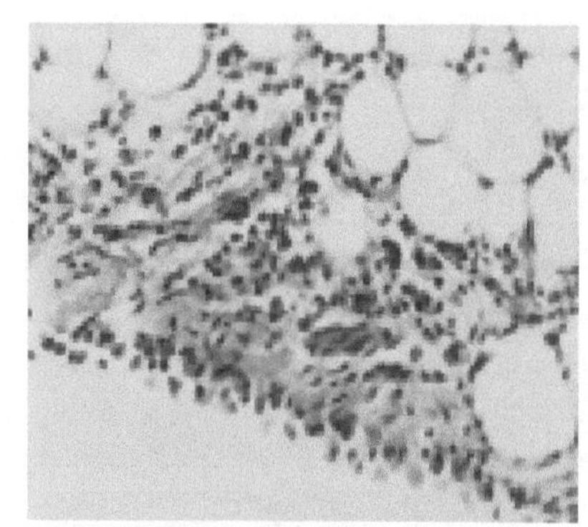

图 58-4　组织病理（右胸膜组织活检）

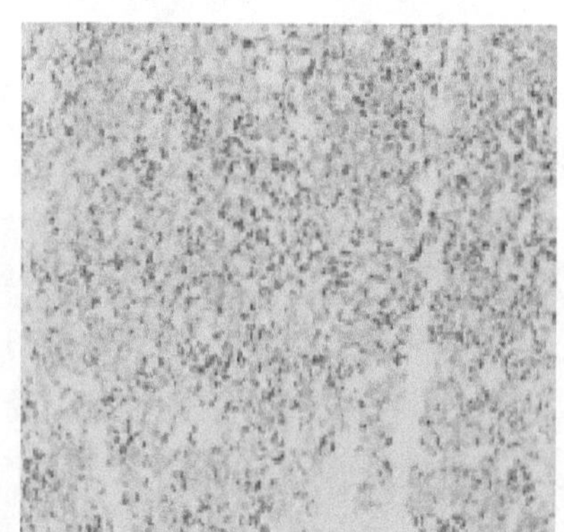

图 58-5　组织病理（右侧胸腔积液细胞蜡块）

三、最后诊断

自发性右侧乳糜胸；高血压病 3 级（极高危）；高血压性心脏病，持续性房颤，舒张性心衰，心功能 3 级（NYHA 4 级）；2 型糖尿病，糖尿病肾病（Ⅳ期），糖尿病周围神经病变，糖尿病足；肺动脉高压（中度）。

四、治疗与转归

转胸外科行胸导管结扎手术治疗后未再出现胸腔积液。

五、重要提示

1. 患者为老年女性，亚急性起病。

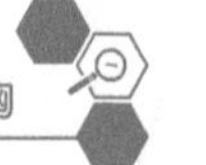

2. 反复出现右侧胸腔积液。

3. 有高血压病、高血压心脏病、心功能不全、糖尿病、糖尿病肾病、低白蛋白血症等多种基础疾病。

4. 胸腔积液检查提示漏出液。

5. 内科胸腔镜未见明显异常，胸膜活检病理无明确结果。

6. 胸腔积液细胞蜡块病理见大量淋巴细胞，反复胸腔闭式引流后，发现少许褐色样液体，送乳糜试验而最终确诊乳糜胸。

六、讨论

乳糜胸常发生于胸部（尤其是食管和纵隔）手术或外伤后，以右侧多见，双侧少见，预后较差，病死率可达 15%。自发性乳糜胸指即使通过详细检查仍未明确原发病因，临床较少见，不易明确病因，容易延误诊断。可能与既往外伤、感染或原有脊柱异常引起胸导管固定后突然牵拉致其破裂有关。极易误诊为慢性心力衰竭伴胸腔积液。

临床表现：乳糜胸临床表现无特异性，常有胸闷、气促、乏力、体重下降、尿少、脂溶性维生素缺乏。引起上述症状的病理机制可能为：乳糜液漏入胸腔压迫同侧肺组织，影响心肺功能；乳糜液长期丢失造成低蛋白血症、低钠血症、酸中毒等，导致机体代谢紊乱；乳糜液持续丢失造成细胞免疫和体液免疫功能异常，细胞免疫受到抑制。

诊断和鉴别诊断：乳糜胸的诊断依赖胸腔积液检测及乳糜定性试验，苏丹Ⅲ染色阳性为其诊断金标准。真性乳糜胸胸腔积液有以下特点：①比重＞ 1.012，细胞数少，淋巴细胞 0.8×10^9/L；②苏丹Ⅲ染色阳性；③甘油三酯＞ 1.2 mmol/L（1100 mg/L），胆固醇 / 甘油三酯＜ 1；④细菌培养阴性。诊断时需注意排除假性乳糜胸。假性乳

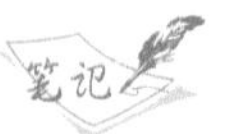

糜胸多为慢性、结核性或类风湿性疾病所致，胸腔积液亦呈乳糜样外观，离心观察有有形成分沉淀，可见胆固醇结晶，胸腔积液变清晰，加乙醚振荡后其色泽多无改变，胆固醇多＞ 5.18 mmol/L，甘油三酯含量正常，可资鉴别。鉴别诊断应考虑：慢性心功能不全、低白蛋白血症及其他各种原因引起胸腔漏出液。

治疗：乳糜胸的治疗原则为积极寻找病因，尽可能行对因治疗去除病因。保守治疗：①胸腔闭式引流：去除局部压迫，以利于肺复张。②饮食控制及营养支持：低脂饮食能限制长链脂肪酸的摄入，减少乳糜液的生成，增加胸导管破损愈合的机会。③抑制腺体分泌药物的应用：生长抑素可减少乳糜液生成，并且能够减少胸腔积液中甘油三酯的含量。④胸膜固定术：行胸膜固定术治疗乳糜胸的依据是乳糜瘘愈合的机制不是瘘口的闭合，而是胸膜腔的闭塞粘连。手术治疗：若保守治疗无明显效果应及早手术治疗，但具体手术指征尚无定论。有报道显示手术治疗有效率约为 90%。最常见的手术术式是胸导管结扎。因胸导管有丰富的侧支循环，手术不会影响淋巴引流。

七、评述

自发性乳糜胸临床上少见，本例患者活动性气喘的同时伴双足凹陷性水肿，非常符合心力衰竭的表现，且有低白蛋白血症，胸腔积液检查提示漏出液，故将诊断思路引导向慢性心功能不全及低蛋白血症，以至于进行了一系列心功能检查及补充白蛋白治疗，同时患者有多年高血压病史，加之具有心力衰竭的易患因素，更强化了对心功能不全的判断。所以患者反复在心内科就诊约 1 年半后，才转入呼吸内科进一步诊疗。患者破裂的乳糜管估计为小分支，因而胸腔积液总为淡黄色，检测总是提示漏出液，第一次乳糜试验阴

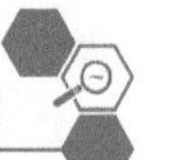

性。内科胸腔镜检查亦无法明确病因。最后为内科胸腔镜检查时一次性收集 1000 mL 胸腔积液，送细胞蜡块病理检查，发现大量淋巴细胞，而将思维引向乳糜胸。最终在引流袋底部发现少许褐色样液体，送乳糜试验而确诊。因而在不明原因胸腔积液的诊疗思维上，不能思维固化，需要多观察、多思考，应客观而全面地搜集、分析和评价临床资料，确保不遗漏诊断疾病的关键证据，不能让某些经验或错误的印象占据思维的主导地位，致使诊断偏离疾病的本质。

（郭伟峰　真　滢　曾惠清）

参考文献

1. DEMOS N J，KOZEL J，SCERBO J E.Somatostatin in the treatment of chylothorax. Chest，2001，119（3）：964-966.
2. 陈志国，王贤书，杨志国，等．儿童自发性乳糜胸 17 例临床分析．疑难病杂志，2014，13（3）：303-304.
3. MERRIGAN B A，WINTER D C，O’SULLIVAN G C.Chylothorax.Br J Surg，1997，84（1）：15-20.
4. THAMBO J B，JIMENEZ M，JOUGON J，et al. Diagnostic and therapeutic value of lymphography in persistent postoperativechylothorax.Arch Mal Coeur Vaiss，2004，97（5）：546-548.
5. BARKAT A，BENBOUCHTA I，KARBOUBI L，et al. A patient with traumatic chylothorax.Int J Gen Med，2012，5：759-762.
6. BUETTIKER V，HUG M I，BURGER R，et al. Somatostatin：anew therapeutic option for the treatment of chylothorax.Intensive Care Med，2001，27（6）：1083-1086.
7. 袁利，李斌，冯建营，等．乳糜胸非手术治疗 11 例分析．滨州医学院学报，2009，32（3）：228.

8. 徐医军 . 成人自发性乳糜胸外科治疗体会 . 河北医药，2004，26（10）：803.

9. SHIRAISHI Y.Chylothorax.Kyobu Geka，2004，57（ Suppl 8）：757-761.

10. 王永亮 . 结扎胸导管断端远侧治疗创伤性乳糜胸 . 中国综合临床，2003，19（6）：538-539.

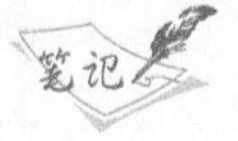

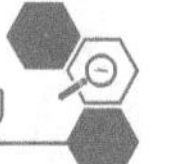

病例 59 育龄期妇女、左侧乳糜胸、两肺多发小囊腔病变

一、病情介绍

患者，女性，38 岁，职员。

以“活动后气促 4 年余，加重半年”为主诉于 2020 年 9 月 14 日入住广州呼吸健康研究院呼吸内科。

现病史：4 年前患者无明显诱因开始出现活动后气促，间伴咳嗽，无咳痰，无畏寒、发热，无胸闷、心悸等。起病后未治疗，症状反复出现。半年前上述症状开始逐渐加重，于 2020 年 7 月 23 日至福建某医院就诊，胸部 CT 检查提示“双肺间质性改变可能、炎症性改变、左侧胸腔积液合并左肺下叶膨胀不全”。后到吉林市某医院住院，予胸腔闭式引流，引流出乳白色胸腔积液，诊断“淋巴管肌瘤病、乳糜胸”。为进一步诊治到广州呼吸健康研究院就诊。

既往史：无特殊。工作及生活环境无粉尘接触。

入院查体：体温 36.5 ℃，脉搏 77 次 / 分，呼吸 22 次 / 分，血压 123/88 mmHg。皮肤及黏膜未见黄染，未见淤点及淤斑，未见色素沉着，未见溃疡及瘢痕。无皮下结节或肿块。胸廓无异常，呼吸动度对称，双侧乳房发育正常，左下肺呼吸音减弱，未闻及干湿性啰音及胸膜摩擦音。

辅助检查：感染相关：结核菌涂片检查（–）、PCT 正常、各项细菌及病毒检查阴性。风湿免疫相关：① TBNK 细胞检测及绝对计数、T 淋巴亚群及绝对计数：T 抑制淋巴细胞（CD3+，CD8+）绝对计数 284 个 /μL；② TH_1/TH_2 细胞因子检测：IL-6 9.49 pg/mL；

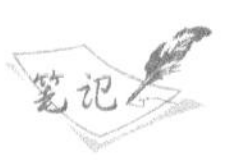

③免疫八项：补体 C_3 0.662 g/L，补体 C_4 0.151 g/L，CH50 20 U/mL；④风湿三项：抗链球菌溶血素 O 207 IU/mL。肿瘤相关：肺肿瘤五项：25- 羟基维生素 D：糖类抗原 125 46.35 U/mL。一般及常规检查：①肝功八项：总蛋白 58.7 g/L，白蛋白 33.1 g/L；②血脂四项：高密度脂蛋白胆固醇 1.04 mmol/L，低密度脂蛋白胆固醇 1.65 mmol/L；③凝血相关：凝血酶原时间 14.7 秒；D- 二聚体 823 ng/mL FEU。

二、诊疗经过

临床思路上首先从常见病因方面进行鉴别：脓胸所致乳糜性胸腔积液、假性乳糜性胸腔积液（包括纤维变性胸膜炎、结核胸膜炎及慢性风湿性胸膜炎）等。

入院后影像学检查：

2020 年 9 月 15 日：胸部 CT（图 59-1）：①两肺多发囊腔、颈根部及纵隔淋巴结增大，左腹膜后团块及右肾门结节，符合淋巴管肌瘤病，左侧胸腔、盆腔积液；②两肺合并炎症，左肺部分压迫性实变；③子宫前壁肌瘤，左侧附件区囊性病变。

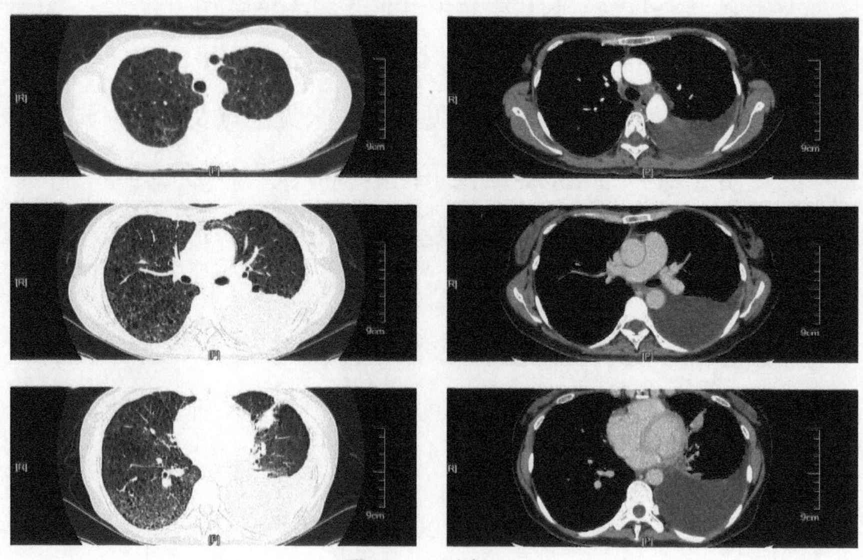

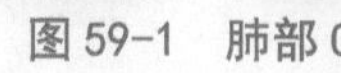

图 59-1 肺部 CT

超声检查：2020 年 9 月 15 日胸腔积液 B 超定位：左胸大量积液。超声引导穿刺置管同时胸膜活检：超声引导下胸腔积液定位穿刺、置管引流。心脏彩色超声：未见异常。

2020 年 9 月 16 日头 MRI 平扫 + 增强：部分空泡蝶鞍，其余未见异常。2020 年 9 月入院后多次复查胸部正侧位：两肺多发病变，考虑符合淋巴管肌瘤病；两侧胸腔少量积液。

肺功能检查：中重度阻塞性肺通气功能障碍；弥散功能重度下降；支气管舒张试验阳性。

超声定位提示左侧大量胸腔积液，立即予超声引导下胸腔积液定位穿刺、置管引流，引流出大量乳糜胸液，并将胸腔积液送检。胸腔积液常规检查：乳糜状、李凡他试验（+）、潘氏试验（++）、白细胞 497 × 10^6/L（/HP）、红细胞 4368 × 10^6/L（/HP）、分叶核细胞百分比 8%、单个核细胞百分比 92%。胸腔积液生化：葡萄糖 5.91 mmol/L、总蛋白 33.9 g/L、乳酸脱氢酶 90.2 U/L、腺苷脱氨酶 1.4 U/L。乳糜定性检查：乳糜试验阳性。胸腔积液涂片见淋巴细胞及间皮细胞，未见癌细胞，未见特殊病原菌；特殊染色结果：抗酸（–）、GMS（–）、PAS（–）。

支气管镜肺活检病理（图 59-2）：（左肺）送检肺组织见肺泡腔内有组织细胞，部分肺间隔断裂，肺泡融合扩张，大疱形成，并可见卵圆形细胞呈灶性分布；免疫组化结果：ER（+）、PR（+）、HMB45（+）、SMA（+）、CD56（部分 +）。结合免疫组化结果组织改变符合肺淋巴管平滑肌瘤病。

笔记

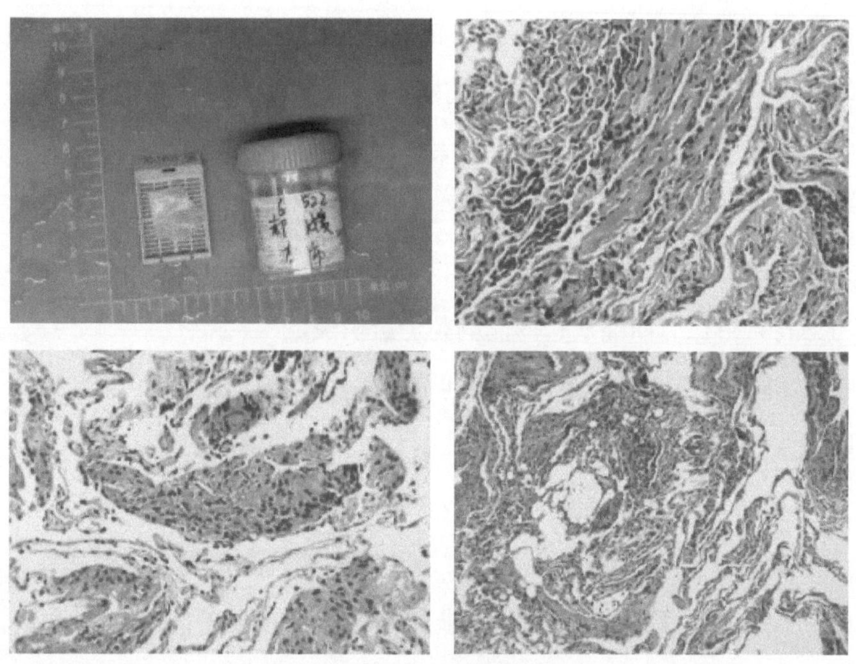

图 59-2　支气管镜肺活检病理

三、最后诊断

淋巴管肌瘤病；乳糜胸；子宫肌瘤。

四、治疗与转归

入院后予吸氧，胸腔积液定位穿刺、置管引流；2020 年 9 月 18 日开始予西罗莫司胶囊口服，带药出院，门诊定期随诊。

经过半年的治疗患者气促等症状明显改善，可以正常工作和生活。前后复查胸部 CT 扫描 2 次（图 59-3）：与治疗前比较可见：符合淋巴管肌瘤病；纵隔淋巴结缩小；左侧胸腔积液基本吸收。

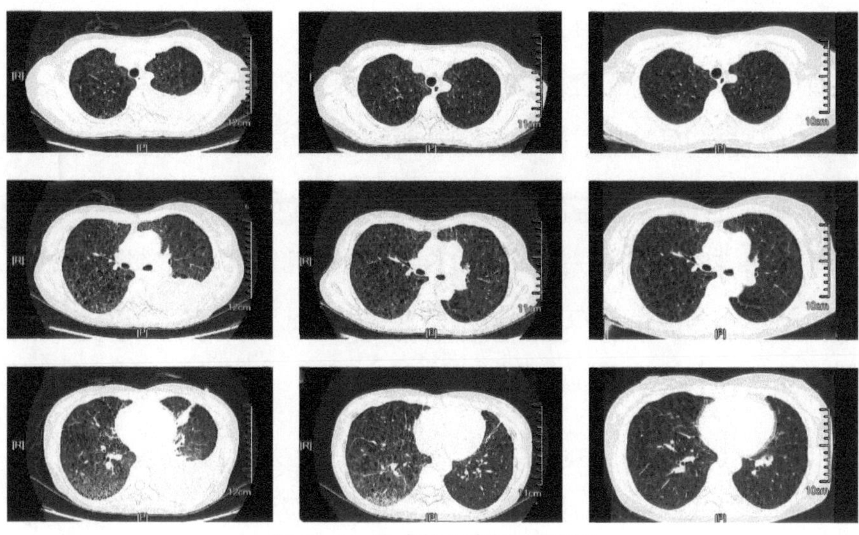

图 59-3　治疗前后胸部 CT 比较

五、重要提示

1. 患者为育龄期女性，以活动后气促、左侧大量胸腔积液为主要表现。

2. 左侧大量胸腔积液，并且呈乳糜积液。

3. 胸部 CT 检查提示双肺弥漫性囊腔改变。

4. 全腹部 CT 检查提示肾区及左腹膜后受累。

5. 胸腔积液送检提示乳糜试验阳性，而未见结核、癌细胞及其他特殊菌群。

6. 支气管镜下取肺组织活检，病理提示组织改变符合肺淋巴管平滑肌瘤病。

六、讨论

本例患者为育龄期女性，表现为活动后气促、左侧胸腔大量积液，外院胸部 CT 提示双肺弥漫性囊腔改变。患者主要特征是左侧胸腔积液为乳糜胸液并活动后气促较前明显加重，考虑淋巴管肌瘤病所致。而后按照乳糜积液流程进行鉴别诊断，查找病因。经过详细

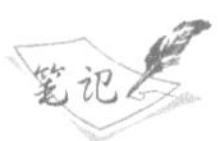

的检查，包括感染指标、风湿免疫相关指标、乳糜积液常规及生化检查、肺部组织行病理活检，基本排除其他乳糜积液可能的相关病因，如结核、风湿病、肿瘤等。在排除这些病因的基础上，可以初步诊断为：淋巴管肌瘤病。给予抽取乳糜积液，并经引流管注入沙培林行胸膜内固定术，同时开始长期服用雷帕霉素，后期定期随访病情稳定，未再出现胸腔积液反复。因此，最后明确诊断为淋巴管肌瘤病所致乳糜积液。

七、评述

临床上须将乳糜性胸腔积液与脓胸及假性乳糜性胸腔积液鉴别。脓胸主要由大量白细胞组成，离心后上清液清亮，结合病史不难鉴别；假性乳糜胸指长时间（数月甚至数年）的胸腔积液，尤其是纤维变性胸膜炎，主要发生于结核胸膜炎及慢性风湿性胸膜炎，其主要成分为大量胆固醇，甘油三酯也可升高，但其胸腔积液胆固醇与血清胆固醇的比值＞1，而乳糜胸患者其比值＜1，可资鉴别。

乳糜胸常见于以下情况：原发于淋巴系统的疾病：原发性淋巴管发育异常如胸导管闭锁、先天性肺淋巴管扩张，淋巴管瘤病如弥漫性肺淋巴管瘤病，以及肺淋巴管肌瘤病（主要发生于育龄女性）等，此类疾病引起的乳糜胸治疗难度大。故诊断乳糜胸后，首先要明确原因，再进行针对性病因治疗及对症治疗。治疗目的是减轻呼吸道症状、阻止乳糜外漏及防止复发、预防或治疗营养不良和免疫缺陷；其次要进行预后评估。而致乳糜胸的病因牵涉良多，归根究底难度较大，因此针对性地对 LAM 进行诊断易造成误诊、漏诊。

LAM 的治疗建议：①采用西罗莫司治疗。②由于气胸和乳糜胸发生的概率较高，需要告知患者气胸和乳糜胸发生时的症状及就诊建议。③首次发生气胸时应推荐行胸膜固定术，以降低再次发生气

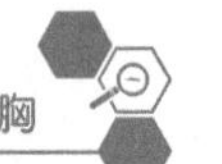

胸的风险；胸膜内固定术虽然增加了未来肺移植手术时肺剥离的困难，但不是肺移植手术的禁忌证。

本院曾对近年来确诊为 LAM 的患者进行总结，提出了初步的诊疗路径（图 59-4），该诊疗路径可以作为这类疾病的诊疗手段加以实践，并在实践中不断丰富完善。

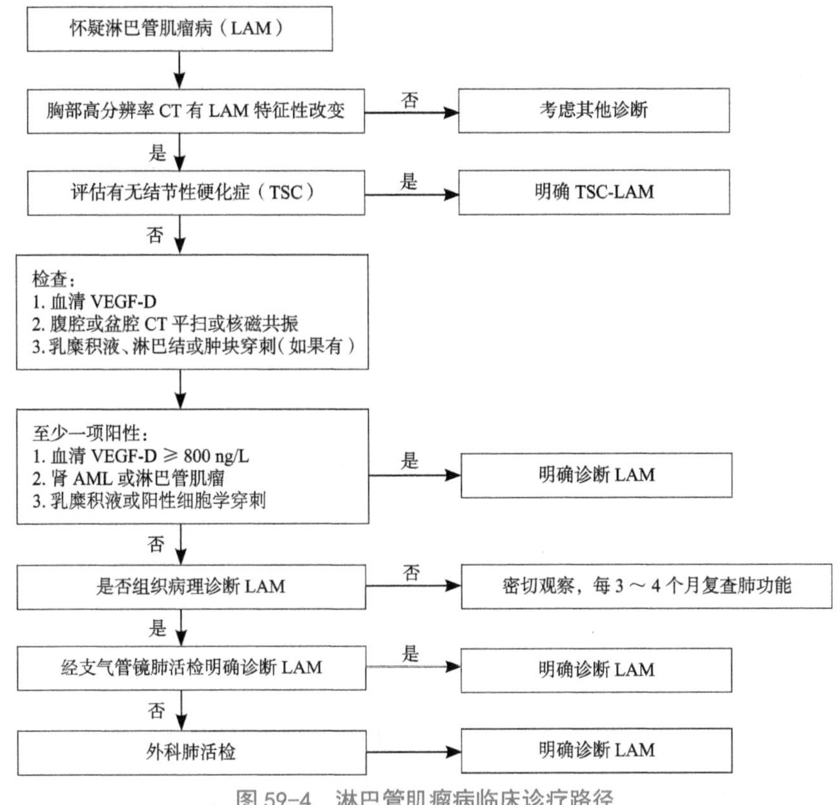

图 59-4　淋巴管肌瘤病临床诊疗路径

（曾运祥）

参考文献

1. 中华医学会呼吸病学分会间质性肺疾病学组，淋巴管肌瘤病共识专家组，中国医学科学院罕见病研究中心，等．西罗莫司治疗淋巴管肌瘤病专家共识（2018）．中华结核和呼吸杂志，2019，42（2）：92-97.

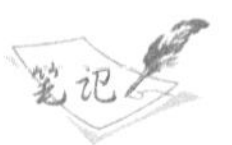

2. 胡晓文，徐凯峰 . 美国胸科协会和日本呼吸学会淋巴管肌瘤病 2017 年临床指南简介 . 中华结核和呼吸杂志，2019，42（2）：98-100.
3. 刘金荣，赵顺英，沈文彬 . 乳糜性胸腔积液诊断及处理 . 中国实用儿科杂志，2017，32（3）：186-190.
4. JOHNSON S R，CORDIER J F，LAZOR R，et al. European Respiratory Society guidelines for the diagnosis and management of lymphangioleiomyomatosis. Eur Respir J，2010，35（1）：14-26.

笔记

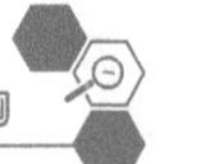

病例 60　慢性粒细胞白血病，达沙替尼，乳糜胸

一、病情介绍

患者，男性，47 岁，厨房工作人员。

以“确诊慢性粒细胞白血病慢性期 7 年，口服达沙替尼 3 年余”为主诉入院。

现病史：“达沙替尼 50 mg、bid”口服 3 年余。每年定期复查，白血病控制良好。1 个月前出现活动后胸闷，胸部 CT 提示双侧胸腔积液，考虑达沙替尼相关性胸腔积液。停用达沙替尼并改为氟马替尼，同时予利尿、引流，引流液为黄白色，乳糜试验阳性，诊断为乳糜胸，完善检查排除白血病复发、肿瘤、结核、肝病、寄生虫及外伤等因素，并禁食 1 周，胸液较前减少。为进一步诊治入住广州呼吸健康研究院。

既往史：无高血压、糖尿病、肝病史。吸烟、饮酒 20 年。长期接触敌敌畏和杀虫剂。家族史无特殊。

入院查体：生命体征平稳。肋间隙无增宽，触觉震颤正常，双上肺叩诊呈清音，右下肺叩诊音稍浊。双上肺呼吸音清，右下肺呼吸音低，未闻及干湿性啰音及胸膜摩擦音。

辅助检查：胸部 CT（外院）：双侧胸腔积液。2021 年 6 月 12 日门诊胸部 CT（图 60-1）：右侧少量胸腔积液。2021 年 6 月 12 日胸导管 MRI 成像（图 60-2）：右侧少量胸腔积液，胸导管正常显像。

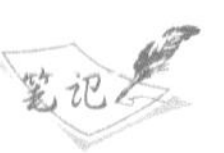

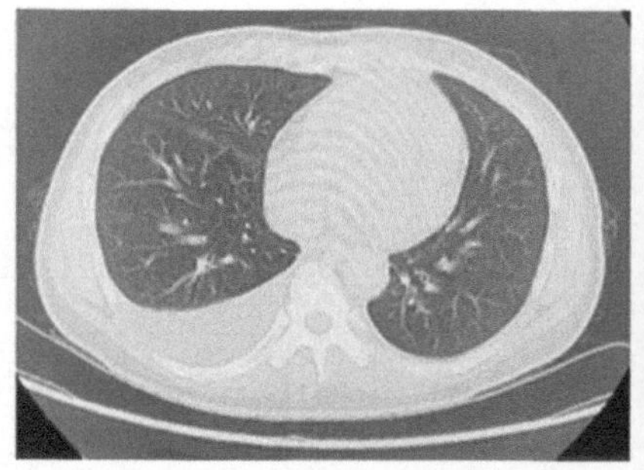
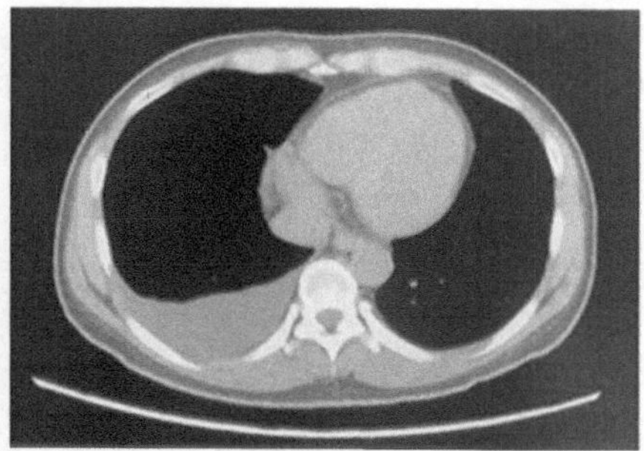

图 60-1 胸部 CT（2021 年 6 月 12 日）

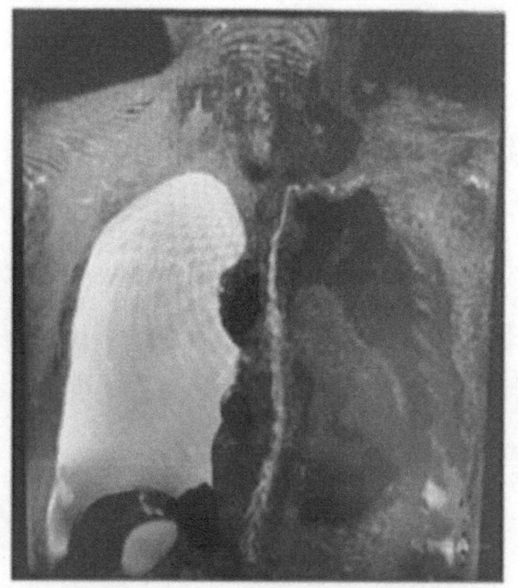

图 60-2 胸导管 MRI 成像（2021 年 6 月 12 日）

二、诊疗经过

入院后查血常规：白细胞 5.92×10^9/L、淋巴细胞百分比 16.6%，淋巴细胞 0.98×10^9/L；血甘油三酯 1.25 mmol/L、总胆固醇 3.05 mmol/L。胸腔积液：总蛋白 43.4 g/L，单核细胞占 95%，甘油三酯 0.24 mmol/L（低脂饮食后），总胆固醇 1.15 mmol/L。乳酸脱氢酶 127 U/L，腺苷酸脱氨酶 8 U/L。胸腔积液病原学检查均阴性。风湿结缔组织疾病相关指标阴性，肝炎指标、结核、肿瘤指标均阴性。

因患者为乳糜胸，需了解胸导管及乳糜回流情况，予经足背淋巴管造影（图 60-3），结果提示胸导管开口处迂曲扩张、碘油入血缓慢，在第 4 胸椎处有 3 处造影剂反流。在排除原发病复发、结核、肿瘤、寄生虫感染后，也排除手术外伤史，因患者治疗期间只服用达沙替尼，最终考虑达沙替尼为产生乳糜胸的主要原因。

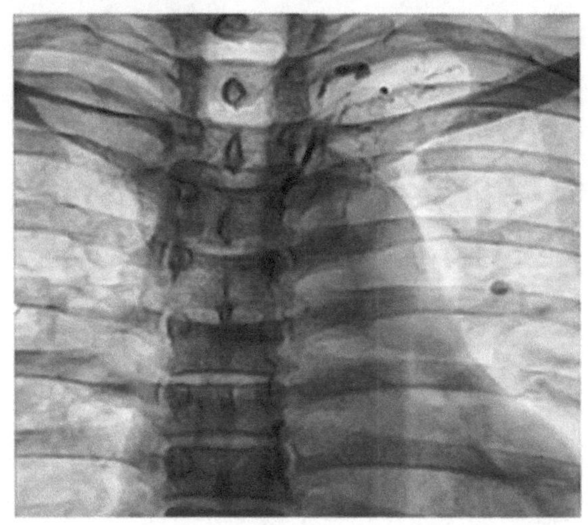
图 60-3 淋巴管造影（2021 年 6 月 13 日）

三、最后诊断

药物相关性乳糜胸（达沙替尼）；胸导管梗阻；慢性粒细胞白血症慢性期。

四、治疗与转归

于 2021 年 6 月 16 日在显微镜下行胸导管粘连松解术。术后 1 周复查胸片（图 60-4），提示右侧胸腔积液吸收。出院后予低脂饮食。

笔记

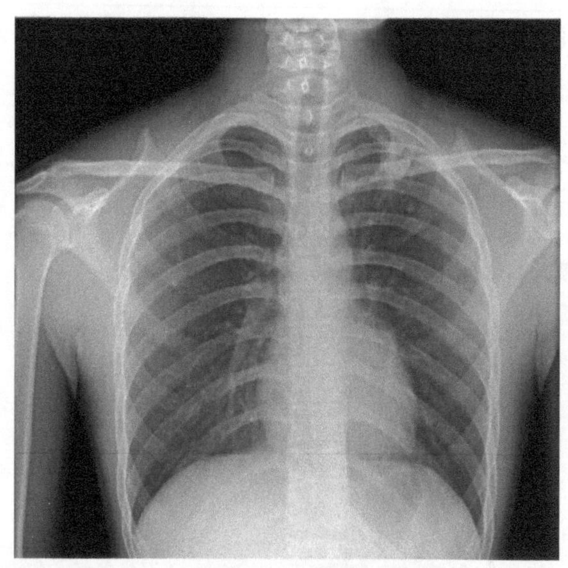

图 60-4 胸片（2021 年 6 月 22 日）

五、重要提示

1. 有比较明确的慢性粒细胞白血病史及达沙替尼用药史。

2. 排除基础病复发、外伤、结核、肿瘤及寄生虫感染。

3. 停服达沙替尼、保守治疗后病情缓解。

六、讨论

达沙替尼是一种强效的第二代口服酪氨酸激酶抑制剂，临床上适用于治疗伊马替尼耐药或伊马替尼不耐受（BCR-ABL）的阳性慢性粒细胞白血病或费城染色体阳性急性淋巴细胞白血病。与达沙替尼治疗相关的最常见不良事件是皮疹、胃肠道不适、全血细胞减少症、肺动脉高压和体液潴留，包括胸腔积液。然而，很少报道继发于达沙替尼治疗出现的乳糜胸。达沙替尼诱发乳糜胸的潜在机制尚未明确，但有研究指出，可能为达沙替尼抑制了参与血管生成调节血小板抑制因子受体（PDGFR-β）的表达，形成了异常淋巴管，造成淋巴性水肿。同时有报道淋巴血管的生成与血小板抑制因子

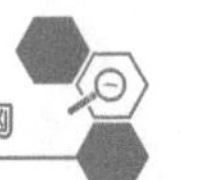

（PDGFR-BB）和 PDGFR-β 相关，抑或是达沙替尼对酪氨酸激酶的抑制作用可能改变了血管内皮因子对胸膜内皮血管通透性及稳定性的调控导致。服用达沙替尼后发生乳糜胸的具体时间不详，可为服药后 6 个月至 50 个月。首选的治疗方案通常为利尿剂或全身性类固醇，严重时停药。有文献报道停用达沙替尼后乳糜胸可消失。也有病例报道一例未停用药物，仅口服利尿剂后乳糜胸缓解；两例淋巴管造影未见异常；一例行胸导管结扎术后乳糜胸消失；一例内科保守治疗后缓解。

七、评述

当慢性粒细胞白血症患者接受达沙替尼治疗时出现乳糜胸，排除其他可能因素后应视达沙替尼为引起乳糜胸的主要原因。在大多数报道的病例中，停用达沙替尼并保守治疗乳糜胸可消失。结合本例患者，如果换药、利尿等保守治疗疗效不佳，需行淋巴管造影了解胸导管情况，手术可成为一种治疗方式。

（沈盼晓　曾运祥）

参考文献

1. BERGERS G，SONG S，MEYER-MORSE N，et al. Benefits of targeting both pericytes and endothelial cells in the tumor vasculature with kinase inhibitors. J Clin Invest，2003，111（9）：1287-1295.
2. CAO R H，BJÖRNDAHL M A，RELIGA P，et al. PDGF-BB induces intratumoral lymphangiogenesis and promotes lymphatic metastasis . Cancer cell，2004，6（4）：333-345.
3. BRECCIA M，ALIMENA G. Pleural/pericardic effusions during dasatinib treatment：incidence，management and risk factors associated to their development. Expert opinion on drug safety，2010，9（5）：713-721.

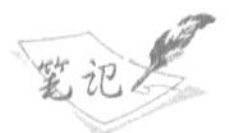

4. HSU C C，HSU J F，WU K L. Dasatinib-induced chylothorax in a patient with chronic myeloid leukaemia：a case report and literature review. Respirology case reports，2021，9（6）：e00753.

5. 杨岚，吕娜，靖彧，等 . 达沙替尼治疗慢性髓系白血病导致乳糜胸 3 例 . 中国实验血液学杂志，2016，24（5）：1348-1353.

（以上患者所有资料均来源于北京世纪坛医院淋巴外科，并均经淋巴外科沈文彬主任同意发表。谨致感谢！）

病例 61　胸闷、气促、乳糜胸

一、病情介绍

患者，女性，39 岁，职员。

以“胸闷 5 年，加重伴气促 10 余年”为主诉于 2021 年 7 月 8 日入院。

现病史：自诉 5 余年前无明显诱因下出现胸闷，活动后明显，无气促，无发热、盗汗，无咳嗽、咳痰，无恶心、呕吐，一直未予重视。2020 年 5 月因胸闷加重在广东省某医院住院，诊断“高血压”，胸片检查未见异常，经降压治疗后症状改善不明显。2021 年 6 月胸部 CT 检查：双肺肺气肿，双肺散在炎症、纤维化灶，双肺小叶间隔弥漫增厚，呈间质性改变；右侧胸腔积液伴右肺下叶部分不张。入住该院接受胸腔闭式引流术，引流液为乳糜性液，诊断考虑“肺淋巴管肌瘤病？右侧乳糜胸；继发性肺动脉高压”。为求进一步诊治转入广州呼吸健康研究院。

既往史：无特殊。

入院查体：体温 36.7 ℃，脉搏 101 次 / 分，呼吸 21 次 / 分，血压 151/79 mmHg。两肺叩诊为清音，肺肝相对浊音界位于右锁骨中线第Ⅴ肋间。肺底缘移动范围 6 cm。右肺呼吸音减弱，未闻及干湿性啰音及胸膜摩擦音。右侧胸壁见一条胸腔引流管。腹部等其余部位未见异常。

辅助检查：血常规：白细胞 $14\times10^9/L$，中性粒细胞百分比 79.8%，淋巴细胞百分比 9.6%，中性粒细胞 $11.2\times10^9/L$，嗜酸性粒细胞 $0.4\times10^9/L$，红细胞 $5.57\times10^{12}/L$，血红蛋白 159 g/L，红细胞分布宽度变异系数 15.2%。血脂：甘油三酯 1.89 mmol/L，高密度脂蛋白

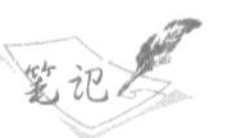

胆固醇 1.09 mmol/L。肝功功能：总蛋白 60.9 g/L，白蛋白 33 g/L。性激素六项：泌乳素 33.28 μg/L。CX3 生化八项：葡萄糖 7.69 mmol/L，二氧化碳 19.7 mmol/L。凝血功能：纤维蛋白原 6.29 g/L，PTT 比率 0.83，D- 二聚体（ELISA 法）4985 ng/mL FEU。血乳酸：3.69 mmol/L。血气分析：一氧化碳血红蛋白（测定）0.9%。胸腔积液感染：胸腔积液细菌涂片、TB-DNA、细菌培养、真菌培养均阴性。肺肿瘤五项：糖类抗原 125 148.9 U/mL，余正常。风湿免疫指标：免疫八项中的 CH50 60.5 U/mL；风湿三项中的 C- 反应蛋白 1.74 mg/dL。T 淋巴亚群及绝对计数：T 淋巴细胞（CD3+，CD45+）绝对计数 640 个 /μL，T 辅助淋巴细胞（CD3+，CD4+）356 个 /μL，T 抑制淋巴细胞（CD3+，CD8+）绝对计数 208 个 /μL。血管炎五项、抗核抗体谱十一项阴性；抗心磷脂抗体两项、抗核抗体定量（ANA）、涎液化糖链抗原（KL-6）未见异常。胸部增强 CT：①肺动脉干增宽、拟肺动脉高压；②双肺肺气肿；③右侧液气胸，右肺被压缩约 40%，右肺下叶压迫性肺不张；④右侧胸腔引流管留置。

二、诊疗经过

入院后胸腔积液检查：乳糜状，有凝块，李凡他试验（+），潘氏试验（+++）。胸腔积液生化：葡萄糖 5.49 mmol/L，总蛋白 10.3 g/L，LDH 134.5 U/L，ADA 3 U/L。

胸部、上腹部（肝胆脾胰）及下腹部（盆腔）CT 增强扫描（图 61-1）：①两肺改变，考虑肺淋巴管肌瘤病，请结合临床。②右侧胸腔少量积液，右下肺压迫不张。③考虑肺动脉高压。④肝 S6 结节，考虑小血管瘤，需与异常灌注鉴别。⑤肝多发小囊肿。⑥考虑宫颈纳氏囊肿；会阴部右侧囊性病变，考虑前庭大腺囊肿，请结合临床。

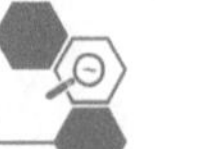

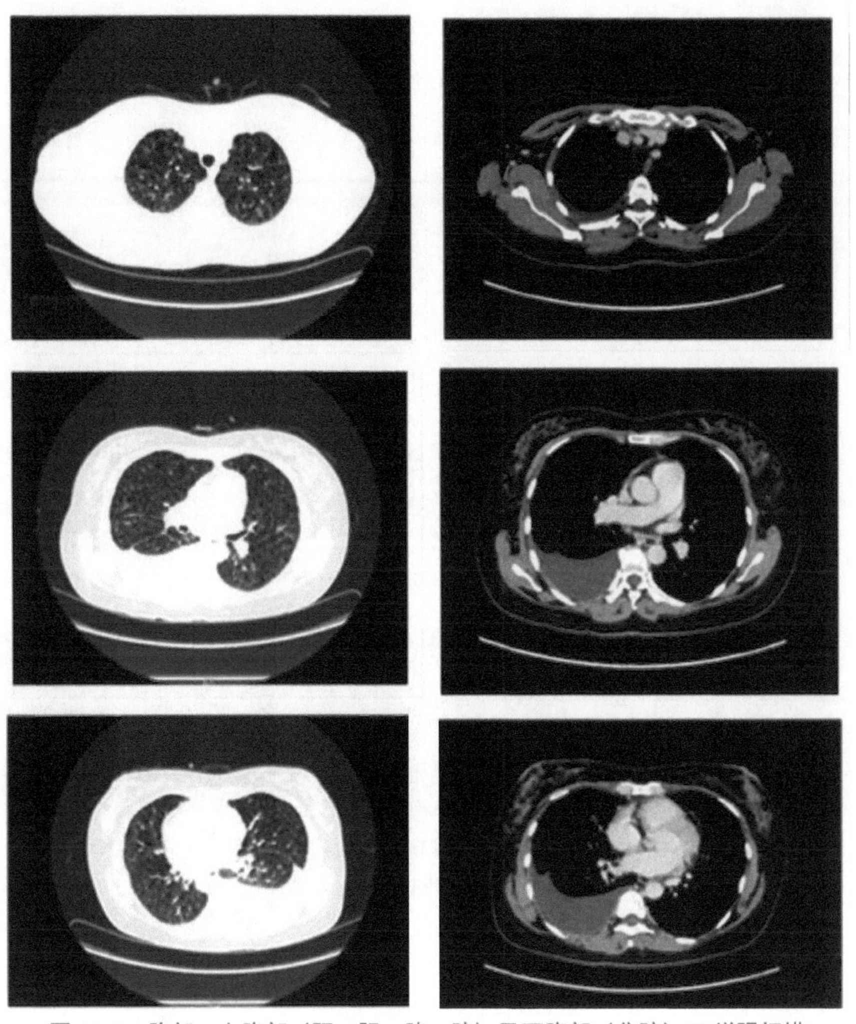

图 61-1　胸部、上腹部（肝、胆、脾、胰）及下腹部（盆腔）CT 增强扫描

心脏二维彩色超声（加心功能）：心内结构及血流未见明显异常，左室收缩功能未见明显异常。头颅增强 MRI 扫描：①右侧蝶骨病变，性质待定（畸形性骨炎?），建议结合颅骨 CT 进一步评估；②右侧额叶少许缺血灶；③颅脑 MRI 未见异常强化灶。垂体增强 MRI 扫描：①垂体 MRI 平扫及增强未见明确异常；②右侧蝶骨病变，性质待定，建议结合头颅 MRI 增强扫描及头颅 CT 进一步评估。

三、最后诊断

肺淋巴管肌瘤病；继发性肺动脉高压；肝多发小囊肿、宫颈纳氏囊肿、前庭大腺囊肿。

四、治疗与转归

入院后予鼻导管高流量吸氧 4 天，持续开放引流乳糜液（控速 ≤ 100 mL/h，日引流量≤ 1000 mL）。患者病情稳定后，于 2021 年 7 月 14 日开始服用西罗莫司片治疗。胸膜腔内注射 4 次沙培林进行胸膜内固定，2021 年 7 月 19 日拔除右侧胸腔引流管。住院期间乳糜液总共引流 3375 mL（图 61-2）。患者气促症状明显好转，引流管拔出后无特殊，带药出院后门诊复诊。

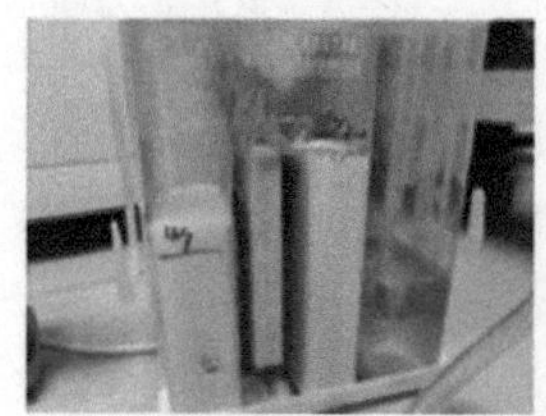
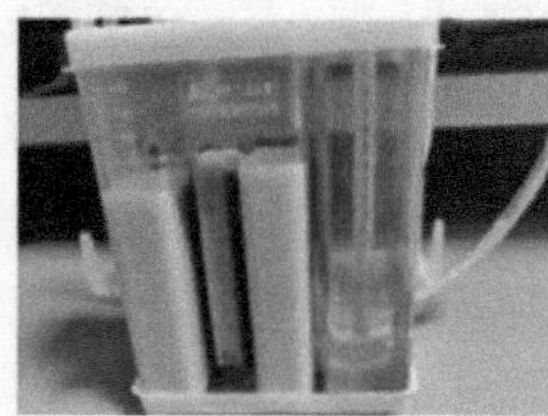
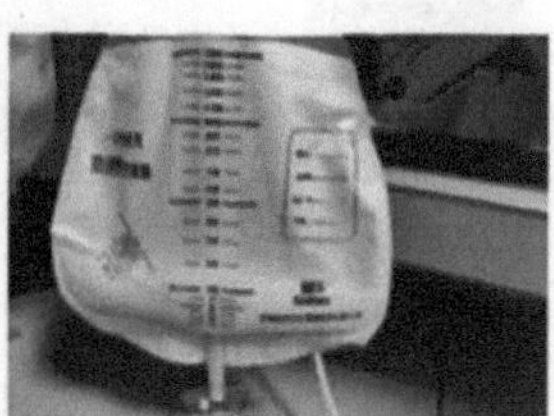

图 61-2 住院期间使用水封瓶（有液气胸时用）或引流袋（没有液气胸时用），可见引流出的典型的乳白色乳糜液

五、重要提示

1. 患者为育龄期女性，以胸闷、气促为主要表现。

2. 胸部高分辨率 CT：双肺弥漫性薄壁囊性改变。

3. 胸腔积液为乳糜性质积液，且反复出现。

4. 排除感染、结核、肿瘤、风湿病、血液病、寄生虫、胸导管闭锁、先天性肺淋巴管扩张、淋巴瘤等疾病。

六、讨论

淋巴管肌瘤病（LAM），是一种以双肺弥漫性囊性改变为主要特征的、罕见的多系统低度恶性肿瘤性疾病，常见于育龄期女性。

主要表现为不同程度的呼吸困难、气胸、乳糜胸和咯血等。肺外表现包括肾血管平滑肌脂肪瘤（angiomyolipoma，AML）及腹膜后实性或囊实性淋巴管肌瘤（又称淋巴管平滑肌瘤）。LAM 患者最具有诊断意义的表现是胸部高分辨率 CT 示双肺弥漫性薄壁囊性改变。肺部病理特征为多发含气囊腔和异常增生的平滑肌样细胞（又称 LAM 细胞），免疫组织化学染色显示抗平滑肌肌动蛋白抗体和黑色素瘤相关抗原 HMB45 阳性，雌激素和孕激素受体常阳性。肺部或肺外病理诊断是 LAM 诊断的金标准。对于符合 LAM 临床和影像特征的患者，出现以下一项或多项特征即可确诊 LAM（图 59-4）：TSC、肾 AML、VEGF-D ≥ 800 ng/L、乳糜胸或乳糜性腹水、淋巴管肌瘤、在浆膜腔积液或淋巴结中发现 LAM 细胞或 LAM 细胞簇或组织病理证实为 LAM（肺、腹膜后或盆腔肿瘤）。

西罗莫司是目前被列为治疗淋巴管肌瘤病的首选药物。在确诊 LAM 后，出现以下情况之一者需要使用西罗莫司：①肺功能下降（FEV_1 占预计值 % ＜ 70%）；②肺功能下降速度过快（FEV_1 下降速度≥ 90 mL/ 年）；③出现有症状的乳糜胸或乳糜性腹水；④出现肾 AML 或腹膜后和盆腔淋巴管肌瘤（最大单一肿瘤直径≥ 3 cm）；⑤ TSC 相关 LAM。西罗莫司常用剂量为 1 ～ 2 mg，每天一次。LAM 患者需要定期接受临床评估，以观察疾病进展、评估治疗方案和监测药物不良反应。

七、评述

本例患者为育龄期女性，表现为胸闷、气促、右侧胸腔积液和液气胸，主要特征是乳糜胸，结合胸部高分辨率 CT 示双肺弥漫性薄壁囊性改变，可诊断为肺淋巴管肌瘤病。由于淋巴管肌瘤病患者发生气胸和乳糜胸的概率较高，本例患者为首次发生乳糜胸、气胸，

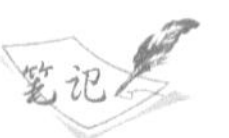

为降低再次发生乳糜胸和气胸的风险，对患者进行了胸膜固定术并使用了西罗莫司。

（曾运祥）

参考文献

1. 中华医学会呼吸病学分会间质性肺疾病学组，淋巴管肌瘤病共识专家组，中国医学科学院罕见病研究中心，等.西罗莫司治疗淋巴管肌瘤病专家共识（2018）.中华结核和呼吸杂志，2019，42（2）：92-97.

2. 胡晓文，徐凯峰.美国胸科协会和日本呼吸学会淋巴管肌瘤病 2017 年临床指南简介.中华结核和呼吸杂志，2019，42（2）：98-100.

3. 刘金荣，赵顺英，沈文彬.乳糜性胸腔积液诊断及处理.中国实用儿科杂志，2017，32（3）：186-190.

4. JOHNSON S R，CORDIER J F，LAZOR R，et al. European Respiratory Society guidelines for the diagnosis and management of lymphangioleiomyomatosis.Eur Respir J，2010，35（1）：14-26.

病例 62　四肢皮下暗红色结节，乳糜胸，全身多发骨质破坏

一、病情介绍

患者，女性，27 岁，公司文员。

因“反复右侧胸闷 20 天”于 2019 年 7 月 10 日入院。

现病史：20 天前患者无明显诱因间断出现右侧胸闷，无胸痛、发热、畏寒，无咳嗽、咯血，无盗汗、乏力，未诊治。2019 年 6 月 21 日入职体检查胸片：右侧大量胸腔积液。2019 年 7 月 2 日于广州某三甲医院就诊，查胸部 CT：右侧胸腔积液，伴右中肺炎症。双侧肩胛骨、左侧肱骨头、两侧肋骨多发骨质破坏，考虑多发骨髓瘤、骨髓纤维化可能。为进一步诊治收入广州呼吸健康研究院。

既往史：体质一般。1993 年（1 岁时）左手掌小鱼际处发现一个血管瘤；1998 年患者左手血管瘤较前明显增大，到贵阳某医院行血管瘤切除术，术后病理未提供。2009 年患者左手血管瘤明显增大，右手、双足开始出现血管瘤，再次到贵阳某医院行（双手）血管瘤切除术，术后病理考虑海绵状血管瘤。2015 年患者左手血管瘤较前明显增大，右手及双足血管瘤基本同前。到上海某医院血管外科就诊，予活检，病理考虑梭形细胞血管瘤。2016 年患者左手、右手血管瘤均较前明显增大，双足血管瘤变化不大。2017 年 12 月 23 日体检胸片：右侧第 4 前肋、左侧肩胛骨局部骨质异常，骨髓纤维化？左侧第 5 前肋局部骨质改变，未进一步诊疗。无高血压、糖尿病、肝炎病史；无粉尘、有害物质、放射性物质接触史；无烟酒嗜好；未婚未育。月经史正常。家族史无特殊。

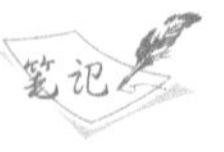

入院查体：生命体征平稳。呼吸平稳，右肺呼吸节律减弱，右下触觉震颤减弱，右下肺叩诊呈浊音，听诊呼吸音消失，两肺未闻及干湿性啰音。心腹查体未见异常。双下肢无水肿。左右手掌、双足可见多发、大小不等的血管瘤（图 62-1）。

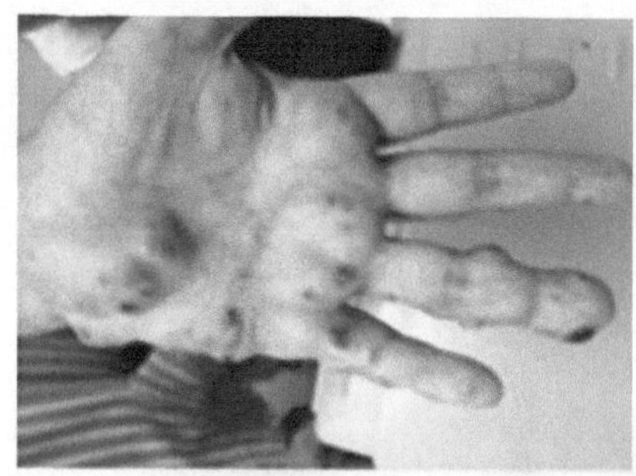
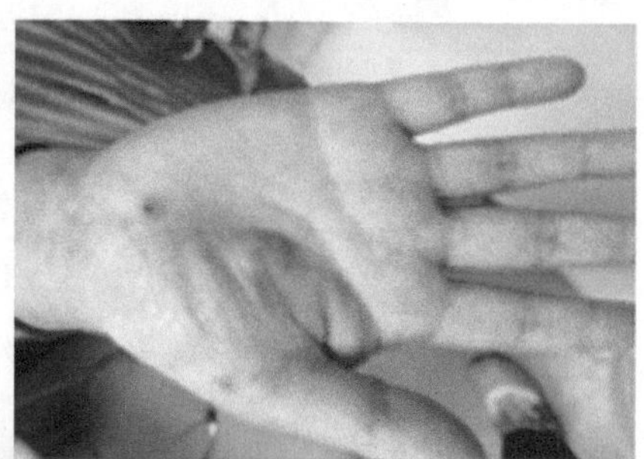
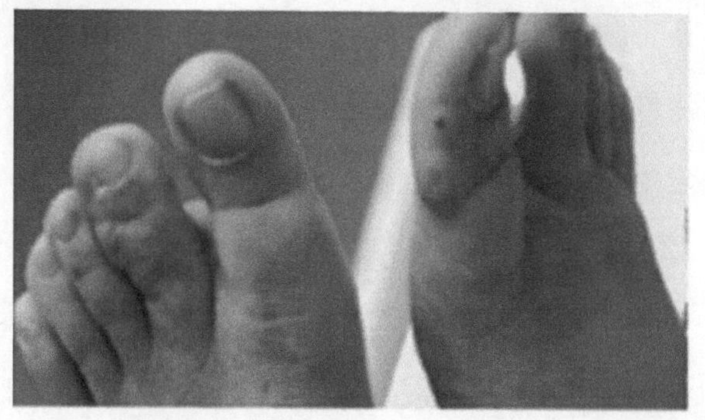

图 62-1　左、右手掌、双足可见多发血管瘤

二、诊疗经过

入院后查血常规、血肿瘤指标、风湿结缔组织指标、感染指标均阴性。行胸腔穿刺术，胸腔积液颜色为乳糜色，积液性质为渗出液，生化指标：总蛋白 2.3 g/L，LDH 124 U/L，ADA 2.8 U/L。胸腔积液病原学检查、肿瘤指标阴性。（胸腔积液）本－周蛋白定性阴性。（胸腔积液）乳糜定性阳性。胸腔积液沉渣：可见个别淋巴细胞，未见明确肿瘤细胞。胸腔积液涂片：未见明确肿瘤细胞。胸腔积液沉渣病理提示少量间皮细胞及中性粒细胞，未见异型细胞。2019 年

7月12日全身骨显像SPECT/CT（图62-2）：①双侧肩胛骨、左侧肱骨头、双侧多发肋骨、双侧髋臼、右侧股骨头及股骨上段、双侧左骨、双侧耻骨多发骨质代谢异常活跃欠均匀，不除外多发性骨髓瘤可能。②多发脊柱骨骨质代谢活跃欠均匀。③双侧踝关节骨质代谢异常活跃灶，考虑良性病变可能性大。2019年7月30日全身PET-CT：①双侧肩胛骨、左侧肱骨头、双侧多发肋骨、双侧髋臼、右侧股骨头及股骨上端、双侧坐骨、双侧耻骨膨胀性骨质破坏，代谢轻度增强，结合病理结果均考虑良性骨病。②右侧大量胸腔积液，右侧胸膜及积液内代谢均未见增高，考虑为良性病变所致，符合乳糜胸表现。③甲状腺双叶多发大小不等低密度结节影，考虑为甲状腺多发血管瘤。④垂体增大伴钙化，考虑良性病变（血管瘤）。⑤肝S6稍低密度结节，考虑肝血管瘤。⑥左侧肾上腺结节，考虑腺瘤。为明确患者骨质破坏病因，2019年7月19日在CT引导下行骨活检术。骨组织病理（图62-3）：骨毛细血管瘤病，建议基因测序排除先天遗传性疾病。血基因检测：结果未见遗传性基因异常；寄生虫全套：阴性。2019年8月6日SPECT/CT核素淋巴显像（图62-4）：①胸导管（T2～6水平）条形放射性药物显影，胸导管漏形成；②下肢近踝关节处见放射性药物滞留，考虑淋巴回流受阻；③双侧肩胛骨、左侧肱骨头多发低密度骨质破坏，考虑良性病变。

笔记

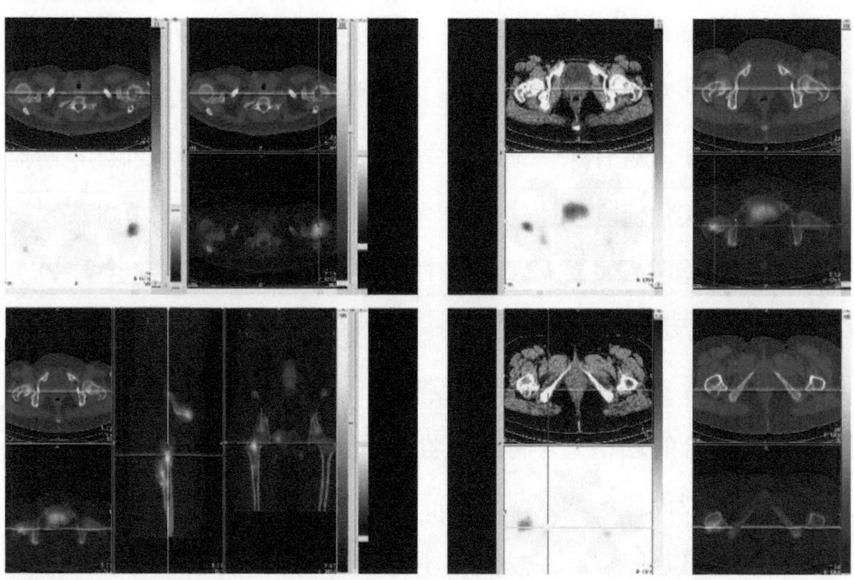

图 62-2　全身骨显像 SPECT/CT（2019 年 7 月 12 日）

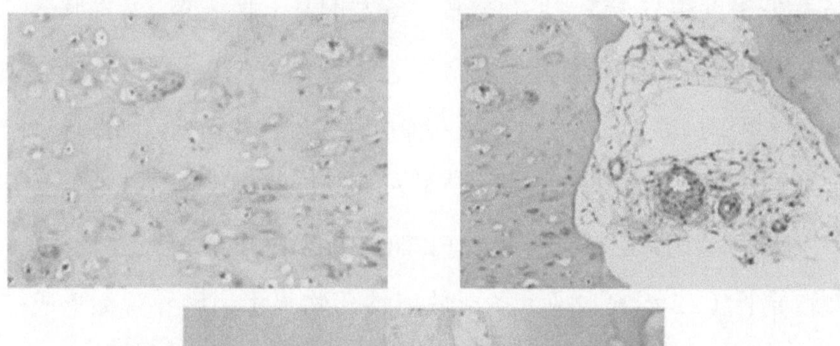

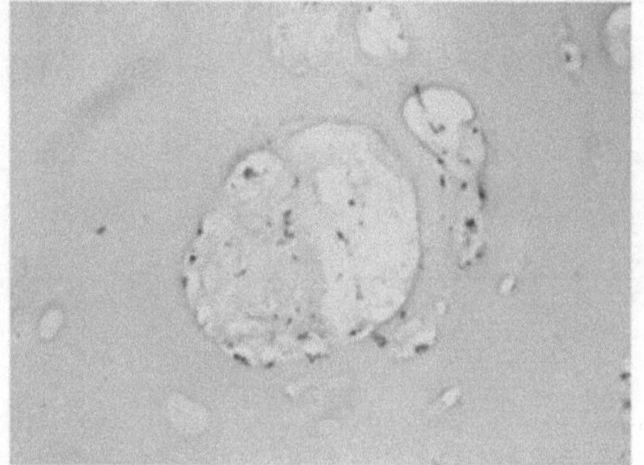

图 62-3　骨组织病理（2019 年 7 月 22 日）

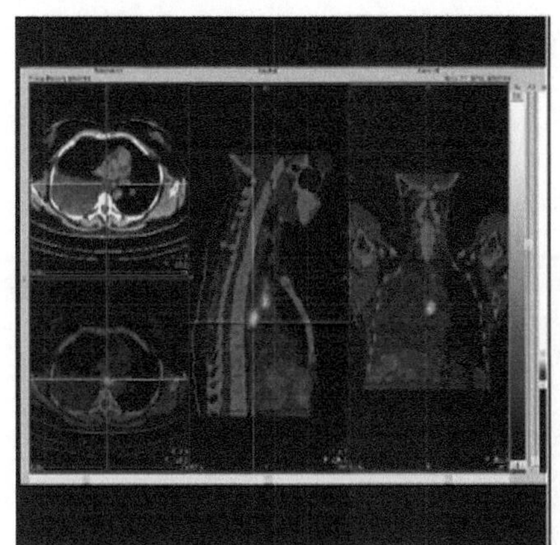
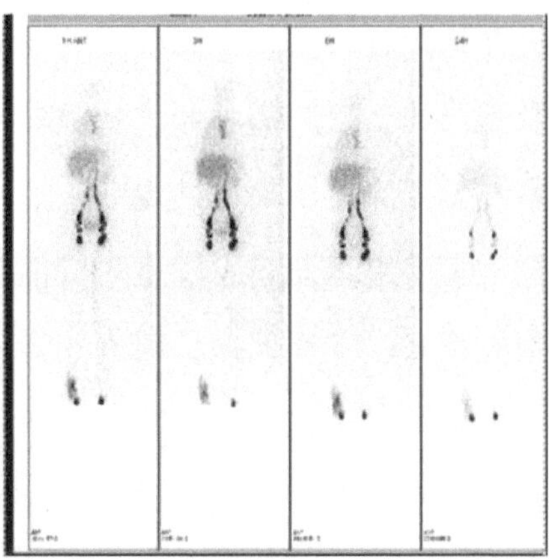

图 62-4　SPECT/CT 核素淋巴显像（2019 年 8 月 6 日）

三、最后诊断

Gorham-Stout 综合征；乳糜胸。

四、治疗与转归

明确诊断后给予对症处理，乳糜胸置管引流。患者胸腔积液减少后出院。随诊 3 个月后失访。

五、重要提示

1. 患者为青年女性，既往有全身多发“血管瘤”病史。

2. 以胸腔积液（乳糜胸）合并多发皮下结节、骨破坏为表现，临床症状相对较轻。

3. 胸腔积液的相关检查缺乏特异性，常见胸腔积液病因及乳糜胸病因依据不足。

4. 多发骨破坏表现为：多发、膨胀性骨质破坏，代谢轻度增强，欠均匀。

5. 骨穿刺活检病理：骨毛细血管瘤病。

六、讨论

Gorham-Stout 综合征，又名大块骨溶解症，是以不明原因的渐

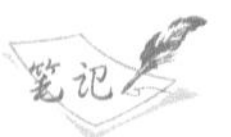

进性骨溶解为主要临床表现的罕见病，可以有周围肌肉、结缔组织及脏器的受累，部分合并胸腔积液。原发性淋巴管发育异常、脉管系统发育障碍、畸形性疾病，为淋巴系统的先天发育异常，可累及全身多个组织器官。发生于骨内者罕见，表现为骨淋巴管瘤、淋巴管血管瘤，多呈无痛、渐进性溶骨性破坏。骨病理早期以骨小梁减少、消失，髓腔扩大，其内毛细血管或毛细淋巴管瘤样扩张为主要表现，晚期主要表现为髓腔内纤维组织增生。可合并胸腔积液或乳糜胸，可能与胸导管受累或胸膜毛细血管瘤样扩张影响淋巴液的回流有关。治疗可采用二膦酸盐、钙剂 + 维生素 D_3、病变部位放疗、胸导管结扎等方法。

七、评述

本例患者以胸腔积液为表现入院，胸腔积液为乳糜胸。按照乳糜胸的诊断流程，常见的乳糜胸病因要考虑：①创伤性病因：外伤及外科手术，包括胸导管区域或邻近结构的手术操作、食管切除术、肺切除术伴淋巴结清扫。②非创伤性病因：恶性肿瘤，淋巴瘤占 11% ～ 37%。③非恶性病因：结缔组织病（如系统性红斑狼疮）、丝虫病、节段性回肠炎（克罗恩病）等。根据病史及相关检查基本可以排除这些常见的病因。结合患者多发骨质破坏，诊断上要考虑大块骨溶解症，即 Gorham-Stout 综合征，其机制可能与胸导管受累或胸膜毛细血管瘤样扩张影响淋巴液的回流有关。属于罕见病，但本例患者的多发“血管瘤”样改变及多发骨破坏较为典型，对于疾病的诊断有较为形象的提示。

（汪金林　沈盼晓　曾运祥）

参考文献

1. COLUEEIS，TARABOLETTI G，PRIMO L，et al. Gorham-Stoutsyndrome：a monoeyte—mediated cytokine pmpeUed disease.J Bone Miner Res，2006，21（2）：207-218.

2. GOMES A O，RIBEIRO S，NEVES J，et al. Uncommonaetiologies of chylothorax：superior vena cava syndrome and thoracic aortic aneurysm. Clin Respir J，2015，9（2）：185-188.

3. 黄慧，徐作军，王立，等 .Gorham-Stout 综合征五例临床分析并文献复习 . 中华内科杂志，2009，48（1）：23-27.

笔记

病例 63　胸闷痛，气促，反复气胸

一、病情介绍

患者，男性，21 岁，学生。

以“反复胸闷痛 4 个月”为主诉于 2018 年 9 月 27 日入院。

现病史：4 个月前患者于静息中突发左侧持续性胸闷痛，程度不剧，活动后加重，伴有气促、呼吸不畅，咳嗽、咳少量白痰，无其他不适，就诊外院查胸片示“左侧气胸”，予行胸腔抽气治疗后症状缓解。4 个月来反复因胸闷痛就诊于外院诊断为“气胸”，均予对症处理后缓解，期间查胸部 CT 提示“双肺多发游走性病灶，双肺多发空洞”，并行电子支气管镜检查诊断“支气管炎”，行右上叶黏膜纤维活检，病理报告提示“送检肺组织中肺泡间隔纤维组织增生，肺泡腔见充血，伴含铁血黄素沉积，间质炎症细胞浸润，机化小体形成”。入院 1 天前再次出现胸闷，间断咳嗽，咳少量白痰，偶可见痰中带血，就诊于厦门大学附属中山医院，拟“气胸”收住院。

既往史：体健；无高血压、糖尿病、肝炎病史。无粉尘、有害物质、放射性物质接触史。无烟酒嗜好。家族史无特殊。

入院查体：体温 36.6 ℃，脉搏 108 次 / 分，呼吸 20 次 / 分，血压 123/76 mmHg。神志清楚，面部皮肤可见散在红色丘疹，双肺呼吸音粗，双下肺可闻及散在湿性啰音，未闻及明显干性啰音。心律齐，各瓣膜听诊区未闻及病理性杂音。腹软，无压痛、反跳痛，肝脾肋下未触及。双下肢无水肿。

辅助检查：（外院）ANCA 谱、抗肾小球基底膜抗体、抗核抗体谱：抗核抗体 1 ∶ 100 阳性，余阴性。结核抗体、结核 DNA、G+GM 试验、EB 病毒抗体、巨细胞病毒抗体、流行性出血热 IgG、

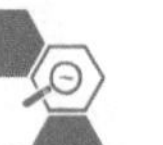

钩端螺旋体抗体、恙虫病抗体、肺吸虫病抗体、广州管圆线虫病抗体、裂头蚴、血吸虫病抗体、梅毒、HIV：阴性。（本院）血常规、生化：未见异常。肺肿瘤标志物、ANA、ANA 抗原谱、ANCA 谱：阴性。肺部 CT（图 63-1）：双肺多发病灶，内可见空腔，部分空腔达 24 mm × 17 mm。

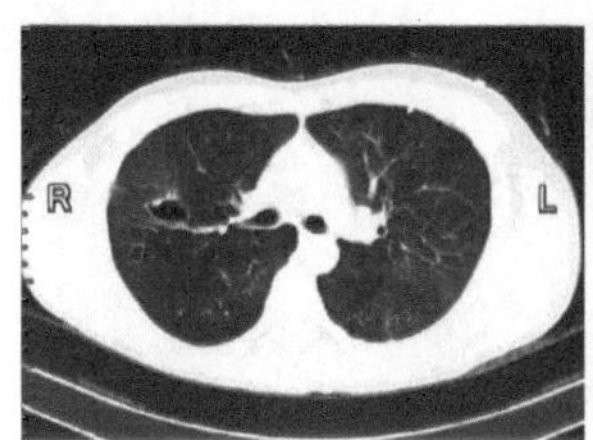
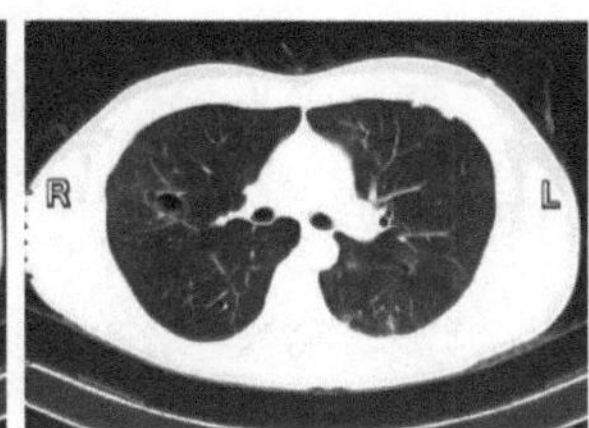
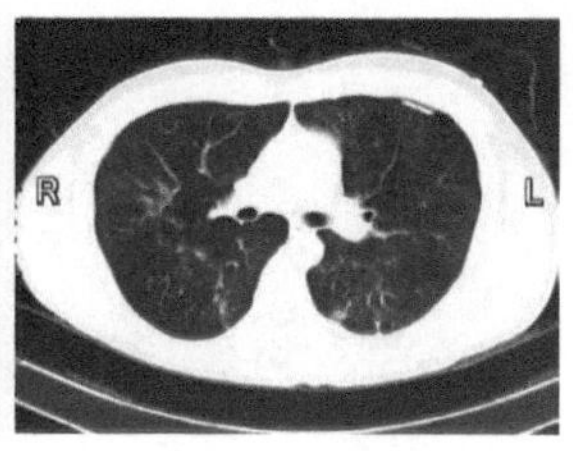

图 63-1 肺部 CT

二、诊疗经过

入院后行胸腔闭式引流排气、吸氧对症处理，气胸吸收；行支气管镜检查管腔未见明显异常，行气管镜下冷冻肺活检，活检病理（图 63-2）镜下所见：肺泡上皮无异型，局部纤维组织增生，伴淋巴细胞、浆细胞浸润，伴少量炎性坏死。

病理诊断：（右下叶）符合慢性炎。考虑慢性炎症。活检组织送 *FLCN* 基因检测，结果阳性：COL3A1 NM_000090，c.3401 g ＞ T，p.Gly1134Val|P.g1134V，EX46，CDS46。

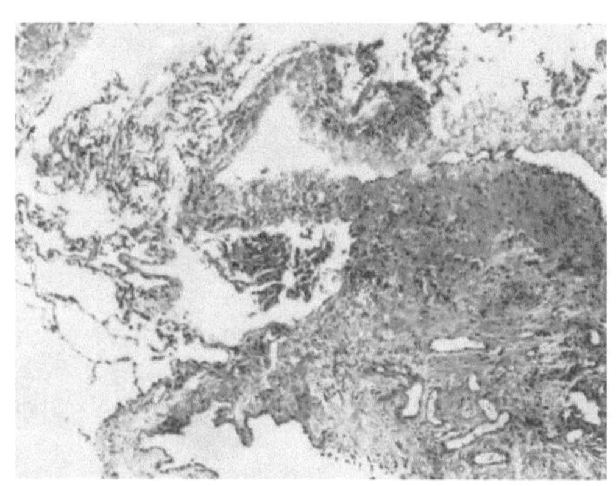

图 63-2 组织病理

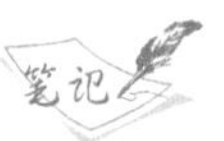

三、最后诊断

原发性自发性气胸。

四、治疗与转归

反复因气胸住院行胸腔穿刺术。

五、重要提示

1. 患者为青年男性，反复出现自发性气胸。

2. *COL3A1* 基因突变阳性。

六、讨论

原发性自发性气胸（ primary spontaneous pneumothorax，PSP ）是一种病因不明、易复发、难治疗的急症，往往发生于没有外伤史和明显的潜在肺部疾病的健康人，大多由胸膜下肺大疱破裂造成。其发病机制不明，近年来基于对原发性自发性气胸的基因学的深入研究，目前已知的与原发性自发性气胸相关的遗传性疾病有 Marfan 综合征、高胱氨酸尿症、Ehlers-Danlos 综合征、α- 抗胰蛋白酶缺乏、Birt-Hogg-Dublos 综合征等。

Ehlers-Danlos 综合征（Ehlers-Danlos syndrome，EDS）是一类少见的结缔组织遗传疾病，最早由 Tschernogobmv 于 1892 年报道。Ehlers 及 Danlos 分别于 1901 年及 1908 年对此病进行了报道，发现其为结缔组织异常所致，疾病因此命名。

Ehlers-Danlos 综合征的男性发病率高于女性，常有家族遗传史，为常染色体显性遗传。研究表明，其致病原因主要为一类单基因缺陷，常见的致病基因有：*COL1A1*、*COL1A2*、*COL3A1*、*COL5A1*、*COL5A2*、*PLOD1*、*ADAMTS2*，基因缺陷影响细胞外基质生物合成、信号通路及细胞内物质交换，导致Ⅰ型、Ⅲ型和Ⅴ型

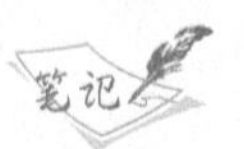

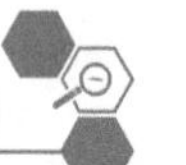

胶原合成障碍，出现胶原纤维量的缺陷及形态异常，引起皮肤、韧带、关节、血管及内脏器官病变。

Ehlers-Danlos 综合征在临床上分为 10 个亚型，每个亚型表现不同，其中脉管型（Ⅳ型）与自发性气胸有关，但单纯以气胸为主要表现的 EDS 极少见。EDS 各型临床表现各异，基本特征为皮肤弹性增高、关节活动度增加、软组织脆性增加、易擦伤、出血倾向等。其中，皮肤弹性过高、关节活动度异常增高及反复血肿为 EDS 三联征。

诊断：患者的临床评估是 EDS 诊断的基础，但各亚型的明确诊断，需要依靠电镜、生化及分子分析等检查。EDS 实验室检查包括对活检组织中获取的成纤维细胞进行培养，对Ⅰ型、Ⅲ型、Ⅴ型胶原进行定性及定量分析：Ⅲ型胶原的生化分析异常，可确诊血管型 EDS；Ⅰ型和Ⅴ型胶原异常，可为经典型 EDS 诊断提供指导。电镜检查可显示胶原纤维的异常形态，包括不规律的结构破坏、大小不一的胶原纤维。EDS 为基因缺陷性疾病，基因检测具有明确诊断意义。

本例患者为青年男性，以反复气胸为主要表现，无皮肤增高、关节活动度增加等 EDS 的基本特征，但考虑其发病年龄小，高度警惕遗传性疾病，予行 *FLCN* 基因组检测后提示 *COL3A1* 突变阳性，故气胸原因考虑 EDS。

治疗：EDS 影响全身多个系统，症状多样，治疗棘手，该综合征尚无根治方法，主要为动态监测，针对不同临床症状多学科合作进行对症治疗。

七、评述

原发性自发性气胸为临床常见急症，发病机制尚不明确，随

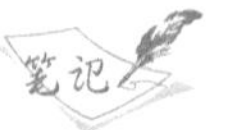

着基因组学的研究发现多种遗传性疾病与气胸相关，包括 EDS，但 EDS 以皮肤弹性过高、关节活动度异常增高及反复血肿为典型表现，单纯以气胸为表现者少见。本例患者以反复胸闷痛、气促为表现，多次诊断为气胸，发病前无明显诱因，最后经基因检测明确为 EDS。因此，对于反复出现自发性气胸的年轻人，应该警惕遗传性疾病，尽量行相关基因学检测。

（杜艳萍　赖燕婷）

参考文献

1. UITTO J.The Ehlers-Danlos syndrome：phenotypic spectrum and molecular genetics.Eur J Dermatol，2005，15（5）：311-312.
2. DE PAEPE A，MALFAIT F.The Ehlers-Danlos syndrome，a disorder with many faces.Clin Genet，2012，82（1）：1-11.
3. BEIGHTON P，DE PAEPE A，STEINMANN B，et al. Ehlers-Danlos syndromes：revised nosology，Villefranche，1997.Ehlers-Danlos National Foundation（USA）and Ehlers-Danlos Support Group（UK）.Am J Med Genet，1998，77（1）：31-37.
4. REECHAIPICHITKUL W，PHONDONGNOK S，BOURPOERN J，et al. Causative agents and resistance among hospital-acquired and ventilator-associated pneumonia patients at Srinagarind Hospital，northeastern Thailand.Southeast Asian J Trop Med Public Health，2013，44（3）：490-502.

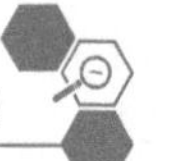

病例 64　乳糜胸，全身多发骨溶解

一、病情介绍

患者，男性，67 岁，退休干部。

以“活动后气促、胸闷 5 月余”为主诉于 2021 年 8 月 26 日入院。

现病史：入院前 5 个月患者无明显诱因出现活动后气促，表现为爬 3 ～ 4 层楼可感气促，伴胸闷，主要为右侧，无咳嗽、咳痰，无盗汗、乏力，无发热、畏冷，无胸痛、咯血，无心悸，无腹痛，无黑便等不适，未重视、未诊治。入院前 1 天于当地医院体检，查胸片：右侧胸腔中量积液。为进一步诊治就诊于厦门大学附属中山医院，门诊拟“右侧胸腔积液性质待查”收住入院。

既往史：2012 年因“直肠癌”于外院行手术治疗，术后化疗 6 周期，自诉化疗后随访未再复发；3 年前发现“高血压”；否认肝炎、结核、传染病史；否认其他手术、外伤史；否认输血史。吸烟 20 余年，20 ～ 30 支 / 日，戒烟 12 年，无饮酒史。家族史无特殊。

入院查体：生命体征正常；浅表淋巴结未触及肿大，口唇无发绀，胸廓无畸形，右下肺叩诊浊音，右肺呼吸音低，双肺未闻及干湿性啰音，未闻及胸膜摩擦音；心界无扩大，未闻及杂音，腹部脏器检查无特殊；神经系统无特殊。

辅助检查：血常规、生化、凝血、血气分析均未见明显异常。血男性肿瘤标志物检测：白介素 -6 31.7 pg/mL ↑、糖类抗原 125 162.8 U/mL ↑、糖类抗原 199 29.8 U/mL ↑、神经元特异性烯醇化酶 17.21 ng/mL ↑。结核感染 T 细胞检测阴性，ANA 抗原谱、ds-DNA、ANCA、抗心磷脂抗体均为阴性，C- 反应蛋白、红细胞沉降率正常，G 试验、GM 试验均为阴性。血寄生虫抗体检测阴性。

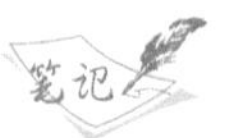

胸腔积液常规检查：乳白色、混浊、李凡他试验阳性、呈水样；细胞总数 504 × 10^6/L、红细胞 100 × 10^6/L、白细胞 404 × 10^6/L、单个核细胞 396 × 10^6/L、多个核细胞 8 × 10^6/L、单个核细胞百分比 98%、多个核细胞百分比 2%、其他离心后上清液呈乳白色；胸腔积液乳糜试验阳性。胸腔积液生化检测：腺苷脱氨酶 8.3 U/L、总蛋白 48.7 g/L、葡萄糖 5.92 mmol/L、乳酸脱氢酶 143.8 U/L、氯 106.5 mmol/L。胸腔积液肿瘤标志物检测：糖类抗原 125 377.3 U/mL ↑，其余阴性。胸腔积液 NGS 检测阴性。胸腔积液 B 细胞、T 细胞淋巴瘤免疫分型均为阴性。胸腔积液脱落细胞学检测多次未查及肿瘤细胞。

胸部 CT 增强（图 64-1）：右侧中等量胸腔积液并右肺下叶不张，多发椎体骨质破坏。腹部 CT 平扫：①直肠癌术后改变；②脾内稍低密度影；③左肾高密度囊肿可能；④多发骨转移，建议骨 ECT 检查。ECT 全身骨显像（组合）：多枚椎体核素分布不均，结合 CT，考虑转移瘤。

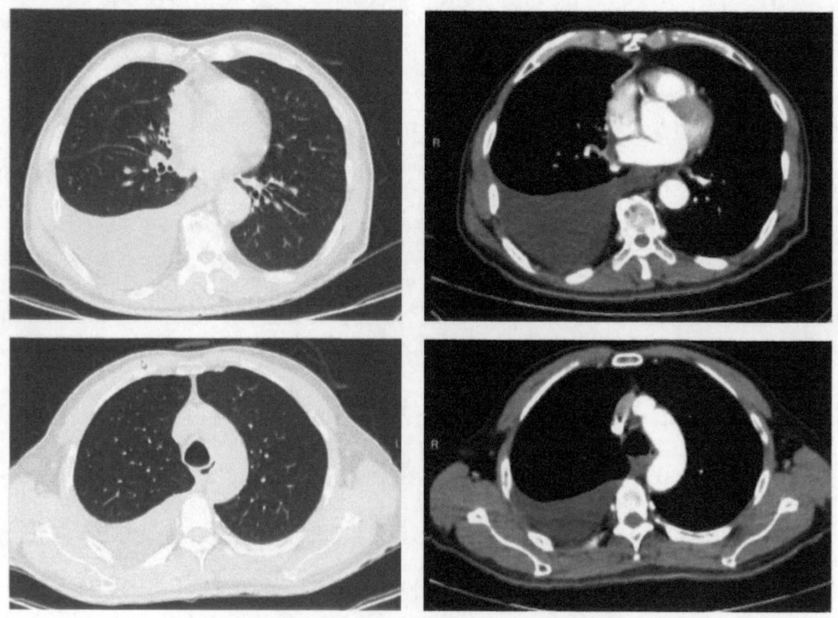

图 64-1　胸部 CT 增强（2021 年 10 月 15 日）

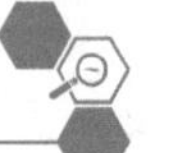

二、诊疗经过

入院后内科胸腔镜（图 64-2）下可见乳糜胸，脏、壁层未见肿块；胃镜、肠镜检查未见明显异常；PET-CT 检查（图 64-3）提示颅骨、多枚椎体、多根肋骨、双侧肩胛骨及骨盆多处见多发溶骨性破坏，均未见 FDG 代谢。

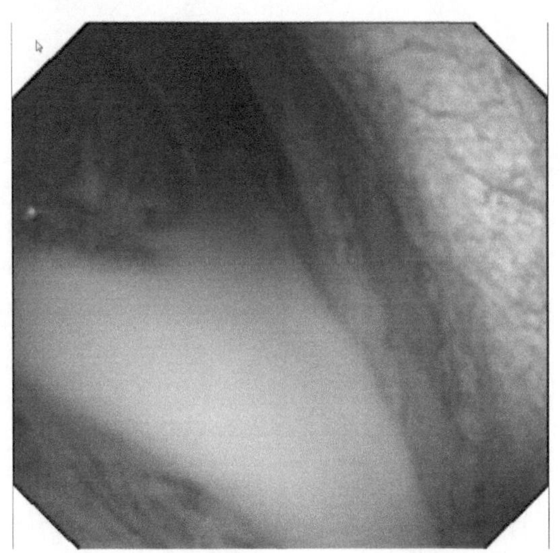

图 64-2　内科胸腔镜检查（2021 年 9 月 6 日）

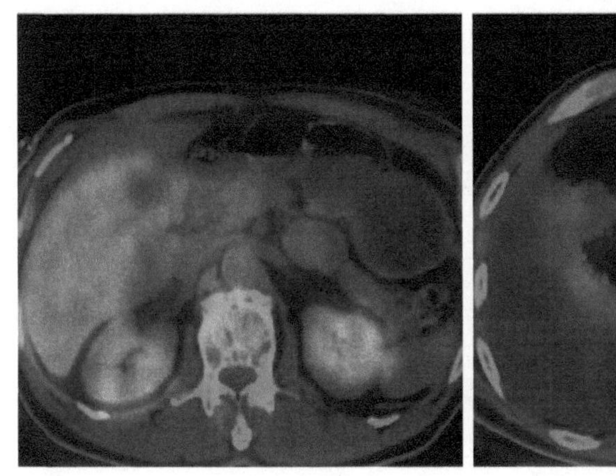
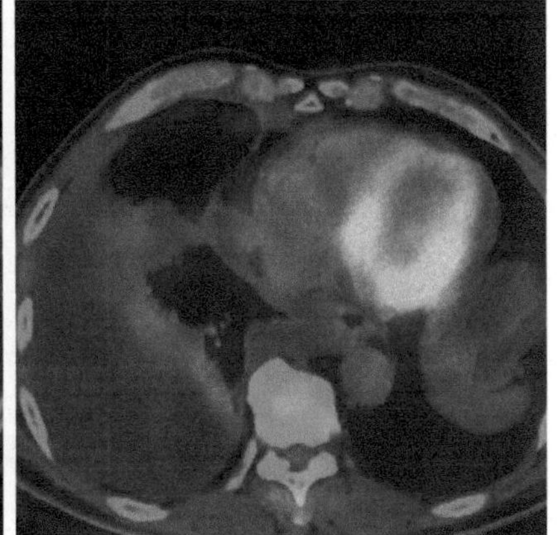

图 64-3　PET-CT（2021 年 10 月 15 日）

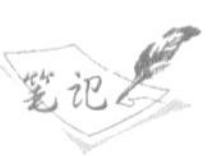

胸膜活检见纤维脂肪组织，间质大量炎细胞浸润，淋巴组织增生，部分区域被覆间皮，伴间皮增生，细胞异型不明显，周围见纤维素样坏死。骨髓穿刺活检未见明确异型肿瘤细胞。第1、第2腰椎占位组织穿刺（图64-4）病理：送检骨小梁组织，小梁间见造血细胞，部分骨被淋巴管来源的内皮细胞取代，D2-40染色阳性，未见明确异型细胞。

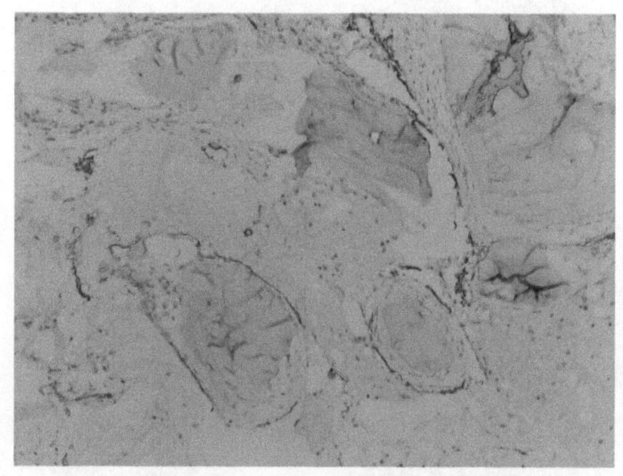

图64-4 第1、第2腰椎占位组织穿刺病理（2021年11月1日）

三、最后诊断

Gorham-Stout综合征；直肠癌术后化疗后。

四、治疗与转归

转介入科行胸淋巴管造影及封堵术，静脉滴注唑来膦酸注射液抑制骨破坏，病情好转。

五、重要提示

1. 患者为老年男性，慢性病程。

2. 以胸闷、气促为表现。

3. 肺部CT示右侧中等量胸腔积液，椎体骨质破坏。

4. 胸腔积液乳糜试验阳性。

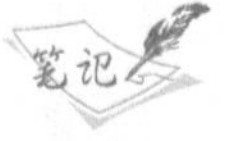

5. 骨活检病理提示部分骨被淋巴管来源的内皮细胞取代，D2-40 染色阳性，未见明确异型细胞。

六、讨论

Gorham-Stout 综合征（Gorham-Stout symdrome，GSS）是一种罕见的、病因不明的疾病，可发生在任何年龄段，在儿童和青年人中最常见，合并乳糜胸的比率为 17%，其特征是大块骨溶解为特征的类肿瘤样损害，患者常表现为多发骨溶解、肿胀、疼痛、活动受限，严重的可引起病理性骨折，病理基础为良性的血管性或淋巴管结构性增殖。

实验室检查：①胸腔积液检查乳糜试验阳性；② PET-CT 提示全身多发溶骨破坏，未见 FDG 代谢；③骨活检病理提示部分骨被淋巴管来源的内皮细胞取代，D2-40 染色阳性，未见明确异型细胞；④排除遗传性和代谢性疾病、肿瘤、自身免疫病、感染等继发因素。

诊断和鉴别诊断：诊断无权威标准，主要依据影像学检查发现溶骨性改变，病理可见血管淋巴管异常增殖，同时需排除遗传性和代谢性疾病、肿瘤、自身免疫病、感染等继发因素。鉴别诊断主要和外伤、肿瘤、结核等所致乳糜胸相鉴别。

治疗：目前主张药物联合手术治疗，常用药物包括抗破骨细胞药物如双膦酸盐、雷帕霉素类似物如西罗莫司、抗血管生成药物如重组人干扰素 α-2β、生长抑素衍生物如奥曲肽、类固醇激素等；针对乳糜胸的手术包括胸腔闭式引流术、胸膜切除术、胸膜固定术和胸导管结扎术等；减少乳糜产生的策略还包括饮食限制脂肪，用中链甘油三酯替代饮食中的长链甘油三酯。

七、评述

Gorham-Stout 综合征是一种罕见疾病，常见症状为骨溶解、肿

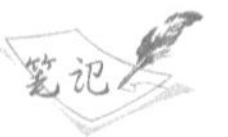

胀、疼痛，部分合并乳糜胸。典型影像学表现为全身多发骨溶解，可伴单侧胸腔积液，胸腔积液检查提示乳糜胸，骨活检符合良性血管性或淋巴管结构性增生，排除遗传性和代谢性疾病、肿瘤、自身免疫病、感染等继发因素。本例患者既往有直肠癌病史，以胸闷、气促为表现，胸部 CT 提示单侧胸腔积液并椎体骨质破坏，胸腔积液为乳糜改变，容易误诊为肿瘤转移所致乳糜胸，经进一步胸膜活检、胃肠镜、PET-CT 检查提示溶骨破坏，未见 FDG 代谢等排除肿瘤所致乳糜胸，进一步行溶骨组织骨活检病理符合良性淋巴管结构性增殖，排除其他疾病所致，故诊断 GSS，治疗上以药物联合手术为主，辅以饮食限制脂肪摄入。

（黄茂宏　曾惠清）

参考文献

1. NIKOLAOU V S，CHYTAS D，KORRES D，et al. Vanishing bone disease（Gorham-Stout syndrome）：a review of a rare entity.World J Orthop，2014，5（5）：694-698.
2. OZEKI M，FUKAO T. Generalized lymphatic anomaly and gorham-stout disease：overview and recent insights. Adv Wound Care（New Rochelle），2019，8（6）：230-245.
3. 黄慧，徐作军，王立，等 . Gorham-Stout 综合征五例临床分析并文献复习 . 中华内科杂志，2009，48：23-27.
4. LIU Y，ZHONG D R，ZHOU P R，et al. Gorham-Stout disease：radiological，histological，and clinical features of 12 cases and review of literature. Clin Rheumatol，2016，35（3）：813-823.

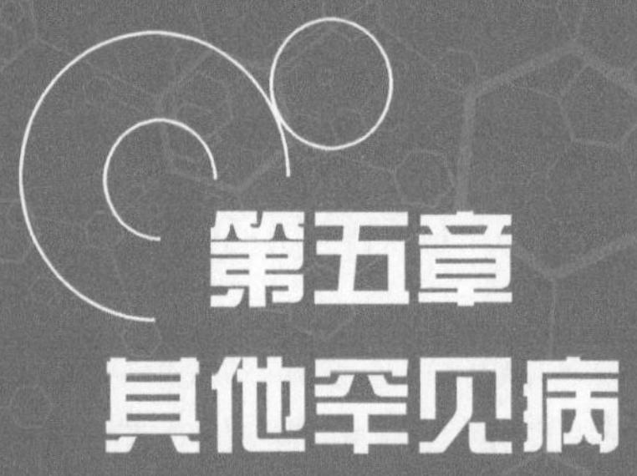

第五章 其他罕见病

病例 65　咳嗽，胸腔积液

一、病情介绍

患者，女性，60 岁，个体经营者。

以“咳嗽 1 周”为主诉于 2015 年 2 月 15 日入院。

现病史：入院 1 周前患者无明显诱因出现咳嗽，为阵发性，干咳为主，无明显咳痰，无咯血、呼吸困难，无心悸、胸闷、胸痛，无乏力、盗汗，无发热、寒战，就诊于厦门大学附属中山医院，查胸部 CT 示左侧胸腔积液，为进一步诊治收入院。

既往史：高血压病史 10 余年；10 年前因甲状腺腺瘤行右侧甲状腺切除术，术后长期规律口服“优甲乐”治疗；2 个月前因心脏病，

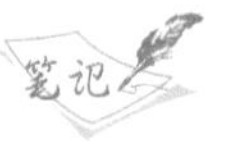

于厦门大学附属中山医院行二尖瓣置换 + 升主动脉成形术，术后规律口服“华法林 2.25 mg、qd”治疗；否认糖尿病、结核、病毒性肝炎病史。无粉尘、有害物质、放射性物质接触史。

入院查体：体温 36.1 ℃，脉搏 76 次 / 分，呼吸 18 次 / 分，血压 130/76 mmHg。表浅淋巴结未触及肿大。胸部正中见一长约 15 cm 竖状手术瘢痕，无红肿、渗液。双肺呼吸音清，左下肺呼吸音消失，未闻及明显干湿性啰音。心脏浊音界叩诊向左扩大，心律齐，二尖瓣听诊区可闻及收缩期杂音，余瓣膜听诊区未闻及病理性杂音。腹软，无压痛、反跳痛，肝脾肋下未触及。双下肢无水肿。

辅助检查：血常规：白细胞 7.23×10^9/L、血红蛋白 111 g/L，余未见异常。尿常规：细菌 4+/HP、尿隐血 1（+）、尿白细胞（++）。凝血四项：活化部分凝血活酶时间 43.8 s，D- 二聚体定量 830 ng/mL，国际标准化比值 1.73，凝血酶原时间比值 1.56，凝血酶原时间 20.1 s。急诊生化：白蛋白 43.63 g/L、谷丙转氨酶 41.2 U/L、谷草转氨酶 36.1 U/L、总蛋白 83.6 g/L。降钙素原、血清肌钙蛋白、B 型钠尿肽、便常规、肿瘤标志物正常。PPD 试验阴性。心电图：①窦性心律；②部分 T 波改变。心脏彩超：EF% 62%；二尖瓣位机械瓣置换术后；机械瓣位置及功能未见异常（MPG：6.9 mmHg）；左房扩大，左室轻度扩大；主动脉瓣增厚、钙化合并微量反流；左室整体收缩功能正常；少量心包积液。肺部 CT（图 65-1）：二尖瓣置换 + 升主动脉成形术后；左侧胸腔积液。

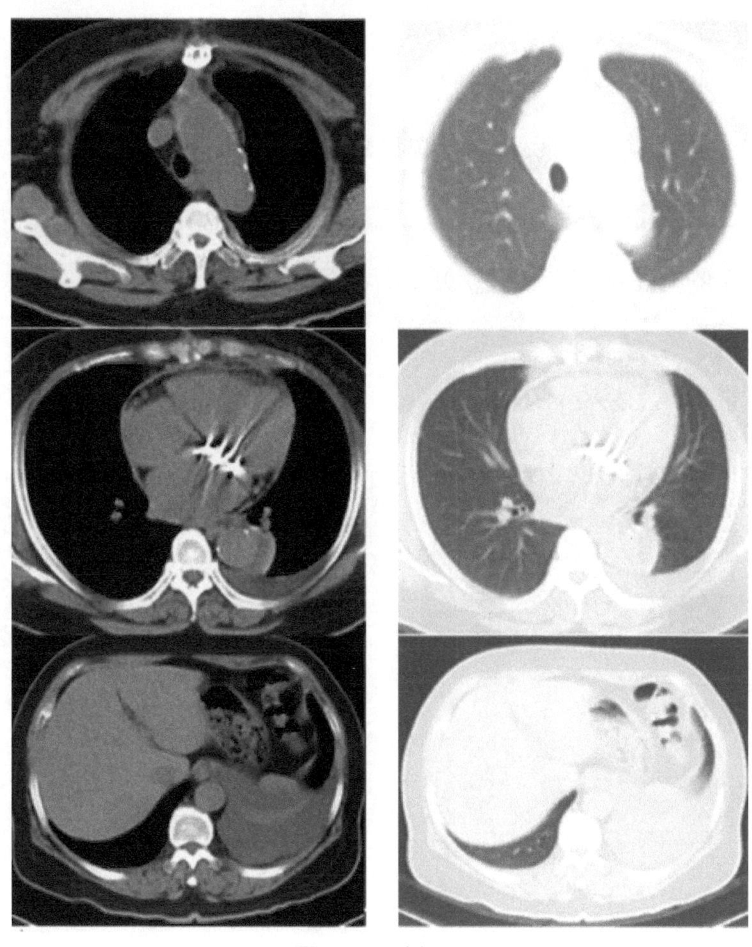
图 65-1　肺部 CT

二、诊疗经过

入院后行胸腔穿刺术，胸腔积液送检结果回报“胸腔积液常规：红色、李凡他试验阳性、白细胞 1603×10^6/L。胸腔积液生化（5 项）：腺苷脱氨酶 11.7 U/L，糖 7.52 mmol/L，乳酸脱氢酶 261.9 U/L，总蛋白 53.59 g/L。胸腔积液脱落细胞未检出，胸腔积液培养、胸腔积液涂片未检出”，提示渗出性胸腔积液，但肿瘤标志物、胸腔积液生化不支持癌性胸腔积液、结核性胸腔积液、化脓性胸膜炎诊断，且患者无合并心功能不全、低蛋白血症、病毒性肝炎、肾炎等疾病，考

虑患者发病前有心脏手术病史，不排除胸腔积液与心脏手术相关，结合心外科会诊意见，考虑左侧胸腔积液为心包切开术后综合征所致。经胸腔积液引流后，患者胸腔积液减少，咳嗽好转。

三、最后诊断

左侧胸腔积液：心包切开术后综合征。

四、治疗与转归

出院后 1 个月复查胸片，胸腔积液明显减少（图 65-2）。

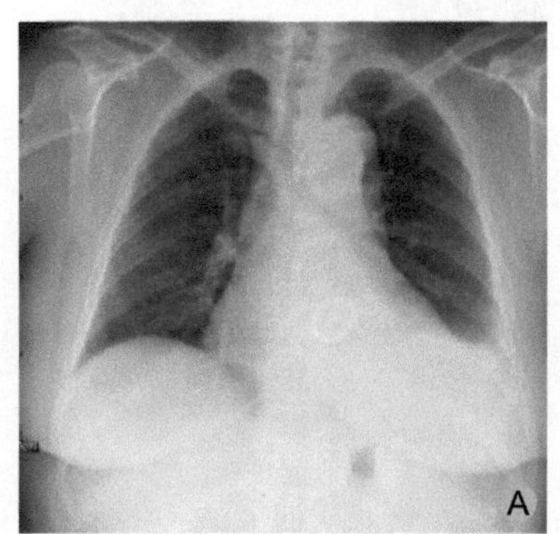
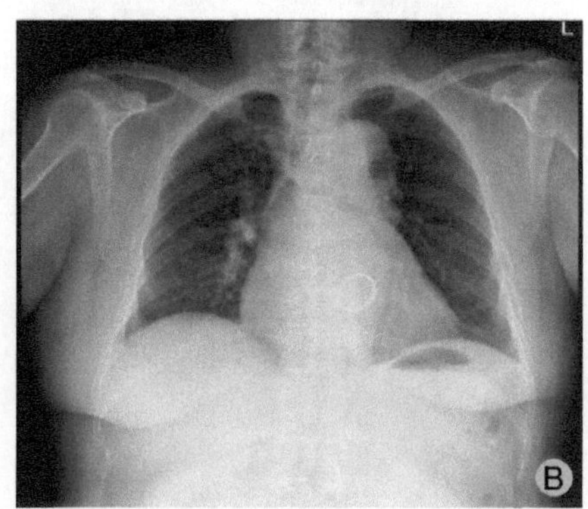

A. 入院时胸片；B. 出院后 1 个月。

图 65-2　肺部胸片左侧胸腔积液明显减少

五、重要提示

1. 患者为中老年女性，急性起病。

2. 近期有心脏手术病史。

3. 以干咳为主要症状。

4. 胸部影像学示左侧胸腔积液，余未见明显异常。

5. 胸腔积液示渗出液，但不支持常见的胸腔积液性质（癌性、结核性、化脓性胸腔积液）。

6. 经胸腔积液引流后，患者胸腔积液减少，咳嗽好转。

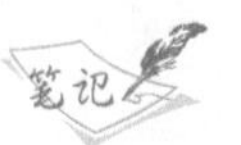

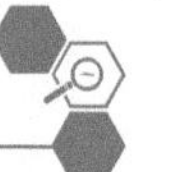

六、讨论

心包切开术后综合征（postpericardiotomy syndrome，PPS）是一种发生在心脏手术后或心脏介入术后的一种炎性胸膜心包综合征，临床症状包括发热、胸痛、心包炎、胸膜炎等。PPS常发生在心脏术后1个月内，6个月后首次发作的情况很少见。研究表明心包间隙的外科开孔会导致组织损伤、出血和形成一定量的新液体，这些液体通常在4周内消失，但在PPS患者中，组织损伤会进一步触发心包和胸膜的自身免疫反应，导致这些液体在4周内无法完全消失。本病的病因及机制尚不清楚，有学者认为是一种自身的免疫反应，与抗心肌抗体有关。病理生理学研究证实PPS患者体内中存在抗体。研究发现血浆高滴度抗心脏抗体组，94%患者发生PPS，而低滴度抗心脏抗体组，PPS的发生率为3%，而无抗心脏抗体组，PPS发生率为0。其他PPS的发病因素包括特殊病毒、潜伏病毒感染再发作等。本例患者胸腔积液出现于其心脏术后2个月后，与文献报道的PPS引起的胸腔积液时间吻合。

文献报道PPS发病率存在差异，为10%～40%。女性是PPS的独立危险因素，年龄也是影响PPS发生的重要因素，儿童发病率略高于成人。PPS发病率从30岁后呈稳步下降趋势，70岁以上患者的发病率下降到10%。其他可能的PPS危险因素包括泼尼松治疗史（过去或现在）、心包炎史、非皮质类固醇的肺部疾病治疗、较低的BMI和B型血型。此外，糖尿病患者对PPS可能有保护作用，其机制可能是通过二甲双胍的免疫调节作用。手术类型和程度也影响PPS的发生率，主动脉手术后PPS的发生率最高。研究表明主动脉瓣和（或）主动脉手术后的PPS发生率为26%，而单纯的主动脉－冠脉搭桥术或二尖瓣手术后的PPS发生率明显较低。本例患者为女性，

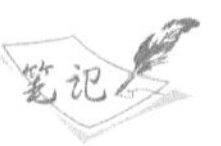

有主动脉手术史，都为 PPS 的危险因素，与文献报道一致。

PPS 最典型的症状是胸膜或心包疼痛，因咳嗽、深呼吸、吞咽或任何运动而加重，严重时导致浅快呼吸，容易与充血性心力衰竭的呼吸困难相混淆。一半以上的 PPS 患者会发作胸膜炎疼痛。间歇性低热则是 PPS 的另一个常见的临床表现，大约一半的 PPS 患者会发生间歇性低热。PPS 患者会产生心包积液和胸腔积液，听诊有时可听到心包摩擦音或胸膜摩擦音。如果进行心包穿刺或胸腔穿刺，积液通常是透明的稻草色液体或浆液性渗出性液体，含有大量淋巴细胞和红细胞，以及相对较高数量的粒细胞。PPS 患者可出现白细胞、C-反应蛋白和红细胞沉降率的升高，但其特异性差。心电图表现为非特异性的 ST 段和 T 波改变。胸部影像学和心脏彩超发现胸腔积液或心包积液。本例患者症状不典型，仅仅只有咳嗽，无文献报道的 PPS 典型胸膜炎、心包炎症状，是本例诊断难点。

PPS 是一种排他性诊断，目前被广泛认可的是 2015 年欧洲心脏病学会发布的诊断标准：无其他原因的发热，胸膜炎引起的胸痛，有心包或胸膜摩擦感，新出现的心包积液和胸腔积液或原有积液增多，诊断应满足其中两个标准。在诊断 PPS 之前，需要充分考虑并排除引起发热、不适和胸痛的其他原因。需要鉴别的主要包括急性冠状动脉综合征、心力衰竭、肺动脉栓塞及肺部感染等。本例患者出现咳嗽，辅助检查提示胸腔积液，无明显胸膜及心包疼痛、发热等不适。但 PPS 为排他性诊断，本例患者辅助检查提示胸腔积液，且排除了引起胸腔积液常见的病因，结合近期心脏手术史，本例患者 PPS 诊断明确。

PPS 有自限性，预后良好，轻症患者对症支持治疗后多能改善，药物治疗上常用非甾体抗感染药和秋水仙素，非甾体抗感染药

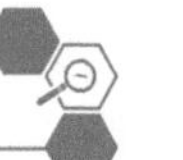

是轻度PPS的一线治疗药物，而秋水仙碱对最顽固的PPS病例有效。有研究表明术前应用秋水仙碱可以有效预防PPS，但由于秋水仙碱不良反应较大，且PPS预后一般较好，因此不推荐常规预防用药。皮质类固醇激素因其疗效说法不一，不作为推荐。当PPS患者出现心包压塞时，应及时心包穿刺，在最顽固的心包积液病例中，可以考虑心包切除术。如果持续性PPS表现为大而有症状的胸腔积液，尽管多次抽液治疗，胸腔积液仍在增加，则应考虑胸腔镜检查。在胸腔镜检查中，任何包裹在脏层胸膜上的纤维组织都应该被去除，或者应用滑石粉行胸膜固定术等。综上所述，PPS为自限性疾病，预后较好，本例患者未予特殊药物治疗，仅经胸腔闭式引流后胸腔积液逐渐减少，症状改善后出院。

七、评述

PPS是心脏手术后并不少见的并发症，但症状无特异性，无诊断金标准，是一种排他性诊断。本例患者未出现常见PPS的症状，如胸痛、低热，仅表现为干咳，考虑肺部感染的可能性大，入院后完善胸腔积液检查考虑渗出性胸腔积液，并排除癌性、结核性、化脓性胸腔积液可能，又因患者为女性、近期有二尖瓣置换+升主动脉手术病史等PPS危险因素，合并有心包积液，最后诊断为PPS，经胸腔穿刺引流后，患者症状逐渐缓解。本例患者可以带给临床工作者们一些提示，即心脏手术后的患者合并诊断不明的胸腔积液时应考虑到PPS的可能。

（曾惠清　李　琪　罗雄彪）

参考文献

1. 周琪，谢冬，费苛，等.心包切开术后综合征诊治进展.中国胸心血管外科临床

杂志，2017，24（4）：306-309.

2. LEHTO J，KIVINIEMI T.Postpericardiotomy syndrome after cardiac surgery.Ann Med，2020，52（6）：243-264.

3. GABALDO K，SUTLIĆ Ž，MIŠKOVIĆ D，et al. Postpericardiotomy syndrome incidence，diagnostic and treatment strategies：experience AT two collaborative centers.Acta Clin Croat，2019，58（1）：57-62.

4. LUTSCHINGER L L，RIGOPOULOS A G，SCHLATTMANN P，et al. Meta-analysis for the value of colchicine for the therapy of pericarditis and of postpericardiotomy syndrome.BMC Cardiovasc Disord，2019，19（1）：207.

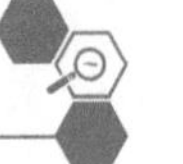

病例66　胸膜增厚局部钙化，石棉接触史，双侧胸腔积液

一、病情介绍

患者，男性，54 岁，石棉厂工人。

以“反复咳嗽、咳痰、气促 3 年余，加重 15 天”为主诉于 2018 年 6 月 8 日入院。

现病史：3 年前（2015 年 3 月）患者无诱因出现气促、呼吸困难，活动后明显，咳嗽、咳痰，就诊于株洲市某医院，诊断“右侧胸腔积液”，予抽液抗感染后出院，此后右侧胸腔积液反复。1 年前（2016 年 11 月）再次就诊，胸部 CT 提示右侧少量包裹性胸腔积液伴有胸膜下结节，考虑“结核性胸膜炎”，予诊断性抗结核治疗 8 个月，症状无缓解。15 天后再次出现气促加重，伴有咳嗽，以“双侧胸腔积液”收住院。

既往史：过敏性紫癜病史 3 年余，石棉厂工作史 30 年。吸烟史 15 年，饮酒史 15 年。

入院查体：生命体征平稳。气管居中，胸廓正常对称，呼吸稍促，双侧无胸壁肿块，肋间隙正常，呼吸节律两侧对称，触诊语颤正常，双肺叩诊呈清音，听诊右肺呼吸音弱，未闻及明显干湿性啰音。

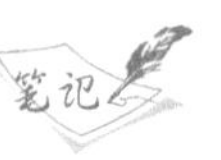

辅助检查：

1. 胸腔积液的常规、生化等检查（表 66-1）：

表 66-1 胸腔积液检查与生化

时间	颜色	李凡他试验	葡萄糖（mmol/L）	腺苷脱氨酶（U/L）	乳酸脱氢酶（U/L）	白细胞 10^6/L	抗酸染色	异常细胞
2015 年 10 月	黄色	+	7.02	7.4	91	14 070	–	–
2016 年 6 月	黄色	–	7.16	7	117	10	–	–
2018 年 1 月	黄色	+	6.63	7.9	102	60	–	–

2. 外院胸部 CT：

（1）2015 年 10 月 12 日：右侧中量胸腔积液，伴右下肺背段及后基底段膨胀不全。

（2）2018 年 1 月 3 日：右肺慢性炎性病变，双侧胸腔积液（右侧包裹性），心包增厚，纵隔淋巴结增大改变，肝脏钙化灶。

二、诊疗经过

入院后查感染指标（降钙素原检测、真菌 G 试验和 GM 试验、细菌涂片检查、痰 TB-DNA、X-pert、多次痰结核菌涂片）未见异常；血清肺肿瘤标志物（CEA、CA125、CA153、神经元特异性烯醇化酶、非小细胞肺癌相关抗原）均为阴性。风湿免疫指标（抗链球菌溶血素 O、C- 反应蛋白、抗核抗体谱、抗核抗体定量、血管炎检测、抗 CCP）均为阴性。胸部 CT 平扫（图 66-1）：两侧胸膜增厚、粘连，局部钙化，两侧胸腔少量积液，部分包裹，以左侧为著；两下肺少许渗出实变并含气不全，未除外合并恶性病变可能，两侧肺门及纵隔多发增大淋巴结并部分钙化，拟炎性增生。

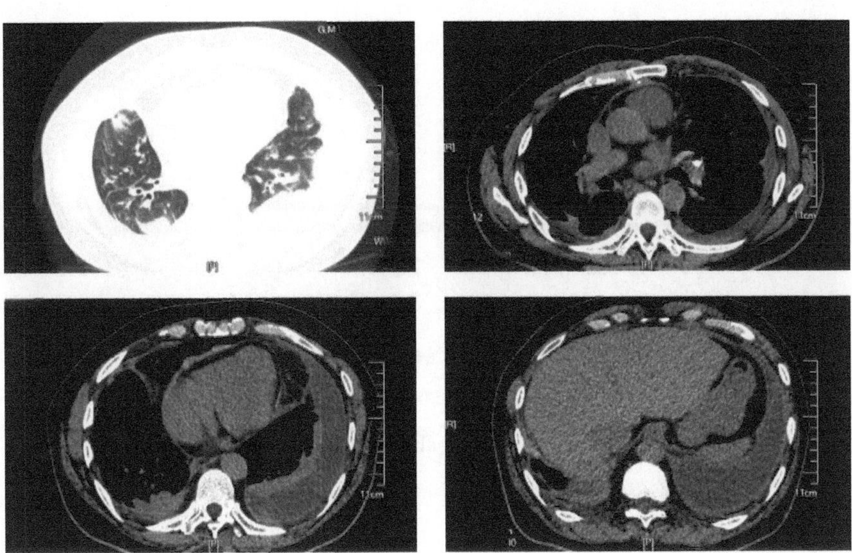

图 66-1　胸部 CT（2018 年 6 月 7 日）

予超声引导下胸膜穿刺活检术（图 66-2）。胸腔积液生化结果：胸腔积液常规暗红色，混浊，有凝块，李凡他试验（±），潘氏试验（++），白细胞 50×10^6/L（/HP），红细胞 60 085 $\times10^6$/L（/HP），分叶核细胞 10%，单个核细胞 90%。胸腔积液生化（葡萄糖 5.1 mmol/L，总蛋白 31.7 g/L，LDH 379 U/L，ADA 11.2 U/L）、结核菌涂片、肺肿瘤五项、胸腔积液培养均未见明显异常。超声引导左侧胸膜活检术，左侧胸膜活检病理（图 66-3）：送检物镜下为少量横纹肌组织及较多的纤维组织，表面可见纤维素渗出，散在淋巴细胞浸润，组织改变为慢性炎症伴纤维组织增生。

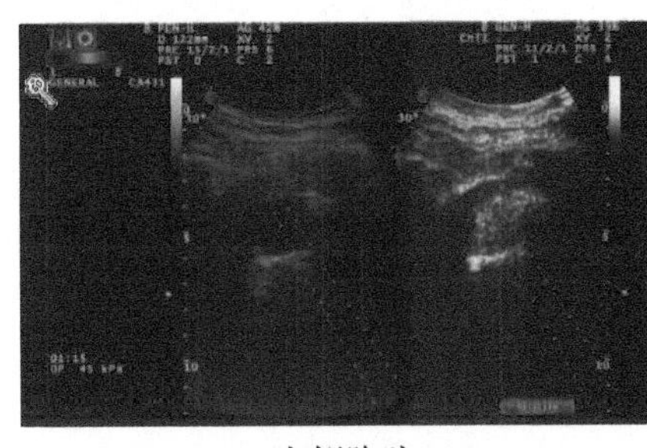

右侧胸腔

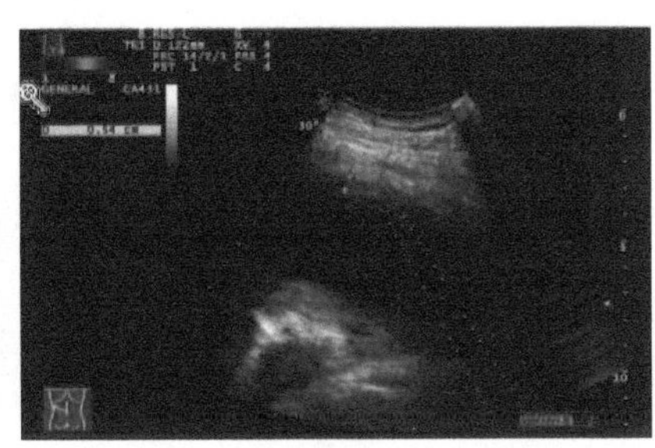

左侧胸腔

图 66-2　超声引导下胸膜穿刺活检术

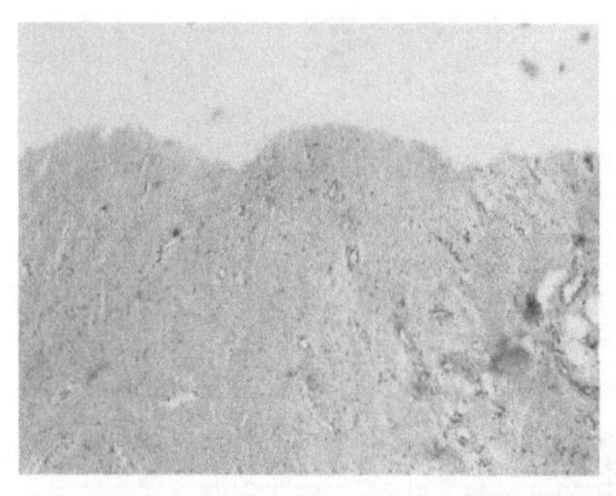
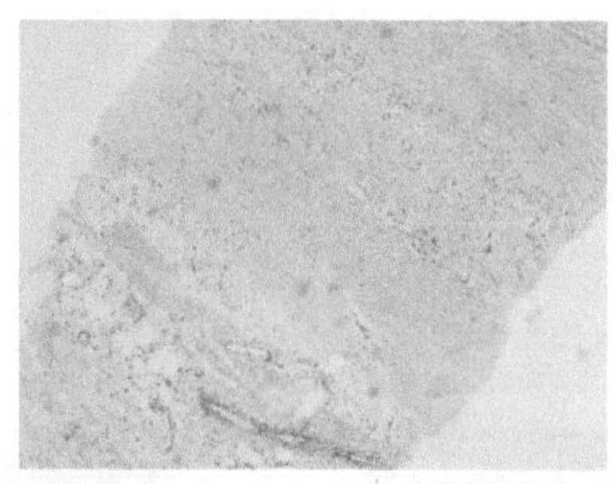

图 66-3　左侧胸膜活检病理

左侧胸膜活检病理是慢性炎症，考虑到患者是双侧胸膜增厚，再次行超声引导右侧胸膜活检术。右侧胸膜病理（图 66-4）：送检物镜下为少量横纹肌组织及较多的纤维组织，大部分玻璃样变，灶性淋巴细胞浸润，组织改变为慢性炎症伴纤维组织增生，结合临床，符合胸膜纤维斑。免疫组化结果：CR（–），CK（+），WT-1（–），VIM（+），Ki-67（约 1%+），Desmin（+），D2-40（+），P53（个别 +），EMA（–），Glut1（–），IMP3（–）。

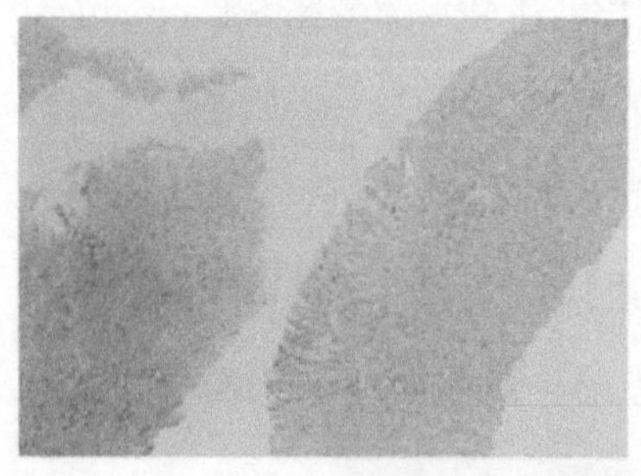
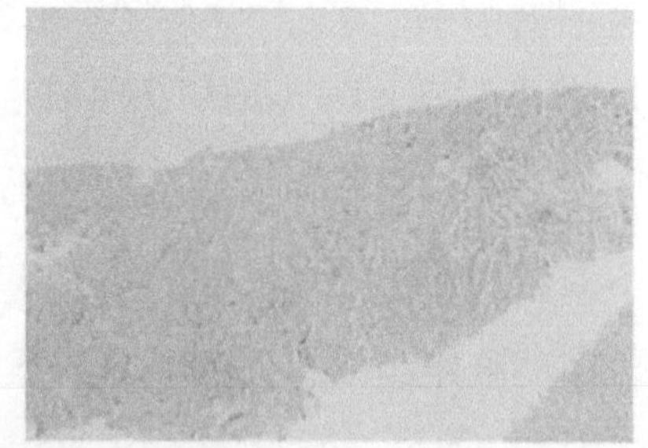
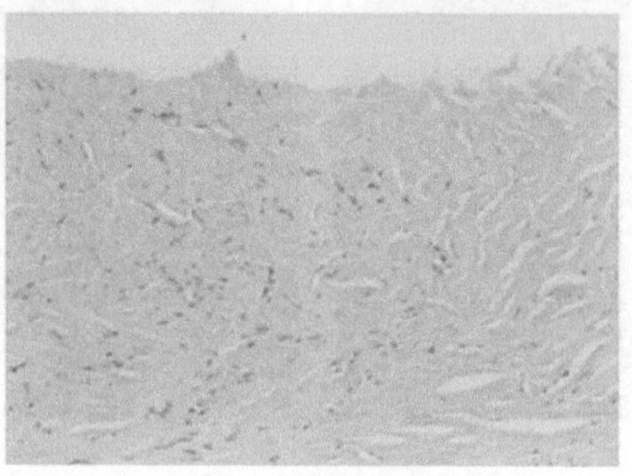

图 66-4　右侧胸膜病理

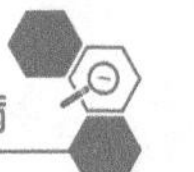

患者右侧胸膜可见胸膜纤维斑，有石棉接触史，为进一步排除其他系统疾病，予以多学科会诊意见：①不考虑结核、结缔组织疾病、肿瘤、血液病等引起的胸腔积液；②目前诊断考虑良性石棉相关胸腔积液；③建议临床随访、追踪。

三、最后诊断

良性石棉相关性胸腔积液。

四、治疗及随访

明确诊断后，建议患者脱离原先的工作环境。跟踪、随访患者2年，多次复查胸部CT未见新的病灶，且胸腔积液已好转。

五、重要提示

1. 患者为中年男性，以反复多次胸腔积液为主要临床表现。
2. 多次规范的诊断性抗结核治疗无效。
3. 胸腔积液为渗出液，病原学、肿瘤等检查均为阴性。
4. 胸部CT可见石棉斑。
5. 明确石棉接触史。
6. 排除了其他疾病引起的胸腔积液。
7. 随访2年病情无加重，未见新的病灶出现。

六、讨论

石棉相关疾病（asbestos related disease，ARD）是由吸入石棉纤维引起的肺和胸膜疾病，包括非恶性病症（石棉肺、弥漫性胸膜增厚、胸膜斑、胸腔积液、肺不张）和恶性肿瘤（肺癌和恶性间皮瘤）。基于此，WHO已将所有形式的石棉判定为致癌物。良性石棉胸腔积液（benign asbestos pleural effusion，BAPE）是一种石棉相关肺病，这是一种罕见的非恶性胸膜疾病，最早在1964年首次被报道。目前

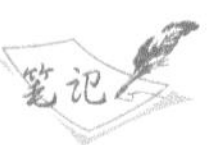

多见于个案报道。

本例患者有明确的石棉接触史，以反复多次胸腔积液为主要临床表现，胸部CT可见石棉斑，胸腔积液的生化常规、病原学培养及肿瘤指标检测均为阴性。胸膜病理组织学可见胸膜纤维斑。考虑到其他系统可能引起胸腔积液，予以多学科讨论，排除其他原因引起的胸腔积液，考虑为石棉相关胸腔积液，建议患者脱离原先的工作环境。跟踪、随访患者2年，多次复查胸部CT未见新的病灶，且胸腔积液已好转，最终诊断本例患者为良性石棉相关性胸腔积液。

七、评述

目前，良性石棉胸腔积液均为个案报道，临床医师对本病缺乏认识，且大多数存在误诊、漏诊，诊断本病具有挑战性。本例患者中，医师严格按照胸腔积液的诊疗路径进行评估。按照胸腔积液的性质、病原学检测及胸膜活检等顺序，及时审视反馈患者的各项指标，抓住石棉相关性肺部疾病这一线索，及时有效开展多学科讨论，排除其他可能引起胸腔积液的疾病，进行长达2年的跟踪、随访。因此，对于不明原因胸腔积液患者，影像学表现存在胸膜斑块、圆形肺不张，应注意石棉接触史，重视病理组织学检测，开展多学科诊疗模式。我们就此初步总结了良性石棉胸腔积液多学科诊疗路径（图66-5）。

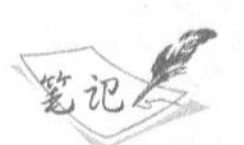

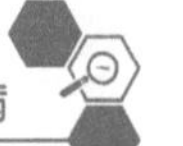

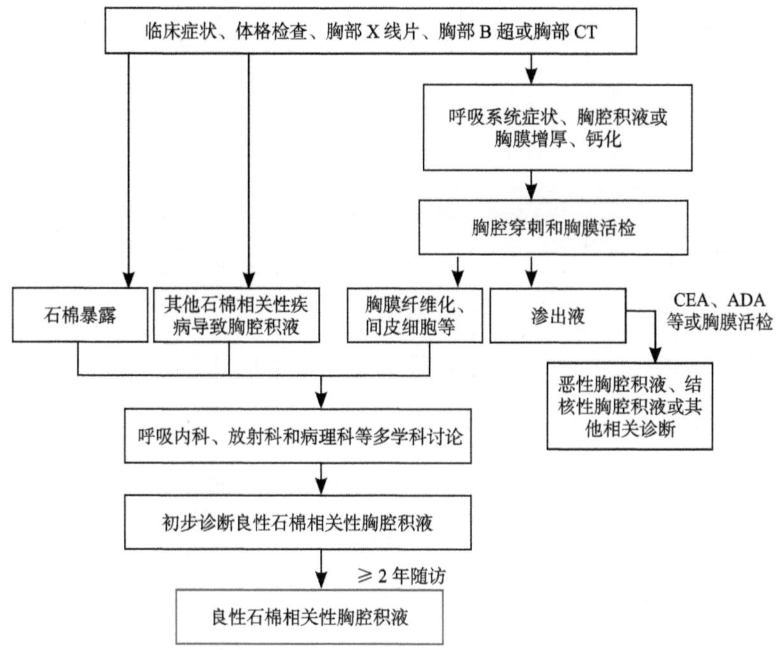

图 66-5 良性石棉胸腔积液多学科诊疗路径

（汪金林 沈盼晓 曾运祥）

参考文献

1. EISENSTADT H B. Asbestos pleurisy. Dis Chest，1964，46：78-81.

2. LUO W，ZENG Y，SHEN P，et al. A multidisciplinary approach for the diagnosis of benign asbestos pleural effusion：a single-center experience.Journal of Thoracic Disease，2020，12（8）：4338-4346.

3. MUSK A W，DE KLERK N，REID A，et al. Asbestos-related diseases.Int J Tuberc Lung Dis，2020，24（6）：562 -567.

4. MOSSMAN B T，GEE J B.Asbestos-related diseases.N Engl J Med，1989，320（26）：1721-1730.

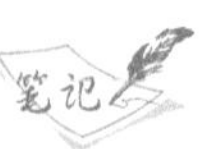

病例 67　咳嗽，气促，下肢水肿，多浆膜腔积液

一、病情介绍

患者，女性，54 岁，家庭主妇。

以“反复咳嗽 7 个月，胸闷气促伴双下肢水肿 5 个月”为主诉于 2017 年 7 月 15 日入院。

现病史：7 个月前患者无明显诱因出现干咳，无发热、盗汗、咯血，无心悸、胸闷、胸痛，无恶心呕吐、腹痛、关节肿痛、皮疹，于当地医院抗感染治疗，咳嗽稍好转。5 个月前患者出现活动后胸闷气促，以爬楼及快步行走时明显，上 2 层楼即感气促，伴双下肢及颜面部水肿，午后加重，于当地医院就诊，诊断为多浆膜腔积液，不排除结核可能，予“HREZ”四联诊断性抗结核治疗 2 个月，患者症状无改善。再次到当地医院就诊，进行“内科胸腔镜、全身 PET-CT、风湿疾病、结核”等相关方面检查均无异常。心脏彩超：①双心房增大；②左室壁肥厚；③三尖瓣中度关闭不全；④心包腔积液（少量）。血脑钠肽 1098 pg/mL。诊断：多浆膜腔积液（心脏疾病可能性大）。予强心、利尿、改善心功能等治疗后症状好转出院。1 个月后上述症状再次反复出现。于 2017 年 5 月 3 日第三次到当地医院住院，再次予“帕司烟肼 + 利福平 + 乙胺丁醇 + 左氧氟沙星”抗结核治疗 2 个月。患者上述症状无缓解，且出现全身关节疼痛。为进一步诊治收入广州呼吸健康研究院。

既往史：体质一般，高血压病史 20 余年，血压最高达 160 mmHg，服用“坎地沙坦酯片 4 mg、qd”降压治疗。无糖尿病、肝炎史。无

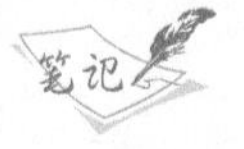

粉尘、有害物质、放射性物质接触史。无烟酒嗜好。家族史无特殊。

入院查体：血压 115/75 mmHg，脉搏 104 次 / 分，余生命体征平稳。左肺呼吸音减弱，两肺未闻及干湿性啰音。心率 104 次 / 分，律齐，心音遥远，三尖瓣膜听诊区可闻及吹风样、全收缩期杂音。腹平软，未触及包块，无压痛及反跳痛，肝脾肋下未触及，肝区无叩击痛，双肾区无叩击痛，移动性浊音阴性，肠鸣音存在。双下肢轻度水肿。

二、诊疗经过

入院后检查：结核方面均阴性。甲状腺功能、风湿免疫指标、血肿瘤指标均正常。24 小时尿蛋白正常。心肌酶及肌钙蛋白（乳酸脱氢酶 293 U/L，肌钙蛋白 0.14 μg/L）、血清 B 型钠尿肽前体升高（B 型钠尿肽前体 835.2 pg/mL），余生化检查无异常。2017 年 7 月 17 日胸部 CT（图 67-1）：左侧中大量胸腔积液，左下肺压迫下张；心包中量积液；腹腔少量积液。2017 年 7 月 18 日盆腔 MRI：盆腔积液；盆壁皮下及肌间隙少许水肿；子宫后壁两个小肌瘤。胸腔积液超声：①左侧胸腔积液：最大液性暗区范围 77 mm × 120 mm；②右胸未见积液。胸腔穿刺留取胸腔积液送检：胸腔积液性质为漏出液，胸腔积液脑钠肽升高（B 型钠尿肽前体 992.4 pg/mL），胸腔积液生化及病原学检查无异常。胸膜活检病理见少量淋巴细胞，未见结核及肿瘤。胸腔积液病理沉渣见淋巴细胞、间皮细胞，未见癌细胞，未见结核和肿瘤。

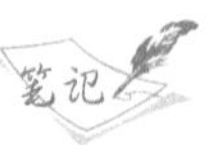

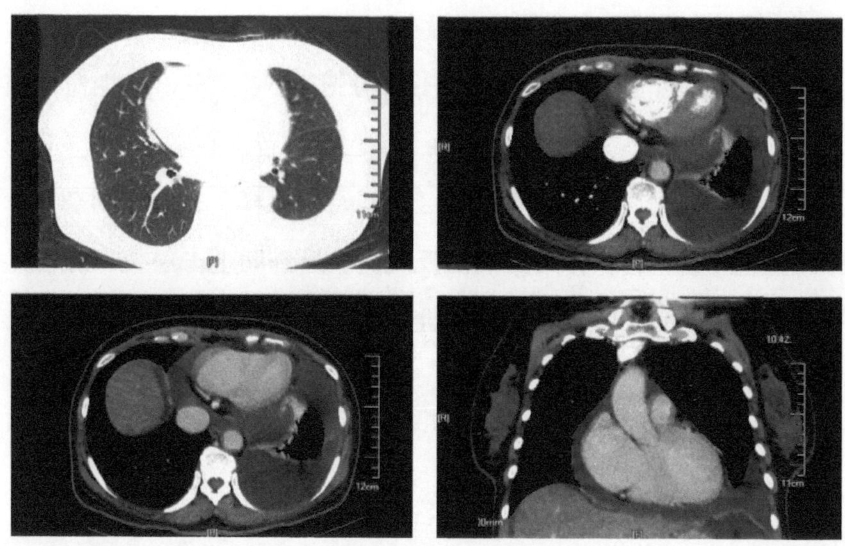

图 67-1　胸部 CT（2017 年 7 月 17 日）

根据相关检查结果，患者多浆膜腔积液病因考虑心脏疾病引起可能性大。再次心脏彩超检查（图 67-2）：双心房增大，下腔静脉增宽；室间隔与左室后壁上段增厚，室间隔与左室下壁搏动减弱；三尖瓣关闭不全（重度反流）；二尖瓣反流（轻～中度），心包积液（少量）；左室收缩功能测值未见异常；舒张功能减退。以上考虑心肌病可能。2017 年 7 月 25 日冠状动脉造影：LM、LAD、LCX、RCA 支均未见明显狭窄。右心导管：左右肺动脉未见明显扩张，各肺动脉内未见狭窄、闭塞。

笔记

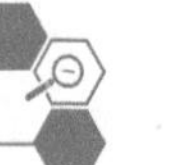

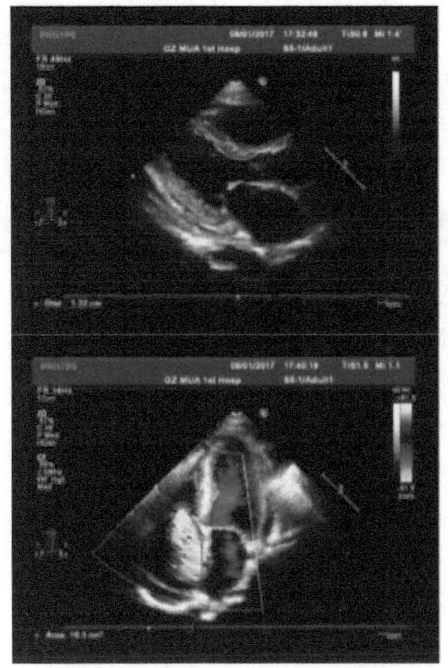

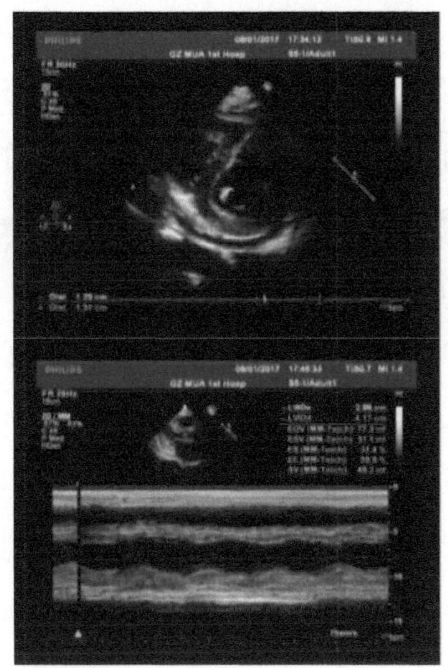

图 67-2 心脏彩超检查

当时考虑要排除心肌淀粉样变性，因此进行了牙龈活检，病理结果：未角化鳞状上皮被覆的黏膜组织，部分鳞状上皮稍增生，未见异型性；真皮浅层部分血管管壁增厚，管腔狭窄，平滑肌黏液样变性，未见炎细胞浸润，刚果红染色示病变血管壁弱阳性，特殊染色：刚果红（弱+）、甲基紫（–）。考虑为淀粉样变性。至此临床上可以诊断：心肌淀粉样变性；高血压病 2 级（极高危）。

三、最后诊断

心肌淀粉样变性；高血压病 2 级（极高危）。

四、治疗与转归

住院期间给予强心、利尿、扩血管治疗，临床症状改善不明显，疗效欠佳，患者签字自动出院。出院后因呼吸困难、下肢水肿于 2018 年 1 月 15 日入住广州呼吸健康研究院心外科，考虑内科治疗疗效差，而且符合心脏移植的适应证，因此于 2018 年 3 月 17 日

进行了心脏移植手术。术后病理（图 67-3）：送检心脏，镜下心肌细胞肥大，胞质内可见黏液、色素及空泡等物质，心肌细胞间、心内膜下及心瓣膜内均可见大量淀粉样物质广泛沉积，部分区间质黏液样变性，组织改变为心肌间质淀粉样变伴心肌细胞变性。特殊染色：刚果红（+）、甲基紫（+）、PAS（–）、Fe（–）、苏丹 - Ⅲ（–）、PAS(–)。术后患者恢复好，临床症状消失，未再出现多浆膜腔积液。2018 年 5 月 3 日术后 2 个月胸片：心脏移植术后改变，两肺、心、膈未见病变。2018 年 9 月 20 日术后半年复查心脏彩超（图 67-4）：未见心包积液，左室收缩功能未见异常。

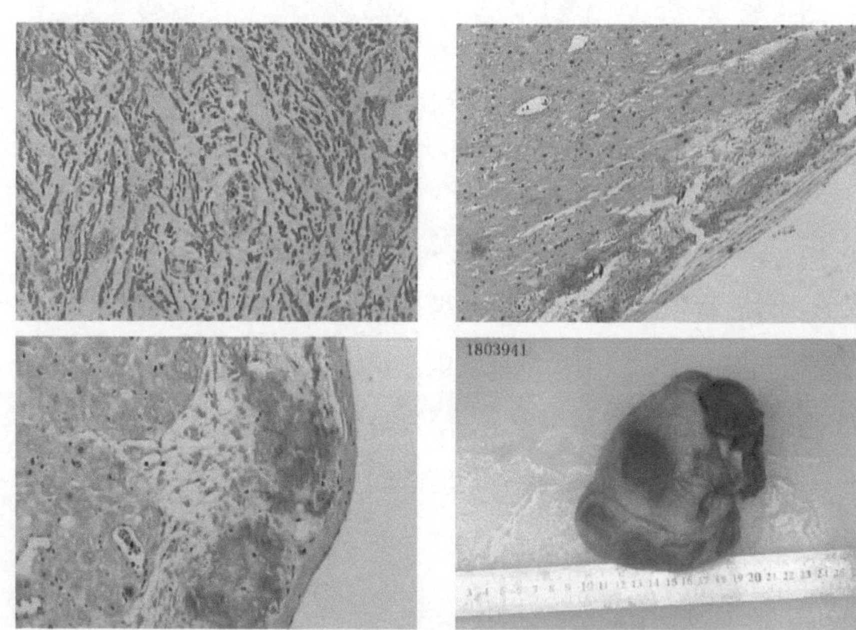

图 67-3　心脏移植手术后病理结果（2018 年 3 月 17 日）

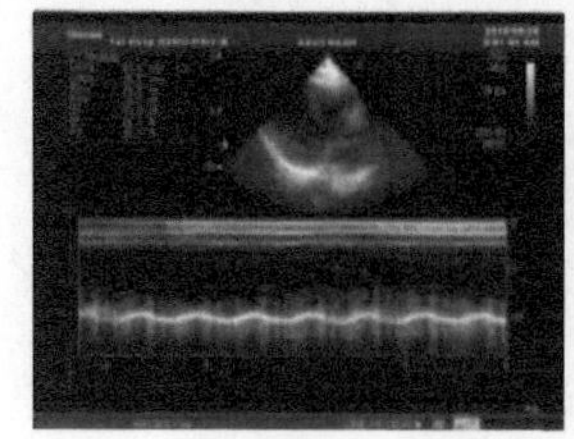
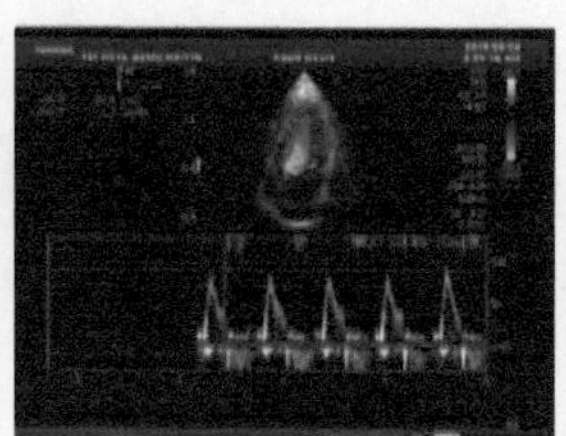
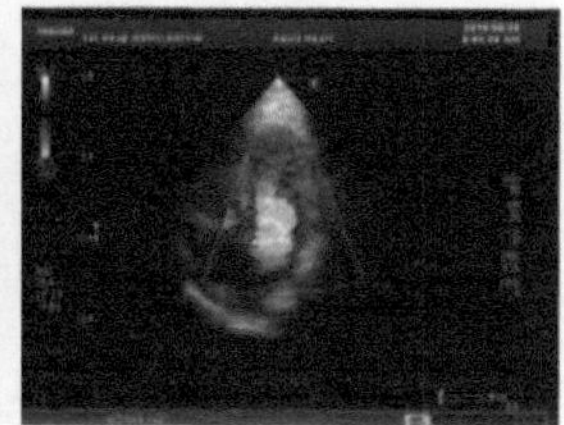

图 67-4　心脏移植术后半年复查心脏彩超（2018 年 9 月 20 日）

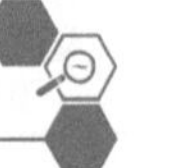

五、重要提示

1. 患者为中年女性，慢性病程。

2. 出现胸闷、气促，颜面部、下肢水肿及多浆膜腔积液等充血性心力衰竭表现。

3. 血心肌酶学正常；血清和胸腔积液脑钠肽均升高。

4. 心脏彩超：室壁肥厚、室壁运动异常、双心房增大、左室舒张功能减退。

5. 牙龈活检病理、心脏病理明确“心肌淀粉样变性”的诊断。

6. 强心、利尿等内科保守治疗效果差，符合心脏移植手术的指征。

六、讨论

淀粉样变是一种以器官或组织里的淀粉样物质沉积为特征的疾病，既可以是某一个器官受累，也可以是系统性受累。心脏淀粉样变可以累及心脏的各个部位，导致心律失常、心力衰竭、限制型心肌病、体位性低血压等，甚至猝死。淀粉样可分为多种类型，以轻链型最易出现心脏受累。

对于心脏淀粉样变的诊断，心内膜下心肌活检是确诊的最有力证据。超声提示左心室壁增厚而心电图示低电压对于心肌淀粉样变诊断的特异性可达 90% 以上。心脏磁共振成像可以通过钆的延迟强化辅助心脏淀粉样变的诊断，^{123}I-MIBG 的核素显影，有助于早期发现心脏淀粉样病变，且可反映心肌受淀粉样物质的浸润程度。

心脏淀粉样变的治疗包括针对心脏本身及淀粉样变。心力衰竭的治疗包括严格限盐和使用利尿剂，但应注意避免容量过低引起的低血压和低灌注带来的肾功能恶化。胺碘酮可以减少室性心动过速的发作，对于无法控制的室性心动过速反复发作可行 ICD 植入。就

系统性淀粉样变而言，仅轻链型淀粉样变治疗意义明确，高剂量的美法仑化疗后自体干细胞移植是最有效的治疗，亦可选择沙利度胺联合地塞米松治疗。终末期的患者，心脏移植则是可选择的手段，但对于术后效果有待进一步观察。

七、评述

本病例提示我们，不明原因的胸腔积液患者，血清及胸腔积液脑钠肽的升高常提示心脏疾病的可能。心脏疾病包括先天性心脏病和继发性心脏病。继发性心脏病包括高血压、冠心病、瓣膜疾病、心包疾病及心肌疾病。排除常见心脏疾病时，要注意心肌淀粉样变性的可能。

（汪金林　沈盼晓　曾运祥）

参考文献

1. NODA H，NITTA M，TAGUCHI Y，et al. Importance of pleural findings in patients with amyloid cardiomyopathy complicated with refractory pleural effusion. J Cardiol Cases，2020，21（6）：205-208.
2. BINDER C，DUCA F，BINDER T，et al. Prognostic implications of pericardial and pleural effusion in patients with cardiac amyloidosis. Clin Res Cardiol，2021，110（4）：532-543.
3. KOZAK S，ULBRICH K，MIGACZ M，et al. Cardiac Amyloidosis-Challenging Diagnosis and Unclear Clinical Picture. Medicina （Kaunas），2021，57（5）：450.

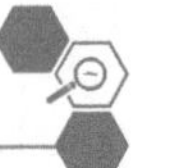

病例 68 胸腔积液嗜酸性粒细胞增高，多浆膜腔积液

一、病情介绍

患者，男性，44 岁，公司职员。

以“反复胸痛 1 月余，加重 1 周”为主诉于 2017 年 11 月 16 日入住广州呼吸健康研究院。

现病史：1 个月前患者无明显诱因出现双侧胸痛，伴活动后气促，无咳嗽、胸闷、咯血，无盗汗、发热、乏力，无体重下降。至当地医院就诊，查胸部 CT：左肺下叶、右肺中叶炎症，双侧胸腔积液。胸腔积液性质为渗出液，胸腔积液培养提示“海氏肠杆菌”。住院期间偶有发热，热峰 38 ℃，先后予“拉氧头孢、莫西沙星、美罗培南、万古霉素”等抗感染治疗，病情无缓解，仍间断发热，气促加重，双侧胸腔积液增多，并出现心包积液，为进一步诊治收入广州呼吸健康研究院。

既往史：体健。无高血压、糖尿病、肝炎病史。无粉尘、有害物质、放射性物质接触史。无食用未煮熟猪肉、鱼生及饮用水史。无烟酒嗜好。家族史无特殊。

入院查体：生命体征平稳。双肺呼吸音减弱，未闻及干湿性啰音；心脏无扩大，心律齐，余瓣膜听诊区未闻及病理性杂音。腹软，无压痛、反跳痛，肝脾肋下未触及。双下肢无水肿。

辅助检查：血常规：白细胞 11.2×10^9/L，中性粒细胞百分比 70.4%，嗜酸性粒细胞百分比 5.5%。血清肿瘤指标、风湿结缔组织相关指标、痰病原学、血 T-spot、痰 X-pert 等均正常。B 超提示双侧胸

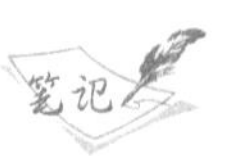

腔、心包积液。2017 年 11 月 21 日胸部 CT：两侧少量胸腔积液，部分包裹，性质待定：结核？；右中肺、两下肺受压含气不全；心包中量积液（图 68-1）。全身 PET-CT 检查：双侧胸腔、心包积液，未见明显恶性肿瘤依据。

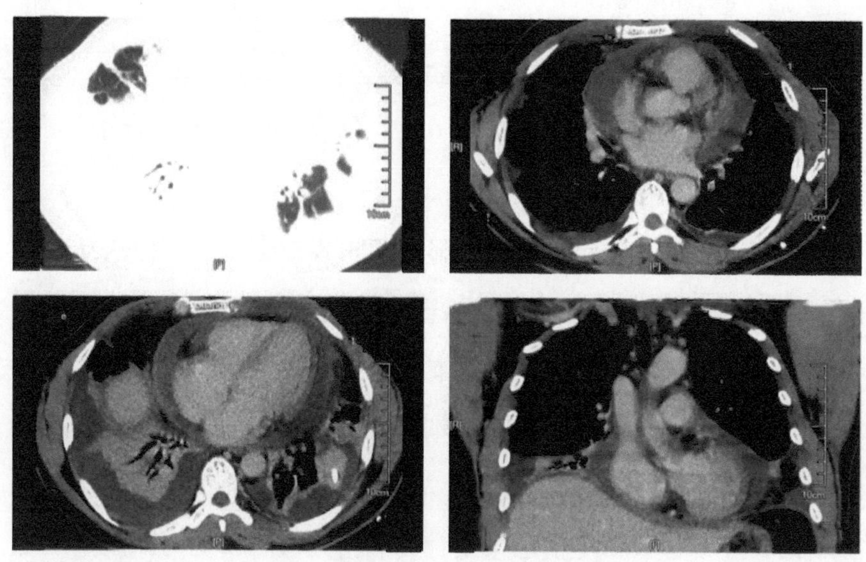

图 68-1　胸部 CT（2017 年 11 月 18 日）

二、诊疗经过

入院后检查患者为多浆膜腔积液，诊断未明，予超声引导下行左侧胸膜活检 + 胸腔穿刺置管术。胸腔积液生化：总蛋白 49.7 g/L，乳酸脱氢酶 209 U/L（胸腔积液性质为渗出液），ADA 4 U/L；胸腔积液癌胚抗原 0.46 ng/mL；胸腔积液白细胞分类嗜酸性粒细胞比例 22.5%；胸腔积液结核菌涂片、胸腔积液培养均为阴性，脱落细胞未找到肿瘤细胞。胸膜病理见间皮细胞、灶性淋巴细胞浸润，未见肿瘤及结核。骨髓穿刺涂片及骨髓活检未见明显血液系统疾病。血清寄生虫抗体阴性。

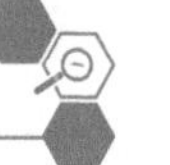

三、最后诊断

特发性嗜酸性粒细胞性胸腔积液。

四、治疗与转归

予停用亚胺培南西司他汀（2017 年 11 月 17 日至 2017 年 11 月 27 日）抗感染，改甲强龙注射液 40 mg、qd 静脉滴注（2017 年 11 月 27 日至 2017 年 11 月 30 日），并以醋酸泼尼松片 30 mg、qd 带药出院。出院后，患者症状缓解，无发热、气促、胸痛。皮质激素逐渐减量，定期随诊。出院 2 个月后复查胸片，患者病情稳定，无复发，其中右侧胸腔积液诊断明确后未予抽液，仅予药物治疗（图 68-2）。

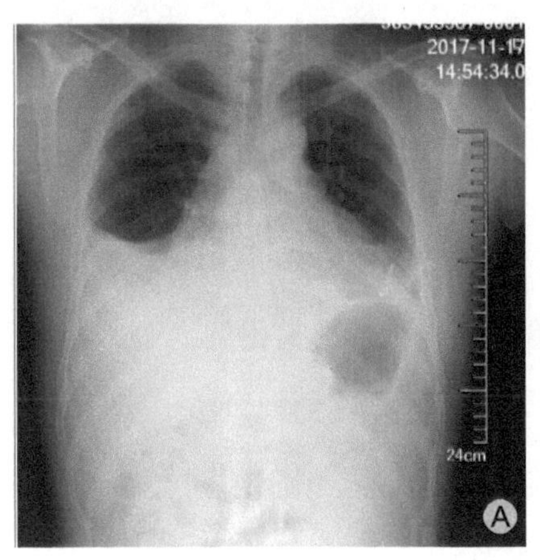

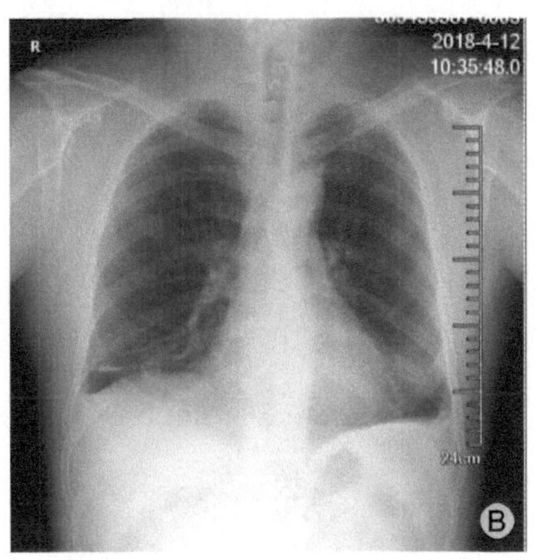

A. 住院期间 2017 年 11 月 17 日胸片提示双侧胸腔积液；B. 治疗后 2018 年 4 月 12 日复查胸片提示积液明显减少。

图 68-2 胸部正位片

五、重要提示

1. 患者为中年男性，以多浆膜腔积液为表现。

2. 胸腔积液呈渗出性，感染、结核、肿瘤相关指标阴性，胸膜病理未见结核肿瘤依据。

3. 无明显寄生虫流行病学史，寄生虫抗体阴性。

4. 无嗜酸性粒细胞升高相关的血液系统疾病依据。

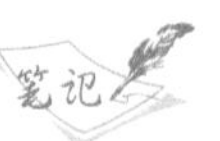

5. 糖皮质激素治疗有效。

六、讨论

本例患者为中年男性，表现为多浆膜腔积液，外院胸腔积液培养提示“海氏肠杆菌”，考虑为“感染性多浆膜腔积液”，但治疗无效，要考虑污染菌的可能。本院胸腔积液生化检查无特异性，胸膜活检未见肿瘤及结核依据，诊断基本排除常见的“恶性胸腔积液、结核性胸膜炎、类肺炎性胸腔积液、心功能不全”等。胸腔积液白细胞分类嗜酸性粒细胞比例≥ 10%，考虑嗜酸性粒细胞性胸腔积液，病因上还要考虑：寄生虫相关性胸腔积液、血液系统疾病等，在排除这些病因的基础上，初步诊断考虑为特发性嗜酸性粒细胞性胸腔积液（IEPE），予糖皮素激素治疗，效果明显，随访病情稳定无复发，最后诊断可以考虑 IEPE。

七、评述

临床上把胸腔积液白细胞分类中嗜酸性粒细胞比例≥ 10% 称为嗜酸性粒细胞性胸腔积液（EPE），占胸腔积液 5% ～ 16%，属于多学科交叉的症状表现，其病因包括肿瘤、气胸、寄生虫感染、特发性嗜酸性胸腔积液等。文献资料显示，IEPE 占 EPE 的 8.5% ～ 25.0%，诊断难度高、治疗手段及效果不确定，目前研究资料较少。既往胸腔积液的诊治指南并未把胸腔积液的细胞学分类纳入常规的检查，因此对 EPE 特别是 IEPE 的诊断易造成误诊、漏诊。

本院曾对近年来确诊为 IEPE 的患者进行总结，提出了初步的诊疗路径（图 68-3），该诊疗路径可以作为这类疾病的诊疗手段加以实践，并在实践中不断丰富完善。

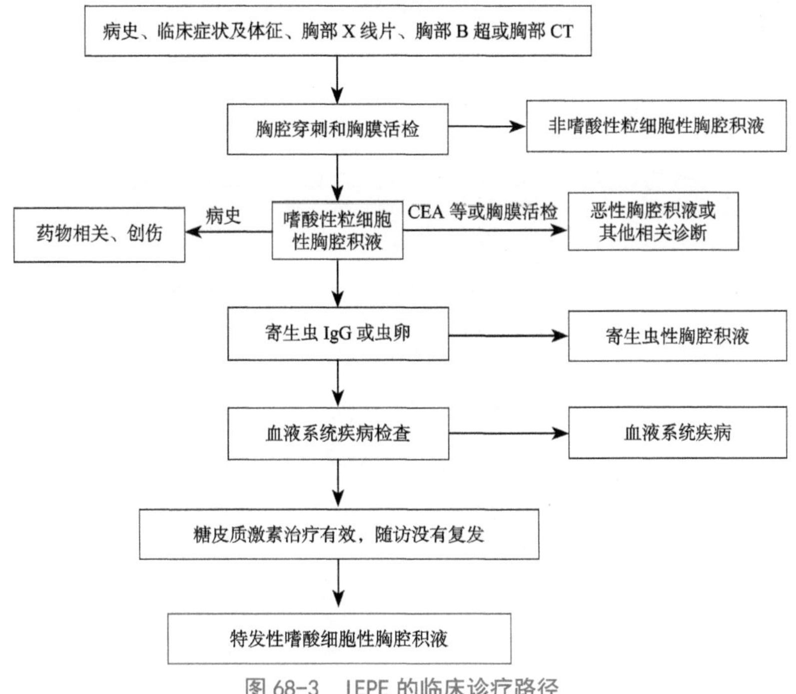

图 68-3 IEPE 的临床诊疗路径

（汪金林 沈盼晓 曾运祥）

参考文献

1. OBA Y，ABU-SALAH T. The prevalence and diagnostic significance of eosinophilic pleural effusions: a meta-analysis and systematic review. Respiration, 2012, 83(3): 198-208.

2. KRENKE R，NASILOWSKI J，KORCZYNSKI P，et al. Incidence and aetiology of eosinophilic pleural effusion. Eur Respir J，2009，34（5）：1111-1117.

3. LUO W，ZENG Y，SHEN P，et al. Diagnostic procedure for idiopathic eosinophilic pleural effusion：a single-center experience. BMC Pulm Med，2020，20（1）：82.

病例 69　放疗后，复发性胸腔积液

一、病情介绍

患者，女性，42 岁，家庭主妇。

以“呼吸困难 6 月余”为主诉于 2017 年 12 月 2 日入院。

现病史：无咳嗽、发热、胸痛，无咯血、盗汗、疲劳，无瘙痒或体重下降。外院多次查胸腔积液 B 超提示右侧胸腔积液。给予经验性抗感染、抗结核治疗后，胸腔积液反复存在。病因未明，收入广州呼吸健康研究院进一步诊治。

既往史：25 年前诊断“淋巴瘤”。锁骨上窝和纵隔部位接受放射治疗和 6 个疗程化疗（患者未能提供当时诊断的资料和治疗方案）。患者一直定期复查，没有发现复发依据。无烟酒嗜好。

入院查体：颈部及上胸部有放射治疗引起的皮肤粗糙，可见色素沉着及红斑，未见颈部或锁骨上颈静脉扩张。双侧腋窝可扪及数枚淋巴结，大小约 1 cm × 1 cm，质韧，无压痛，无粘连。右肺触诊语颤降低，叩诊浊音，听诊呼吸音减弱。

辅助检查：红细胞沉降率正常。风湿结缔组织指标阴性。痰病原学检查阴性。胸部 CT（图 69-1）：右侧胸腔积液和双侧腋窝淋巴结肿大，纵隔淋巴结有轻微纤维化。超声心动图提示左右心室大小正常，左心室射血分数为 71%，估计右心室收缩压为 40 mmHg。

二、诊疗经过

入院后胸腔穿刺提示积液性质为漏出液，总蛋白 23.07 g/dL，乳酸脱氢酶 63 U/L，腺苷脱氨酶 2.7 U/L，NT-ProBNP（正常值小于 450 pg/mL），均正常。胸腔积液细菌、结核分枝杆菌培养和抗酸杆菌涂片均阴性。肺肿瘤标志物如 CEA、CA125、CA153、CA199 等均

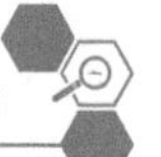

阴性。胸膜活检病理（图 69-2）：多发反应性间皮细胞，无肿瘤细胞。左侧腋窝淋巴结活检示炎性反应性增生，无证据支持淋巴瘤诊断。全身 PET-CT：未见淋巴瘤复发依据。

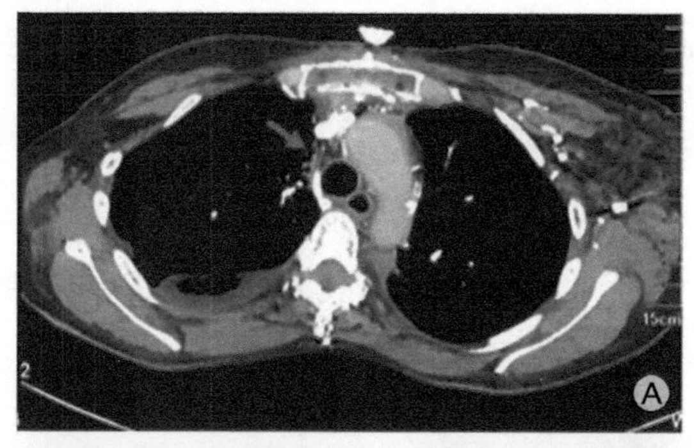

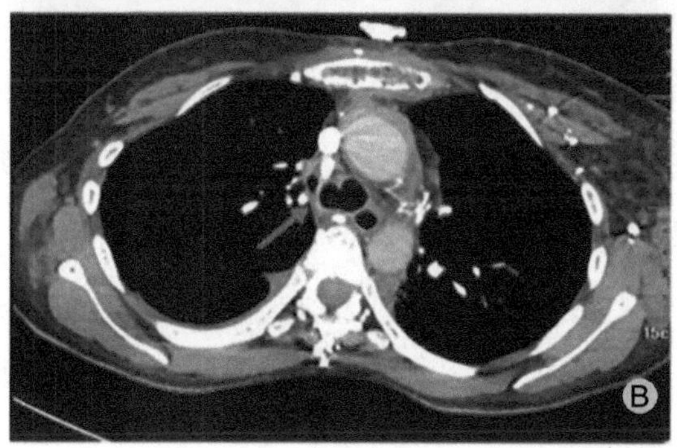

A. 气管右侧纤维化（箭头）；B. 右肺门纤维化，右主支气管狭窄（箭头）。

图 69-1　胸部 CT（2017 年 12 月 4 日）

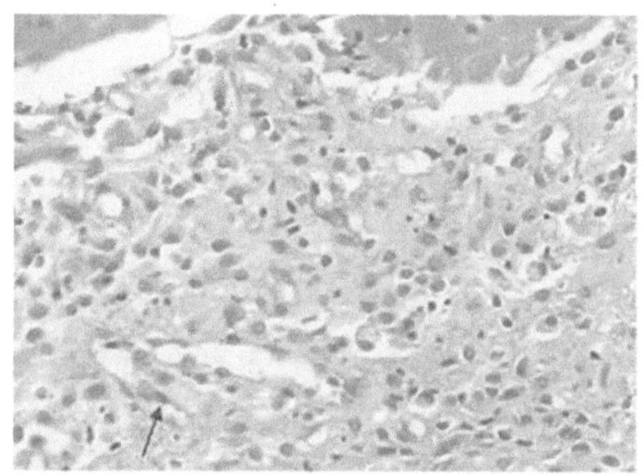

图 69-2　胸膜病理（2017 年 12 月 5 日）

三、最后诊断

放疗相关性迟发性复发性胸腔积液。

四、治疗与转归

根据放射治疗病史、临床表现及胸膜病理分析，诊断考虑为放疗相关性迟发性复发性胸腔积液。每日给予泼尼松 30 mg 口服，患者反应良好，胸腔积液消退，身体状况逐渐改善。泼尼松缓慢减量。随访 8 个月，患者恢复良好，复查胸部 HRCT：右侧肋膈角少量残留胸腔积液。

五、重要提示

1. 患者为中年女性，慢性病程。

2. 25 年前有淋巴瘤病史，并有锁骨上窝和纵隔放射治疗史。

3. 呼吸困难 6 月余，胸部 CT 提示右侧胸腔积液。

4. 胸膜病理提示反应性间皮细胞，浅表肿大的淋巴结活检病理未见肿瘤，全身 PET-CT 无淋巴瘤复发依据，排除了原发肿瘤复发及其他恶性肿瘤可能。

5. 糖皮质激素治疗有效。

六、讨论

淋巴瘤放射治疗后的放疗相关性迟发性复发性胸腔积液(delayed radiotherapy-related pleural effusion，DRPE）在文献中很少报道。Rodriguez-Garcia 等和 Fragoulis 等分别报道了一例霍奇金淋巴瘤纵隔放射治疗 8 年和 23 年后复发性胸腔积液的病例。本例患者从放射治疗至发病间隔时间长达 25 年，由于已发表的 DRPE 相关研究多为个案报道，DRPE 的确切发病率和临床特征尚未有较好的总结和报道。

DRPE 在临床表现和生化指标的报道上差异较大，胸膜活检通常提示慢性非特异性胸膜炎症和多发性反应性间皮增生。发生机

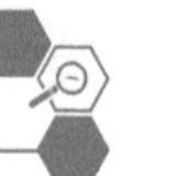

制尚不清楚，缩窄性心包炎，包括或不包括心包填塞、上腔静脉阻塞、淋巴阻塞及纵隔纤维化可能参与了 DRPE 的发生和发展。

由于 DRPE 的罕见性，目前尚无明确的诊断标准。DRPE 的诊断通常是排他性的，需要通过全面检查排除其他疾病及原肿瘤复发。本例患者结合病史，必须首先考虑与淋巴瘤或继发性恶性肿瘤相关的持续性胸腔积液的可能性。恶性胸膜间皮瘤是另外需要排除的诊断，因为它被认为是霍奇金淋巴瘤患者在接受放射治疗后容易继发的恶性肿瘤，即使患者与石棉接触无关。此外，纵隔放射治疗也可能导致迟发性心血管并发症，故鉴别诊断上心血管相关的胸腔积液也必须排除，本例患者临床表现及心电图、超声心动图尚不支持心源性疾病引起的胸腔积液。

DRPE 的处理目前尚无明确的方法。Fragoulis 等报道了一例霍奇金淋巴瘤放射治疗后迟发性渗出性心包炎和复发性胸腔积液患者口服多西环素治疗后症状有所改善，但口服后胸膜液中多西环素的作用机制及浓度尚不清楚。也有报道使用非甾体类抗感染药，如吲哚美辛。对于本例患者，使用皮质类固醇治疗后，复发性胸腔积液明显消退。

七、评述

对于颈部、纵隔放射治疗多年后出现复发性胸腔积液的患者，完善相关检查排除原发病复发、其他继发恶性肿瘤及常见的引起胸腔积液的疾病后，必须考虑 DRPE 的诊断，提高对 DRPE 的认识将有助于准确诊断。

（汪金林　沈盼晓　曾运祥）

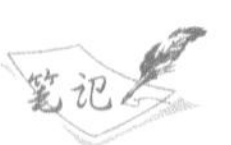

参考文献

1. RODRÍGUEZ-GARCÍA J L, FRAILE G, MORENO M A, et al. Recurrent massive pleural effusion as a late complication of radiotherapy in Hodgkin's disease. Chest, 1991, 100 (4): 1165-1166.

2. FRAGOULIS K N, HANDRINOU E, PAPADOPOULOS V, et al. Delayed effusive pericarditis and recurrent pleural effusion after radiation treatment for Hodgkin's disease responsive to per os doxycycline. Eur J Haematol, 2006, 76 (2): 176-179.

3. SHEN P, ZENG Y, LUO W, et al. Case report of delayed radiotherapy-related pleural effusion following chest radiotherapy for lymphoma. J Thorac Dis, 2018, 10 (8): E625-E629.

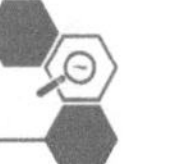

病例 70 慢性肺栓塞，胸腔积液

一、病情介绍

患者，男性，62 岁，退休职员。

以“体检发现左侧胸腔积液 11 月余”为主诉于 2019 年 12 月 9 日入院。

现病史：患者 11 个月前在广州某医院例行每年常规体检，胸部 CT 平扫发现左侧胸腔积液，无咳嗽、咳痰、咯血，无气促、胸痛、胸闷，无发热、乏力、盗汗，未处理，仅门诊追踪观察。此后多次复查胸腔积液 B 超、胸部 CT 平扫均提示左侧胸腔积液，积液量没有明显变化。1 个月前再次行超声检查，发现左侧胸腔积液较前增多，曾给予口服“左氧氟沙星片”抗感染治疗 20 天，病情没有改善，为进一步诊治收入广州呼吸健康研究院。

既往史：体健；否认高血压、糖尿病、肝炎病史；2 年前体检发现“房颤”，已行射频消融术治疗。抽烟 40 余年，3 包 / 日。饮酒 40 余年，250 ～ 500 g/d。父亲患“肺腺癌”，家族中无传染性或遗传性疾病。

入院查体：血压 113/75 mmHg，生命体征平稳。胸廓正常，触诊气管稍偏左侧，左下肺语颤减弱，叩诊浊音，呼吸音减弱，左下肺听诊可闻及吸气相少许湿性啰音和胸膜摩擦音。

辅助检查：三大常规检查未见异常。静脉血细胞分析：白细胞 7.17×10^{12}/L，红细胞 4.29×10^{12}/L，血红蛋白 142 g/L，血小板 240×10^{12}/L。凝血功能：PPT 比率 1.18（正常值 0.85 ～ 1.15），D-二聚体 297 ng/mL。心肌酶学正常，脑钠肽 33.1 pg/mL。血清肿瘤标志物未见异常。风湿病相关血清学指标均未见异常。2019 年 12 月

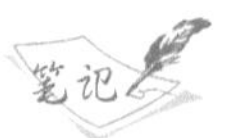

10 日胸部 CT 增强扫描（图 70-1）：①左下肺动脉主干及其分支显影变淡，不完全性肺栓塞？②左下肺含气不全；③左侧少量胸腔积液，左侧胸膜增厚。

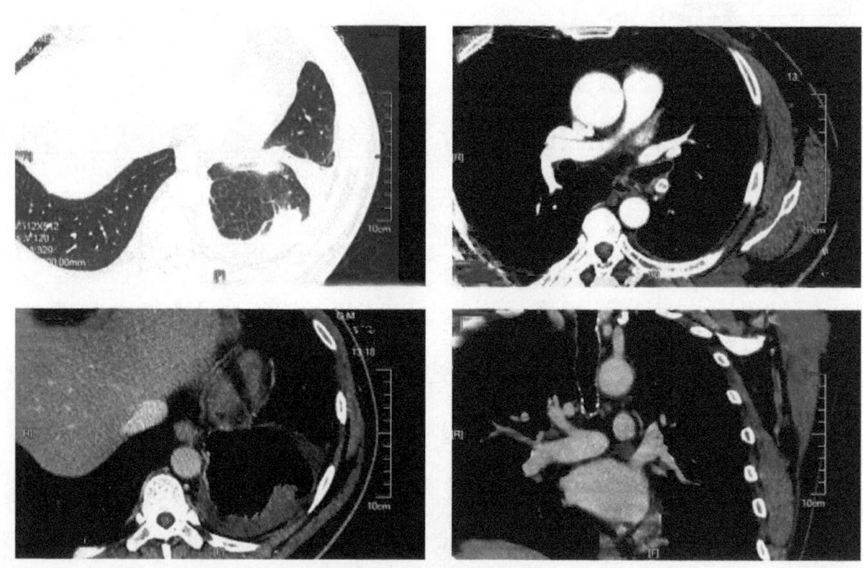

图 70-1　胸部 CT 增强扫描（2019 年 12 月 10 日）

二、诊疗经过

考虑“慢性左下肺动脉不完全性栓塞”，予低分子肝素抗凝治疗。2 周后序贯口服“拜瑞妥片”。

三、最后诊断

慢性肺血栓栓塞症（左下肺动脉）；左侧胸腔积液。

四、治疗与转归

出院 3 周后复查肺动脉造影重构（CTPA）（图 70-2）：①左下肺动脉主干及其分支不全性肺栓塞（慢性肺栓塞？），较治疗前有改善；②左下肺含气不全，考虑肺梗死灶；③左侧少量胸腔积液同前，左侧胸膜增厚。抗凝治疗半年后再次复查 CTPA（图 70-3）：①左下肺动脉主干及其分支不全性肺栓塞较前明显改善，考虑慢性肺栓塞；

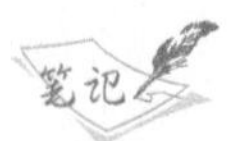

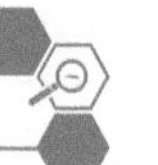

②左下肺肺梗死灶同前；③左侧胸腔积液明显减少。继续给予口服“拜瑞妥片”抗凝，定期于当地医院复查。

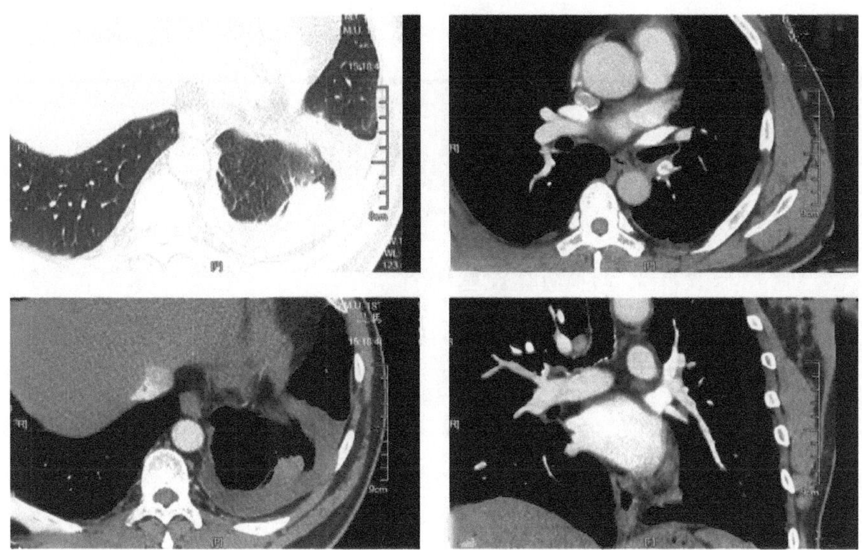

图 70-2　肺动脉造影重构（2020 年 1 月 9 日）

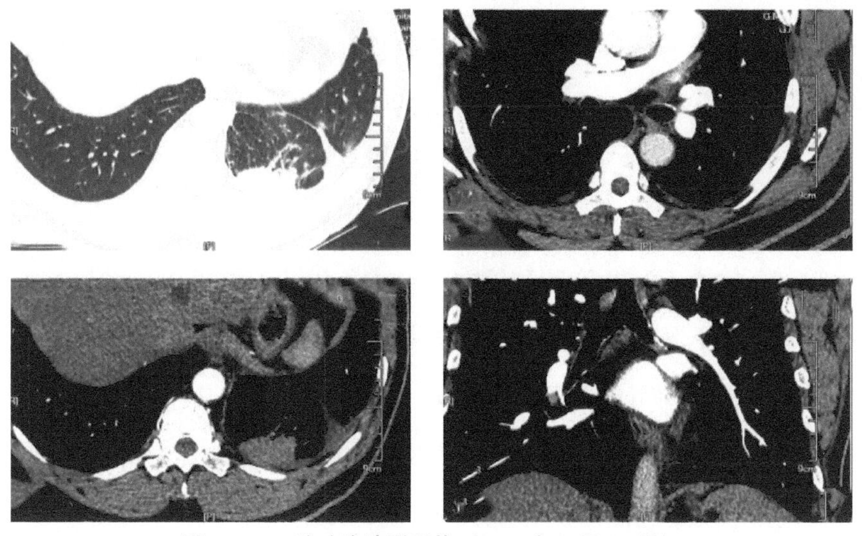

图 70-3　肺动脉造影重构（2021 年 7 月 27 日）

五、重要提示

1. 患者为老年男性，慢性病程。

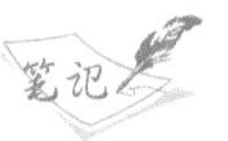

2. 发现左侧胸腔积液。

3. 经验性抗感染治疗无效。

4. 常规胸部CT增强扫描明确诊断：左下肺动脉主干充盈缺损，分支显影变淡，外周楔形阴影。

5. 规范抗凝治疗有效。

六、讨论

胸腔积液常见于肺动脉栓塞患者，在对1220名肺栓塞患者的统计中发现，胸腔积液的发生率为19.9%，少于急性肺动脉栓塞者。Liu M等的研究发现，约1/5的中国肺栓塞患者合并胸腔积液，常表现为少量单侧胸腔积液。本例患者诊断慢性肺栓塞，由于胸腔积液量少，而且没有呼吸系统症状，因此出现长达11个月的误诊和漏诊。

因这类患者胸腔积液量较少，一般难于定位，因此很多患者都未能进行胸腔穿刺检查。对于肺栓塞导致的胸腔积液患者，即使进行了胸腔穿刺和胸膜活检，依靠胸腔积液检查和胸膜病理也不能为明确诊断提供依据，最多起到排除诊断的作用。

诊断肺栓塞主要依靠对本病的高度警惕性，目前肺动脉CT造影是确诊本病的最主要检查。大多数患者肺栓塞位于中央和周围肺动脉，合并或不合并胸腔积液在中央或外周栓塞者的比例并没有明显差别。除了肺动脉充盈缺损，肺外周的楔形阴影合并胸腔积液也要注意肺栓塞的可能。本例患者除了左下肺动脉主干充盈缺损，分支显影变淡，肺外周也出现楔形阴影，特别是当患者在行常规CT检查出现楔形阴影的时候，常提示肺动脉栓塞的可能。

七、评述

肺动脉栓塞是胸腔积液的一个少见病因。对于慢性肺动脉栓塞患者，由于其临床表现不明显，临床上更容易被漏诊、误诊。本例

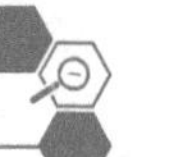

患者起病长达 11 个月才被诊断，而且诊断最主要的依靠是规范的胸腔积液诊断思路和流程，在胸部 CT 增强扫描时发现诊断的依据。因此，在这类患者的诊治上，要熟悉其诊断流程。对于不明原因的胸腔积液，要注意追问是否有肺栓塞的高危因素，胸部 CT 增强扫描检查对于排除肺栓塞的诊断有重要临床价值。

（汪金林　沈盼晓　曾运祥）

参考文献

1. PORCEL J M，MADROÑERO A B，PARDINA M，et al. Analysis of pleural effusions in acute pulmonary embolism：radiological and pleural fluid data from 230 patients. Respirology，2007，12（2）：234-239.
2. LIU M，CUI A，ZHAI Z G，et al. Incidence of pleural effusion in patients with pulmonary embolism. Chin Med J（Engl），2015，128（8）：1032-1036.
3. GREAVES S M，HART E M，BROWN K，et al. Pulmonary thromboembolism：spectrum of findings on CT. AJR Am J Roentgenol，1995，165（6）：1359-1363.

病例 71　长期服药，双侧胸腔积液

一、病情介绍

患者，女性，49 岁，家庭主妇。

以“胸闷、气促 1 月余”为主诉于 2020 年 10 月 27 日入院。

现病史：1 个月前患者无明显诱因出现胸闷、气促，上 1 层楼即可出现气促，休息可以缓解。无发热、咳嗽、咳痰、咯血等症状。于东莞市某医院就诊，行胸部 CT 检查提示双肺中量胸腔积液，遂行双侧胸腔穿刺引流术，引出暗红色混浊液体，李凡他试验及乳糜试验阳性，余 ADA、LDH、结核检查等无异常，胸腔积液培养阴性，病理未见肿瘤细胞。复查 CT 提示胸腔积液基本吸收。但乳糜胸病因不明，现为进一步诊治来广州呼吸健康研究院就诊，目前无发热、咳嗽、咳痰、咯血，无明显气促。患者自起病以来精神、睡眠、胃纳一般，大小便正常，体重无明显下降。

既往史：健康状态一般，确诊慢性粒细胞白血病（P210 阳性，慢性期）7 年，长期服用达沙替尼 1.5 片、qd，病情控制良好。外院检查发现血脂升高 1 月余，腰椎骨质增生。否认肝炎、结核等病史。无粉尘、有害物质、放射性物质接触史。无食用未煮熟猪肉及饮用水史，无烟酒嗜好，家族史无特殊。对青霉素类药物和酒精过敏。

入院查体：体温 36.6 ℃，脉搏 108 次 / 分，呼吸 20 次 / 分，血压 112/81 mmHg。神清，呼吸平顺，双肺呼吸音清晰，可闻及左下肺少许湿性啰音，未闻及胸膜摩擦音。双下肢无肿胀。

辅助检查：血常规（4 次）：2020 年 10 月 28 日白细胞 2.3×10^9/L，中性粒细胞百分比 35.7%，中性粒细胞 0.8×10^9/L，血红蛋白 115 g/L，血小板 196×10^9/L；2020 年 10 月 29 日白细胞 2.1×10^9/L，中性粒

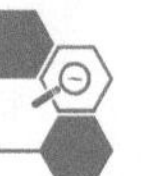

细胞百分比 39.7% ↓，嗜酸性粒细胞 0.2×10^9/L，嗜碱性粒细胞 0，血红蛋白 109 g/L，血小板 184×10^9/L；2020 年 10 月 31 日白细胞 2.7×10^9/L，中性粒细胞百分比 39.8%，嗜酸性粒细胞 0.3×10^9/L，嗜碱性粒细胞 0，血红蛋白 116 g/L，血小板 207×10^9/L；2020 年 11 月 5 日白细胞 11.8×10^9/L，中性粒细胞百分比 87.1%，嗜酸性粒细胞 0.1×10^9/L，嗜碱性粒细胞 0，血红蛋 121 g/L，血小板 223×10^9/L。肺肿瘤五项：神经元特异性烯醇化酶 16.69 ng/mL；糖类抗原 125 226.2 U/mL。肝肾功、电解质、心梗六项、PCT、脑钠肽未见明显异常。

二、诊疗经过

入院后胸腔穿刺行胸腔积液相关检查：葡萄糖 8.21 mmol/L，总蛋白 43 g/L，乳酸脱氢酶 143.2 U/L，腺苷脱氨酶 0.9 U/L（根据 Light 标准：积液性质为渗出液）。胸腔积液常规：李凡他试验（±），潘氏试验（+++），白细胞 1415×10^6/L（/HP），红细胞 $73\ 054 \times 10^6$/L（/HP），单个核细胞 95%。胸腔积液血脂四项：总胆固醇 2.08 mmol/L，甘油三酯 0.43 mmol/L，高密度脂蛋白胆固醇 0.82 mmol/L，低密度脂蛋白胆固醇 1.2 mmol/L。胸腔积液乳糜试验阴性。胸腔积液诱导痰细胞学分类：胸腔积液嗜酸性粒细胞比例 1%；胸腔积液结核分枝杆菌核酸（TB-DNA）阴性；胸腔积液结核菌涂片检查：未发现抗酸杆菌。胸腔积液肺肿瘤六项：神经元特异性烯醇化酶 3.76 ng/mL，癌胚抗原 0.72 ng/mL，糖类抗原 125 781.6 U/mL，糖类抗原 1538.29 U/mL，非小细胞肺癌相关抗原 3.76 ng/mL，鳞状上皮细胞癌抗原 0.9 U/mL。胸腔积液 B 型钠尿肽前体：94.91 pg/mL。

2020 年 10 月 13 日胸部 CT（图 71-1）：①右上肺尖段、右下肺背段、左下肺外基底段数个炎性小结节。②左上肺下舌段、右中肺

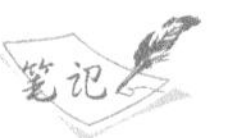

内侧段少许慢性炎症 / 纤维灶。③两侧胸腔少量积液；双上胸膜、左下肺前内基底段胸膜稍增厚。

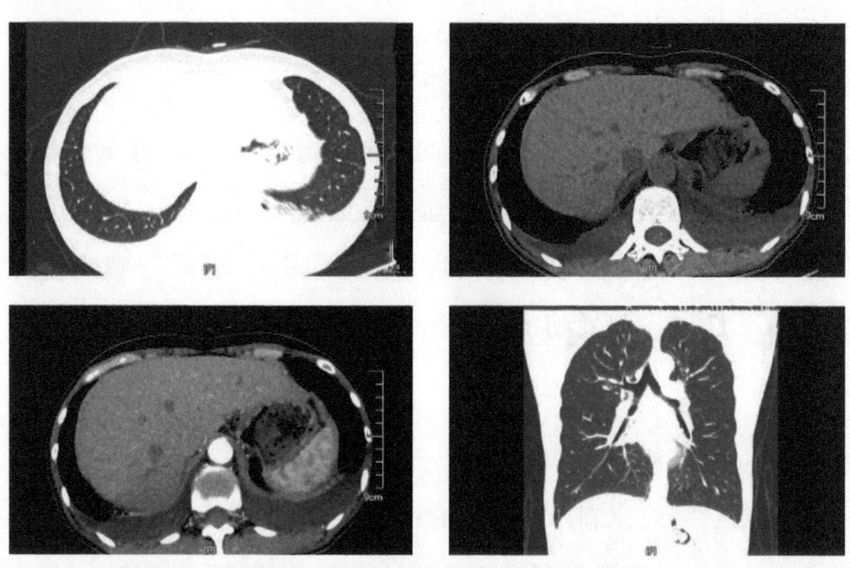

图 71-1　胸部 CT（2020 年 10 月 13 日）

2020 年 10 月 29 日行左侧胸腔穿刺置管术 + 左侧胸膜活检术，术程顺利。2020 年 11 月 3 日胸膜活检病理（图 71-2）：（胸膜）送检横纹肌及纤维组织，组织旁有一些脱落的上皮细胞，结合免疫组化结果，未见肉芽肿性病变及肿瘤。免疫组化结果：CK（+），P63（–），TTF-1（–）。2020 年 11 月 4 日胸腔积液沉渣病理：送检沉渣可见较多淋巴细胞，未见明确肿瘤细胞。

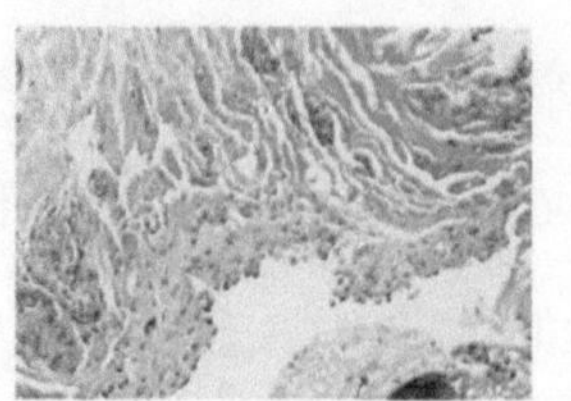
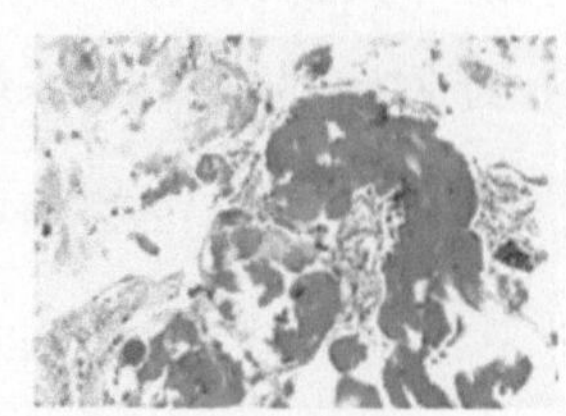
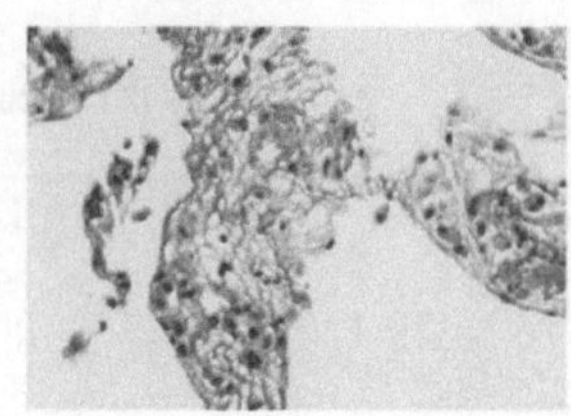

图 71-2　胸膜活检病理（2020 年 11 月 3 日）

根据患者检查结果，胸腔积液常见病因经相关检查已排除，目前已知相关异常结果为白细胞明显低下，考虑患者慢性粒细胞白血

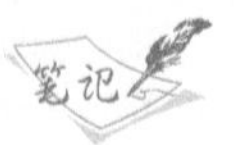

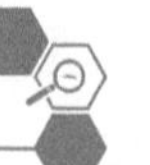

病病史，长期服用达沙替尼片，不除外药物相关性胸腔积液。经血液内科会诊后建议暂时停用达沙替尼治疗。因此与患者商量后先停药观察。

三、最后诊断

药物相关性胸腔积液。

四、治疗与转归

首先停用达沙替尼治疗，同时给予醋酸泼尼松 30 mg、qd，呋塞米片 20 mg、qd，螺内酯片 20 mg、qd，艾司奥美拉唑镁肠溶片 20 mg、qd，乙酰半胱氨酸片 0.6 g、tid 治疗。复查胸部 CT（图 71-3）：①右上肺尖段炎性小结节同前，原右下肺背段、左下肺外基底段炎性小结节消失。②左上肺下舌段、右中肺内侧段少许慢性炎症/纤维灶，并右中肺含气不全。③两侧胸腔少量积液较前减少；双上胸膜稍增厚，左下前胸膜局部钙化。

从追踪结果可见，停用达沙替尼后患者的胸腔积液逐渐减少，最后消失。这些变化符合达沙替尼导致胸腔积液的诊断。

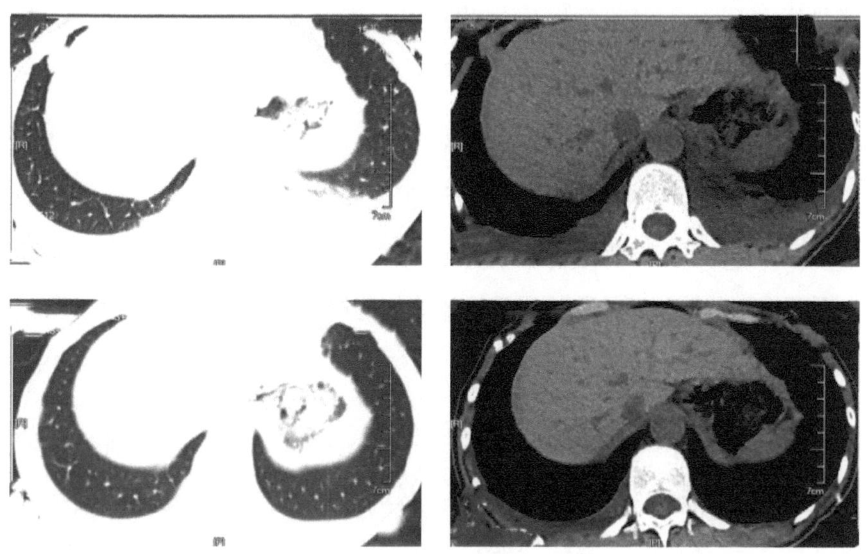

图 71-3　胸部 CT（2020 年 11 月 4 日）

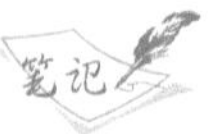

五、重要提示

1. 患者为中年女性，有慢性粒细胞白血病病史，长期服用达沙替尼。

2. 临床以胸闷、气促为表现，双侧胸腔积液。

3. 胸腔积液呈渗出性，乳糜试验曾阳性，特异性结果如 CEA 等阴性，常见病因的依据不足。

4. 停用达沙替尼，患者症状缓解，胸腔积液较前减少。

六、讨论

药物相关性胸腔积液较少见，引起胸腔积液的药物有硝苯呋喃妥因、麦角生物碱类、溴隐亭、丙卡巴肼、胺碘酮、IL-2、丹曲林、甲氨蝶呤、美西麦角和氯氮平等。

达沙替尼是二代酪氨酸激酶抑制剂，主要用于慢性髓细胞白血病的治疗。虽然达沙替尼的耐受性较好，但导致胸腔积液的概率也较高，在一项 5 年和 7 年的随访研究中发现，28% 的达沙替尼使用患者发生胸腔积液。具体机制尚不是很清楚，目前认为免疫机制可能是主要原因，用药后淋巴细胞增多，导致胸腔积液渗出增加，甚至乳糜液的产生增多，形成乳糜胸。本例患者有长期服用达沙替尼的病史，患者出现双侧胸腔积液，曾有乳糜胸的形成，停用达沙替尼并予激素治疗后患者胸腔积液减少。此外，患者为慢性粒细胞白血病患者，慢性粒细胞白血病本身也可以引起胸腔积液，诊断上要通过常规系统的手段排除疾病本身引起的胸腔积液。

七、评述

因为药物相关性胸腔积液较少见，故临床诊断是一个排除诊断的过程，必须按照胸腔积液规范系统的诊疗路径，包括胸腔积液的生化、病原学指标，必要时行胸膜活检术，排除胸腔积液常见的病

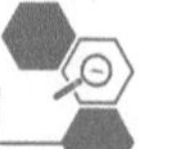

因，在排除常见病因的基础上，结合用药史，考虑药物相关性的可能，并予停用相关药物作为诊断性处理，最后才能建立诊断。

（汪金林 沈盼晓 曾运祥）

参考文献

1. HUGHES T P，LANEUVILLE P，ROUSSELOT P，et al. Incidence，outcomes，and risk factors of pleural effusion in patients receiving dasatinib therapy for Philadelphia chromosome-positive leukemia. Haematologica，2019，104（1）：93-101.
2. PORKKA K，KHOURY HJ，PAQUETTE RL，et al. Dasatinib 100 mg once daily minimizes the occurrence of pleural effusion in patients withchronic myeloid leukemia in chronic phaseand efficacy is unaffected in patients whodevelop pleural effusion. Cancer，2010，116（2）：377-386.
3. QUINTAS-CARDAMA A，KANTARJIAN H，O’ BRIENS，et al. Pleural effusion in patients withchronic myelogenous leukemia treatedwith dasatinib after imatinib failure. J Clin Oncol，2007，25（25）：3908-3914.

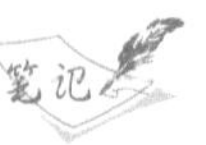

病例 72　房颤，射频消融术后，胸腔积液

一、病情介绍

患者，男性，45 岁，职员。

以“痰中带血、胸痛 2 月余，气促、发热 2 周余”为主诉于 2020 年 6 月 13 日入院。

现病史：2 个月前患者无明显诱因开始出现痰中带血，胸背部疼痛。就诊于外院，肺部 CT 示“左肺下叶炎症、左侧少许胸腔积液”。予口服头孢克肟治疗后胸痛症状缓解，仍持续痰中带血。2 周前感气促，活动后明显，发热，体温最高可达 38.7 ℃，外院复查肺部 CT 示“左下肺渗出病变较前明显；左侧胸腔积液较前明显”。进一步行胸部 HRCT 及 CTPA：左下肺动脉及主要分支多发充盈缺损，考虑动脉栓塞。为进一步诊治到广州呼吸健康研究院门诊就诊，拟“肺栓塞”收入院。

既往史：痛风病史 10 余年，间服苯溴马隆降尿酸治疗。2020 年 1 月行房颤射频消融术。

入院查体：体温 37 ℃，神清，浅表淋巴结未触及肿大，左肺呼吸音弱，叩诊浊音，双肺未闻及干湿性啰音及胸膜摩擦音。心脏、腹部脏器检查无特殊；双下肢无水肿；神经系统检查无特殊。

辅助检查：入院后查血常规，淋巴细胞 1.3×10^9/L，淋巴细胞百分比 13%，中性粒细胞比值 76.8%，白细胞 9.9×10^9/L。肿瘤标志物神经元特异性烯醇化酶、癌胚抗原、糖类抗原 125、糖类抗原 153、非小细胞肺癌相关抗原均阴性。肺部 CTPA（图 72-1）：左下肺各基底段动脉多发栓塞，左下肺静脉显示不清，左侧胸腔中大量积液，左下肺部分实变不张，左上肺舌段局部不张。

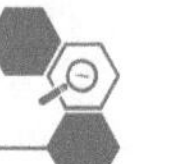

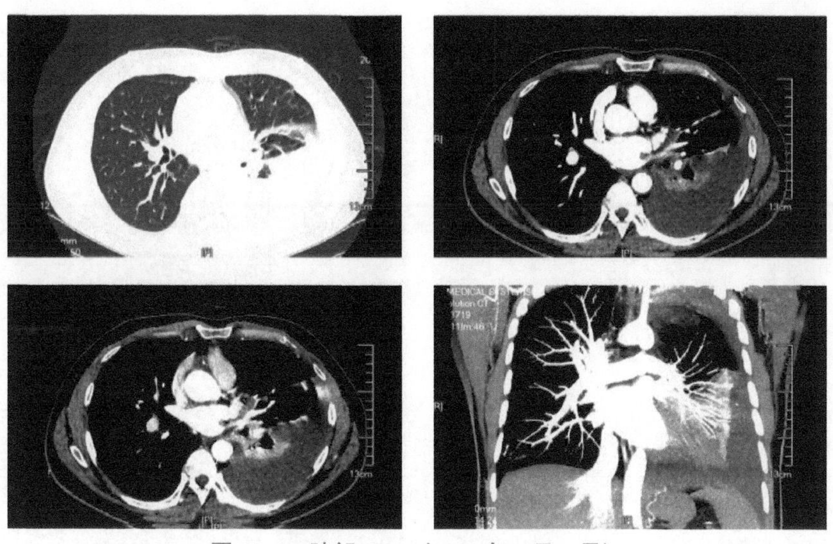

图 72-1 肺部 CTPA（2020 年 8 月 4 日）

二、诊疗经过

入院后行胸腔积液检查示渗出液（总蛋白 53.3 g/L），胸腔积液腺苷脱氨酶不高，胸腔积液常规示白细胞、红细胞增高（白细胞 122.9×10^6/L，红细胞 480.9×10^6/L）。予“哌拉西林舒巴坦”抗感染、低分子肝素抗凝，并引流胸腔积液等治疗。患者仍有持续胸腔积液引出，行选择性肺动脉造影、间接肺静脉造影（图 72-2）：左下肺动脉造影剂滞留，左下肺静脉血流回流缓慢，近端线样狭窄。于 2020 年 8 月 21 日行介入治疗（图 72-3）：沿导丝送入球囊（YINYI 1.5 mm × 20.0 mm、YINYI 3 mm × 20 mm、Conqueror 5 mm × 15 mm，最大压力均为 14 atm）于狭窄段静脉行扩张后，在左下肺静脉狭窄段释放 Omnilink Elite 9 mm × 19 mm 支架 1 枚。

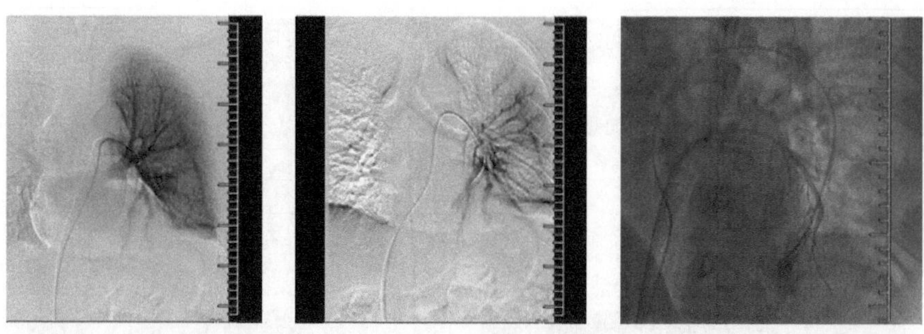

图 72-2　选择性肺动脉造影、间接肺静脉造影（2020 年 8 月 11 日、2020 年 8 月 21 日）

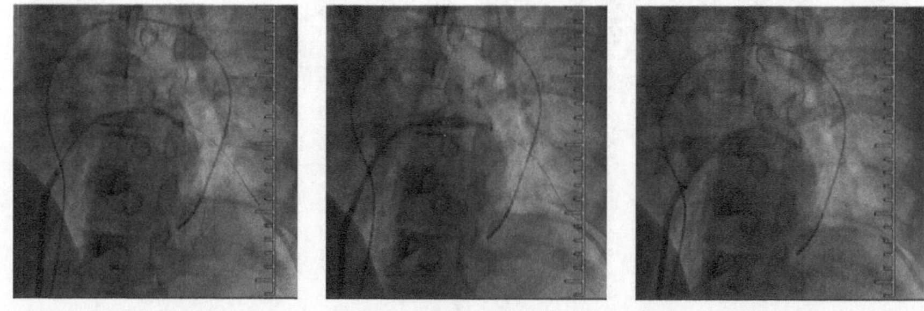

图 72-3　介入治疗（2020 年 8 月 21 日）

三、最后诊断

左下肺静脉狭窄；左下肺动脉栓塞；房颤射频消融术后；左侧胸腔积液。

四、治疗与转归

介入治疗、支架置入术后，胸腔积液生成减少，复查胸部 CTPA（图 72-4）：支架置入术后改变，左下肺静脉及其分支通畅、纤细，显影稍慢，左侧胸腔积液较前明显减少，左肺大部分较前复张。

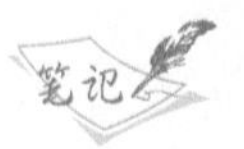

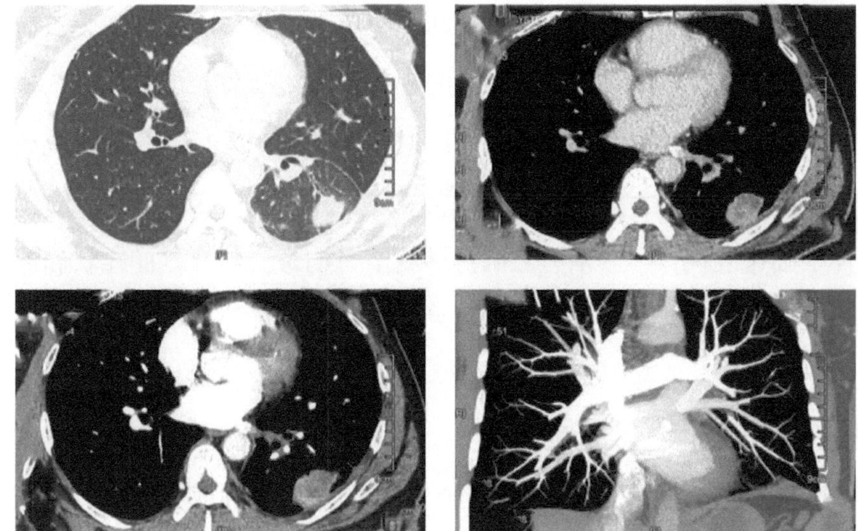

图 72-4　肺部 CTPA（2020 年 8 月 24 日）

五、重要提示

1. 患者为中年男性，亚急性起病。

2. 痰中带血、胸痛、气促、发热。

3. 既往曾行房颤射频消融手术。

4. 持续性胸腔积液，引流、抗感染治疗效果不佳。

5. 胸部 CTPA、肺动脉、肺静脉造影示左下肺动脉栓塞、左下肺静脉狭窄。

6. 介入治疗后病情改善。

六、讨论

房颤射频消融致肺静脉狭窄作为一种新的医源性疾病，正越来越受到重视。早期射频消融的患者肺静脉狭窄发生率高，随着射频技术的成熟和手术经验的积累，近年来发生率较前已下降。射频消融所致肺静脉狭窄的机制可能与射频消融的热损伤导致肺静脉血管壁瘢痕形成及肺静脉收缩有关，并引起肺静脉压力增高、肺静脉血

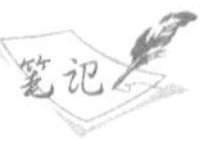

流回心受阻、肺淤血，最终导致肺动脉压力增高、右心室压力负荷增加，引发临床症状。射频消融所致肺静脉狭窄与术后时间联系紧密，肺静脉狭窄在术后第 1 周进展最快，其次为术后 3 周内，此后肺静脉狭窄程度逐渐减慢。

临床表现：射频消融致肺静脉狭窄早期常无特异性的症状和体征，主要以咳嗽、胸痛、咯血及劳力性呼吸困难等症状为主，少部分患者合并少量至中等量胸腔积液。临床症状的轻重与肺静脉狭窄的数量、管腔狭窄的长度和程度、病程长短密切相关。合并胸腔积液的发生机制尚不明确，可能与肺静脉静水压升高或右心功能不全有关。

诊断和鉴别诊断：诊断依据：①近期有房颤射频消融手术史；②肺静脉回流受阻的相关临床症状；③胸部影像学找到肺静脉狭窄的直接证据及间接证据。肺静脉狭窄诊断的金标准是肺静脉造影。无创检查包括螺旋增强 CTV、经食管心脏彩超、V/Q 显像等，其中 CTV 对肺静脉的显像更有优势，可清楚显示肺静脉各分支，是诊断肺静脉狭窄及评价其严重程度的直接证据。影像学的间接证据主要包括肺淤血所致肺小叶间隔增厚及慢性肺静脉狭窄时小静脉内膜肥厚及纤维结缔组织增生所致间质纤维化。肺静脉狭窄合并胸腔积液需与结核性胸膜炎、恶性胸腔积液、心功能不全相关胸腔积液等疾病相鉴别。

治疗：肺静脉狭窄无有效药物治疗。对于无症状的轻中度肺静脉狭窄患者，除持续抗凝预防肺静脉血栓形成外，无特殊治疗；对于有症状的重度肺静脉狭窄患者，通常采用介入或手术方法来缓解肺静脉狭窄，主要包括支架置入、经皮肺静脉球囊扩张、外科手术等。

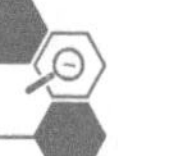

七、评述

虽然目前房颤消融术后肺静脉狭窄的发生并不十分常见，但却属于严重的并发症。技术与消融策略的改善仍不能完全避免肺静脉狭窄的发生，患者常因早期无症状或症状不典型而被漏诊、误诊，延误治疗可导致病情加重甚至导致狭窄肺静脉闭塞，介入干预为常用治疗方法。对于既往有房颤射频消融病史的不明原因胸腔积液患者，需考虑医源性静脉狭窄、闭塞可能，避免漏诊、误诊，尽早评估、治疗，延缓甚至避免病情进展。

（洪　城　徐明鹏　曾运祥）

参考文献

1. CHEN S，HSIEH M H，TAI C T，et al. Initiation of atrial fibrillation by ectopic beats originating from the pulmonary veins：electrophysiological characteristics，pharmacological responses，and effects of radiofrequency ablation.Circulation，1999，100（18）：1879-1886.
2. CAPPATO R，CALKINS H，CHEN S A，et al. Worldwide survey on the methods，efficacy，and safety of catheter ablation for human atrial fibrillation. Circulation，2005，111（1）：1100-1105.
3. PACKER D L，KEELAN P，MUNGER T M，et al. Clinical presentation，investigation，and management of pulmonary vein stenosis complicating ablation for atrial fibrillation.Circulation，2005，111（5）：546-554.
4. ROSTAMIAN A，NARAYAN S M，THOMSON L，et al. The incidence，diagnosis，and management of pulmonary vein stenosis as a complication of atrial fibrillation ablation.J Interv Card Electrophysiol，2014，40（1）：63-74.
5. 杨延宗，王照谦，王鸣道，等 . 多层螺旋 CT 在评价心房颤动导管射频消融电隔离后肺静脉狭窄中的应用 . 中国心脏起搏与心电生理杂志，2004，32（3）：

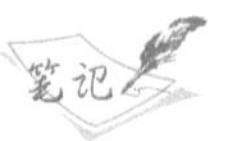

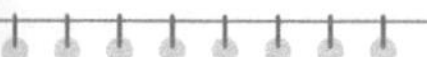
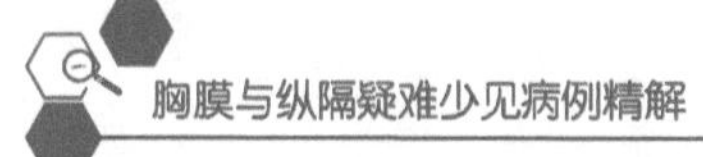

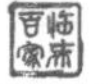

217-220.

6. RAVENEL J G，MCADAMS H P. Pulmonary venous infarction after radiofrequency ablation for atrial fibrillation.AJR Am J Roentgenol，2012，178（3）：664-666.

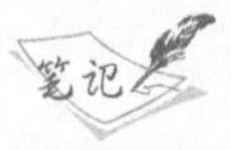

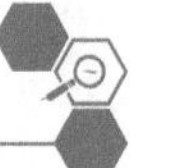

病例 73　两侧肺门、纵隔淋巴结肿大，动静脉狭窄，反复左侧胸腔积液

一、病情介绍

患者，女性，56 岁，甘肃人，自由职业。

以“反复咳嗽、咳痰、气促 10 余年，加重 2 月余”为主诉于 2020 年 5 月 12 日入院。

现病史：10 余年前患者无明显诱因出现咳嗽、咳白黏痰、气促，无咯血、胸痛，无潮热、盗汗，无头痛、头晕，无心悸、心慌，常发生于冬春季节，天气变化时加重，多次在当地医院就诊及住院治疗，诊断为“支气管哮喘”。2017 年 4 月因咳嗽、气促加重，在外院行气管镜等检查，未明确诊断，予“异烟肼、利福平、吡嗪酰胺”诊断性抗结核治疗，过程中患者出现胸腔积液，继续规范诊断性抗结核治疗 5 月余，复查左侧胸腔积液无好转。2017 年 9 月入住广州呼吸健康研究院，多项检查未能明确诊断，考虑“结节病可能性大”，停用抗结核药物。2017 年 10 月开始予“泼尼松片 20 mg、qd”治疗，咳嗽、气促曾有好转。泼尼松每月减量 2.5 mg，治疗期间症状反复，多次因左侧胸腔积液增加住院治疗，多次予胸腔穿刺引流，间断服用泼尼松。近 1 个月咳嗽减少、白黏痰，偶有气促和胸闷，为进一步诊治，拟“左侧胸腔积液、纤维素性纵隔炎”收入院。

既往史：体健。无高血压、糖尿病、肝炎病史。无粉尘、有害物质、放射性物质接触史。无烟酒嗜好。家族史无特殊。

入院查体：体温 36.2 ℃，脉搏 89 次 / 分，呼吸 20 次 / 分，血

压 145/90 mmHg。神清，浅表淋巴结未触及肿大，右肺叩诊清音，左下肺叩诊浊音。右肺呼吸音清，左下肺呼吸音低，双肺未闻及干湿性啰音及胸膜摩擦音。心脏、腹部脏器检查无特殊；双下肢无水肿；神经系统检查无特殊。

辅助检查：入院后查血常规，白细胞 6×10^9/L，中性粒细胞百分比 59.4%，淋巴细胞百分比 26.5%，嗜酸性粒细胞百分比 4.9%，中性粒细胞 3.5×10^9/L。血液肿瘤标志物癌胚抗原、非小细胞肺癌相关抗原、鳞状上皮细胞癌抗原均为阴性。胸腔积液常规检查：李凡他试验（±），潘氏试验（++），白细胞 358×10^6/L（/HP），红细胞 24 321 $\times10^6$/L（/HP），分叶核细胞 12%，单个核细胞 88%。胸腔积液生化：葡萄糖 6.4 mmol/L，总蛋白 21.7 g/L，乳酸脱氢酶 97.1 U/L，腺苷脱氨酶 2.3 U/L，癌胚抗原 1.96 ng/mL。胸腔积液抗酸杆菌涂片、结核分枝杆菌快速分子鉴定及利福平耐药基因检测（X-pert）阴性。胸腔积液送检沉渣可见个别淋巴细胞及组织细胞，未见明确肿瘤细胞。免疫组化结果：CD163（组织细胞 +），CD56（–），TTF-1（–），LCA（淋巴细胞 +）。2020 年 3 月 29 日肺动脉增强 CT（图 73-1）：两肺结节、纵隔及肺门多发淋巴结肿大；心膈角肿大淋巴结，右中肺不张。左侧胸腔中大量积液，左下肺大部分不张；两上肺及左下肺渗出；肺动脉高压，未见肺动脉栓塞；两肺各叶段支气管、动静脉肺门区狭窄，考虑继发性纤维性纵隔炎。2020 年 4 月 8 日全身 PET-CT（图 73-2）：考虑纵隔及双肺门原发良性病变（需与慢性炎症、肉芽肿性病变或结节病相鉴别）。“结节病”激素治疗 2.5 年后，全身 PET-CT 对比：原双肺支气管开口处、动静脉肺门段不同程度狭窄及右中肺完全性不张，病变范围及体积均无变化，综合考虑为纵隔及双肺门原发良性病变（需与慢性炎症、肉芽肿性病变或结节病相鉴别）。原双肺散在多发结节影、斑片影、条索影，范

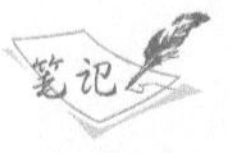

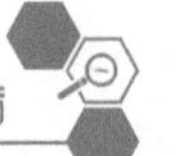

围及大小基本同前。肺动脉高压（横径较 2017 年 10 月 17 日 PET-CT 所示稍增宽）；左侧胸腔积液。右侧头臂静脉旁新增 ^{18}F-FDG 糖代谢增高影，^{68}Ga-FAPI 代谢轻度增高，考虑为淋巴结炎性增生。2020 年 4 月 9 日肺通气 / 灌注显像（图 73-3）：双肺灌注显像示双肺多发血流灌注功能受损灶，以右肺上叶、下叶背段，前、内基底段，外基底段及左肺固有上叶、上舌段、下叶前内基底段等为著；双肺通气显像示双肺通气功能下降，与上述灌注显像呈大致匹配、稍欠匹配性改变；双侧大气道显像剂明显滞留，考虑为气道狭窄致气道阻力明显增高；右肺中叶压迫性肺不张，通气功能丧失，灌注功能明显受损；肺动脉高压；左侧胸腔积液；左肺下叶后基底段局部压迫性肺不张。分肺灌注功能的测定：左肺占全肺的 51.14%；右肺占全肺的 48.86%。2020 年 4 月 13 日支气管镜（图 73-4）：右中叶、左下叶支气管狭窄。肺泡灌洗液：结核分枝杆菌核酸（TB-DNA）、X-pert 均为阴性；气管镜活检病理结果：（右中叶病灶）送检物为破碎的含碳尘的淋巴样组织，未见肉芽肿及肿瘤。

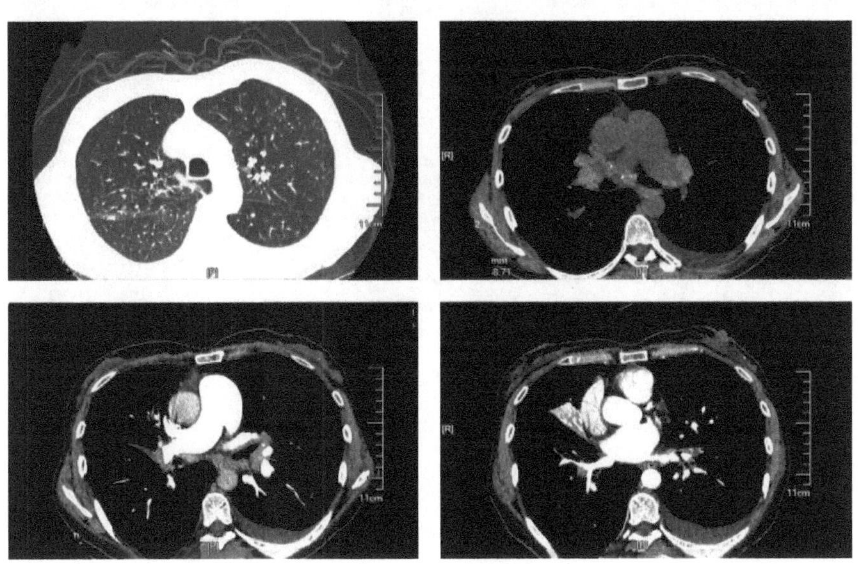

图 73-1　肺动脉增强 CT

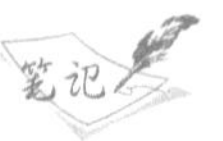

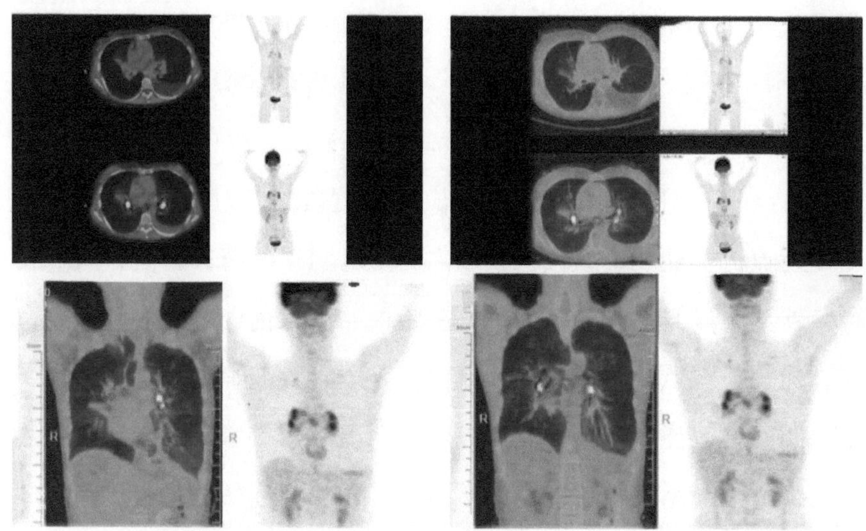

图 73-2　全身 PET-CT

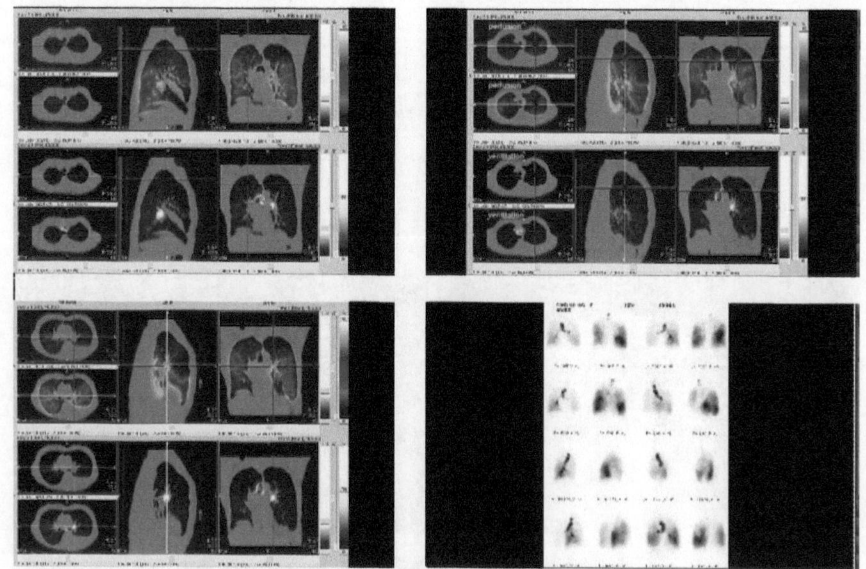

图 73-3　肺通气 / 灌注显像

笔记

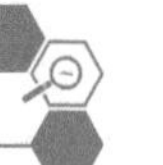

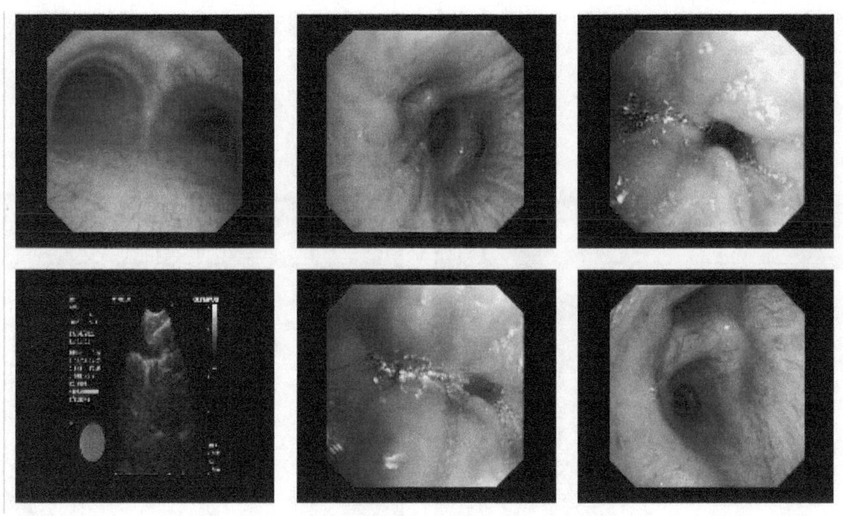

图 73-4　气管镜检查

二、诊疗经过

入院后行胸腔积液检查示漏出液，胸腔积液腺苷脱氨酶不高，胸腔积液 TB-DNA、X-pert 均为阴性，结合肺动脉增强 CT，考虑左侧胸腔积液为纤维素心纵隔炎所致，但未除外合并肺炎所致的肺炎旁胸腔积液可能；予哌拉西林舒巴坦钠和左氧氟沙星片等抗感染、胸腔置管引流等治疗，5 周后复查胸部 CT（图 73-5）：两肺结节、纵隔及肺门多发淋巴结肿大大致同前；心膈角肿大淋巴结较前稍缩小，右中肺不张同前。左侧胸腔中大量积液较前减少，左下肺大部分不张较前改善；两上肺及左下肺渗出大致同前；两肺各叶段支气管、动静脉肺门区狭窄大致同前。进一步行支气管镜检查提示右中叶、左下叶支气管狭窄。结合胸部 CT 结果，考虑为外压性狭窄，拟择期行肺动脉、静脉球囊扩张术。

笔记

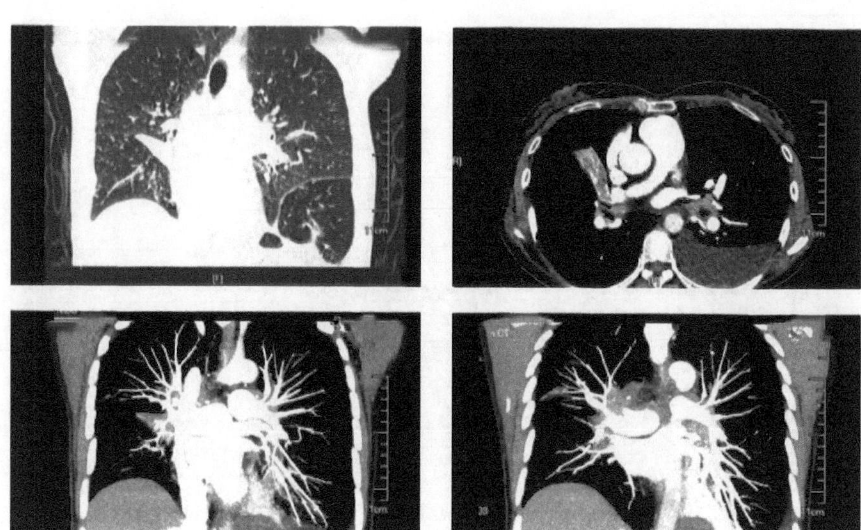

图 73-5　复查胸部 CT

三、最后诊断

纤维素性纵隔炎；左侧胸腔积液；肺动脉高压（5 型，心功能Ⅱ级）。

四、治疗与转归

于 2020 年 5 月 19 日行肺动脉、静脉球囊扩张术（图 73-6）：对肺静脉左下肺静脉下、左下肺静脉上、左上肺静脉、左上肺舌段静脉上等血管主干及分支，肺动脉 LA2a、LA3a、LA1 开口、RA2、RA1 等血管主干及分支，沿导丝送入球囊依次扩张，扩张后血流改善。2021 年 4 月 17 日复查胸部肺动脉、静脉增强 CT（图 73-7）：两肺结节、纵隔及肺门多发淋巴结肿大同前；左侧少量胸腔积液，较前明显减少；两肺各叶段支气管、动静脉肺门区狭窄同前；肺动脉高压同前，未见肺动脉栓塞。诊断纤维性纵隔炎。

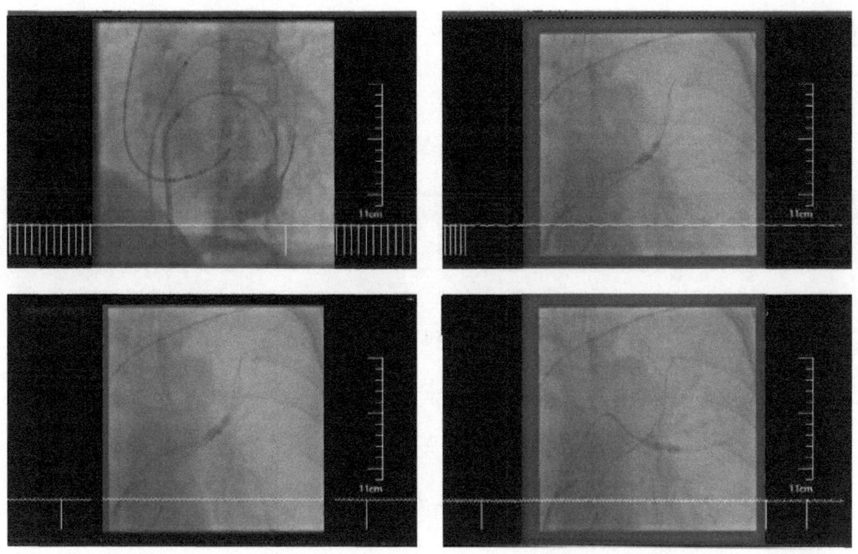
图 73-6 肺动脉、静脉球囊扩张术（2020 年 5 月 19 日）

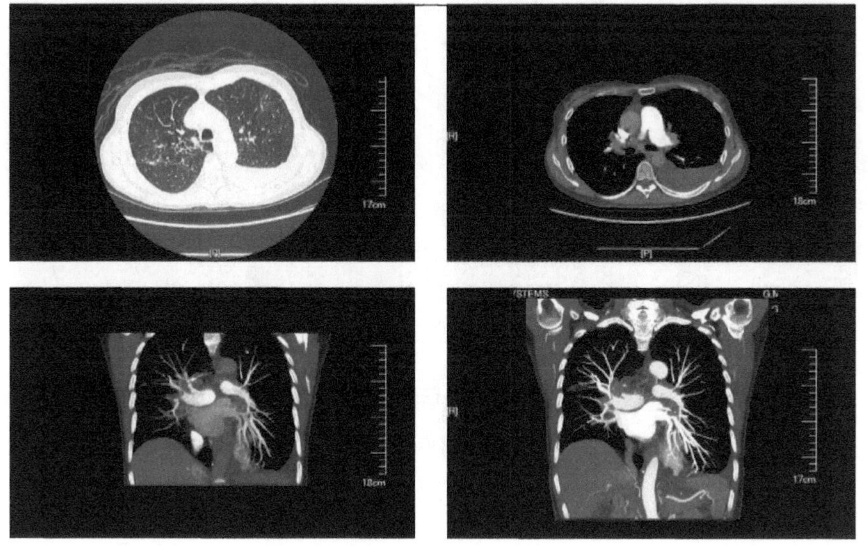
图 73-7 胸部肺动脉、静脉增强 CT

五、重要提示

1. 患者为中年女性，慢性病程。

2. 以咳嗽、咳痰、气促为表现。

3. 胸部 CT 示左侧胸腔中大量积液；两肺各叶段支气管、动静

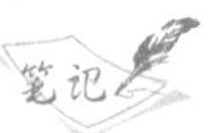

脉肺门区狭窄，考虑继发性纤维性纵隔炎。

4. 胸腔积液检查提示漏出液。

5. 抗感染治疗胸腔积液无减少，肺动脉、静脉球囊扩张术治疗有效。

六、讨论

纤维素性纵隔炎（fibrosing mediastinitis，FM）又称硬化性纵隔炎或纵隔纤维化，是一种以纵隔中无细胞成分的胶原和纤维组织的良性增生，导致纵隔过度纤维化为特征的罕见疾病。可危及气道、纵隔内大血管等其他结构。病因尚不清楚，国内以甘肃地区为高发区，常见的病因是：①感染性疾病，如组织胞浆菌病、结核病、曲霉菌病、毛霉菌病、芽生菌病、隐球菌病；②结节病、自身免疫性疾病（SLE、类风湿关节炎、IgG4-RD、HLA-A2 抗原相关）、纵隔放疗。本病常导致重要的纵隔结构受压，如上腔静脉、肺动脉、肺静脉、气管、食管等，且有着较高的发病率和病死率。

临床表现：①压迫中央气道：咳嗽、呼吸困难、胸痛、反复肺炎、肺不张；②压迫心脏和大血管：假二尖瓣狭窄症状、劳力性呼吸困难、咯血、肺动脉和肺静脉阻塞、胸腔积液、肺水肿、缩窄心包炎、肺动脉高压、肺心病、上腔静脉综合征；③压迫食管：吞咽困难。综上所述，纤维素性纵隔炎更像是临床病理综合征而不是一种单一的疾病。本例患者表现为顽固性胸腔积液，国内有文献报道，合并胸腔积液的纤维素性纵隔炎约占 40%。

诊断和鉴别诊断：纤维素性纵隔炎主要依靠影像学诊断，CT 能显示纵隔结构受压，典型的影像学表现为：肺动脉主干增宽，左、右肺门肺动脉起始段局限狭窄，双肺门不定型软组织密度影，叶段支气管狭窄等。MRI 对于判断纵隔肿物性质和血管受累等范围优于

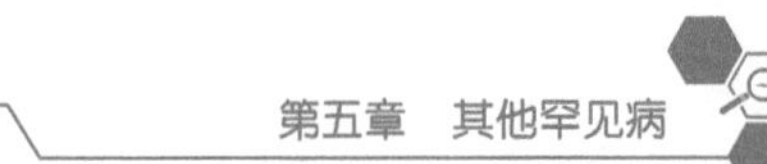

CT，因纤维组织在 T_2 表现为低信号，DWI 未见高信号，这有助于和肿瘤相鉴别。肺 V/Q SPECT 显像能显示肺的受损均呈节段性分布，且肺灌注受损多于肺通气受损，可用于评价 FM 患者的肺灌注及通气受损范围和程度。疾病的严重程度和免疫治疗的效果可以通过全身 PCT 来评估，^{18}F-FDG 的摄入量与疾病的活动程度呈相关性。可通过气管镜超声技术或纵隔镜和外科探查获取组织病理学的依据，但出血风险大，而病原学的依据几乎很难找到。本病主要与胸内硬纤维瘤、孤立性纤维性肿瘤、霍奇金淋巴瘤、原发性纵隔大 B 细胞淋巴瘤和恶性间皮瘤相鉴别。

治疗：①糖皮质激素，对于特发性或结节病的纵隔纤维化有一定的疗效，但结核相关的纤维素性纵隔炎抗结核药物、糖皮质激素治疗效果不佳，他莫昔芬对个别腹膜后纤维化有一定的疗效，但停药后易复发，有个案报道利妥昔单抗对于病理有 CD20+ B 细胞的患者治疗有效；②抗结核、抗真菌治疗，当明确有结核或真菌感染的依据时，可予相应的治疗；③手术治疗，可获取病理标本进行鉴别诊断，治疗方面对于患者来说获益有限；④球囊扩张术和血管内或气道内支架置入，对于上腔静脉、肺血管狭窄患者，治疗后症状和血流动力学可有明显改善，但有可能因狭窄复发，需要再次接受球囊扩张治疗，其远期的疗效还需要进一步的评估。

七、评述

纤维素性纵隔炎临床上非常少见，主要依靠影像学诊断，易误诊、漏治。影像学表现为肺动脉主干增宽，左、右肺门肺动脉起始段局限狭窄，双肺门不定型软组织密度影，叶段支气管狭窄等。本例患者以咳嗽、咳痰、气促为表现，无发热、消瘦等肺外症状，胸部 CT 示左侧胸腔中大量积液；两肺各叶段支气管、动静脉肺门区狭

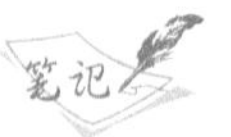

窄，考虑继发性纤维性纵隔炎；胸腔积液检查提示漏出液。抗感染治疗后胸腔积液无减少。本例患者从发病到确诊前，一直诊断为胸腔积液、结核性胸膜炎、结节病，常规经验性抗结核、激素治疗均无效，反复出现胸腔积液，应引起医师的注意。对于一些影像学上有怀疑、治疗效果不佳的甘肃地区来的诊患者应考虑本病，尽早确诊治疗。

（洪　城　徐明鹏　曾运祥）

参考文献

1. MATHISEN D J，GRILLO H C.Clinical manifestation of mediastinal fibrosis and histoplasmosis.Ann Thorac Surg，1992，54（6）：1053-1057.
2. URSCHEL JR H C，RAZZUK M A，NETTO G J，et al. Sclerosing mediastinitis：improved management with histoplasmosis titer and ketoconazole. Ann Thorac Surg，1990，50（2）：215-221.
3. ROSSI S E，MCADAMS H P，ROSADO-DE-CHRISTENSON M L，et al. Fibrosing Mediastinitis1.Radiographics，2001，21（3）：737-757.
4. 王雅敏，江国强 . 纤维性纵隔炎一例并文献复习 . 中国呼吸与危重监护杂志，2018，17（6）：61-66.
5. JAIN N，CHAUHAN U，PURI S K，et al. Fibrosing mediastinitis：when to suspect and how to evaluate? BJR Case Rep，2016，2（1）：20150274.
6. RHOLL K S，LEVITT R G，GLAZER H S.Magnetic resonance imaging of fibrosing mediastinitis. AJR Am J Roentgenol，1985，145（2）：255-259.
7. 尹立杰，刘杰，刘晓建，等 . 肺 V/Q SPECT 显像在纤维素性纵隔炎中的应用 . 中华核医学与分子影像杂志，2019，39（6）：356-359.
8. WASHINO S，HIRAI M，MATSUZAKI A，et al. ^{18}F-Fluorodeoxyglucose positron emission tomography for diagnosis and monitoring of idiopathic retroperitoneal fibrosis associated with mediastinal fibrosis.Ann Nucl Med，2010，24（3）：225-

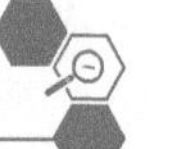

229.

9. YI E，AUBRY M C.Pulmonary pseudoneoplasms. Arch Pathol Lab Med，2010，134（3）：417-426.

10. DREGER N M，DEGENER S，ROTH S，et al. Impact of CYP2D6 polymorphisms on tamoxifen treatment in patients with retroperitoneal fibrosis：a first step towards tailored therapy? Urology，2020，137：84-90.

11. SAVELLI B A，PARSHLEY M，MORGANROTH M L.Successful treatment of sclerosing cervicitis and fibrosing mediastinitis with tamoxifen. Chest，1997，111（4）：1137-1140.

12. WESTERLY B D，JOHNSON G B，MALDONADO F，et al. Targeting B lymphocytes in progressive fibrosing mediastinitis. Am J Respir Crit Care Med，2014，190（9）：1069-1071.

13. SATPATHY R，AGUILA V，MOHIUDDIN S M，et al. Fibrosing mediastinitis presenting as pulmonary stenosis：stenting works.Int J Cardiol，2007，118（3）：e85-e86.

14. DOYLE T P，LOYD J E，ROBBINS I M.Percutaneous pulmonary artery and vein stenting：a novel treatment for mediastinal fibrosis. Am J Respir Crit Care Med，2001，164（4）：657-660.

15. BROWN M L，CEDEÑO A R，EDELL E S，et al. Operative strategies for pulmonary artery occlusion secondary to mediastinal fibrosis. Ann Thorac Surg，2009，88（1）：233-237.

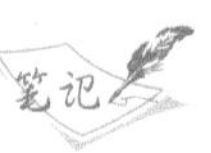

病例 74 胸痛，咯血，双侧胸腔积液

一、病情介绍

患者，男性，45 岁，公司职工。

以“咳嗽、咳痰 2 周，胸痛伴咯血 1 周”为主诉于 2015 年 8 月 10 日入院。

现病史：2 周前患者无明显诱因出现咳嗽，无明显昼夜规律，伴咳黄白色黏液痰，量多。1 周前无明显诱因出现右下胸刺痛，咳嗽、深呼吸时明显，无向其他部位放射，改变体位时疼痛加剧。无发热、喘息、气促，无心悸、咯血、盗汗等。在当地医院住院治疗，曾咯血 1 次，色鲜红，量 40 ～ 50 mL。查胸部 CT：①右肺中、下叶及左肺下叶可见大片状及斑片状密度增高影，以右肺显著，内可见支气管充气征，考虑为炎症。②双肺上叶可见多发囊状透亮区，较大者约 1.3 cm × 3.3 cm，考虑为肺大疱。③双侧胸腔积液。给予积极抗感染（先后使用拉氧头孢和莫西沙星）、止血等对症治疗后，患者咳嗽、胸痛等症状有减轻，但双侧胸腔积液较前增多。为进一步明确诊断收入广州呼吸健康研究院。

既往史：体健。无高血压、糖尿病、肝炎、冠心病病史。无粉尘、有害物质、放射性物质接触史。无烟酒嗜好。家族史无特殊。

入院查体：生命体征平稳。全身皮肤黏膜无黄染，未见出血点或淤斑。肋间隙稍增宽，触觉震颤减弱，双肺叩诊呈浊音，听诊双肺呼吸音弱，两肺未闻及干湿性啰音。

辅助检查：血常规：白细胞 11.86×10^9/L，中性粒细胞百分比 69.6%，血红蛋白 116 g/L，血小板 634×10^9/L；D- 二聚体 3007 ng/mL；B 型钠尿肽前体 108 pg/mL；血乳酸脱氢酶 261.4 U/L，肌钙蛋白 I

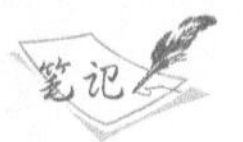

0.01 μg/L；血总蛋白 71.8 g/L。

二、诊疗经过

入院后查结合外院 CT 结果，初步诊断考虑：①右下肺炎；②右侧类肺炎性胸腔积液。予抗感染等治疗，同时予右侧胸腔穿刺并置管引流。胸腔积液生化：葡萄糖 7.56 mmol/L，总蛋白 43 g/L，乳酸脱氢酶 672.1 U/L，腺苷脱氨酶 8 U/L；根据 Light 标准，积液性质为渗出液；胸腔积液肿瘤标志物均阴性；结核、真菌、细菌等病原学检查均阴性。本院胸部增强 CT（图 74-1）：①右中、下肺及左下肺基底段多发病变，拟感染性病变并右中、下肺实变。②右侧中量胸腔积液，左侧少量胸腔积液，相应右上、中肺及两下肺局部压迫性肺不张。③右肺动脉主干、右下肺动脉及分支充盈缺损，考虑肺动脉栓塞。下肢静脉彩超：右下肢深静脉慢性血栓声像：股浅、腘静脉不完全性栓塞。心脏彩超未见异常。2015 年 8 月 13 日超声实时引导下经皮胸膜活检术，胸膜病理（图 74-2）：（切割）送检横纹肌及纤维脂肪组织中，可见大量淋巴细胞、浆细胞，偶见多核巨细胞，血管增生，呈慢性炎症改变；（盲钳）病理：送检物为横纹肌及纤维脂肪组织，在纤维组织表面可见有间皮细胞披覆，纤维组织增生，灶性淋巴细胞浸润，呈慢性炎症改变。病理均无结核、肿瘤依据。结合患者胸部 CT 及胸膜病理，考虑患者胸腔积液病因为急性肺血栓栓塞症。

三、最后诊断

急性肺血栓栓塞症（低危组）；右侧胸腔积液（肺栓塞相关）；右下肢深静脉血栓形成。

四、治疗与转归

根据体重使用低分子肝素钠 0.4 mL、q12h 皮下注射，后改拜瑞

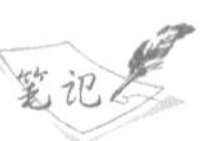

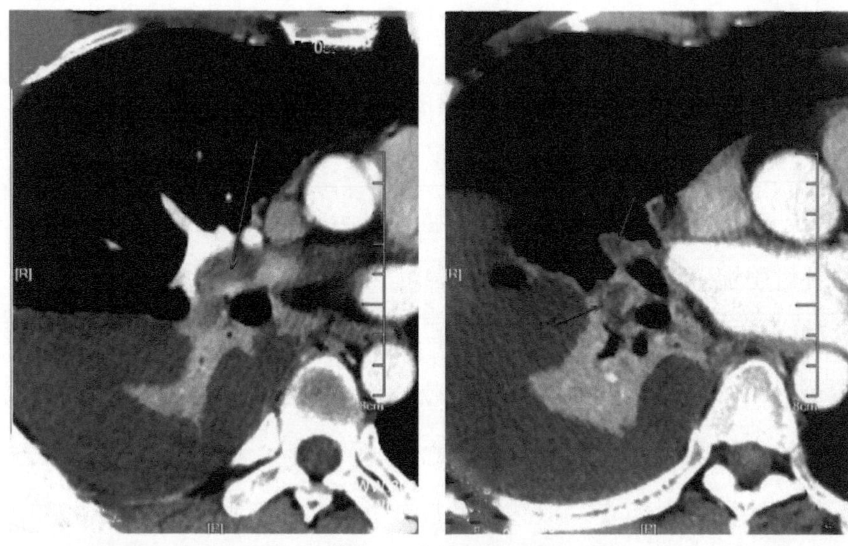

图 74-1　胸部 CT（2015 年 8 月 17 日）

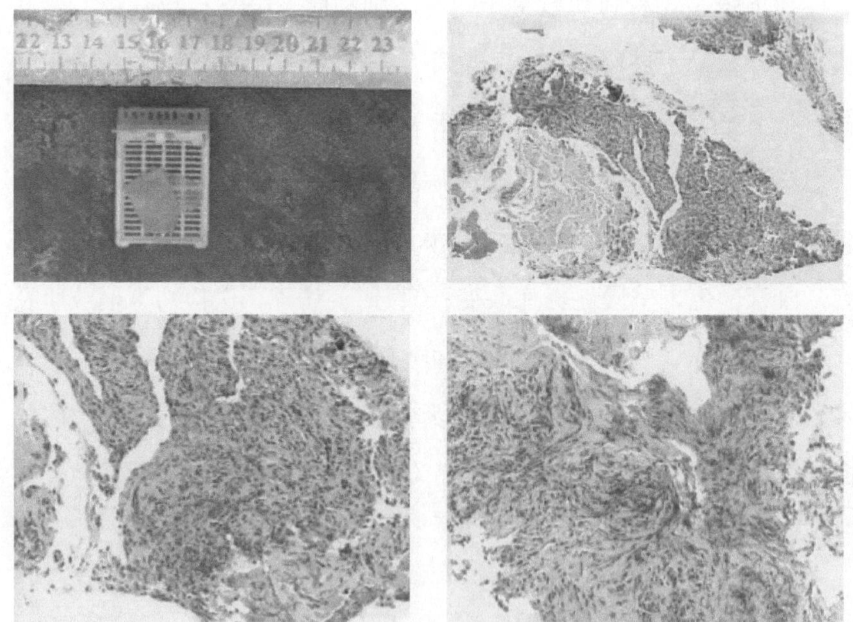

图 74-2　胸膜病理（切割＋盲钳）

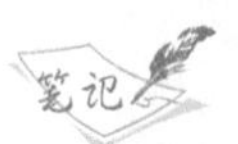

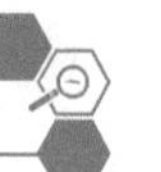

妥片 15 mg、bid 口服并予抗感染治疗。抗凝治疗前后胸部 HRCT 肺动脉造影复查（图 74-3）：抗凝 10 天（2015 年 8 月 27 日），右肺动脉主干、右下肺动脉及分支栓塞明显改善、两侧胸腔积液明显减少。抗凝 2 个月（2015 年 10 月 21 日）、8 个月（2016 年 4 月 21 日），右肺动脉主干、右下肺动脉及分支栓塞消失、两侧胸腔积液吸收。

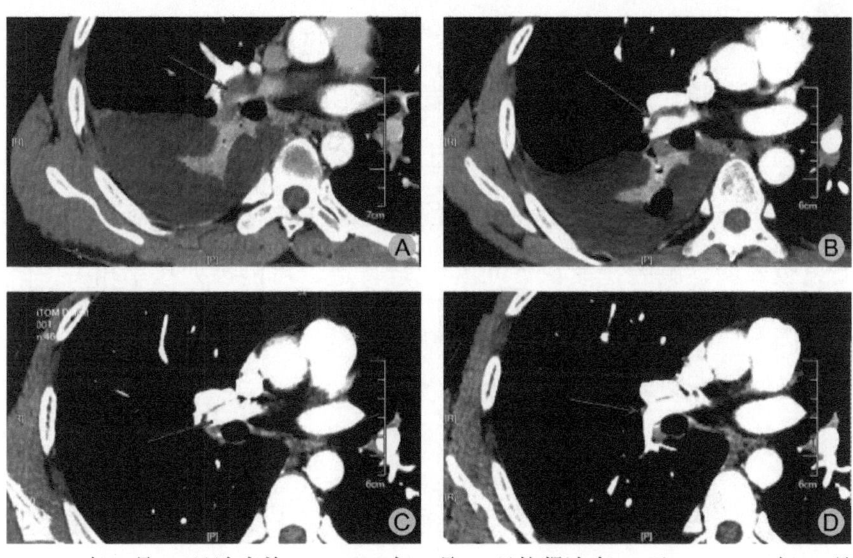

A. 2015 年 8 月 17 日治疗前；B. 2015 年 8 月 27 日抗凝治疗 10 天；C. 2015 年 10 月 21 日抗凝治疗 2 个月；D. 2016 年 4 月 21 日抗凝治疗 8 个月。

图 74-3　治疗前后胸部 HRCT 肺动脉造影对比

五、重要提示

1. 患者为中年男性，急性病程。

2. 以“咳嗽、胸痛、咯血”为临床症状。

3. 双侧胸腔积液为主要表现。

4. 胸部 CT（肺动脉造影）明确诊断右下肺动脉栓塞。

5. 下肢静脉彩超诊断右下肢深静脉慢性血栓声像。

6. 抗肺动脉栓塞治疗后病情缓解。

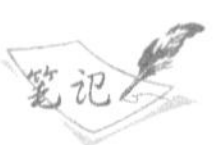

六、讨论

急性肺动脉栓塞（acute pulmonary embolism，APE）合并胸腔积液并不少见。据统计，分别有32%和47%的APE患者在胸片或CT上有胸腔积液的表现。在一项包括1220例肺栓塞患者的临床研究中，胸腔积液的发生率为19.9%，可见APE更容易发生胸腔积液。有些学者认为，胸腔积液与APE的严重程度和预后相关，但也有学者持不同看法。一项韩国的研究发现，胸腔积液并不能预测患者的短期预后或住院时间，而中国和土耳其的研究则发现，胸腔积液与高死亡率显著相关，是不良临床预后的潜在独立因素。最近的一项研究也表明，胸腔积液在APE中比较普遍，可能与死亡率相关，但不能预测住院死亡率。本例患者确诊为APE，APE相关性胸腔积液，诊断及时，处理果断，治疗效果较好。

七、评述

就胸腔积液的病因而言，肺动脉栓塞属于少见病因。在临床上容易被漏诊、误诊。而胸腔积液在APE患者中又较为普遍，因此，在这类患者的诊治上，要熟悉其诊断流程。对于急性起病患者，有APE易感因素（如外伤、手术、肿瘤史等）患者，有“胸痛、气促、咯血”等临床表现的胸腔积液患者，诊断上要注意到APE的可能性，因此及时进行CTPA检查显得非常重要。

（汪金林　沈盼晓　曾运祥）

参考文献

1. PORCEL J M，MADROÑERO A B，PARDINA M，et al. Analysis of pleural effusions in acute pulmonary embolism：radiological and pleural fluid data from 230 patients. Respirology，2007，12（2）：234-239.

2. LIU M，CUI A，ZHAI Z G，et al. Incidence of pleural effusion in patients with pulmonary embolism. Chin Med J（Engl），2015，128（8）：1032-1036.

3. CHOI S H，CHA S I，SHIN K M，et al. Clinical Relevance of Pleural Effusion in Patients with Pulmonary Embolism. Respiration，2017，93（4）：271-278.

4. ZHOU X，ZHANG Z，ZHAI Z，et al. Pleural effusions as a predictive parameter for poor prognosis for patients with acute pulmonary thromboembolism. J Thromb Thrombolysis，2016，42（3）：432-440.

5. OLGUN YıLDıZELI Ş，KASAPOĞLU U S，ARıKAN H，et al. Pleural effusion as an indicator of short term mortality in acute pulmonary embolism. Tuberk Toraks，2018，66（3）：185-196.

病例 75　左胸痛，胸闷，气促

一、病情介绍

患者，女性，36 岁，文员。

以“左胸痛、胸闷伴气促4个月”为主诉于2019年2月20日入院。

现病史：4 个月前患者无明显诱因出现左胸痛、胸闷及活动后气促，无咯血、盗汗、发热，无乏力、体重下降。就诊于云南某三甲医院，查胸部 CT：左侧大量胸腔积液。予胸腔闭式引流后症状缓解。胸腔积液生化无异常，内科胸腔镜下可见左侧壁层胸膜前后胸壁充血，可见凹凸不平分布的多发黄白色结节状突起，胸腔镜活检病理：(胸膜)纤维素性渗出性炎伴纤维组织间皮增生。诊断考虑“结核性胸膜炎”可能性大，予诊断性抗结核治疗。2 个月后曾复查胸部 CT 发现胸腔积液较前有所减少。继续规律抗结核治疗。再在 2 个月后复查胸部 CT 发现左侧包裹性胸腔积液较前增加。因胸腔积液病因未明，为进一步诊治收入广州呼吸健康研究院。

既往史：体健；患者 10 年前有骑自行车摔倒经历，当时检查无骨折、内脏出血等严重外伤，也没有治疗。无粉尘、有害物质、放射性物质接触史；无烟酒嗜好。

入院查体：生命体征平稳。左肺语颤减弱，叩诊呈浊音，呼吸音减弱，余未见异常。

辅助检查：常规实验室检查未见异常。胸部 CT（图 75-1）：左侧胸腔多发包裹性积液，不除外慢性脓胸可能。2019 年 2 月 21 日胸腔积液 B 超定位：左侧胸腋中线探及局限暗区，距体表 24 mm，暗区深度 54 mm × 84 mm，内见光点；右胸未见液性暗区。

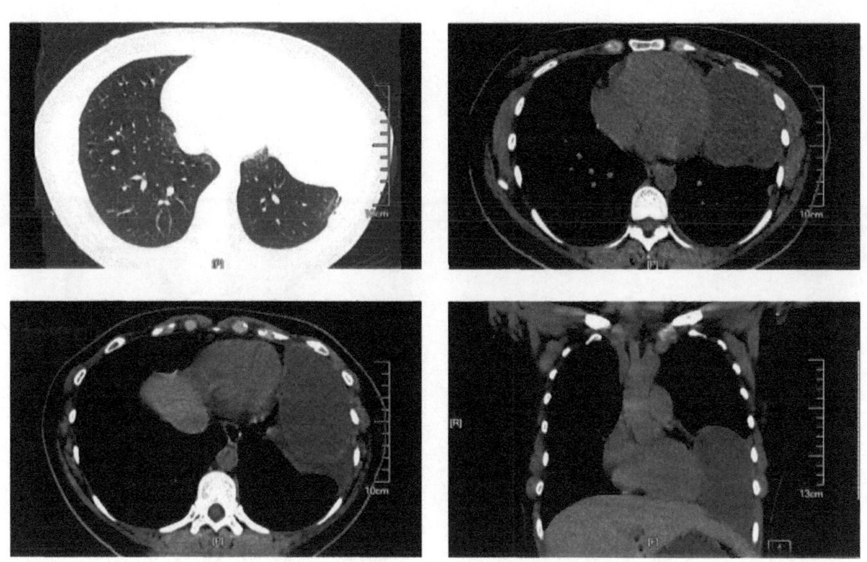

图 75-1 胸部 CT（2019 年 2 月 22 日）

二、诊疗经过

入院后予行床旁胸腔穿刺术及胸膜盲钳活检术，取棕褐色胸腔积液进行生化及病原学检查：胸腔积液为渗出液；胸腔积液 CEA 0.81 ng/mL，LDH 545 U/L，ADA 27.2 U/L，脑钠肽 152 pg/mL；胸腔积液 EOS 1%；病原学检查均阴性。在穿刺过程中发现一个奇怪的现象：当用细针穿刺回抽时可见棕褐色胸腔积液，而换用胸膜活检针穿刺回抽时却未见液体，似乎胸膜活检针并不在胸膜腔内。为安全起见，未予继续行胸膜活检。2019 年 2 月 25 日改用超声实时引导经皮穿刺胸膜切割活检术，取胸膜组织送病理：（左侧胸膜）送检穿刺的横纹肌及纤维组织，见其内有个别淋巴细胞浸润，未见肉芽肿及肿瘤。然而，在胸腔置管过程中，再次出现回抽没有液体，而仅有少量气体，似乎与盲钳时的情况一样。当时考虑包裹性胸腔积液，在穿刺时囊壁出现凹陷，囊腔与壁层胸膜分离（图 75-2）。

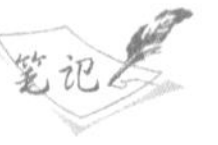

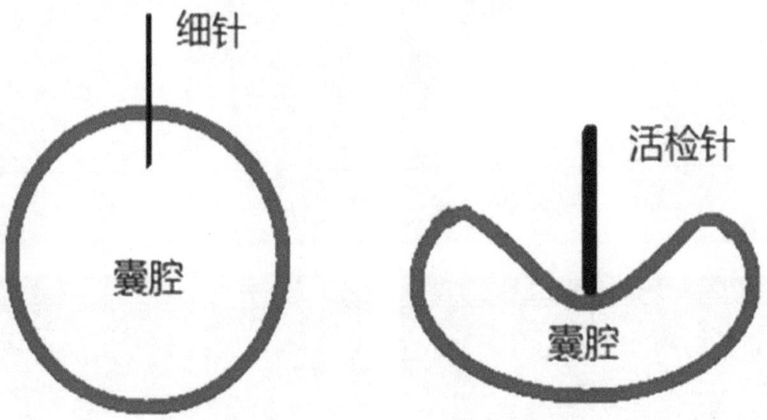

图 75-2 穿刺时囊壁凹陷，囊腔与壁层胸膜分离

2019 年 3 月 4 日经患者同意后进行了胸部 MRI 平扫 + 增强（图 75-3）：左侧胸腔多发囊状异常信号，考虑包裹性积液并积血。胸外科 2019 年 3 月 14 日进行 VATS 探查术。术中发现术前诊断的左侧胸腔的“包裹性积液”，而是黏附于心包壁的巨大囊肿。手术中顺利分离并切除整个囊肿（大小 10.5 cm × 2.5 cm × 2.0 cm）。术后病理（图 75-4）：心包囊肿合并感染，囊壁内可见大量胆固醇结晶沉积。

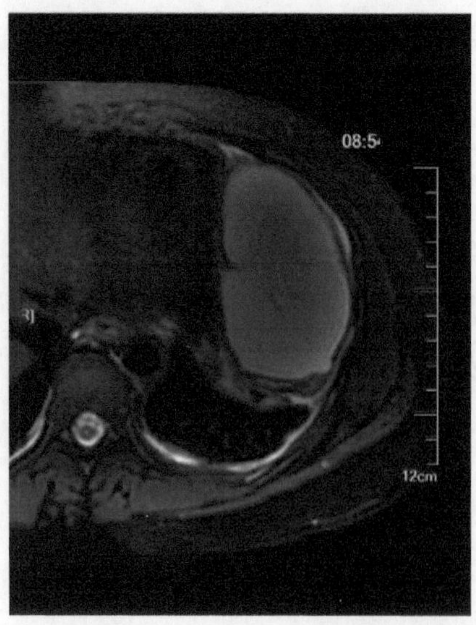

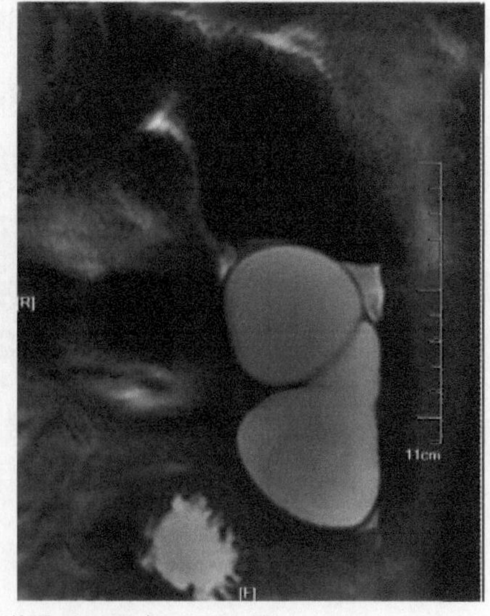

图 75-3 胸部 MRI 平扫 + 增强（2019 年 3 月 4 日）

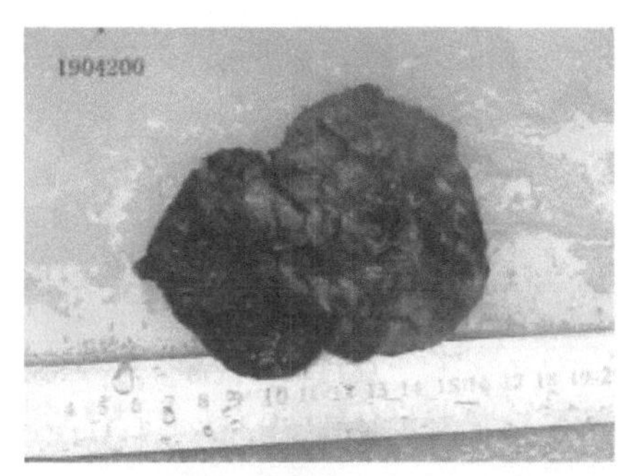

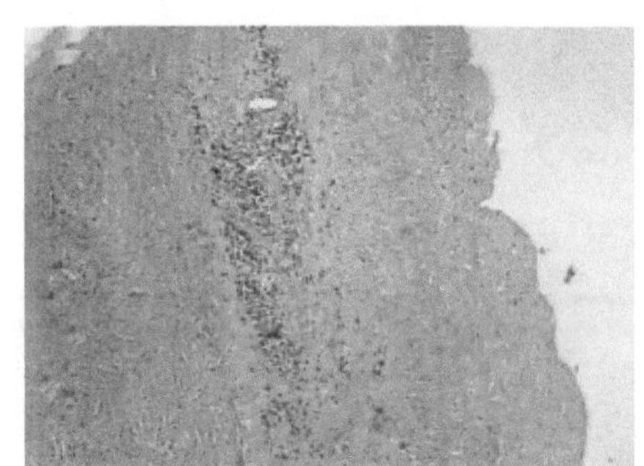

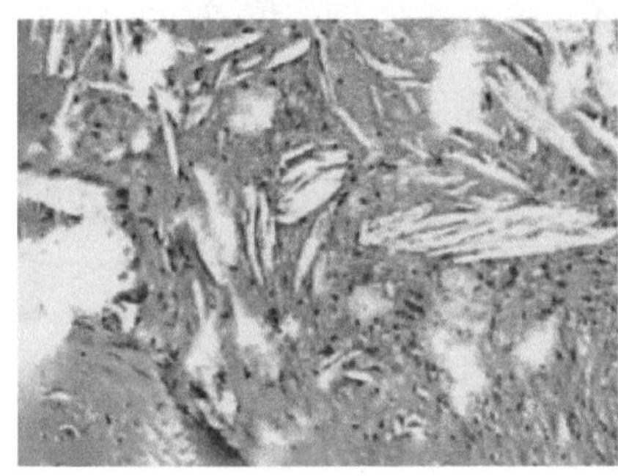

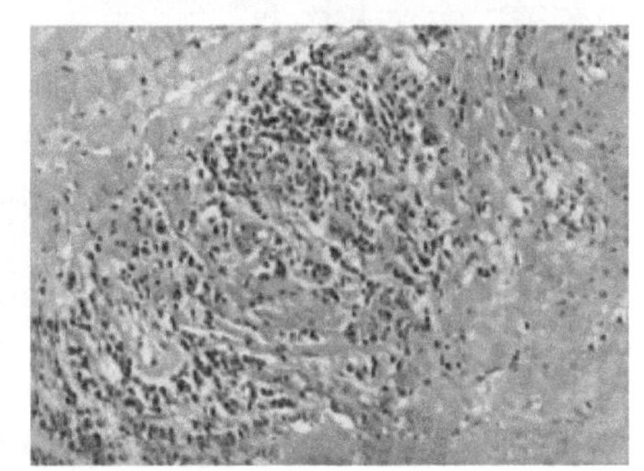

图 75-4 巨大囊肿和组织病理

三、最后诊断

心包囊肿。

四、治疗与转归

患者在 VATS 下切除了心包壁囊肿，术后恢复良好，无胸痛、胸闷及气促等不适。半年后外院随诊胸腔积液也没有复发。

五、重要提示

1. 患者为中青年女性，慢性病程。

2. 以胸痛、胸闷伴气喘为表现。

3. 胸部 CT、胸腔积液 B 超提示左侧包裹性胸腔积液。

4. 胸腔积液生化检查无异常，细针抽水、胸膜活检成功，胸腔穿刺置管不成功。

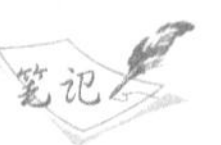

5. VATS 下胸腔包裹性积液探查术中发现包裹性胸腔积液为心包壁囊肿。

六、讨论

Tehrani MM 等于 2012 年报道一例膈疝病例，其中首次使用“假性胸腔积液”描述膈疝在胸片中表现类似胸腔积液，但对“假性胸腔积液”定义无赘述。Goh E 于 2014 年也有类似病例报道。2015 年发表的一篇有关超声探查胸膜的综述中也提到，肝肾隐窝或脾肾隐窝可被误认为“假性胸腔积液”。临床上，有些疾病容易被误诊为胸腔积液，如“膈疝”“肺隔离症”“心包旁囊肿”“心包积液”“肝肾隐窝或脾肾隐窝”“巨大左心房”“支气管囊肿”“畸胎瘤”“淋巴管瘤”等，我们可以尝试把这类疾病诊断考虑为假性胸腔积液。广州呼吸健康研究院胸膜疾病组在平时的诊疗工作中，曾诊断多例假性胸腔积液的病例，其中有 1 例确诊为心包旁壁囊肿，2 例确诊为肺隔离症，均表现为慢性病程，超声及胸部 CT 提示包裹性胸腔积液，胸腔穿刺可抽出液体，生化检查无特异性，最后行支气管动脉 CT 造影及 VATS 手术确诊为肺隔离症或心包壁囊肿。

七、评述

文献报道的“假性胸腔积液”病例临床缺乏特异性，超声表现类似胸腔积液，诊断常依赖于提高认识，结合胸部 CT、MRI 检查及外科手术、病理检查综合考虑。因此，临床缺乏特异性的包裹性非典型胸腔积液，要考虑“假性胸腔积液”的可能，“假性胸腔积液”的概念有助于完善胸腔积液的诊治流程。

（汪金林　沈盼晓　曾运祥）

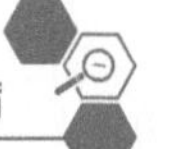

参考文献

1. TEHRANI M M，KHOSHKAR A，AGIN K. Eventration of Diaphragm or Pseudo Pleural Effusion? International Journal of Medical Toxicology and Forensic Medicine，2（3）：113-115.
2. GOH E.Diaphragmatic hernia：an unexpected cause of pseudopleural effusion. CJEM，2014，16（5）：411-412.
3. CLUNE J M，CARDENAS-GARCIA J.Ultrasound guidance for thoracic procedures. Current Pulmonology Reports，2017，6（3）：187-194.
4. LICHTENSTEIN D A. Lung ultrasound in the critically ill. Ann Intensive Care，2014，4（1）：1.

病例 76　多囊肝，多囊肾，胸腔积液

一、病情介绍

患者，女性，39 岁，自来水厂员工，从事水质检测工作。

以“反复活动后气促 9 月余”为主诉于 2020 年 5 月 17 日入院。

现病史：2019 年 9 月初患者出现活动后气促伴胸闷，无发热、盗汗、乏力、体重下降或月经减少。于当地医院住院诊治，胸部 CT 见右侧大量胸腔积液；胸腔积液检查为渗出液，考虑“结核性胸膜炎可能性大”，给予“异烟肼 + 利福喷丁 + 乙胺丁醇 + 吡嗪酰胺”诊断性抗结核治疗，同时口服泼尼松片，症状及胸腔积液无好转。随后反复多次由于胸腔积液就诊于多所医院，先后进行内科胸腔镜检查、外科胸腔镜检查（右下肺部分切除、胸膜活检、胸膜固定术），病理均无结核、肿瘤依据，最后诊断考虑为“胸膜慢性炎症”。出院后继续规范抗结核治疗 6 个月。患者气促无改善，多次复查胸腔积液 B 超均提示右侧胸腔积液。为进一步诊治入住广州呼吸健康研究院呼吸内科。

既往史：体质一般，有“多囊肝、多囊肾”病史多年，“肾结石”病史 10 余年。近 1 个月双手手指脱屑伴口干，无眼干、皮疹、皮肤瘙痒、渗液。其父亲及胞弟均有“多囊肝、多囊肾”病史。

入院查体：生命体征平稳。右侧腋中线与第 5 肋间处、腋后线与第 6 肋间处各见一长约 1 cm 陈旧性手术瘢痕。左肺及右上肺叩诊清音，右下肺叩诊实音。双上肺呼吸音稍粗，右下肺呼吸音消失。未见杵状指，双手手指可见脱屑。

辅助检查：多次检查胸腔积液性质均为渗出液，胸腔积液生化：ADA 12.6 U/L、CEA 0.24 ng/mL。腹部彩超：多囊肝声像。泌尿

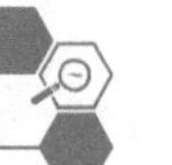

系彩超：双肾多发囊性占位（大小约 32 mm × 25 mm），符合双侧多囊肾并钙化斑声像。胸膜病理（外院）：组织改变为疱性肺气肿，非特异性炎症，未见结核和肿瘤（图 76-1）。

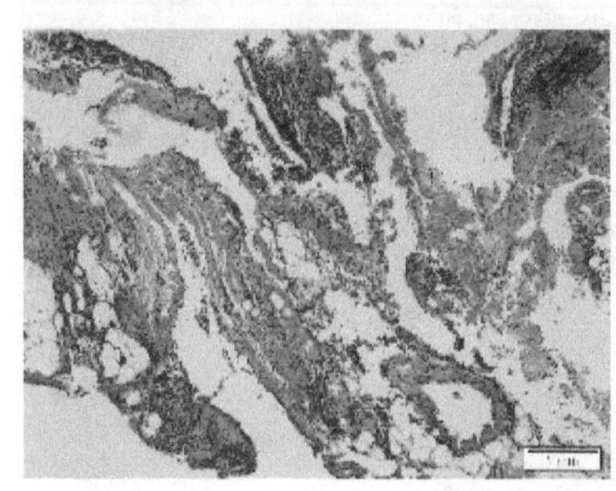
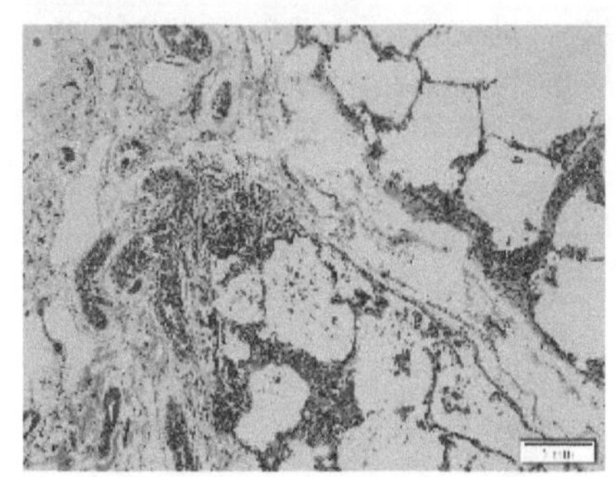

图 76-1　外科胸腔镜胸膜活检病理（2019 年 12 月 6 日）

二、诊疗经过

患者入院后按渗出性胸腔积液诊断流程进行检查。甲状腺功能、风湿免疫、肿瘤指标未见异常；PPD 试验阳性、T-spot 试验阴性。胸部 CT 增强（图 76-2）：右侧胸腔大量积液，右侧胸膜增厚并钙化；右中肺、右下肺受压不张。腹部 MRI 增强（图 76-3）：多囊肝（最大直径约 4 cm）、多囊肾（右肾大者直径约 1.8 cm × 1.7 cm，左肾大者直径约 2.9 cm × 1.9 cm）。右侧胸腔穿刺术及胸膜活检术：积液性质为渗出液；胸腔积液生化：ADA 2.9 U/L、CEA 0.24 ng/mL、胸腔积液 TB-DNA 阴性。胸腔积液涂片及沉渣病理（图 76-4）均未见抗酸杆菌及肿瘤。2020 年 6 月 16 日行胸腔穿刺胸膜活检，病理为少许纤维组织，大部分细胞牵拉变形，未见明确肉芽肿及肿瘤。因患者有多囊肝、多囊肾家族史，故进行了遗传病全外显子基因测序，结果发现 *PKD1* 和 *PKD2* 基因突变。结合患者多囊肾，诊断为多囊肝病、多囊肾病。

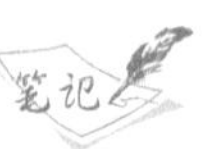

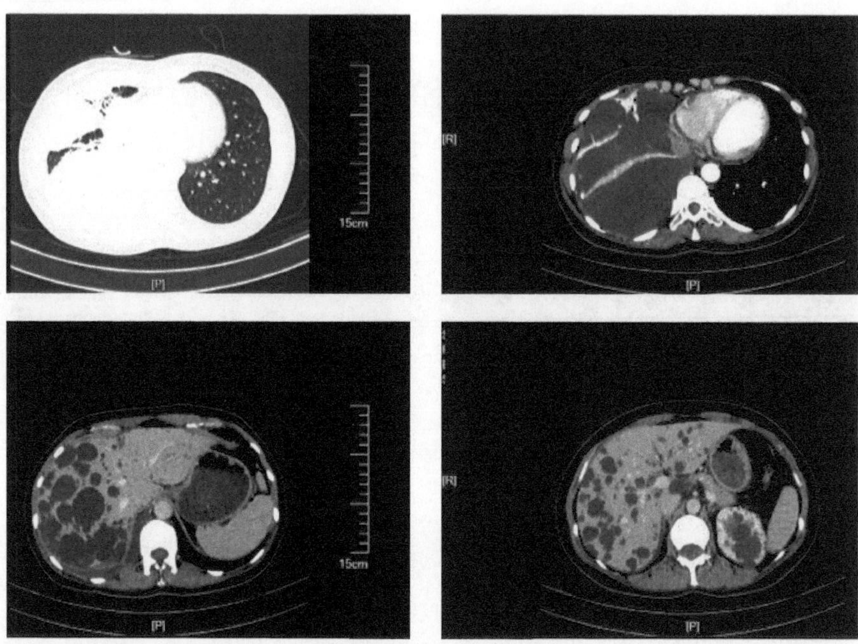

右侧胸腔大量积液，右侧胸膜增厚并钙化，右中肺、右下肺受压不张。

图 76-2 胸部 CT 增强（2020 年 6 月 15 日）

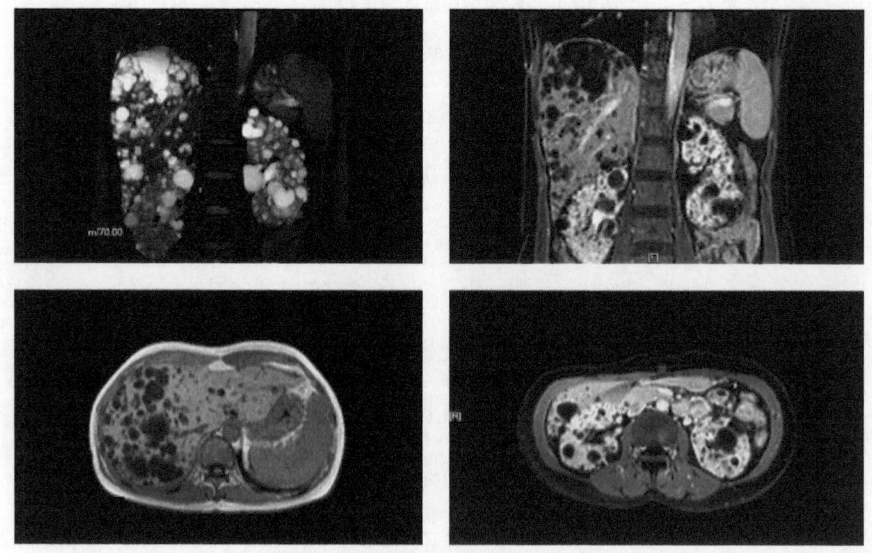

图 76-3 腹部 MRI 平扫 + 增强（2020 年 6 月 15 日）

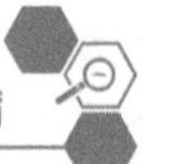

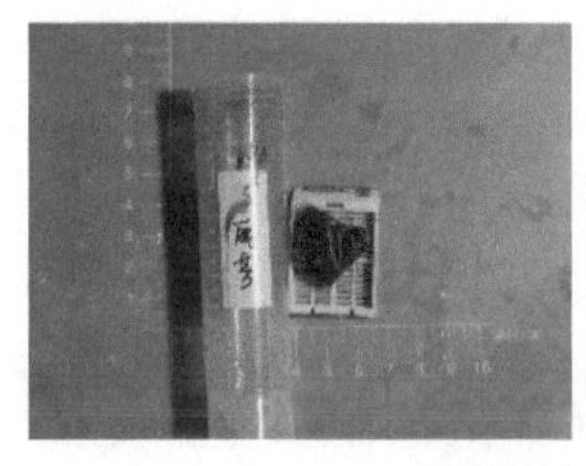

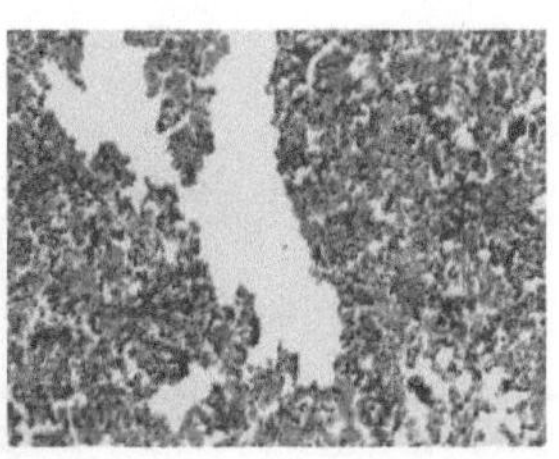

见少量淋巴细胞、间皮细胞，未见肿瘤。
图 76-4 胸腔积液沉渣（2020 年 6 月 17 日）

三、最后诊断

多囊肝相关性胸腔积液；多囊肝病；多囊肾病。

四、治疗与转归

肝胆外科会诊后建议进行肝囊肿切除术，患者拒绝。患者胸腔置管引流后出院，门诊随诊 1 年，间歇出现胸腔积液增多，给予胸腔穿刺引流等对症处理。

五、重要提示

1. 患者为中年女性，慢性病程。

2. 以“气促、胸闷”为临床表现。

3. 有“多囊肝、多囊肾”病史多年，这是本例患者最重要的诊断提示要点。

4. 存在“多囊肝、多囊肾”家族史。

5. 遗传病全外显子基因测序有 *PKD1* 和 *PKD2* 基因突变。

6. 反复存在右胸腔积液。

7. 全面检查排除渗出液的常见病因：类肺炎性胸腔积液、结核性胸膜炎、恶性胸腔积液等。

8. 规范抗结核治疗 6 个月无效。

9.CT、MRI 和 B 超等影像学提示多发肝囊肿、多囊肾。

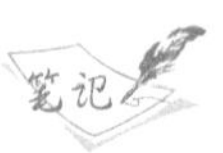

六、讨论

本例患者为中年女性，右侧胸腔积液反复存在。多次就诊，胸腔积液呈渗出液，曾多次行胸膜活检术（标准盲钳法、内科胸腔镜、外科胸腔镜），病理均提示非特异性炎症。诊断性抗结核治疗无效，因此，常见的胸腔积液病因如“结核性胸膜炎、类肺炎性胸腔积液、恶性胸腔积液”诊断依据不足。

考虑患者“多囊肝、多囊肾”诊断明确，从 CT、MRI 可见多发肝囊肿贴近右侧膈胸膜，且压迫现象较明显，这点诊断上的提示非常重要，要考虑“多囊肝相关性胸腔积液”。多囊肝相关性胸腔积液是罕见病，已有少数病例报道，它的诊断较为困难，是一种排除诊断。

七、评述

多囊肝病（polycystic liver disease，PLD）是一组遗传性疾病，常表现为肝脏多发囊肿，95% 的患者无明显临床症状。PLD 可以单独发生，即为常染色体显性多囊肝病，也可以继发于常染色体显性多囊肾病、常染色体隐性多囊肾病。目前针对 PLD 的治疗主要是外科干预，如抽吸 - 硬化治疗、开窗治疗、局部肝切除术和肝移植术，不过存在复发率高、远期疗效不理想的问题。

胸腔积液作为首发表现的多囊肝病目前已有病例报道。有学者认为多囊肝的机械作用引起膈下毛细血管破裂导致持续性渗出性胸腔积液，也有学者认为，贴近膈肌的肿胀的肝囊肿引起的渗透压改变是产生胸腔积液的另一个机制。关于治疗，Kerry W 等曾在 2012 年报道了一例多囊肝引起胸腔积液的病例，本病例经肝囊肿切除术后胸腔积液消失无复发。至于肝囊肿切除术在本病中的治疗作用目前仅为个案报道，其价值有待进一步观察。

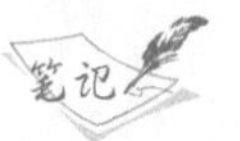

（汪金林　沈盼晓　曾运祥）

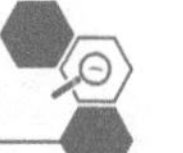

参考文献

1. ZHANG Z Y，WANG Z M，HUANG Y.Polycystic liver disease：classification，diagnosis，treatment process，and clinical management.World J Hepatol，2020，12（3）：72-83.
2. WOOLNOUGH K，PALEJWALA A，BRAMALL S.Polycystic liver disease presenting with an exudative pleural effusion：a case report. J Med Case Rep，2012，6：107.
3. VAN ERPECUM K J，JANSSENS A R，TERPSTRA J L，et al. Highly symptomatic adult polycystic disease of the liver. A report of fifteen cases. J Hepatol，1987，5（1）：109-117.

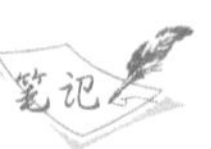

病例 77　咳嗽，双肺阴影，嗜酸性粒细胞增加，胸腔积液

一、病情介绍

患者，男性，71 岁，工人。

以“咳嗽、咳痰、气喘 1 个月”为主诉于 2019 年 7 月 4 日入院。

现病史：入院前 1 个月患者无明显诱因出现咳嗽、咳痰，为少量白色黏痰，伴活动后气喘，爬 2 层楼梯可诱发，休息后好转，夜间可平卧入睡，无乏力、盗汗、夜间阵发性呼吸困难，无头痛、头晕、视物旋转，无咯血、尿少、双下肢水肿。就诊于当地医院，查肺部 CT 平扫示“双肺散在炎症”，予口服“莫西沙星”抗感染治疗，1 周后复查肺部 CT：①左侧部分肋骨陈旧性骨折；②双肺散在炎症，部分较前吸收，部分较前新增改变；③左侧胸腔积液；④纵隔淋巴结肿大。就诊于福建医科大学附属泉州第一医院，门诊拟“肺部感染、左侧胸腔积液性质待查”收住院。

既往史：“高血压”病史 10 年，血压最高达 190/100 mmHg，长期口服降压药物治疗。无粉尘、有害物质、放射性物质接触史。吸烟史 40 余年，1 包 / 日。

入院查体：体温 36.5 ℃，脉搏 97 次 / 分，呼吸 20 次 / 分，血压 199/109 mmHg。神志清楚，左下肺呼吸活动度减低，语颤减低，叩诊呈浊音，左下肺呼吸音消失，余肺正常，双肺未闻及干湿性啰音。心律齐。腹平软，全腹无压痛、反跳痛。神经系统未见异常。

辅助检查：尿、便常规正常。血常规：白细胞 9.06×10^9/L，淋巴细胞百分比 14%，嗜酸性粒细胞 3.12×10^9/L，嗜酸性粒细胞

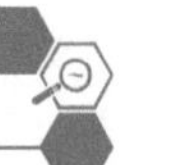

百分比 34.4%，红细胞 4.65×10^{12}/L，血红蛋白 131 g/L，血小板 220×10^{9}/L。血气分析：酸碱度 7.418，二氧化碳分压 40.1 mmHg，氧分压 71.2 mmHg，血氧饱和度 98%。C- 反应蛋白 18.71 mg/L。B 型钠尿肽测定 56 pg/mL，肌钙蛋白Ⅰ 0.004 ng/mL。降钙素原＜0.05 ng/mL。凝血常规：D- 二聚体 1.89 mg/L FEU。生化：白蛋白 34.2 g/L，谷丙转氨酶 56 U/L。胸腔积液常规：混浊，橘红色，李凡他试验阳性，细胞计数 6.707×10^{9}/L，多个核细胞 76.8%，单个核细胞 23.2%。胸腔积液生化：总蛋白 47 g/L，葡萄糖 5.55 mmol/L，氯 109 mmol/L。胸腔积液癌胚抗原 0.86 ng/mL。血肿瘤标志物：甲胎蛋白 2.85 ng/mL，癌胚抗原 1.3 ng/mL，细胞角蛋白 19 片段 2.3 μg/L，神经元特异性烯醇化酶 10.82 μg/L，鳞癌抗原 0.7 ng/mL。腹部 + 泌尿系彩超：前列腺增生，肝、胆囊、脾、双肾未见明显异常。双侧肾上腺彩超：可显示部分未见占位。双侧锁骨上淋巴结彩超：双侧锁骨上多发低回声（肿大淋巴结?）。双侧胸腔彩超：左侧胸腔积液（114 mm）。结核菌涂片：抗酸杆菌未检出。结核感染 T 细胞检测：结核杆菌（–）。抗核抗体十三项：抗核抗体（–），抗 Ro-52 抗体（+++）。体液免疫功能：抗“O”试验＜25 IU/mL，类风湿因子 132 IU/mL。血管炎组合：抗蛋白酶 -3（PR3）抗体（–），抗髓过氧化物酶（MPO）抗体（–），抗肾小球基底膜（GBM）抗体（–），中性粒细胞胞质抗体 pANCA（–），中性粒细胞胞浆抗体 cANCA（–）。过敏源筛查：室内尘螨组合 12（正常值是 0）。免疫球蛋白 E1650 IU/mL。2019 年 7 月 8 日肺部 CT 增强：右肺上、下叶及左肺上叶多发结节，双肺炎症性改变，左侧胸腔积液（图 77-1）。

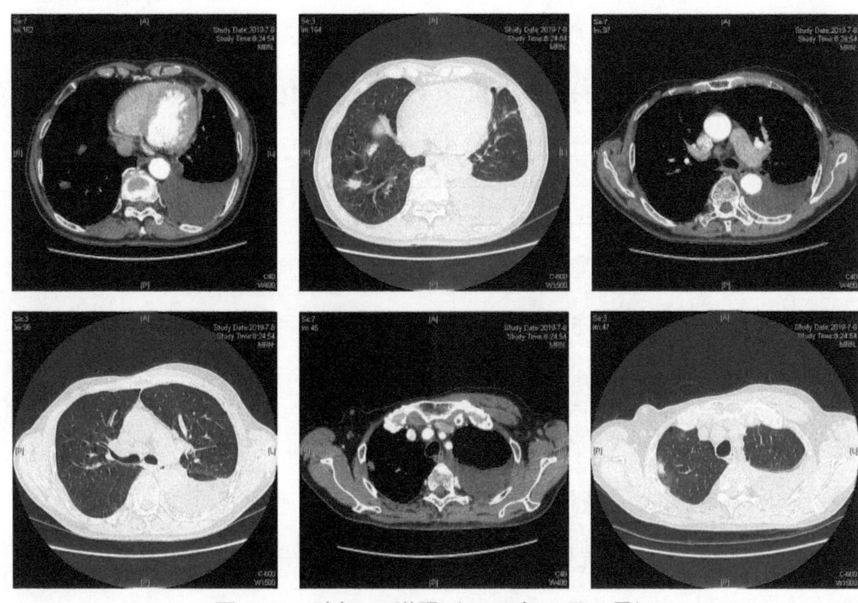

图 77-1　肺部 CT 增强（2019 年 7 月 8 日）

二、诊疗经过

外院予行胸膜腔穿刺抽液及抗感染治疗，胸腔积液仍反复生长，症状无明显改善。2019 年 7 月 9 日予行内科胸腔镜检查，吸出黄褐色胸腔积液 1300 mL，分别沿胸膜腔前、上、后、侧、下顺序观察，于胸腔侧胸壁、后胸壁可见大片状白色病灶，表面光滑，质韧（图 77-2）。2019 年 7 月 12 日胸腔镜病理：（左胸膜活检组织）胸膜纤维组织增生伴一些慢性炎症细胞浸润，灶区见炭末沉积，小血管周围见较多嗜酸性粒细胞浸润；TB-PCR 法检测结果（–）；特殊染色：AB-PAS（–），抗酸染色（–）（图 77-3）。

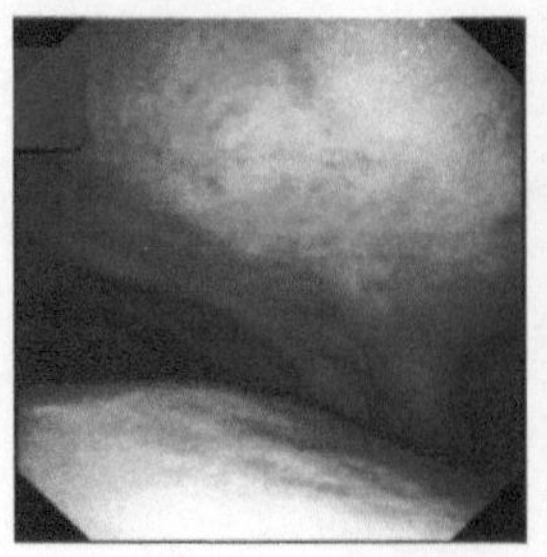

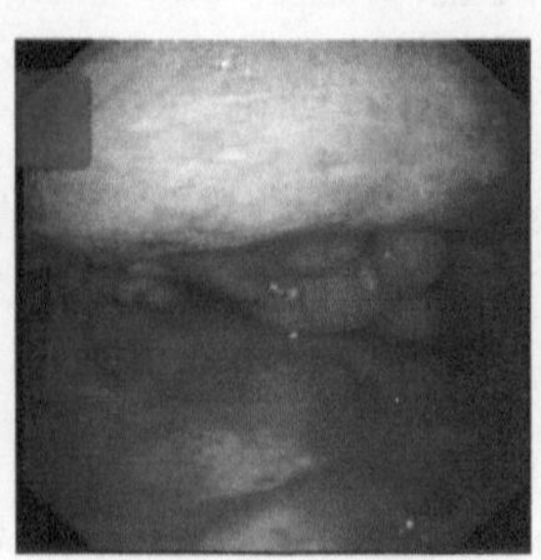

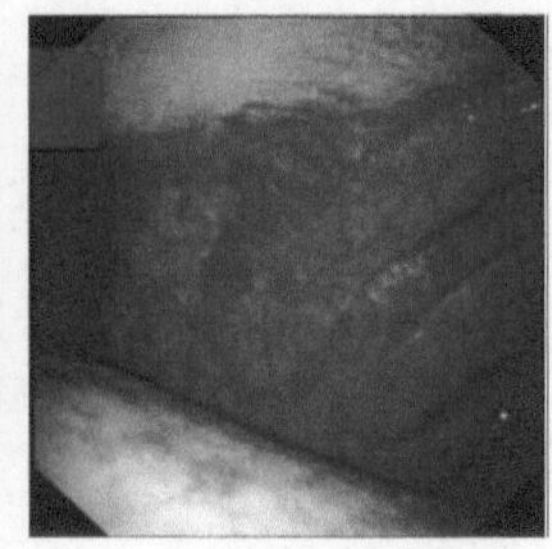

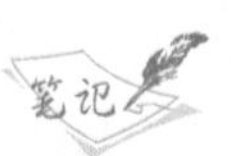

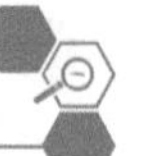

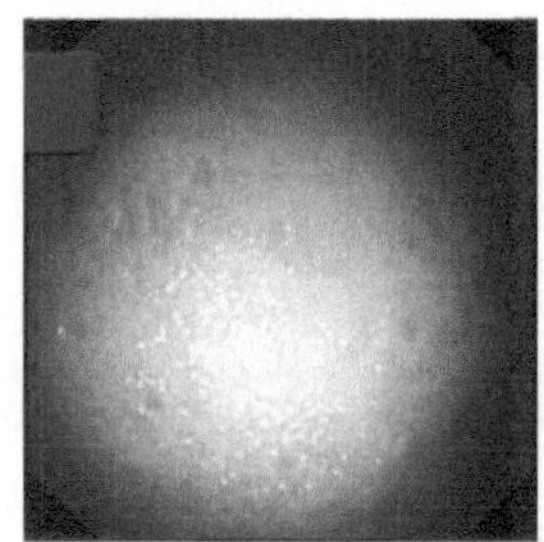
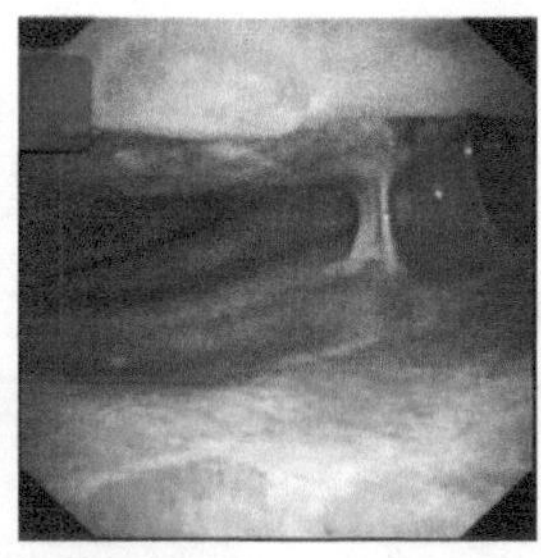
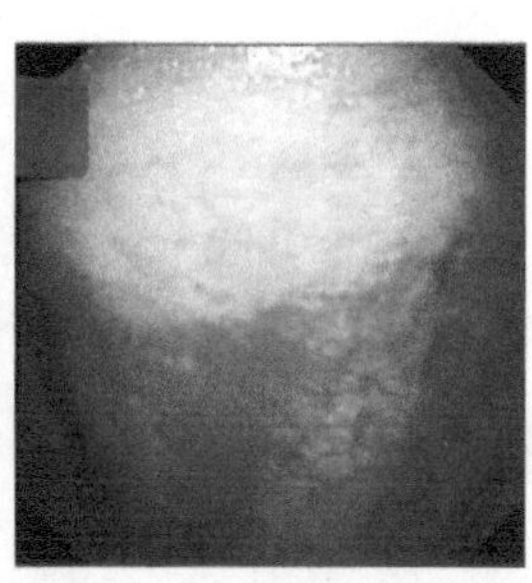

图 77-2　内科胸腔镜（2019 年 7 月 9 日）

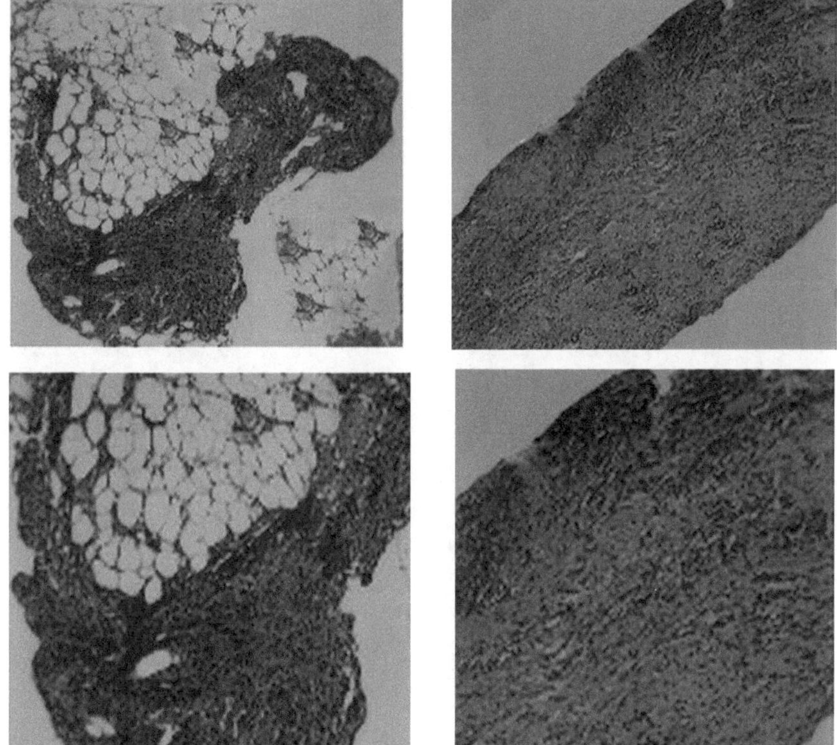

图 77-3　组织病理

三、最后诊断

嗜酸性粒细胞性肺炎、胸膜炎。

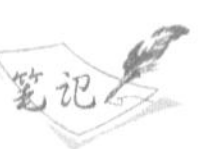

四、治疗与转归

予泼尼松龙 1 mg/（kg·d）治疗，患者症状缓解，胸腔积液未再生长。治疗后 10 天复查肺 CT：双肺病灶较前明显吸收，胸腔积液未再生长（图 77-4）。

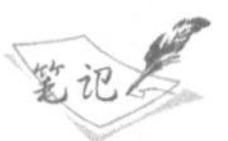

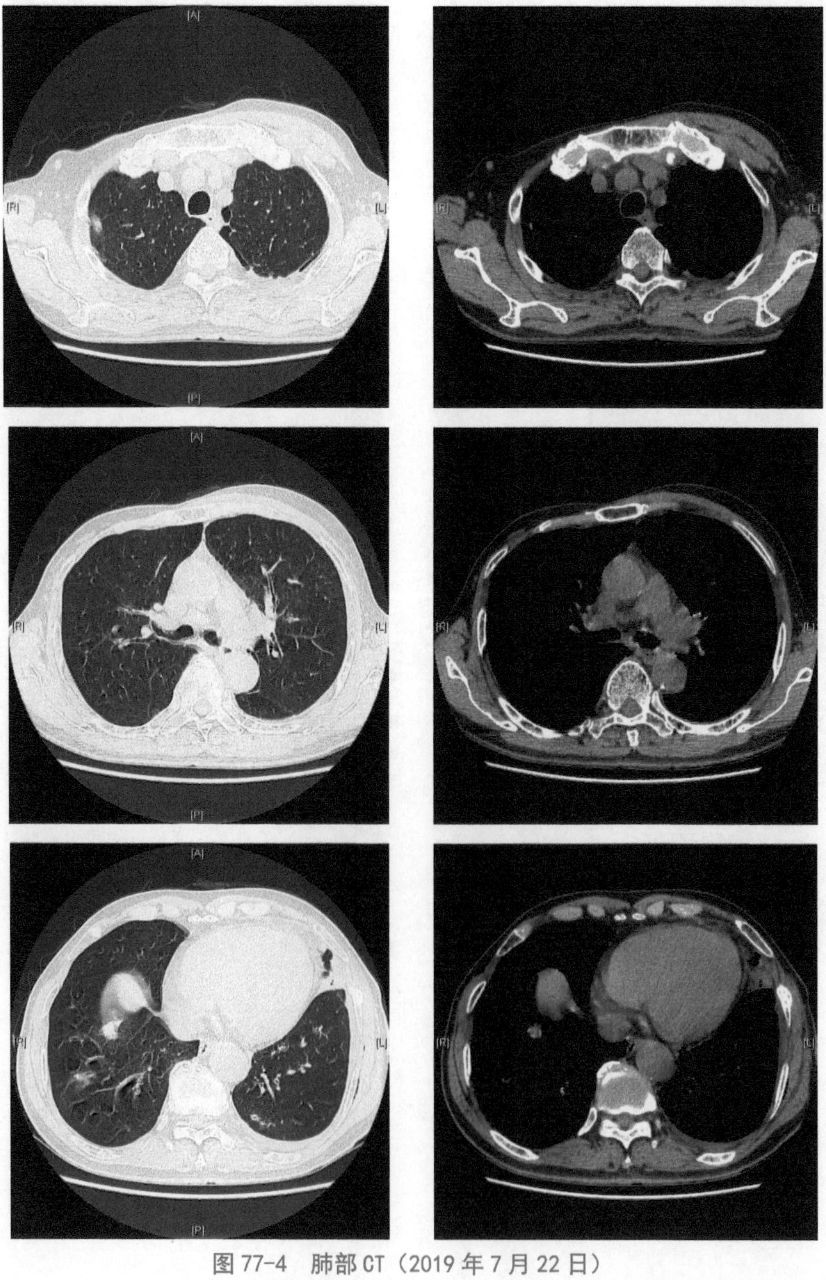

图 77-4　肺部 CT（2019 年 7 月 22 日）

五、重要提示

1. 患者为老年男性，亚急性起病。

2. 以咳嗽、咳痰、气喘为表现。

3. 肺部 CT 示双肺炎症并右侧胸腔积液，未见纵隔淋巴结肿大。

4. 胸腔积液检查提示渗出液。血常规嗜酸性粒细胞明显增高。

5. 胸膜病理见嗜酸性粒细胞浸润。

6. 抗感染治疗无效，激素治疗见效。

六、讨论

慢性嗜酸性粒细胞性肺炎（chronic eosinophilic pneumonia，CEP）是一种罕见的病因未明的特发性间质性肺疾病。目前考虑是一种变态反应性的病症，在临床上也比较少见，各个年龄段均有可能发生，且女性患者多于男性，以 30 ～ 40 岁女性较为多见。CEP 病程多数在 2 ～ 6 个月或更长一些。

临床表现：可出现各种不典型症状，主要有咳嗽、咳痰、呼吸困难、喘息，还有发热、盗汗及中度体重下降（4.5 ～ 22.7 kg）等症状。少数患者少量咯血。通常不会发展为急性呼吸衰竭。

诊断和鉴别诊断：CEP 的诊断：①患者一般病程较长，但对糖皮质激素敏感。②肺部听诊可出现哮鸣音或湿性啰音。③外周血嗜酸性粒细胞可高达 20% ～ 70%。④胸片呈非肺段性实变阴影。理化检查中 60% ～ 90% 的患者外周血嗜酸性粒细胞明显增高；胸部 X 线片呈非节段性、亚段和叶的分布，主要表现在与胸膜相对周围渐进性的密度增强，有磨玻璃样浸润影，常有“肺水肿反转形状”，即与肺水肿的蝴蝶形影相反；痰和（或）支气管肺泡灌洗液嗜酸性粒细胞显著增高；抗感染治疗无效而对激素反应良好，病理显示肺间质、支气管黏膜下嗜酸性粒细胞浸润及肺泡内呈现嗜酸性粒细胞大量渗出。

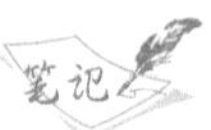

发病机制：本病发病机制目前尚未明确，但与既往过敏史、接触有机物有关，同时与真菌及寄生虫感染也有一定的关系。因此在病因诊断上需认真加以识别。

治疗：关于本病的治疗，相关文献表明，CEP 对激素有快速和良好的反应。郑飞彦等常用糖皮质激素治疗。泼尼松是治疗 CEP 最主要的药物，一般初始剂量为 30 ～ 40 mg/d。

七、评述

慢性嗜酸性粒细胞性肺炎为呼吸科罕见疾病，发病率较低，尤其对于嗜酸性粒细胞不高的患者，其发热及肺部大片实变影容易导致临床误诊；同时，嗜酸性粒细胞高的肺部实变影需要排除肺部寄生虫感染。因此，对于有“过敏病史、粉尘吸入史、上肺外周实变伴磨玻璃影、嗜酸性粒细胞高”的患者，应该需要考虑本病，尤其对于抗感染失败、病变进展缓慢、肿瘤标志物不高的患者，更应该考虑慢性嗜酸性粒细胞性肺炎。

本例患者以咳嗽、咳痰、气喘为表现，血常规提示嗜酸性粒细胞明显升高，肺 CT 示双肺小斑片状阴影，左侧胸腔积液。经内科胸腔镜胸膜活检病理提示见嗜酸性粒细胞浸润。因而嗜酸性粒细胞性肺炎、胸膜炎诊断明确。本例原发性慢性嗜酸性粒细胞性肺炎并嗜酸性粒细胞胸膜炎临床上少见，确诊后即予糖皮质激素治疗，效果显著。因而在肺部难以取得病理的情况下，此类疾病如合并有胸腔积液，应行胸膜活检以明确是否合并嗜酸性粒细胞性胸膜炎，以助病理确诊、及时治疗。

（郭伟峰　朱秀妮）

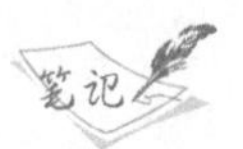

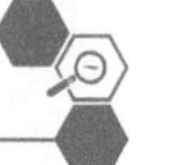

参考文献

1. MEHTA S.Age-related macular degeneration.Prim Care，2015，42（3）：377-391.
2. 汪麒，汪传主，王希，等.对1例慢性嗜酸性粒细胞肺炎伴发热患者的药学监护.中国临床药学杂志，2018，27（2）：136-140.
3. NISHIMORI M，TSUNEMINE H，MAMOKA H，et al.Marked thromboeytosisin chronic eosinophilic pneumonia and allalysis of cytokinemechanism.J Clin Exp Hematop，2015，55（2）：97-102.
4. 郑飞彦，代大华，张建勇.慢性嗜酸性粒细胞肺炎1例并文献复习.中国社区医师，2017，33（23）：107-108.

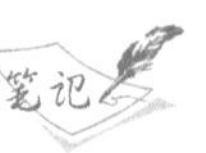

病例 78　气喘，左上肺囊肿，左胸腔积液

一、病情介绍

患者，女性，45 岁，农民。

以“反复气喘 1 个半月，加剧 1 周”为主诉于 2017 年 12 月 10 日入院。

现病史：1 个半月前患者无明显诱因出现胸闷、活动后气喘，休息可改善，伴全身乏力，无畏冷、发热，无胸痛、咯血，无夜间盗汗等。求诊于外院，查血常规：白细胞 6.97×10^9/L，中性粒细胞 5.03×10^9/L。血 CEA、AFP、CA199、CA125、CA153 均阴性。胸腔积液常规：Rivalta 阳性，细胞计数 5290×10^6/L。胸腔积液生化：GLU 6.75 mmol/L，Cl 103.8 mmol/L，LDH 126.3 U/L，ALB 33.3 g/L，TP 45.6 g/L，ADA 0.5 U/L。胸腔积液病理：血性胸腔积液见较多淋巴细胞及间皮细胞，偶见异型细胞，部分细胞蜕变。涂片见中等量淋巴细胞、中性粒细胞，少量间皮细胞。胸腔积液培养：无菌生长。心脏彩超：心内结构未见异常。肺胸腔彩超：左侧胸腔积液，范围 8.8 cm × 9.3 cm。肺部 CT：左侧大量胸腔积液。考虑结核性胸膜炎。予多次胸腔穿刺术引流胸腔积液，并予“HRE”方案抗结核治疗（约 1 个月）后症状稍有缓解。1 周前再发气喘，步行即感气喘，休息可改善，伴胸闷不适，转诊入住福建医科大学附属泉州第一医院。

既往史：体健。

入院查体：体温 36.6 ℃，脉搏 92 次 / 分，呼吸 21 次 / 分，血压 142/82 mmHg，神志清楚，左肺呼吸活动度较右肺减弱，双肺未闻及明显干湿性啰音。心、腹未检及异常，双下肢无水肿。

辅助检查：血、尿、便常规及血生化正常。T-spot 检测：结核杆菌（–）。肺部 CT：左侧大量胸腔积液（图 78-1）。

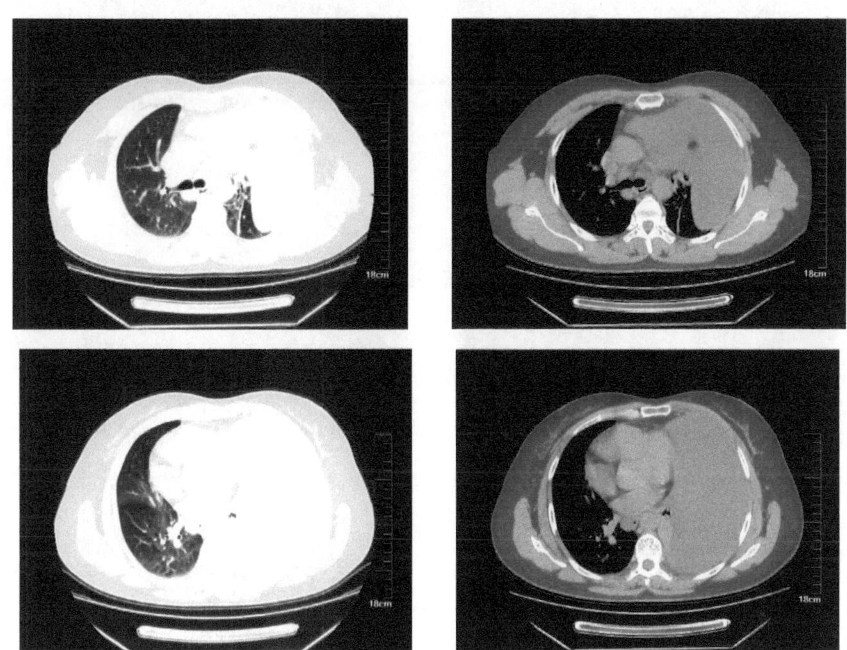

图 78-1 肺部 CT（2017 年 12 月 10 日）

二、诊疗经过

入院行内科胸腔镜检查：未见胸腔积液，分别沿胸膜腔前、上、后、侧、下顺序观察，胸壁光整，未见明显新生物，镜下见一巨大囊状物，有明显波动感，表面可见明显血供，基底部可见与肺组织连续。考虑：左肺巨大囊状物性质待定（图 78-2）。

转胸外科行手术治疗。术中见：左胸腔无明显积液，左上肺见一约 15 cm × 10 cm × 5 cm 囊性肿物，与下肺粘连紧密，内有大量血性液。术中诊断：左上肺囊肿。予行胸腔镜下肺囊肿切除 + 胸膜粘连松解术 + 胸腔闭式引流术。

术后病理：（左上肺肺囊肿）符合间皮囊肿。免疫组化：囊肿壁内衬上皮 CK5/6（+）、D2-40（+）、CK7（+）、CR（+）。“囊肿内液体”

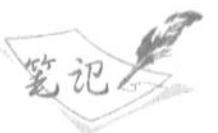

血性背景中见一些淋巴细胞及单个间皮细胞（图 78-3）。

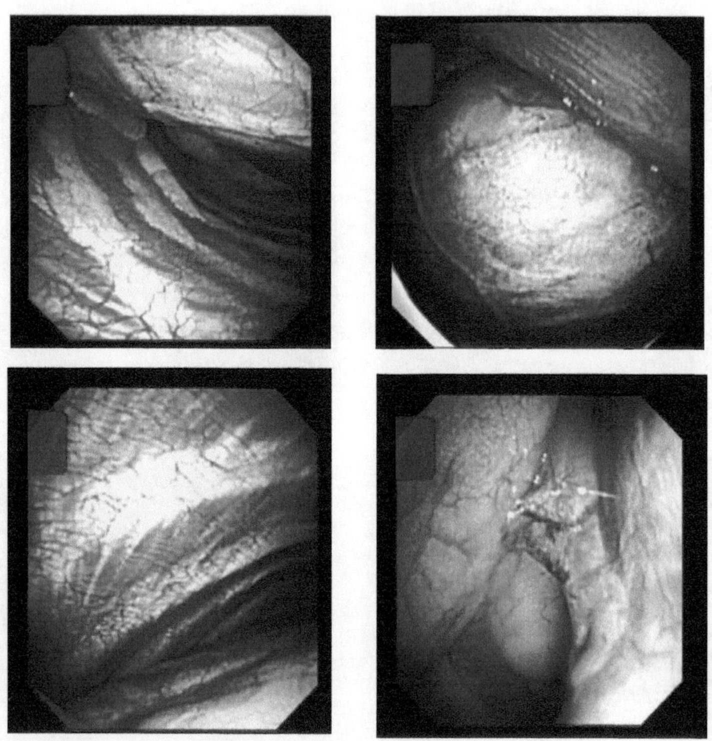

图 78-2　内科胸腔镜检查

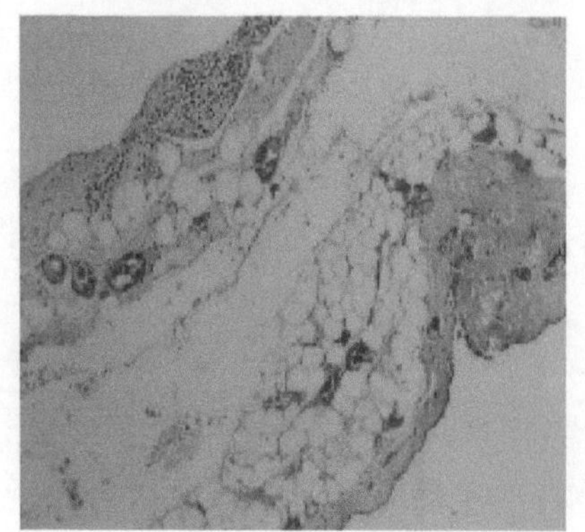

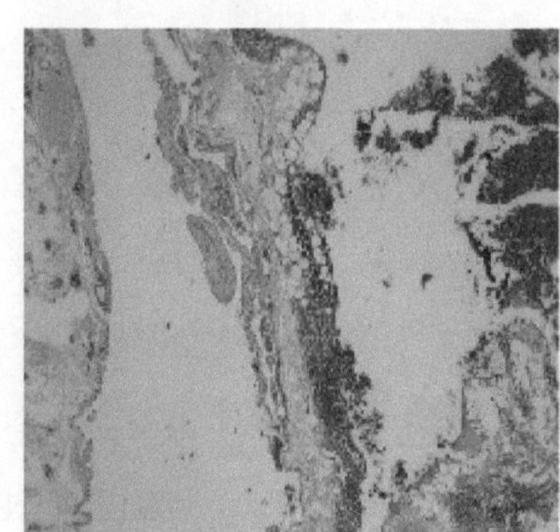

图 78-3　组织病理

三、最后诊断

左上肺巨大间皮囊肿伴大量胸腔积液。

四、治疗与转归

术后恢复良好，术后第6天复查肺部CT示左上肺术后改变，左侧胸腔积液，较前减少；纵隔积液；左侧前胸壁皮下气肿（图78-4）。

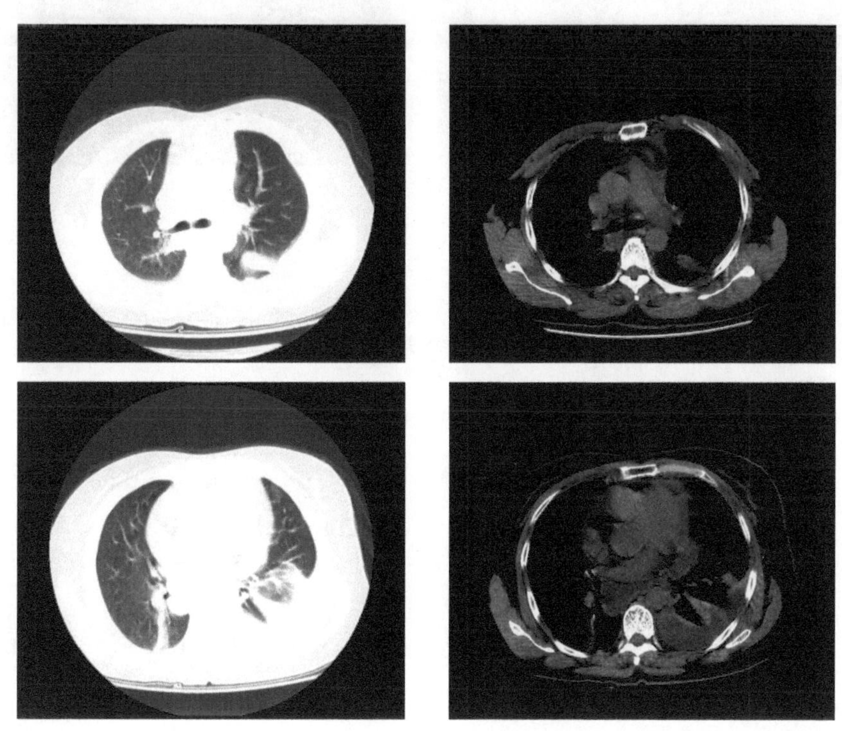

图78-4　术后第6天复查肺部CT（2017年12月20日）

随访16个月，病情稳定，无复发，查肺部CT示左上肺术后改变，恢复良好（图78-5）。

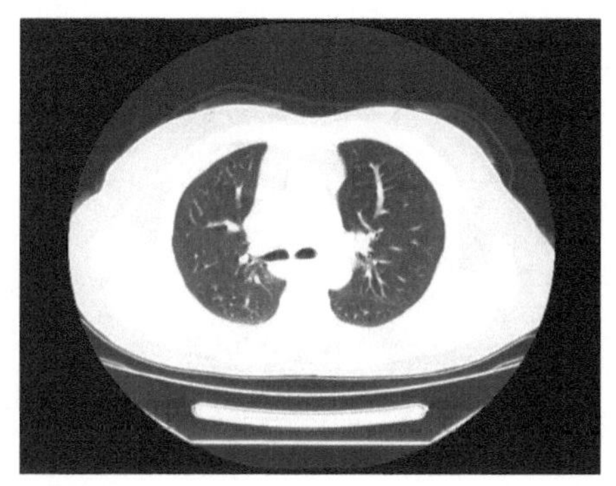

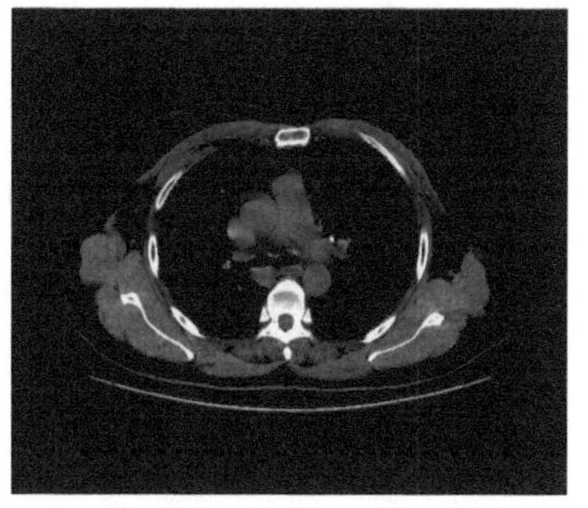

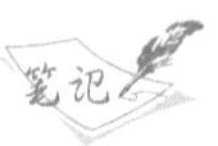

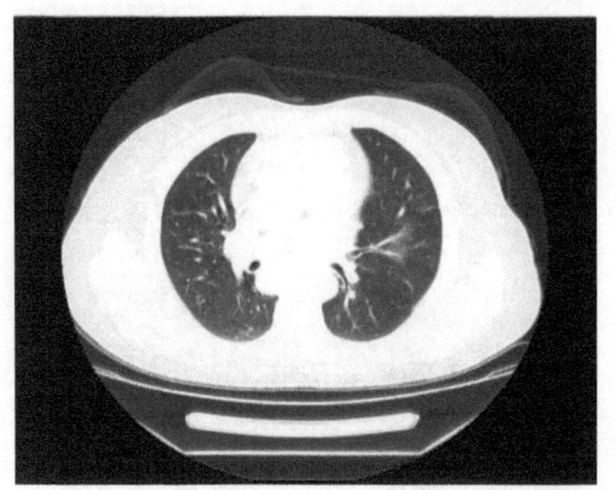
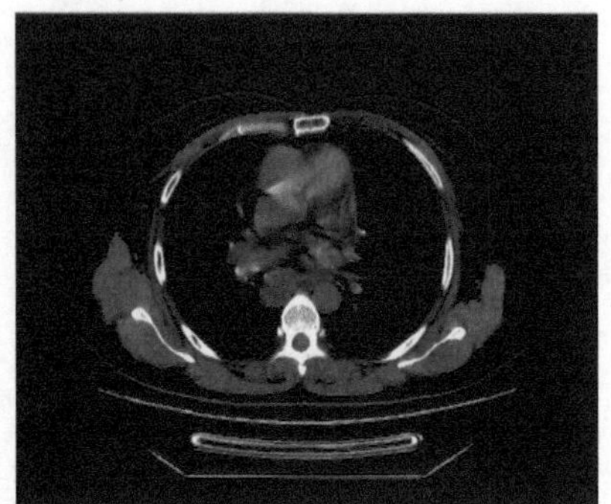

图 78-5　术后 16 个月复查肺部 CT（2019 年 3 月 25 日）

五、重要提示

1. 患者为中年女性，亚急性起病。

2. 活动性气喘为主要症状。

3. 肺部 CT 示左侧胸腔积液。

4. 胸腔积液检查提示渗出液，为血性胸腔积液。

5. 术后病理示间皮囊肿。

6. 外院抗结核治疗无效，手术治疗后恢复良好，随访 16 个月无复发。

六、讨论

间皮肿囊是较为罕见的肿瘤，来源于纵隔、心包、腹膜腔、脾、卵巢等的间皮囊肿常见，可为单房或多房，囊内多为无色或黄色积液，如曾穿刺抽液，也可表现为血性积液，囊壁薄，无明显间皮增生，囊内常为分化良好的扁平间皮细胞覆盖。在发病人群中，以女性多见，占 80%，平均年龄 34 岁。目前尚无明确病因，可为先天性疾病，后天与接触外源性纤维、粉尘、炎性介质及损伤有关。肺间皮囊肿更为罕见，来源于肺的间皮囊肿国内外尚未见报道。

临床表现：缺乏特异性，主要以胸痛、气喘为主要表现，影像学常可见胸膜腔囊性包块，囊腔大的病例甚至可表现为胸腔积液的

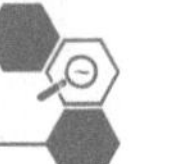

征象。

本病需与其他胸腔及肺部疾病鉴别：胸腔积液（特别是包裹性胸腔积液）、心包囊肿、纵隔囊肿、畸胎瘤、黏液性囊腺瘤、黏液瘤等。

治疗：手术完整切除是最有效的治疗方法。但本病易复发，女性复发高达 40% ～ 50%，男性 33%，手术后应定期随访复查。

七、评述

间皮囊肿为罕见囊性肿瘤，肺间皮囊肿更为罕见，目前国内外尚未见报道。本例患者外院误诊为左侧胸腔积液，予反复胸穿抽液并予抗结核治疗，无效。转至福建医科大学附属泉州第一医院后，予常规行内科胸腔镜检查，镜下发现胸腔内并无积液，而见到一巨大囊状物，包膜完整，并见其基底与左上肺紧密相连，考虑肺来源的囊性肿物，转入外科行手术治疗，证实为左下肺来源囊性肿物，病理确诊为肺间皮囊肿。本例患者手术后定期随访，已随访 16 个月，未见复发。本病例提示内科胸腔镜在肺胸膜疾病诊疗中的重要性。

（郭伟峰　曾惠清）

参考文献

1. 武忠弼，杨光华．中华外科病理学．北京：人民卫生出版社，2002：973-974.
2. 朱肖雅，叶辉．腹膜巨大间皮囊肿一例报道．中国普外基础与临床杂志，2017，24（11）：1423-1424.
3. PELOSI G，ZANNONI M，CAPRIOLI F，et al. Benign multicystic mesothelial proliferation of the peritoneum：immunohistochemical and electron microscopical study of a case and review of the literature. Histol Histopathol，1991，6（4）：575-583.

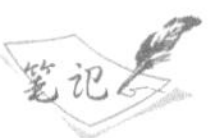

4. YANG D M，JUNG D H，KIM H，et al. Retroperitoneal cystic masses：CT，clinical，and pathologic findings and literature review.Radiographics，2004，24（5）：1353-1365.

5. 沈玉光，韩旭 . 胸腔镜治疗胸内非典型部位间皮囊肿 1 例，广东医学，2017，38（8）：1154.

6. SCHWARTZ A，PEYCRU T，TARDAT E，et al. Peritoneal cysticmesotheli-oma：benign or malignant? J Chir（Paris），2008，145（5）：511-512.

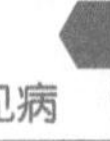

病例 79 咳嗽、咳痰，发热，呼吸困难

一、病情介绍

患者，女性，33 岁，自由职业。

以“咳嗽、咳痰 10 余天，伴发热、呼吸困难 7 天”为主诉于 2020 年 11 月 13 日入院。

现病史：入院前 10 余天患者无明显诱因出现咳嗽、咳痰，无畏冷、寒战，无气喘、呼吸困难，无盗汗、午后低热。7 天前出现发热，最高体温达 38 ℃，伴呼吸困难，活动后明显，遂就诊于当地医院，查肺部 CT：①双肺散在斑片影；②中上纵隔多发淋巴结肿大。诊断为社区获得性肺炎，纵隔淋巴结肿大（肿瘤待查）。予“哌拉西林他唑巴坦 + 莫西沙星”联合抗感染治疗，发热、咳嗽、咳痰有所好转，为进一步明确肿大淋巴结性质，遂转入厦门大学附属中山医院。

既往史：体健。无过敏史，无粉尘、有害物质、放射性物质接触史。家族史无特殊。

入院查体：体温 36 ℃，脉搏 106 次 / 分，呼吸 20 次 / 分，血压 92/63 mmHg。皮肤、黏膜色泽正常，左锁骨上触及肿大淋巴结，大者约 1.4 cm × 1.0 cm，质韧，边界清，活动度可，头颈部查体无特殊，双肺呼吸音减低，右下肺闻及少量干性啰音，无胸膜摩擦音。心律齐，各瓣膜听诊区未闻及病理性杂音，腹平软，肝脾肋下未触及。双下肢无水肿，神经系统检查无特殊。

辅助检查：血常规：白细胞 9.51×10^9/L，中性粒细胞 7.49×10^9/L、血红蛋白 116 g/L，血小板 182×10^9/L。血气分析：pH 7.47，二氧化碳分压 29.2 mmHg，氧分压 128.2 mmHg。肝肾功能未见异常。凝血

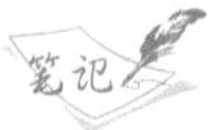

功能：D- 二聚体 0.52 mg/L，余未见异常。C- 反应蛋白 14.73 mg/L。红细胞沉降率 25.4 mm/h。ANA 抗原谱、ANCA 未见异常。女性肿瘤标志物检测未见异常。病原学检查：真菌 D- 葡聚糖＜ 10 pg/mL，结核感染 T 细胞（–）、呼吸道病原体抗体谱（IgM）检测（–）。肺部增强 CT（图 79-1）：纵隔多发增大淋巴结，平扫 CT 值约 39 HU，增强后动脉期 CT 值 92 HU，静脉期 CT 值 108 HU，部分淋巴结内可见斑片状低密度区。右肺中叶、左肺上叶及下叶多发炎症。PET-CT（图 79-2、图 79-3）：中纵隔、双侧锁骨区、纵隔（2R、2L、3A、6 区）高代谢病变；双肺炎症。

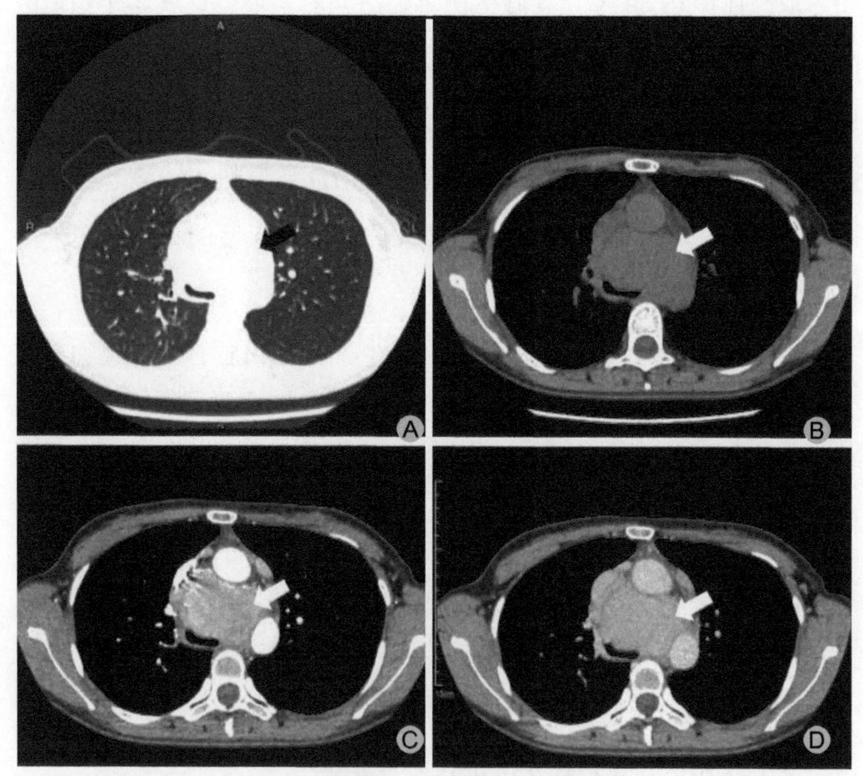

A ～ D 分别为平扫肺窗、平扫纵隔窗、增强后动脉期及静脉期，中纵隔增大淋巴结，增强后明显强化，动脉期 CT 值 92 HU，静脉期 CT 值 108 HU。

图 79-1　肺部增强 CT（2020 年 10 月 27 日）

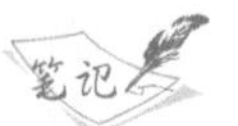

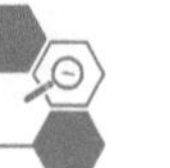

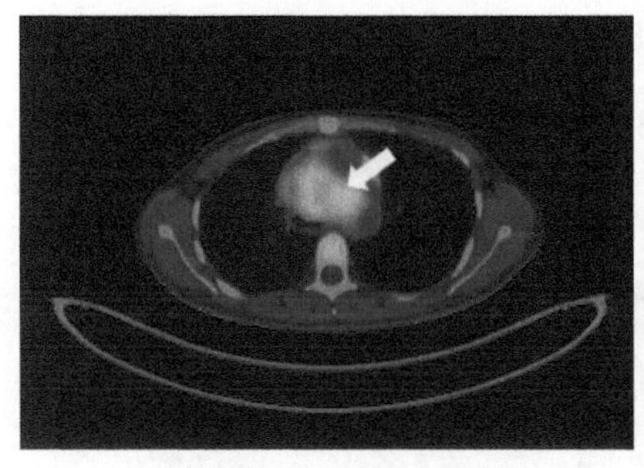
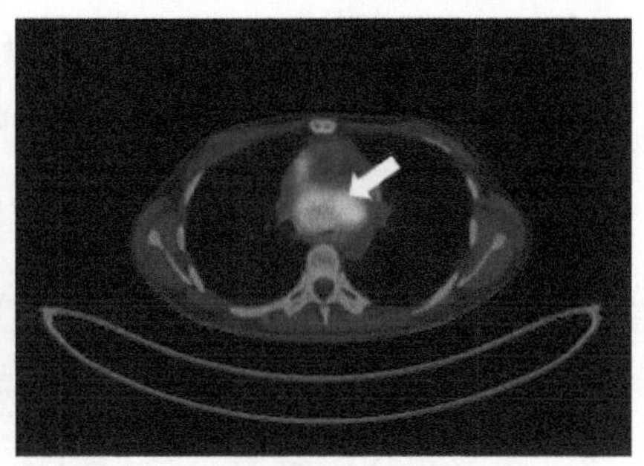

中纵隔见巨大软组织肿块，FDG 摄取不均匀性增高，SUV_{max}=4.9。

图 79-2　PET-CT 检查（2020 年 11 月 8 日）

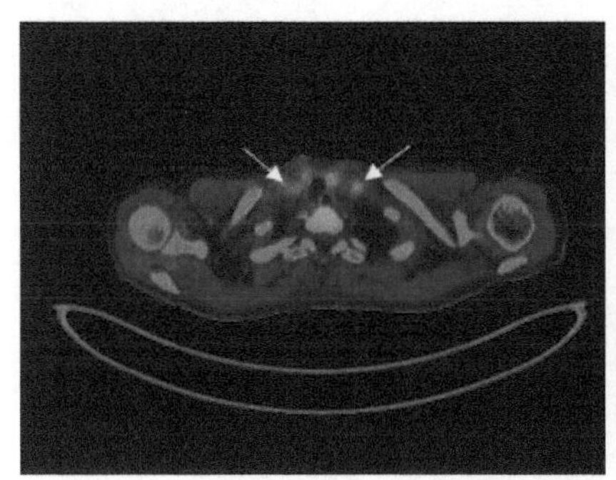
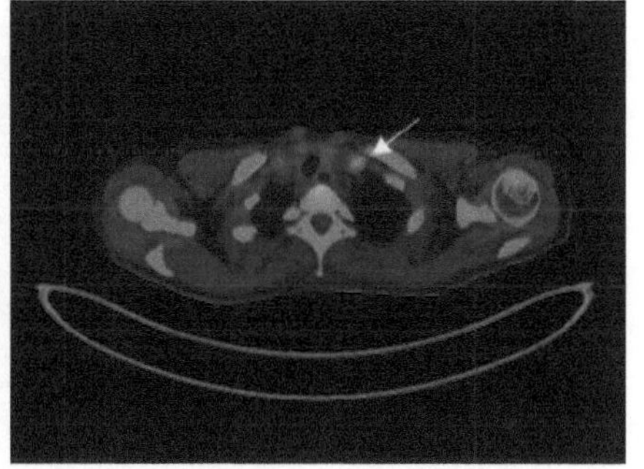

锁骨上区多发淋巴结，SUV_{max}=3.4。

图 79-3　PET-CT 检查（2020 年 11 月 8 日）

二、诊疗经过

入院后行左锁骨上淋巴结穿刺，病理结果：淋巴组织增生，可见生发中心，部分区域套区增厚，未见明显异型细胞。免疫组化结果：CD3（T 淋巴细胞 +），CK-P（–），CK-H（–），CD20（B 淋巴细胞 +），CK-L（–），CD10（+），Bcl-2（滤泡间区 +），CD23（滤泡树突网存在），Ki-67（约 10%+），CD30（–），EBER（–）。考虑淋巴结反应性增生。因诊断不明，请胸外科会诊后，于 2020 年 11 月 10 日行纵隔镜下淋巴结活检术，术中出血明显，共约 500 mL，术后病理（图 79-4）：周围见淋巴滤泡套区稍增生，伴生发中心萎缩，窦区扩张，血管增生，内皮稍肿胀，部分轻度玻璃样变性。免疫组化

结果：TdT（散在+），CD3（T 淋巴细胞+），CD5（T 淋巴细胞+），CD20（B 淋巴细胞+），CD79a（B 淋巴细胞+），PAX-5（B 淋巴细胞+），CD10（散在+），Bcl-6（生发中心高表达），CD68（KP-1）（组织细胞+），CD163（组织细胞+），S-100（散在+），CD1a（–），CD21（滤泡树突网+），CD23（滤泡树突网+），CD35（滤泡树突网+），CK-P（–），CK-H（–），CK-L（–），CD15（个别+），CD30（–），Ki-67（约 15%+），Bcl-2（非生发中心+），CD31（血窦+），CD34（血管+），SOX-11（–），CycD1（–）。考虑为淋巴结交界性病变，Castleman 病可能。

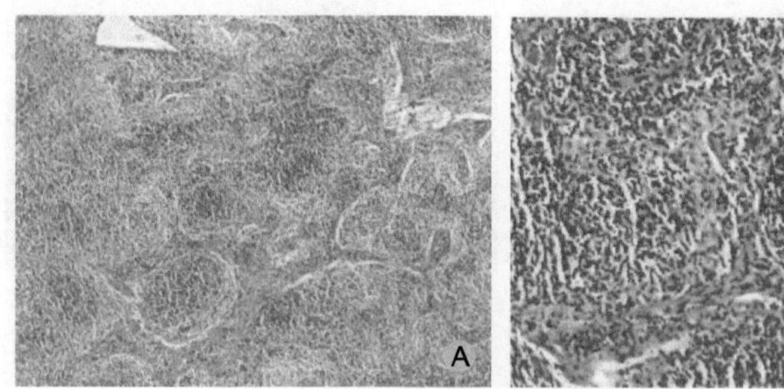

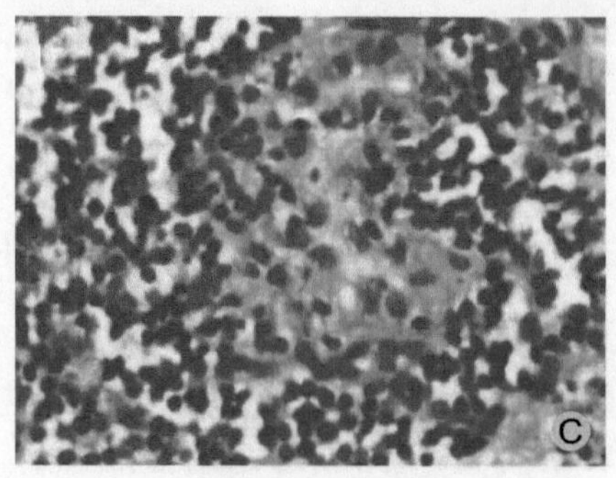

A. HE 染色 ×40；B. HE 染色 ×100；C. HE 染色 ×400。

图 79-4　纵隔肿物组织病理检查

三、最后诊断

纵隔 Castleman 病。

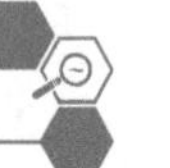

四、治疗与转归

患者症状改善，拒绝进一步治疗，要求出院。

五、重要提示

1. 患者为中青年女性，亚急性起病。

2. 表现为咳嗽、咳痰伴发热、呼吸困难，双肺呼吸音低。

3. 肺部增强 CT 示纵隔多发增大淋巴结，扫描动脉期病灶明显强化，静脉期持续强化，部分淋巴结内可见斑片状低密度区。PET-CT 示纵隔、双侧锁骨区高代谢病变。

4. 纵隔淋巴结活检病理：考虑为淋巴结交界性病变，Castleman 病可能。

六、讨论

Castleman 病（Castleman disease，CD）也称血管滤泡性淋巴结增生，是一种罕见的病因未明的良性淋巴增生性疾病，其特征为淋巴滤泡数量增加，伴生发中心退化，毛细血管增生明显，包括滤泡和小泡间内皮增生。依据其病灶累及淋巴结区域数量，将 CD 分为单中心 CD（unicentric Castleman disease，UCD）和多中心 CD（multicentric Castleman disease，MCD），部分 CD 可发展为恶性病变。本例患者纵隔淋巴结活检病理提示 CD，但锁骨上淋巴结病理结果未提示 CD，故诊断为独立于纵隔淋巴结的 UCD。

CD 的病因及发病机制还未完全明确，目前认为是病毒感染（主要为人类疱疹病毒 8 感染）、自身免疫功能紊乱、副肿瘤综合征等引起的细胞因子风暴导致的系统性炎症反应。多种细胞因子与 CD 相关，其中 IL-6 是最重要的驱动因素。

临床表现：全身任何部位的淋巴结均可被 CD 累及，以纵隔、腹部、腋窝及颈部淋巴结为最常见。UCD 患者大多数无症状或仅有

轻度症状，在查体或影像学检查发现肿大的淋巴结，主要表现为肿大淋巴结对周围组织器官压迫的症状，一般无全身系统性症状。

影像学表现：UCD 患者 CT 平扫通常表现为边界清楚的单发或多发的软组织密度肿块影。部分 UCD 病灶呈分支状，斑点状钙化是 CD 钙化的特征性表现，其病理基础为增生的小血管主干及其分支管壁发生玻璃样变性、坏死致钙质沉积，钙化灶沿血管走行分布呈“树枝样”。增强扫描动脉期病灶明显强化，门静脉期和延迟期呈持续强化，此型强化特点病理基础与病理上透明血管型病变组织内有较多的供养血管、大量毛细血管异常增生有关。直径＞ 5 cm 的 CD 可出现不均匀强化，内部可见裂隙样、斑片样低密度影，病理证实低密度影并非缺血坏死，而是增生的小血管发生玻璃样变性和纤维化。本例患者肺部 CT 增强扫描动脉期病灶明显强化，静脉期持续强化，部分淋巴结内可见斑片状低密度区，具有一定的特异性表现。

病理类型：CD 淋巴结病理类型可分为透明血管型、浆细胞型、混合型 3 种亚型。在 UCD 中最常见的是具有透明血管型组织形态学特征的淋巴结，其特征通常是淋巴滤泡的数量增多，生发中心退化，滤泡周围有淋巴细胞同心排列，表现为靶样模式，呈洋葱皮样外观，毛细血管增生，可能会存在径向穿透滤泡的硬化血管，血管内皮后期呈玻璃样改变。

诊断：UCD 确诊主要依赖病理诊断，本例患者病理提示淋巴滤泡套区稍增生，伴生发中心萎缩，血管增生、内皮稍肿胀，部分轻度玻璃样变性，符合透明血管型的表现。

治疗：UCD 手术切除是其首选的治疗方法，预后良好，对于无法手术的患者可选择血管栓塞、单纯放疗、化疗或联合放化疗等。较淋巴瘤相比，部分 UCD 患者病情进展缓解，未做干预，也可长时间不进展。

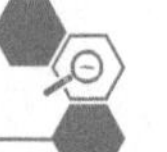

七、评述

CD 临床罕见，其临床表现缺乏特异性，发生在纵隔的 CD，CT 表现需与淋巴瘤、神经源性肿瘤及胸腺瘤等进行鉴别，确诊需依靠病理学检查。本例患者肺部增强 CT 提示纵隔淋巴结肿大，出现分支状、斑点状钙化，裂隙样低密度影，增强扫描动脉期病灶明显强化，门静脉期和延迟期呈持续强化，需考虑 UCD，予行组织病理检查，纵隔淋巴结活检病理提示 Castleman 病，故诊断为纵隔 Castleman 病。希望通过本例患者报道，可增加临床工作者对本病的认识。

（陈享星　曾惠清）

参考文献

1. 铁宁 . Castleman 病的诊断及治疗进展 . 内蒙古医科大学学报，2020，42（5）：542-547.
2. ABRAMSON J S. Diagnosis and management of castleman disease.J Natl Compr Canc Netw，2019，17（11.5）：1417-1419.
3. HAAP M，WIEFELS J，HORGER M，et al. Clinical，laboratory and imaging findings in Castleman’s disease - The subtype decides . Blood reviews，2018，32（3）：225-234.
4. ZHAO S，WAN Y，HUANG Z，et al. Imaging and clinical features of Castleman Disease. Cancer Imaging，2019，19（1）：53.

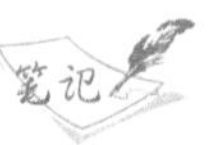

病例 80　CT 体检纵隔淋巴结肿大

一、病情介绍

患者，男性，23 岁。

以“CT 体检发现纵隔淋巴结肿大 3 周”为主诉入院。

现病史：入院前 3 周患者于外院体检时 CT 发现纵隔淋巴结肿大，无胸痛、全身酸痛、发热，无盗汗、体重下降，无咳嗽、咳痰、皮疹，无腹泻、恶心、呕吐等不适。门诊拟“淋巴结肿大待查”收住入院。

既往史：无特殊。

入院查体：体温 36.5 ℃，脉搏 87 次 / 分，呼吸 20 次 / 分，血压 98/78 mmHg。神清，精神可，皮肤无皮疹，浅表淋巴结未触及明显肿大，双肺呼吸音清，未闻及干湿性啰音；心律齐，各个瓣膜听诊区未闻及病理性杂音；腹软，无压痛、反跳痛，肝脾肋下未触及；双下肢未见水肿。

辅助检查：血常规、生化全套检查正常；ANA 抗原谱、磷脂综合征相关抗体均正常；肿瘤标志物检查正常。肺部 CT 平扫及增强：纵隔内、双肺门旁可见多发增大淋巴结影，较大者直径 3 cm，增强扫描呈轻度不均匀强化；双肺多发小结节，较大者直径 6 mm（图 80-1）。

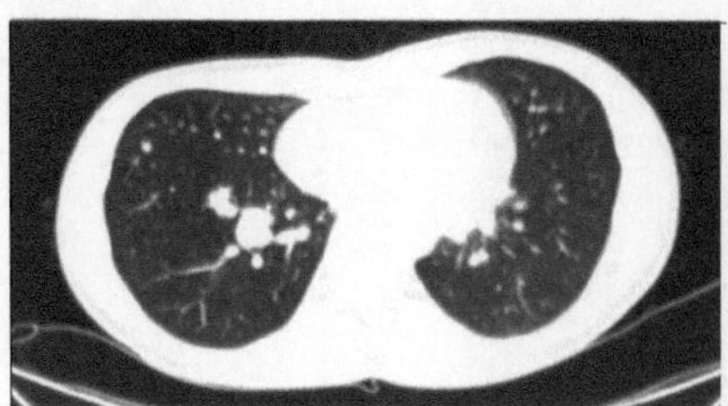
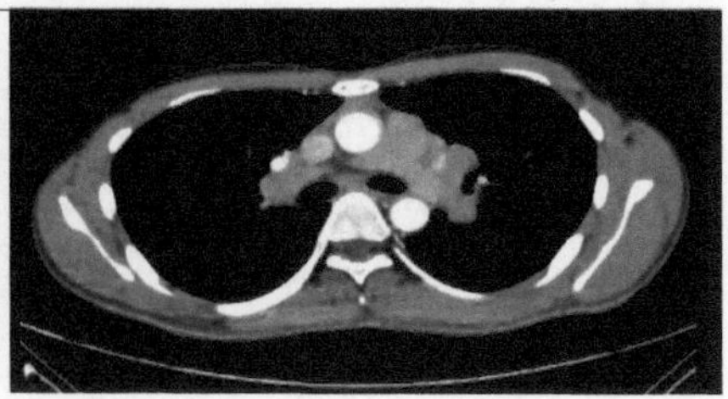

图 80-1　肺部 CT 平扫及增强

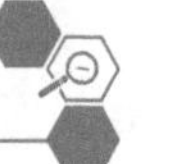

二、诊疗经过

入院后为明确诊断，予行 PET-CT：两肺纹理清晰，双肺散在实性结节影，部分沿支气管血管束分布，部分位于纵隔胸膜旁、右肺斜裂旁，直径 0.3 ～ 1.0 cm，部分结节 FDG 摄取稍高，SUV_{max}=1.76；支气管血管束走行分布正常，气管支气管通畅。纵隔（2R、4R/L、5、6、7、10R/L 区）见多发增大淋巴结影，较大者约 3.6 cm×2.0 cm（PET 测量），FDG 摄取增高，SUV_{max}=4.72。双肺多发结节影，纵隔多发 FDG 代谢增高淋巴结，考虑结节病（图 80-2）。颈部、右锁骨上区、双侧腹股沟炎性淋巴结，胸腔增生可能；脑 PET 现象未见异常 FDG 代谢增高灶；浅表淋巴结彩超：双侧颈侧、腋窝、腹股沟多发淋巴结可见；行“纵隔镜淋巴结活检”病理检查：肉眼提示（纵隔淋巴结）灰白、灰红不整形组织 7 块，大小共 1.5 cm×1.2 cm×0.6 cm，质软，镜下示淋巴结中见大量肉芽肿样小结节，未见干酪样坏死。免疫组化结果：CK-P（–），CD68（KP-1）（组织细胞 +），CD68（PG-M1）（组织细胞 +），CD163（单核细胞 +），Ki-67（炎细胞高表达），S-100（部分细胞 +），CD1a（–）。特殊染色结果：抗酸染色（–），PAS 染色（–）。提示结节病（图 80-3）。

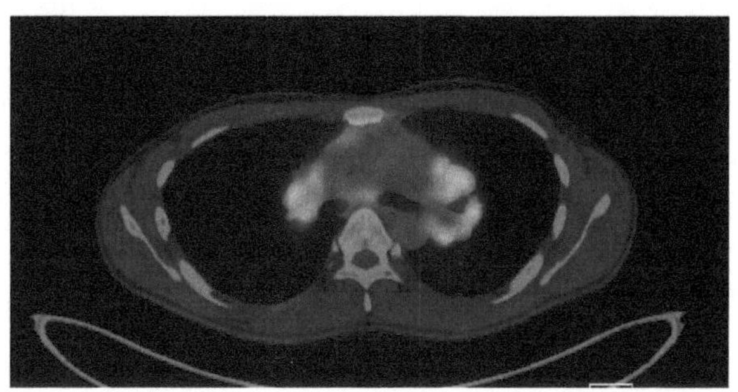

图 80-2 PET-CT 显像（全身）：考虑结节病

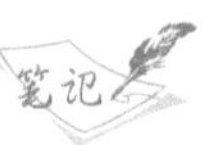

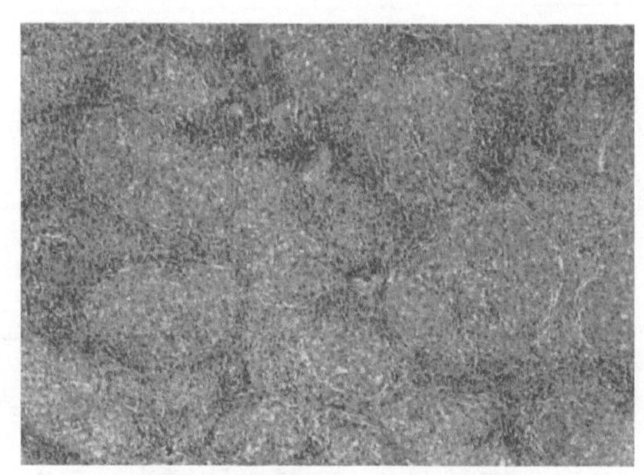
图 80-3 病理报告：提示结节病

三、最后诊断

结节病。

四、治疗与转归

自行回当地医院进一步诊治。

五、重要提示

1. 患者为青年男性，无症状。

2. 体检 CT 发现多发纵隔淋巴结肿大并双肺多发小结节。

3. 各项肿瘤标志物、自身免疫抗体正常。

4. 纵隔镜取出大块组织协助诊断。

5. 组织病理提示淋巴结中见大量肉芽肿样小结节，无干酪样坏死。

六、讨论

结节病为一种原因不明、以非干酪样坏死性上皮细胞肉芽肿为病理特征的、影响肺和全身淋巴系统的系统性肉芽肿性疾病，好发于青年和中年人。结节病表现多种多样，可以从无明显症状至进行性进展，晚期多器官受累至功能障碍。常见的非特异性症状包括发热、疲乏、体重下降。结节病为多系统性疾病，但 90% 以上患者均

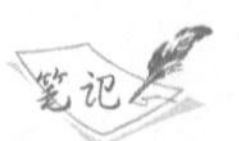

可有肺或胸腔内淋巴结受累，肺部表现为干咳多见，部分患者可合并呼吸困难、胸痛。检验上，结节病患者多数血常规正常，血清血管紧张素转移酶（sACE）可反映体内肉芽肿负荷，其升高可用于指导结节病诊断和判定其活动性。而支气管肺泡灌洗液细胞学分类以淋巴细胞为主，进一步分析其 CD4 淋巴细胞增高，CD4/CD8 比值增高大于 3.5 有助于诊断。K-S 皮内试验有助于诊断，但近年来少用。影像上，胸内结节病有其典型的影像学特征，其可分为 0～Ⅳ期。0 期：无异常 X 线所见；Ⅰ期：肺门淋巴结肿大，而肺部无异常；Ⅱ期：肺部弥漫性病变，同时有肺门淋巴结肿大；Ⅲ期：肺部弥漫性病变，不伴有肺门淋巴结肿大；Ⅳ期：肺纤维化。PET-CT 上可见病变的部位呈明显高代谢影，SUV 可升高，但全身 PET-CT 检测可评估全身结节病侵犯情况，有助于了解治疗后效果。病理组织获取方面，可通过经支气管镜支气管黏膜活检、经支气管镜肺活检、EBUS-TBNA 或纵隔镜获取纵隔肿大淋巴结，还可以通过经皮肺穿刺活检、开胸肺活检等方法获取组织标本进行病理检查。诊断上，结合影像学上双肺门及纵隔淋巴结肿大伴或不伴肺内网状或结节阴影、sACE 活性升高，结核菌素皮肤试验阴性或弱阳性，肺泡灌洗液以 CD4 淋巴细胞为主，CD4/CD8 比值升高，病理上典型非干酪样坏死性肉芽肿，而抗酸染色、PAS 染色正常可明确诊断。鉴别诊断上应注意与结核、淋巴瘤及肿瘤淋巴结转移区别。不少结节病患者可自行缓解，无须治疗。对有严重症状，Ⅱ期、Ⅲ期及Ⅳ期者，应给予治疗，目前治疗上主要以糖皮质激素为主。本例患者系一青年男性，无症状，因体检时 CT 发现纵隔淋巴结肿大及肺部结节就诊，考虑为Ⅱ期未行肺泡灌洗液细胞学分类，未查 sACE，最后通过纵隔镜取下纵隔内肿大淋巴结发现非干酪样坏死性肉芽肿性炎而确诊。

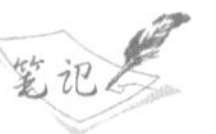

七、评述

结节病为一全身多系统器官受累的疾病，病理上表现为非干酪样坏死性肉芽肿性炎。临床表现依病情严重度各异。另为全身系统性疾病，但肺和纵隔最常受累，可依影像学分为 4 期。本例患者为青年男性，体检发现，无临床表现，因肺部结节及纵隔淋巴结肿大就诊，鉴别诊断上应注意排除淋巴瘤、结核及肿瘤引起的淋巴结肿大等，通过纵隔镜能获取较大块的淋巴结，甚至整个或数个肿大淋巴结，完整摘除送病理检测，有助于保留淋巴结的结构与外周包膜，更有利于病理的判读及确诊。

（张孝斌　张永俊）

参考文献

1. SPAGNOLO P，ROSSI G，TRISOLINI R，et al. Pulmonary sarcoidosis. Lancet Respir Med，2018，6（5）：389-402.
2. MACCARONE M T. FDG-PET Scan in Sarcoidosis：clinical and Imaging Indications. Curr Med Imaging Rev，2019，15（1）：4-9.
3. HARADA T，NABESHIMA K，MATSUMOTO T，et al. Histological findings of the computed tomography halo in pulmonary sarcoidosis. Eur Respir J，2009，34（1）：281-283.
4. PRASSE A. The diagnosis，differential diagnosis，and treatment of sarcoidosis. Dtsch Arztebl Int，2016，113（33-34）：565-574.
5. PATTERSON K C，CHEN E S.The pathogenesis of pulmonary sarcoidosis and implications for treatment. Chest，2018，153（6）：1432-1442.

病例 81 CT 体检发现“纵隔占位”

一、病情介绍

患者，女性，48 岁。

以“CT 体检发现纵隔占位 10 余天”为主诉入院。

现病史：10 余天前患者于厦门大学附属中山医院体检，查胸部 CT 发现“左肺上叶脊柱旁占位”，平素无胸痛、胸闷、气促，无明显咳嗽、咳痰，无咯血、痰中带血，无畏寒、发热，无盗汗、乏力，无饮水呛咳、声音嘶哑、吞咽困难；门诊以“纵隔肿物性质待查”收入胸外科。

既往史：有“剖宫产”史。

入院查体：体温 36.1 ℃，脉搏 69 次 / 分，呼吸 19 次 / 分，血压 116/74 mmHg。神志清楚，精神尚可。双颈部、锁骨上浅表淋巴结未触及肿大。胸廓无畸形，无胸壁静脉曲张。胸壁无压痛，双肺呼吸活动度相等，语颤对称，叩诊呈清音，双肺呼吸音清，对称，未闻及干湿性啰音及胸膜摩擦音。

辅助检查：胸部 CT 平扫：左肺上叶脊柱旁占位，神经源性肿瘤？乳腺及腹部彩超：双侧乳腺未见明显异常声像团，子宫多发肌瘤，宫颈多发囊肿。肺部 CT 增强：后纵隔脊柱左侧可见类圆形低密度影，边界清楚，直径约 2.5 cm，增强扫描各期未见明显强化。神经源性肿瘤？支气管囊肿？甲状腺右侧叶占位，考虑结节性甲状腺肿可能（图 81-1）。磁共振平扫（胸椎）：第 4、第 5 胸椎左侧囊样长 T_1、长 T_2 信号，较大截面 3.6 cm × 1.7 cm × 4.1 cm，边界清晰，压脂序列高信号。神经源性可能（图 81-2）。

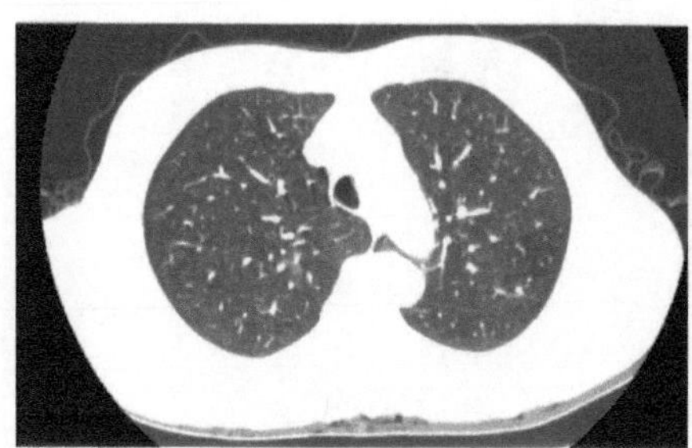
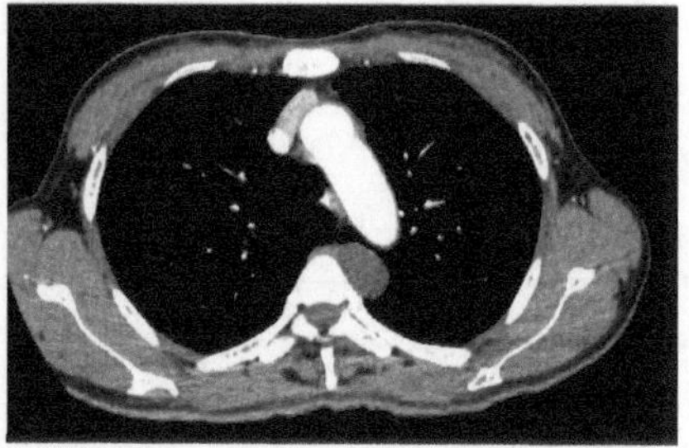

图 81-1　肺部 CT 增强

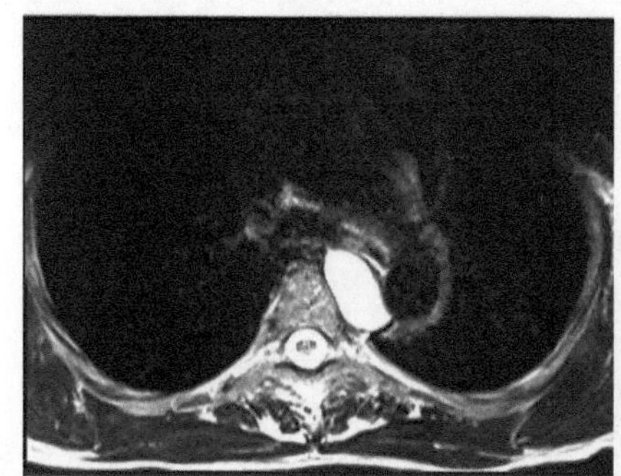
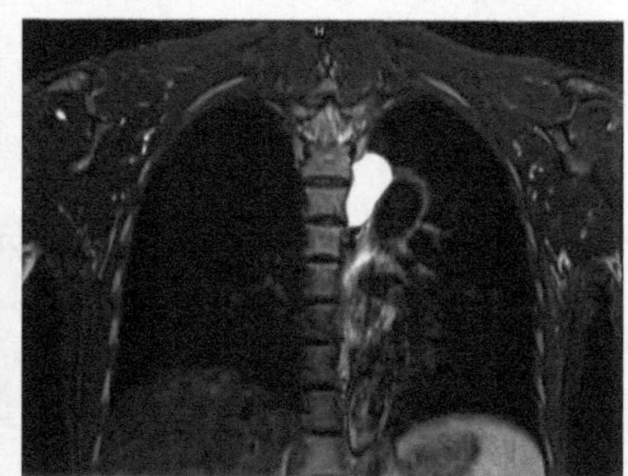

图 81-2　磁共振平扫（胸椎）

二、诊疗经过

入院后予完善相关检查，行胸腔镜下左后纵隔囊肿切除术，病理肉眼所见（后纵隔肿物）灰红不整形组织一块，大小 2.6 cm × 1.3 cm × 1.1 cm，质中；镜下所见囊壁样纤维结缔组织炎细胞浸润，局灶可见假复层纤毛柱状上皮样细胞及腺体，细胞核大、深染，挤压变形；免疫组化结果：CK-P（+），WT-1（–），CK5/6（灶 +），CD56（–），SYN（–），CgA（–），Ki-67（阳性率＜ 1%），CD34（血管 +），S-100（–），SOX-10（–），CD3（T 细胞 +），CD20（B 细胞 +）。病理诊断：（后纵隔肿物）囊壁样纤维结缔组织，局灶可见假复层纤毛柱状上皮样细胞及腺体，考虑为气管支气管囊肿（图 81-3）。

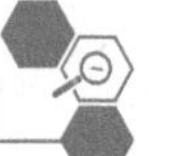

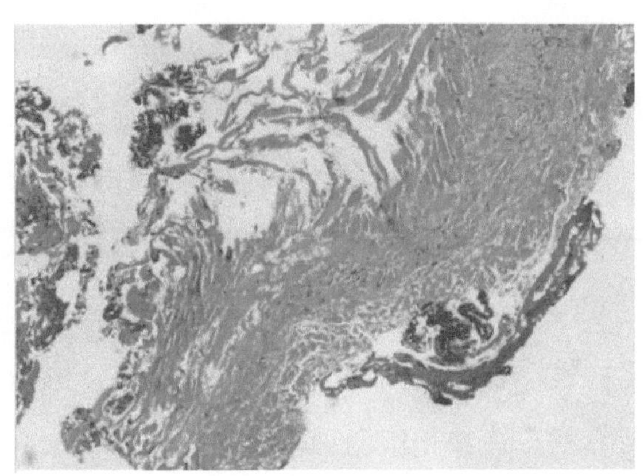

图 81-3　病理诊断

三、最后诊断

纵隔支气管囊肿。

四、治疗与转归

术后出院随访 1 年无复发。

五、重要提示

1. 患者为中年女性，无症状。

2. 体检 CT 发现后纵隔近脊柱旁类圆形肿物，增强无强化。

3. MRI 提示囊样长 T_1、长 T_2 信号，边界清晰，压脂序列高信号。

4. 手术切除后病理提示囊壁样纤维结缔组织，局灶可见假复层纤毛柱状上皮样细胞及腺体。

六、讨论

支气管囊肿为纵隔囊肿的一种类型，属于先天性少见病。成人及儿童纵隔囊肿的 10% ～ 20% 为各类胚胎性囊肿，依据囊肿被覆的上皮组织不同分为心包囊肿、支气管囊肿及肠源性囊肿。支气管囊肿与肠源性囊肿一样归入前肠重复囊肿，其分别来自腹侧或背侧前

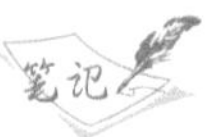

肠异常发育。典型的支气管囊肿位于大气道附近，隆突后方，甚至可以与食管相连或位于心包内，囊壁含有软骨及呼吸道上皮。多数患者无症状，多为偶然发现，如本例患者系体检时发现，支气管囊肿最常见的呼吸道症状为轻微胸痛、咳嗽及呼吸困难，偶有因囊肿与气管支气管相通而继发感染就诊者。病程长短不一，进展缓慢。由于表现呈多样性，临床上漏诊率及误诊率颇高。影像学多表现为纵隔或肺内孤立的、边缘光整的、密度均匀的薄壁水样囊性肿块，易误诊为肺结核、肺癌、肺大疱、肺脓肿等。组织病理学镜下见囊壁内衬假复层纤毛柱状上皮，囊壁含成熟软骨、支气管平滑肌、黏液或浆液腺体细胞等为确诊依据。本例患者系中年女性，体检 CT 发现后纵隔气管及脊椎旁类圆形肿物，密度低，边缘光滑，增强 CT 提示动脉及静脉期均无明显强化。MRI 显示 T_1、长 T_2 信号，为非脂肪低密度影，病理提示肿块为囊壁样纤维结缔组织，局灶可见假复层纤毛柱状上皮样细胞及腺体确诊。支气管囊肿的主要治疗方法即外科手术切除。

七、评述

支气管囊肿系先天性发育异常引发，为纵隔囊肿中常见的类型，其多数患者无症状，多于体检行 CT 时发现，影像学表现主要为大气管近隆突附近的类圆形、边缘光滑肿物，增强 CT 无强化，MRI 提示囊样长 T_1、长 T_2 信号，为脂肪低密度影，其确诊需病理上发现囊壁内衬假复层纤毛柱状上皮，以及囊壁含成熟软骨或支气管平滑肌等。主要治疗方法为手术切除。本例患者系体检时发现，影像学表现系典型囊肿特征，而最终手术切除后病理结果进一步确定诊断，同时达到根治目的。

（张孝斌　张永俊）

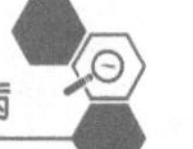

参考文献

1. LIMAIEM F，MLIKA M. Bronchogenic Cyst//StatPearls [Internet]. Treasure Island（FL）：StatPearls Publishing，2022.

2. CHEN T J，LIAO C H，SHEN T C.Bronchogenic cyst. QJM，2018，111（12）：905.

3. ZHANG Y，YANG S R，CHENG D U，et al. Clinical and pathological features of congenital bronchial cyst. Zhonghua Jie He He Hu Xi Za Zhi，2003，26（10）：619-622.

4. OTA Y，WATANABE T，TAKAHASHI K，et al. Bronchogenic cyst removal via thoracoscopic surgery in the prone position：A case report and literature review. Int J Surg Case Rep，2019，60：204-208.

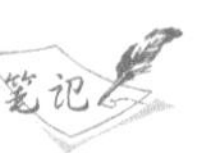

病例 82　CT 体检发现后纵隔占位

一、病情介绍

患者，女性，62 岁。

以“体检发现右后纵隔占位 1 周余”为主诉入院。

现病史：1 周前患者于外院体检，查胸部 CT 提示右下内侧胸膜类椭圆形软组织肿块影，平素无胸痛、胸闷、气促，无剧烈咳嗽、呼吸困难，无咳脓痰、咯血，无声音嘶哑、饮水呛咳，无四肢乏力、吞咽乏力，无眼睑下垂、视物重影，无双上肢麻木、肩胛区疼痛，转诊于厦门大学附属中山医院，拟“右后纵隔占位性质待查”收住入院。

既往史：无特殊。

入院查体：体温 36.8 ℃，脉搏 80 次 / 分，呼吸 19 次 / 分，血压 98/63 mmHg。双颈部、锁骨上浅表淋巴结未触及肿大。胸廓无畸形，无胸壁静脉曲张。胸壁无压痛，双肺呼吸活动度相等，语颤对称，叩诊呈清音，双肺呼吸音清，对称，未闻及干湿性啰音及摩擦音。

辅助检查：血常规、尿常规、血生化、凝血功能未见明显异常。肿瘤标志物：甲胎蛋白 2.24 ng/mL，癌胚抗原 2.69 ng/mL，神经元特异性烯醇化酶 14.36 ng/mL。胸腹 CT 平扫：右侧下胸膜病变。肺部 CT 增强：第 10 胸椎右侧可见一椭圆形低密度灶，边缘光整，大小约 28 mm × 17 mm，增强后无明显强化，强化前后 CT 值变化范围为 30 ～ 35 HU。病灶上方胸膜稍厚。纵隔结构清晰，未见异常肿大淋巴结。第 10 胸椎右侧占位，考虑良性神经源性肿瘤。双下肺实性小结节，建议随访（图 82-1）。

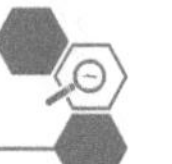

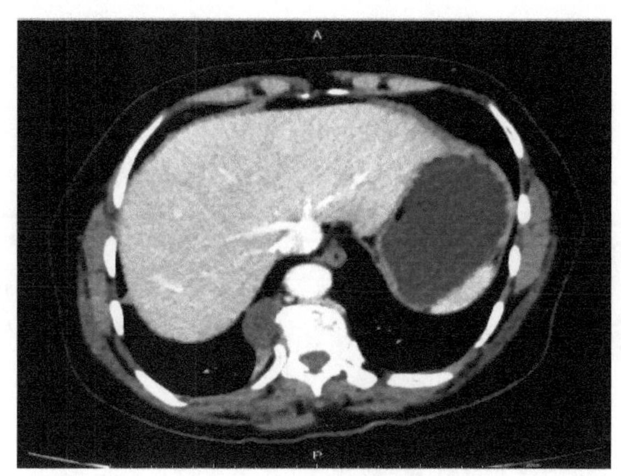

图 82-1 肺部增强 CT

二、诊疗经过

入院后排除手术禁忌，在全麻下行胸腔镜下右后纵隔隔离肺切除＋右下肺结节楔形切除术，术后病理：肉眼所见（右后纵隔肿物）灰红不整形组织一块，大小 6.2 cm × 4.7 cm × 2.0 cm，紧邻切缘及包膜，切开切面见一灰白囊肿，大小 4.0 cm × 2.3 cm × 2.0 cm，囊壁菲薄，内含灰白胶冻样物，余组织切面暗红，实性，质中；镜下所见（右后纵隔肿物）病变内见囊性扩张的支气管，黏膜无明显异型，周围大量急慢性炎细胞浸润，病理诊断为肺隔离症。提示肺隔离症（图 82-2）。

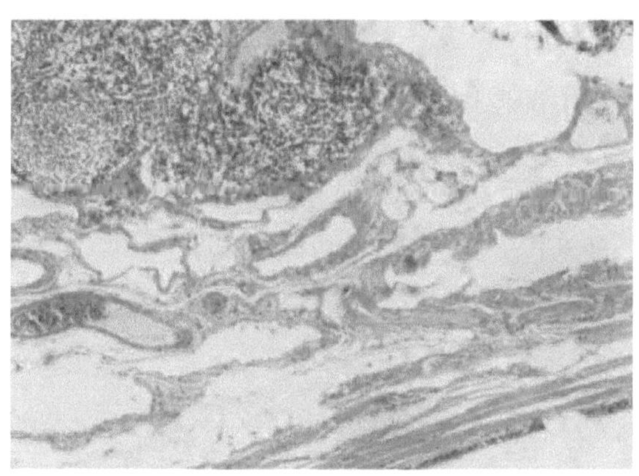

图 82-2 病理报告

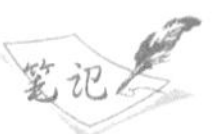

三、最后诊断

右下肺后纵隔肺隔离症。

四、治疗与转归

术后一般情况良好，予办理出院。

五、重要提示

1. 患者为中老年女性，体检 CT 发现右后纵隔肿物，无症状。

2. CT 上提示右后纵隔贴近脊柱有椭圆形低密度影，增强无强化。

3. 手术切除肿物为灰白囊肿，有包膜，内见囊性扩张的支气管。

六、讨论

肺隔离症，也称支气管肺隔离症，为一种先天肺发育异常性疾病，相对比较少见。胚胎发育异常是导致肺隔离症的重要因素，占先天性肺畸形的 0.15% ～ 6.40%。肺隔离症主要为肺大叶的一部分完全或部分与其他部分隔离，即与支气管无关系，有单独的体循环动脉血液供应，血供主要来自胸腹主动脉、肺动脉或锁骨下动脉。依隔离肺组织有无完整的胸膜及与正常肺组织的关系，将其分为叶内型和叶外型。叶内型病变位于肺实质内，而叶外型隔离肺组织表面有胸膜覆盖，可发生于任何部位。其中以叶内型常见，占 74% ～ 86%。发生部位以左肺下叶为主，其中 2/3 病变见于左肺下叶后基底段。叶内型肺隔离症多见于青壮年，男女发病率相当，易因合并肺部感染而表现为反复咳嗽、咳脓痰、发热、咯血、胸闷、胸痛及呼吸困难，其中也有部分患者无症状。而叶外型肺隔离症常在体检时发现肺内囊性、实性或囊实性占位影，易被误诊为肺癌、肺囊肿、肺炎等。CT 是目前肺隔离症的主要诊断方法，可表现为下肺

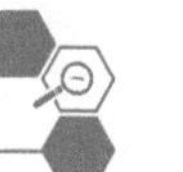

后基底段、近横膈处囊性或团片状高密度影，增强CT能更好地显示血管走行，进一步CT血管成像加三维重建，可以更确切地观察异常血管而明确诊断。组织病理学上检查显示肺组织发育不良及慢性炎症性改变。叶内型肺隔离症病理上镜下可见肺组织呈慢性炎症伴纤维化，病变内常见囊性扩张的支气管，较突出的特点是间质增生明显的畸形血管。而肺外型肺隔离症由单一类型的末端支气管、肺泡管和肺泡组成，扩张的支气管被覆假复层纤毛柱状上皮，肺泡管和肺泡增大，内衬扁平或立方上皮。外科手术是肺隔离症的首选治疗方法，一经发现应积极手术治疗。叶内型肺隔离症需做肺叶切除，而叶外型肺隔离症则只需切除病变部位。本例患者为中老年，体检时发现，且位于右下肺后段近脊柱旁，椭圆影，增强CT无明显异常供血血管，而经手术病理发现其有完整的包膜，肿物内见囊状支气管扩张而确诊为叶外型肺隔离症，最终经手术治疗痊愈。

七、评述

肺隔离症的临床表现无特异性，术前诊断主要依据增强CT显示异常血管，治疗方法主要以手术切除为主。术后病理表现为支气管扩张、异常增生的畸形血管。本例叶外型肺隔离症患者无症状，且发生的部位位于右下肺后基底脊柱旁，与常见的肺隔离症好发部位有所偏差，同时增强CT未提示有明确畸形血管供应，术前易误诊为后纵隔肿瘤或右下肺不张等，最终手术切除后见完整包膜内有扩张的支气管并炎性细胞浸润而确诊。在临床工作中，应提高对本病的认识，注意增强CT下肿物的异常供血血管，避免误诊、漏诊。

（张孝斌　张永俊）

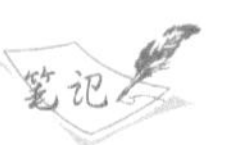

参考文献

1 CHAKRABORTY R K，MODI P，SHARMA S. Pulmonary Sequestration// StatPearls [Internet]. Treasure Island（FL）：StatPearls Publishing，2022.

2. LI J，JIANG Y，XIAO J，et al. Extralobar pulmonary sequestration with a cyst：a case report. Ann Transl Med，2020，8（15）：969.

3. TASHTOUSH B，MEMARPOUR R，GONZALEZ J，et al. Pulmonary Sequestration：A 29 Patient Case Series and Review. J Clin Diagn Res，2015，9（12）：AC05-AC08.

4. GABELLONI M，FAGGIONI L，ACCOGLI S，et al. Pulmonary sequestration：What the radiologist should know. Clin Imaging，2021，73：61-72.

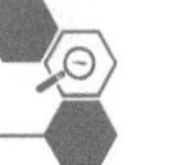

病例 83 CT 体检发现纵隔肿物

一、病情介绍

患者，女性，46 岁。

以“CT 体检发现纵隔肿物 6 年”为主诉入院。

现病史：6 年前患者于外院体检时查胸部 CT 提示右侧心膈角区囊性占位性病变，平素无胸痛、胸闷、气促，无剧烈咳嗽、呼吸困难，无咳脓痰、咯血，无声音嘶哑、饮水呛咳，无四肢无力、吞咽无力，无眼睑下垂、视物重影，无双上肢麻木、肩胛区疼痛。今就诊我院，查 CT 提示原病灶略增大，门诊拟“前下纵隔占位”收住于厦门大学附属中山医院。

既往史：无特殊。

入院查体：体温 36.6 ℃，脉搏 87 次 / 分，呼吸 20 次 / 分，血压 109/70 mmHg。双颈部、锁骨上浅表淋巴结未触及肿大。胸廓无畸形，无胸壁静脉曲张。胸壁无压痛，双肺呼吸活动度相等，语颤对称，叩诊呈清音，双肺呼吸音清，对称，未闻及干湿性啰音及摩擦音。

辅助检查：血常规、生化、肿瘤标志物正常。复查胸部 CT：右侧心膈角区囊性占位性病变，对比 6 个月前病灶略增大。肺部 CT 增强：右侧心膈角可见一大小约 7.3 cm × 6.1 cm 类圆形囊性灶，平扫 CT 值约 11 HU，边界光滑，未见分叶，与心包紧密相贴，增强无明显强化。纵隔未见异常增大淋巴结。双下肺胸膜下少许条索影；胸腔未见积液，胸膜无增厚；两侧胸廓对称，气管、主支气管通畅；两肺门不大。提示：①右侧心膈角占位，心包囊肿可能；②双下肺少许纤维灶（图 83-1）。

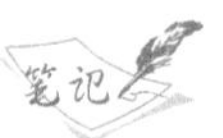

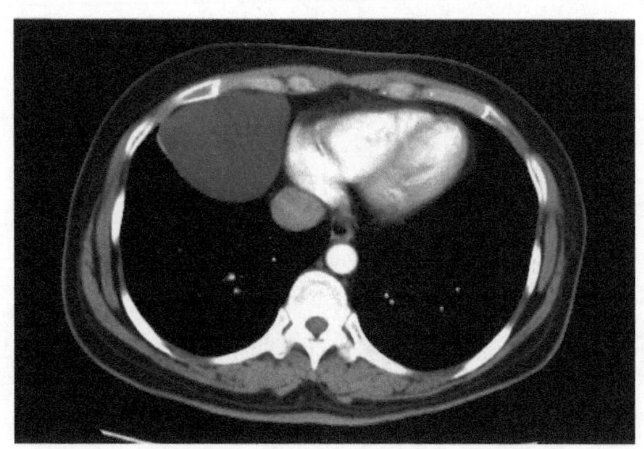
图 83-1　胸部 CT 平扫 + 增强

二、诊疗经过

入院后行胸腔镜下前下纵隔囊肿切除术，术后病理回报：肉眼所见（右前下纵隔囊肿）囊肿一个，大小 6.5 cm × 5.5 cm × 3.1 cm，表面附少许脂肪，囊壁菲薄，内含清液。镜下所见囊肿由薄层纤维组织构成，内衬单层扁平或立方上皮细胞，未见胸腺组织。病理诊断：右前下纵隔囊肿，符合心包囊肿（图 83-2）。

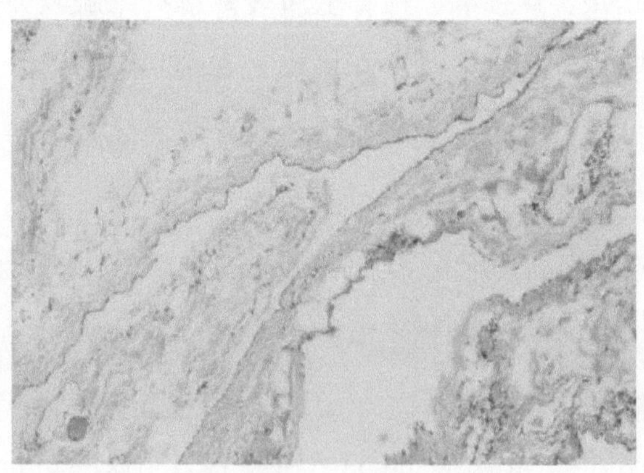
图 83-2　病理报告

三、最后诊断

心包囊肿。

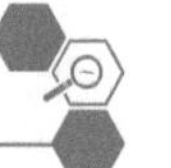

四、治疗与转归

术后平稳，予办理出院。

五、重要提示

1. 患者为中年女性，无症状。

2. 体检查 CT 发现前纵隔肿块，6 年来有所增大。

3. CT 提示右心膈角囊性肿块，CT 值低，边界清楚，与心包相连，增强无明显强化。

4. 手术及术后病理符合心包囊肿。

六、讨论

心包囊肿属先天性心包发育异常，是在胚胎时期胚胎间质中一间隙未能与其他间隙融合形成心包腔，而单独形成一腔，且与心包腔隔绝发育而成的。囊肿壁多菲薄透明，外壁为疏松结缔组织，内壁为单层间皮细胞，囊肿钙化囊内为澄清或淡黄色液体，偶见血性液体，有单腔，也有多腔，含量多不超过 150 mL。心包囊肿最常见部位在右心膈角处，其次为左心膈角，也可见于上纵隔、前中纵隔或心脏基底部等其他部位。本例即发生于右心膈角。本病发病率极低，仅为 1/10 万，且临床多无典型症状和体征。如本例患者系中年时体检才发现。而当囊肿体积较大或部位特殊导致压迫邻近器官时也可有胸闷、呼吸困难及咳嗽，有的可有腹水，全身水肿，甚至出现上腔静脉综合征，部分患者可并发囊肿内感染或出血。心包囊肿的诊断依赖于心脏彩超及各种影像学检查。CT 是诊断的重要手段，不但有准确的定位，同时也有一定的定性价值，也能准确地了解肿物与周围脏器之间的关系。心包囊肿在 CT 上表现为单房囊性肿块，圆形或卵圆形，水样密度（0 ~ 22 HU），壁薄均一，边缘光滑。MRI 具有多层面、多角度的观察效果，且对软组织分辨率高，易识

别纵隔内心脏及大血管，对囊肿显示更为有利。心包囊肿在 SE 序列 T_2WI 图像上为低密度，T_2WI 图像上为高密度。心脏彩超可实时动态观察，明确囊肿与心包位置关系，并能准确判断含液囊性占位，显示囊肿特点为壁薄而透明，其内液体澄清，对囊肿诊断有较高价值。心包囊肿的病理主要表现为单房囊肿，内见清亮黄色液体，囊壁有结缔组织构成，有丰富的胶原及散在的弹力纤维，囊腔内层为扁平的单层间皮细胞层，本例患者病理上表现为明显单囊，内有清亮液体，内壁有扁平的细胞，为典型心包囊肿病理特点。心包囊肿需与心包脂肪垫、支气管囊肿、食管囊肿等疾病鉴别，病变部位及影像学特点有助于鉴别。常规治疗方法为手术切除，且手术较安全，预后较佳。经胸腔镜摘除或经皮穿刺抽液，也是可供选择的治疗方案。

七、评述

心包囊肿为先天发育异常引起；多无临床表现，体检时发现，也可有压迫症状；好发于右心膈角；CT 上表现为囊性结构，密度与水相近，边缘光滑；病理上主要为囊性结构内见清亮黄色液体，内壁为扁平细胞；手术是治疗的主要方式。

（张孝斌　曾惠清）

参考文献

1. MEREDITH A，ZAZAI I K，KYRIAKOPOULOS C. Pericardial Cyst//StatPearls [Internet]. Treasure Island（FL）：StatPearls Publishing，2022.
2. PATEL J，PARK C，MICHAELS J，et al. Pericardial cyst：case reports and a literature review. Echocardiography，2004，21（3）：269-272.
3. KEI J. Image diagnosis：pericardial cyst. Perm J，2013，17（4）：e149.

4. NIJVELDT R，BEEK A M，VAN GORP J M，et al. Pericardial cyst. Lancet，2005，365（9475）：1960.

5. ALQASSIEH R，AL-BALAS M，AL-BALAS H. Anesthetic and surgical considerations of giant pericardial cyst：Case report and literature review. Ann Med Surg（Lond），2020，55：275-279.

笔记

病例 84　CT 发现前上纵隔结节

一、病情介绍

患者，男性，35 岁。

以“体检发现前上纵隔结节 1 月余”为主诉入院。

现病史：1 个月前患者于外院体检，查胸部 CT 发现“前纵隔结节，胸腺瘤可能”，平素无胸痛、胸闷、气促，无剧烈咳嗽、呼吸困难，无咳脓痰、咯血，无声音嘶哑、饮水呛咳，无四肢乏力、吞咽乏力，无眼睑下垂、视物重影，无双上肢麻木、肩胛区疼痛。就诊于厦门大学附属中山医院，门诊拟“前上纵隔占位”收住院。

既往史：13 年前曾有“脚趾骨折”治疗史。

入院查体：体温 36.9 ℃，脉搏 58 次 / 分，呼吸 20 次 / 分，血压130/78 mmHg。神志清楚，浅表淋巴结未触及肿大。胸廓无畸形，胸壁无压痛，双肺呼吸音清，对称，未闻及干湿性啰音及胸膜摩擦音；心脏无杂音；腹平坦，无肌紧张、压痛及反跳痛；下肢无水肿；病理征阴性。

辅助检查：血常规、二便常规、肝肾功能、凝血功能、血气分析均未见明显异常。肌电图（重频试验 RNS）诊断：未见异常。常规心电图：显著窦性心动过缓。胸部 CT 平扫 + 增强：两侧胸廓对称，气管支气管通畅，双肺未见异常密度影，肺纹理走行清晰，双肺门不大，胸腔未见积液，前纵隔内见卵圆形低密度结节影，大小约 2.4 cm × 1.2 cm，边界清，CT 值 23 HU，边缘见点状高密度，增强扫描结节轻度均匀强化，纵隔结构清楚，未见异常增大的淋巴结，心脏大小及形态未见异常。提示前纵隔结节，胸腺瘤可能（图 84-1）。

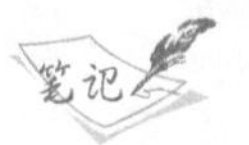

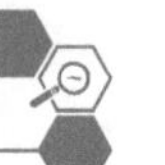

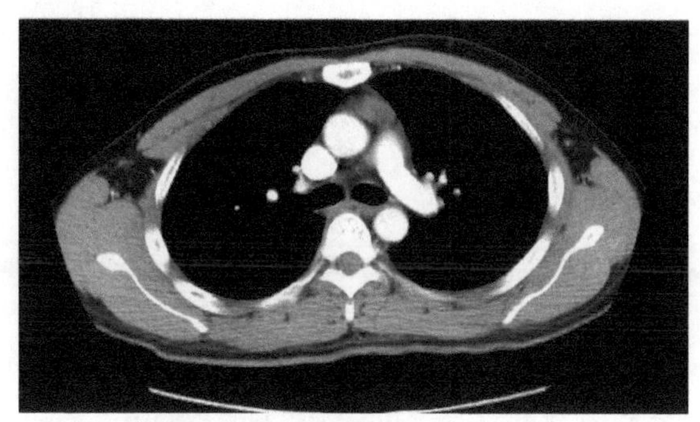
图 84-1　胸部 CT 平扫 + 增强

二、诊疗经过

入院后在全麻下行胸腔镜下前上纵隔肿瘤切除术，术后病理肉眼所见：（前上纵隔肿物）淡黄不整形组织一块，大小 6.8 cm × 3.8 cm × 2.0 cm，切面见一囊腔，大小 2.5 cm × 1.7 cm × 0.5 cm，壁厚 0.2 ～ 0.3 cm，内外壁光滑，周围组织切面灰白、灰黄，质中，未见明显占位。镜下所见：囊壁衬覆假复层纤毛上皮，囊内胸腺组织呈小叶状分布，小叶间为成熟脂肪组织。病理诊断：（前上纵隔肿物）胸腺囊肿（图 84-2）。

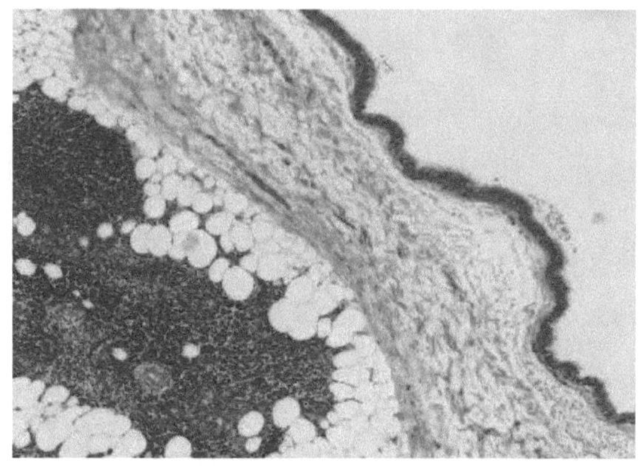
图 84-2　病理报告

三、最后诊断

胸腺囊肿。

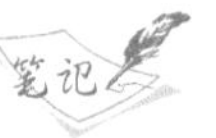

四、治疗与转归

术后病情恢复顺利，一般情况良好，予办理出院，出院后随访，未再复发。

五、重要提示

1. 患者为青年男性，体检 CT 发现前上纵隔占位，无症状。

2. CT 提示为前纵隔内见卵圆形低密度结节影，增强扫描结节轻度均匀强化。

3. 病理提示为一囊状物，内外壁光滑，镜下见囊壁衬覆假复层上皮，内见正常胸腺组织呈小叶状分布。

4. 手术切除是治疗的主要方法。

六、讨论

胸腺囊肿分为先天性和获得性，先天性胸腺囊肿比较少见，主要是由于胸腺咽导管未闭合，导管内上皮渗出或出血，渐扩张形成。大约 50% 先天性胸腺囊肿在 20 岁左右发现。获得性胸腺囊肿多发生于淋巴瘤放射治疗后或胸腺肿瘤手术后。胸腺囊肿临床表现依赖于肿瘤的大小及位置，可有胸痛、呼吸困难、咳嗽、吞咽困难等症状。也有无症状，以体检发现者，本例患者系青壮年，经体检 CT 发现。胸腺囊肿多位于前纵隔，可为单房或多房，单房型大多为先天性，纤维囊壁薄，病理以立方、柱状、鳞状或移行上皮为主。多数病例囊内为清亮的浆液性液体，胸腺囊肿的主要诊断是病理上发现囊肿壁内含有正常胸腺组织，本例患者病理上为单房性，房内见正常的胸腺组织呈小叶状分布。而多房性囊肿多为获得性，可由炎症、外伤或肿瘤造成，经常合并临床症状。胸腺囊肿在 CT 上多表现为前纵隔中线结构处、圆形、类圆形及不规则占位性病变，一般表现为边界清楚的水样肿物，部分获得性胸腺囊肿可呈不均匀性

高密度病变。胸腺囊肿的 CT 值一般在 0 ～ 50 HU，本例 CT 值为 23 HU。手术切除是治疗胸腺囊肿的主要方法。

七、评述

胸腺囊肿分为先天性和获得性。本例为先天性。先天性者多于体检时发现，发病年龄较轻，常无明显症状，好发于前上纵隔。CT 能清楚显示胸腺囊肿的部位、形态、密度和强化特征，反映囊肿的特点，本例系发生于前上纵隔，可见囊壁，囊内均匀低密度，强化不明显。胸腺囊肿病理表现为可见囊壁完整，内有正常胸腺组织。手术可根治胸腺囊肿。

（张孝斌　曾惠清）

参考文献

1. KONDOV G，KONDOV B，SRCEVA M J，et al. Giant Mediastinal Thymic Cyst. Pril（Makedon Akad Nauk Umet Odd Med Nauki），2017，38（2）：139-145.
2. 张正平，屈玉玲，侯晓婧，等 . 胸腺囊肿 CT 影像表现与病理特点分析 . 实用放射学杂志，2018，34（6）：858-860.
3. 王健，卢璐，周荣真，等 . 前纵隔胸腺囊肿的 CT 诊断及定量分析在鉴别诊断中的价值 . 实用放射学杂志，2019，35（9）：1415-1418.

病例 85　CT 体检发现右上纵隔占位

一、病情介绍

患者，女性，29 岁。

以“CT 体检发现右上纵隔占位 5 天”为主诉入院。

现病史：5 天前于外院体检，查胸部 CT 发现右上纵隔占位，平素无胸痛、胸闷、气促，无剧烈咳嗽、呼吸困难，无咳脓痰、咯血，无声音嘶哑、饮水呛咳，无四肢乏力、吞咽乏力，无眼睑下垂、视物重影，无双上肢麻木、肩胛区疼痛；就诊于厦门大学附属中山医院，门诊拟“右上纵隔占位”收住院。

入院查体：体温 36 ℃，脉搏 77 次 / 分，呼吸 20 次 / 分，血压 93/60 mmHg。双颈部、锁骨上浅表淋巴结未触及肿大。胸廓无畸形，无胸壁静脉曲张。胸壁无压痛，双肺呼吸活动度相等，未闻及干湿性啰音及摩擦音。

既往史：有剖宫产史。

辅助检查：血常规、肝肾功能、凝血功能未见明显异常；外院肺部 CT 增强：右上纵隔见占位，大小约 3.5 cm × 3.0 cm × 3.4 cm，考虑为巨淋巴结增生。

二、诊疗经过

转胸外科完善相关检查，行右上纵隔占位切除术；术后病理：淋巴结结构紊乱，见大量增生的毛细血管，淋巴滤泡增多，生发中心萎缩，见毛细血管穿入滤泡，滤泡周围小淋巴细胞呈葱皮样排列。免疫组化结果：CD20（B 淋巴细胞 +），CD34（血管 +），CD3（T 淋巴细胞 +），CD5（T 淋巴细胞 +），CD68（KP-1）（组织细胞 +），CD79a（B 淋巴细胞 +），CK-H（–），CK-P（–），CD1a（–），CD19

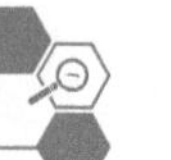

（B 淋巴细胞 +），TdT（散在少许未成熟 T 淋巴细胞 +），Ki-67（+，非生发中心 5%）。病理诊断：（右纵隔肿物）淋巴滤泡增生密集，散在分布整个淋巴结，滤泡周围淋巴细胞呈同心圆样排列，滤泡中央见玻璃样变小血管。结合免疫组化，符合 Castleman 病（图 85-1）。

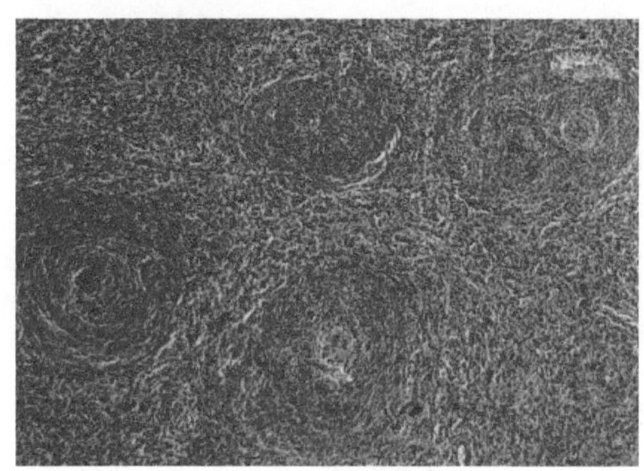

图 85-1　病理报告

三、最后诊断

纵隔 Castleman 病。

四、治疗与转归

术后 5 个月于肿瘤科随访，肺部 CT 未见明显异常（图 85-2），腹盆腔 CT 提示双侧附件混杂密度影，子宫、附件彩超未见异常，盆腔 MRI 未见异常，整体复查未见复发转移灶。

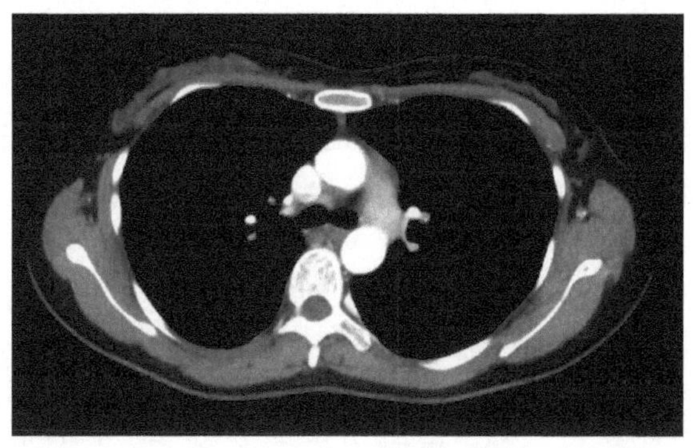

图 85-2　胸部 CT 复查未见复发转移灶，未见异常

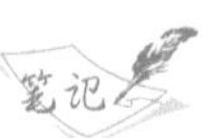

五、重要提示

1. 患者为青年女性，无症状性纵隔肿块。

2. CT：右上纵隔见占位，考虑为巨淋巴结增生。

3. 病理：淋巴结结构紊乱，见大量增生的毛细血管，淋巴滤泡增多，生发中心萎缩，见毛细血管穿入滤泡，滤泡周围小淋巴细胞呈葱皮样排列。

4. 手术切除后无复发。

六、讨论

Castleman 病（CD）为一种较少见、原因不明的不典型淋巴组织增殖性疾病，又称血管滤泡性淋巴组织增生、巨大淋巴结病或血管瘤性淋巴错构瘤。由于缺乏特征，临床表现多样。加之临床少见，故本病误诊和漏诊率均较高。常发生于胸内，约占所有发病部位的 86%，依次为前纵隔、右侧气管旁、肺门和后纵隔。本例系发生于右上前纵隔。CD 可分为局限型和多中心型，局限型指局部单发生肿块，增大的孤立性软组织肿物为特征，其临床大多数表现为大小不等、相互融合的多个肿大淋巴结，少数为单发，直径 2 ～ 4 cm，呈缓慢生长，多数无临床表现，个别可因淋巴结巨大而出现压迫表现，本例患者通过全身排查发现其只发生于右上纵隔，无其他部位肿块，考虑为局限型 CD。多中心型 CD 指全身多发的肿块，半数患者表现全身系统性病变引起的症状和体征，如贫血、发热、乏力、广泛的淋巴结肿大和器官巨大症等。影像学是 CD 重要的诊断手段。CT 通常能发现 CD 表现为局限性均质或不均质软组织密度肿块，增强后肿块影可明显强化，部分 CD 肿块内可有钙化灶，提示本病为慢性过程。MRI 在诊断 CD 上无明显优势。PET 能显示 CD 对 ^{18}F-FDG 高代谢，但难与恶性淋巴瘤和淋巴结转移癌区分。本例的遗憾即无法获得外院 CT 影像资料及描述。获取病理即可明确诊

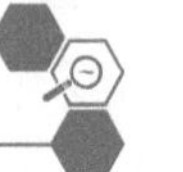

断 CD。镜下观察如为透明血管型者可见巨大的淋巴滤泡，中心可见玻璃样变性及增生的分支状小血管，滤泡周围有大量紧密同心圆排列的成熟淋巴细胞，呈“葱皮样”外观；本例患者通过手术，病理提示淋巴结结构紊乱，见大量增生的毛细血管，淋巴滤泡增多，生发中心萎缩，见毛细血管穿入滤泡，滤泡周围小淋巴细胞呈“葱皮样”排列，为典型 CD 的病理表现。局灶型 CD 首选手术治疗，预后良好，本例患者手术切除 5 个月后随访 CT，未见复发。而多中心型 CD 病易复发和转化为淋巴瘤，治疗上以手术 + 术后辅助化疗为主，临床预后大多不良。

七、评述

Castleman 病分为局限型和多中心型。本例只发生于纵隔，为局限型。患者无症状，于体检发现，CT 提示右上纵隔肿块；通过手术切除病理提示为典型的 CD 病理表现。5 个月后复查 CT 未见复发。

（张孝斌　曾惠清）

参考文献

1. DISPENZIERI A，FAJGENBAUM D C.Overview of Castleman disease.Blood，2020，135（16）：1353-1364.
2. LEGRAS A，TALLET A，DIDELOT A，et al. Clinical and molecular characteristics of unicentric mediastinal Castleman disease. J Thorac Dis，2018，10（4）：2079-2088.
3. ABRAMSON J S. Diagnosis and Management of Castleman Disease. J Natl Compr Canc Netw，2019，17（11.5）：1417-1419.
4. SZALAT R，MUNSHI N C.Diagnosis of Castleman Disease. Hematol Oncol Clin North Am，2018，32（1）：53-64.
5. BOUTBOUL D，FADLALLAH J，CHAWKI S，et al. Treatment and outcome of Unicentric Castleman Disease：a retrospective analysis of 71 cases. Br J Haematol，2019，186（2）：269-273.

病例 86 咳嗽，胸痛，气短，胸膜及肺部多发结节

一、病情介绍

患者，男性，65 岁，采石工作 50 年。

以“咳嗽、胸痛 2 年余，再发伴气短 2 天”为主诉于 2021 年 8 月 2 日入院。

现病史：2 年前患者于受凉后出现咳嗽，咳少量白痰，前胸部疼痛，后背部放射，发热、畏冷，伴胸闷、气促，无咯血，无夜间盗汗，就诊于厦门大学附属中山医院，查肺部 CT 提示“①双肺炎症并两侧胸腔积液；②右肺尖间隔旁型肺气肿；③双肺野多发小结节，纵隔、双肺门多发淋巴结”，予以抗感染、止痛治疗后好转出院。2 年来偶有咳嗽、咳痰，无明显活动后气促，未特殊诊治。此次入院 2 天前无明显诱因出现气短，爬梯 1 楼即须休息，胸痛、咳嗽、咳痰同前，无发热，无下肢水肿，复查肺部 CT 提示“两肺弥漫多发实性小结节，双侧胸膜弥漫性结节状增厚；纵隔多发淋巴结稍增大；密度稍高，矽肺？双侧胸腔少量积液，右肺下叶轻度膨胀不全，两肺下叶后部渗出，双肺上叶间隔旁型肺气肿”，遂收住院。

既往史：曾因头部外伤致“左侧广泛慢性硬膜下血肿”，于厦门大学附属中山医院行慢性硬膜下血肿钻孔引流术，从事采石工作 50 年，目前仍未脱离工作环境。吸烟史 50 余年，平均 20 支 / 日，无放射性物质接触史；无酗酒史。家族史无特殊。

入院查体：体温 36.5℃，脉搏 67 次 / 分，呼吸 19 次 / 分，血压 116/60 mmHg。神志清楚，查体合作，双肺呼吸音粗，双肺未闻及明

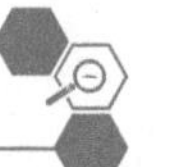

显干湿性啰音，无胸膜摩擦音；心音低，律齐，各瓣膜听诊区未闻及病理性杂音；腹软，无压痛、反跳痛，肝脾肋下未触及，移动性浊音阴性；双下肢无水肿。

辅助检查：2 年前胸部 CT（图 86-1）：双肺炎症并两侧胸腔积液；右肺尖间隔旁型肺气肿；双肺野多发小结节，纵隔、双肺门多发淋巴结；主动脉、冠状动脉钙化；左胸壁致密影。诊断：①双肺炎症并两侧胸腔积液，请结合临床；②右肺尖间隔旁型肺气肿；③双肺野多发小结节，纵隔、双肺门多发淋巴结，请结合临床病史，随访复查；④主动脉、冠状动脉钙化；⑤左胸壁致密影。此次入院前肺部 CT（图 86-2）：两肺弥漫多发实性小结节，双侧胸膜弥漫性结节状增厚；纵隔多发淋巴结稍增大；密度稍高，矽肺？双侧胸腔少量积液，右肺下叶轻度膨胀不全，两肺下叶后部渗出，双肺上叶间隔旁型肺气肿。血气分析：pH 7.428、二氧化碳分压 38.9 mmHg、氧分压 62 mmHg ↓（低氧血症）。血常规：白细胞 4.18×10^9/L、血红蛋白 129 g/L ↓；红细胞沉降率 80.8 mm/h ↑；D-二聚体 2.46 mg/L ↑；C- 反应蛋白 44.19 mg/L ↑；常规生化全套检查：白蛋白 37.3 g/L ↓，余未见异常；结核感染 T 细胞阳性；尿常规定量分析：尿隐血弱阳性、红细胞 17.8/μL ↑、细菌 22.7/μL ↑；男性肿瘤标志物检测：糖类抗原 125 73.4 U/mL ↑、神经元特异性烯醇化酶 18.66 ng/mL ↑，余未见异常；ANA+ENA 抗体谱+ANCA：抗组蛋白抗体阳性，ANCA 均阴性。体液免疫检查：补体 C_4 0.5 g/L ↑，α_1- 酸性糖蛋白 1.26 g/L ↑；曲霉菌半乳甘露聚糖阴性。真菌 D- 葡聚糖、降钙素原、肌钙蛋白、脑钠肽、抗环瓜氨酸肽抗体均未见明显异常。肺功能：肺通气功能检查：阻塞性通气功能障碍（轻度）。最大通气量降低，气道阻力增高，残气及残总比增高，肺弥散功能减退（轻度）。

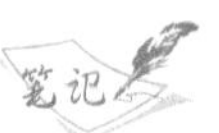

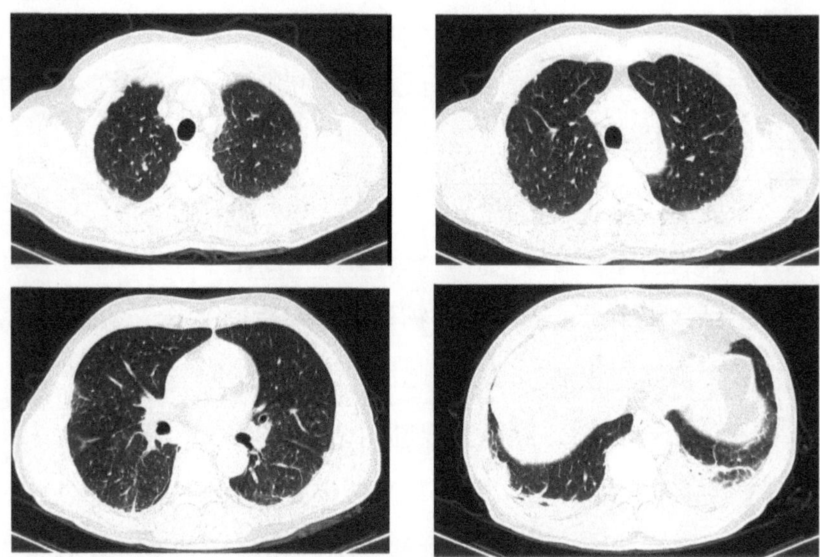

图 86-1　胸部 CT（2019 年 12 月 21 日）

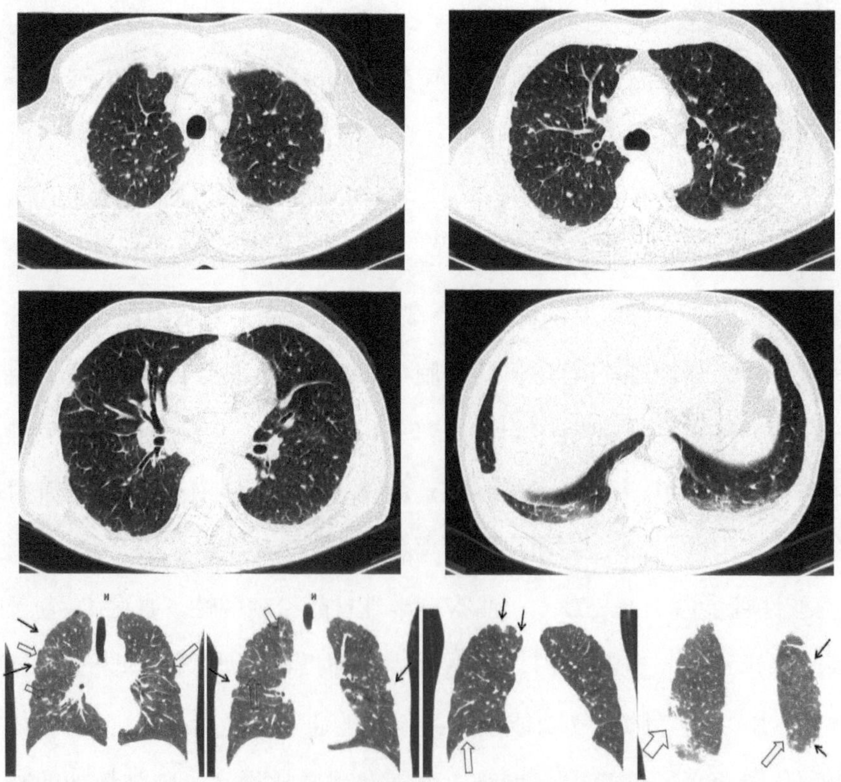

两肺弥漫多发实性小结节（蓝色空心箭头），双侧胸膜弥漫性结节状增厚（黑色箭头）；纵隔多发淋巴结稍增大；密度稍高，矽肺？双侧胸腔少量积液，右肺下叶轻度膨胀不全，两肺下叶后部渗出，双肺上叶间隔旁型肺气肿。

图 86-2　肺部 CT 平扫（2021 年 8 月 1 日）

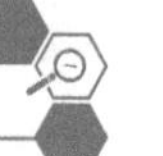

二、诊疗经过

入院后于 2021 年 8 月 2 日开始予“莫西沙星”抗感染治疗，并行右侧胸腔镜下前壁层胸膜活检 + 冷冻活检处理。

三、最后诊断

肺尘埃沉着病；慢性阻塞性肺疾病急性加重期（GOLD 1 级，A 组）；肺部感染。

四、治疗与转归

经“莫西沙星”抗感染，并解痉平喘、对症治疗后，患者症状明显改善，考虑多发肺部及胸膜结节性质不明，予胸腔镜检查，镜下见胸膜间中量粘连，脏层胸膜较多色素沉着，局部白色凸起，前壁层胸膜可见较多黄色凸起物，予活检钳活检及冷冻活检。病理回报（图 86-3）：（右前胸壁组织）纤维及脂肪组织，间质炎细胞浸润，部分组织衬覆单层立方上皮，局部呈乳头状，细胞未见明显异型。考虑间皮增生，伴慢性炎。

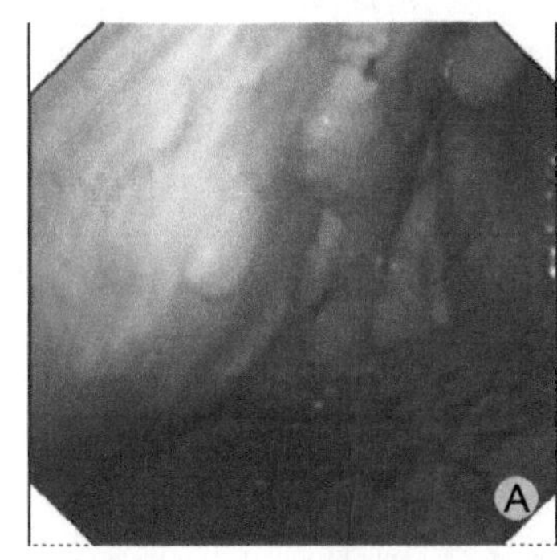

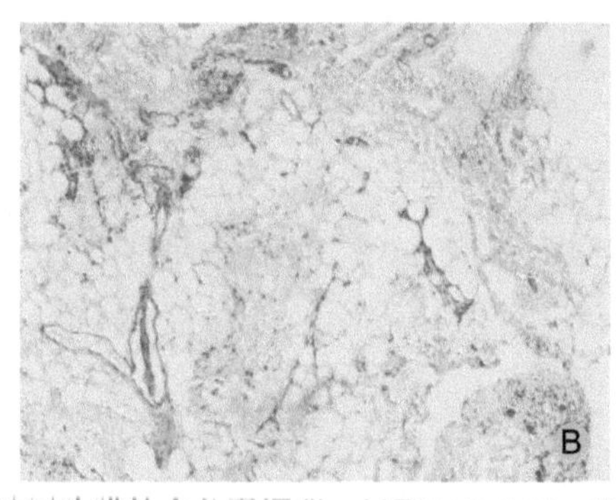

A. 胸腔镜检查：见胸膜间中量粘连，脏层胸膜较多色素沉着，局部白色凸起，前壁层胸膜可见较多黄色凸起物，予活检钳活检及冷冻活检。B. 活检组织病理：（右前胸壁组织）纤维及脂肪组织，间质炎细胞浸润，部分组织衬覆单层立方上皮，局部呈乳头状，细胞未见明显异型。考虑间皮增生，伴慢性炎。

图 86-3 病理回报

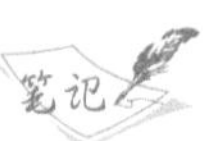

五、重要提示

1. 患者为中老年，慢性病程，有50年采石职业粉尘接触史，有长期大量吸烟史。

2. 表现为咳嗽、咳痰、胸痛、气促，症状较轻微，无肿瘤消耗表现，查体无特殊。

3. 肺部CT示双肺多发肺内及胸膜下结节、胸膜肥厚，持续暴露在职业粉尘下，2年病灶略有进展。

4. 胸腔镜胸膜下结节活检提示间皮增生，伴慢性炎。

六、讨论

肺尘埃沉着病是最常见的环境与职业相关性肺病，是在职业活动中长期吸入不同致病性的生产性粉尘并在肺内潴留而引起的以肺组织弥漫性纤维化为主的一组职业性肺部疾病的统称，肺尘埃沉着病的病理改变是肺组织弥漫性纤维化，是严重致肺组织结构破坏并损害肺功能的疾病。按我国《职业病分类和目录》，主要包括矽肺、煤工肺尘埃沉着病、石墨肺尘埃沉着病、炭黑肺尘埃沉着病、石棉肺、滑石肺尘埃沉着病、水泥肺尘埃沉着病、云母肺尘埃沉着病、陶工肺尘埃沉着病、铝肺尘埃沉着病、电焊工肺尘埃沉着病、铸工肺尘埃沉着病12种。自2010年以来每年报告肺尘埃沉着病新发病例数均突破2万例。截至2017年，我国累计报告职业病病例95万余例，其中肺尘埃沉着病85万余例，占比89.8%，主要是矽肺和煤工肺尘埃沉着病。根据全球疾病负担（2015年）公布的资料显示，我国2015年死亡的肺尘埃沉着病例估计为9538例，矽肺病例为6456例。由于肺尘埃沉着病发生多需要10～20年甚至更长的接尘工龄，且脱离粉尘接触后仍可以发病，因此预计在未来的20年甚至更长时间内仍将有大量肺尘埃沉着病新病例陆续发生。近年来，中国人群肺尘埃沉着病引起的疾病

负担仍呈上升趋势，并占全球较大比重，已成为我国严重的公共卫生问题。

病因及发病机制：肺尘埃沉着病是长期吸入不同致病性的生产性粉尘并在肺内潴留而引起的肺组织弥漫性纤维化。最常见的为硅沉着病，系长期吸入二氧化硅结晶体引起的弥漫性肺间质纤维化疾病，基本病变是肺组织内矽结节的形成和弥漫性肺间质纤维化，其中矽结节对硅沉着病有诊断意义。

临床表现：多为隐性发病，进展缓慢，早期多无表现，多因体检发现肺部或胸膜病变而就诊，最常见的症状是活动后呼吸困难，也可以出现咳嗽、咳痰，肺部听诊一般正常，而合并感染、气道堵塞或狭窄，可闻及肺部干湿性啰音，部分患者脱离暴露环境，疾病仍可进展。肺尘埃沉着病典型的 X 线胸片特征改变多为双肺弥漫粟粒样结节，多位于上中肺野，可局部融合成块，亦可表现为靠近胸膜的多发结节影或胸膜斑，多伴有肺门纵隔淋巴结增大伴钙化，晚期可出现双肺广泛纤维化，病理有助于鉴别。

诊断和鉴别诊断：有肺尘埃沉着病作业职业史（金属矿山开采业，采石及石料加工工种，铸造中的翻砂、吹砂工种，玻璃制造中的原料工作，搪瓷制造业和陶瓷制造业等）和生产环境条件接触（作业场所空气中粉尘浓度、游离二氧化硅的含量、粉尘的分散度、从事矽尘作业的工龄及防护措施等），又有技术质量合格的胸片和必要动态观察资料，结合临床表现及相应的必要检查以除外其他疾病的可能，肺尘埃沉着病的诊断一般较容易。主要需与粟粒性肺结核、含铁血黄素沉着症、结节病、肺泡微结石症、细支气管肺泡癌等相鉴别。

治疗：目前无特异性治疗手段，对于确诊的患者，建议尽快脱

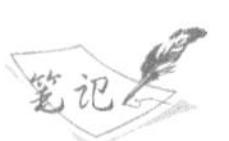

离粉尘作业环境。治疗的原则是全面健康管理并积极临床干预。一般采用综合措施，针对肺部病变，药物治疗可考虑尝试使用抗纤维化类药物，如汉防己甲素、克矽平、乙酰半胱氨酸、吡非尼酮等。对于短期吸入高浓度粉尘，表现为肺泡蛋白沉着症样改变的病例可试行支气管肺泡灌洗。同时应积极控制并发症（包括肺结核、肺部感染、气胸、肺源性心脏病、肺癌等），其中合并肺结核者病情进展迅速，常耐药，难以控制，因此对二期、三期肺尘埃沉着病应常规反复查痰中结核杆菌，及早发现，及时治疗，采用三联或四联抗结核药物，疗程至少 2 年，若有空洞者还需适当延长治疗时间。对症治疗包括祛痰、镇咳、解痉平喘、氧疗等，前者可应用黏液溶解剂，如溴己新、氨溴索、乙酰半胱氨酸、羧甲司坦等；镇咳可选用可待因、右美沙芬、那可丁等；解痉平喘可予以 β 受体激动剂、抗胆碱能药物、茶碱类药物等。另外，需加强营养、预防感染、坚持锻炼、呼吸康复等。

七、评述

肺尘埃沉着病作为呼吸系统最常见的职业病，在临床并不少见，对于有职业粉尘接触史的患者，当其出现双肺多发结节，伴有胸膜下多发结节时，在积极排除恶性胸膜间皮瘤、细支气管肺泡癌、肺结核或真菌等感染、结缔组织病、其他间质性肺病后考虑肺尘埃沉着病之诊断。应交代患者尽快脱离职业环境或居住环境，早期患者寿命一般不会受太大影响，但如出现并发症，一般预后欠佳。治疗上，暂无特殊有效治疗药物，应强调全面健康管理并积极进行临床干预，定期于呼吸内科门诊随访。

（林秀丽　曾惠清）

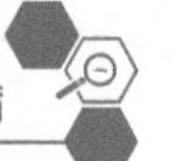

参考文献

1. 李德鸿．不要把尘肺病防治引入歧途．环境与职业医学，2018，35（4）：283-285.
2. Institute for Health Metrics and Evaluation GBD Compare[EB/OL].[2018-02-13]. http：//www.healthdata.org/results/data-visualizations.
3. 蔡美钦，宇传华，胡樱．基于 GBD 数据的中美德尘肺疾病负担对比．公共卫生与预防医学，2021，32（1）：5-9.

附录
中华医学会呼吸病学分会胸膜与纵隔疾病学组留念

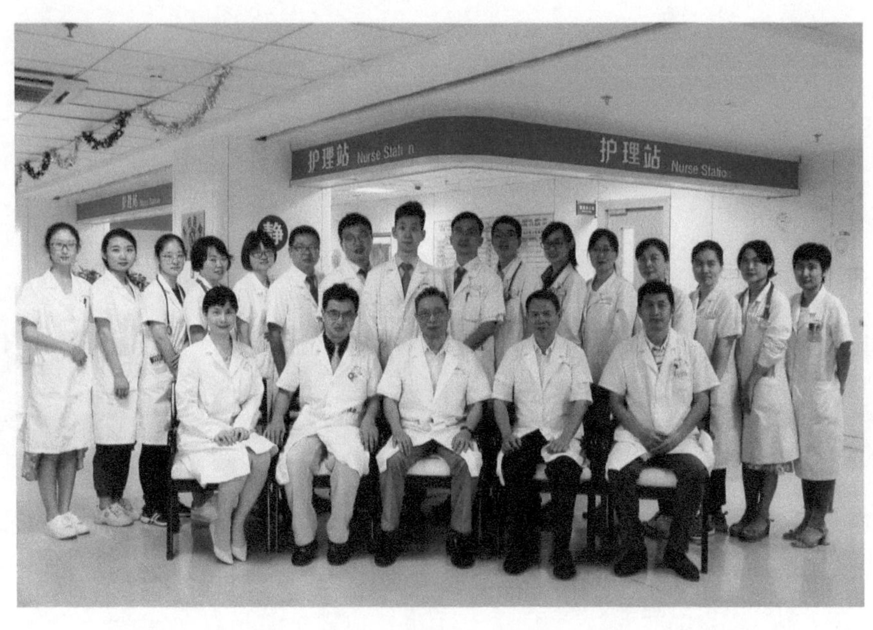

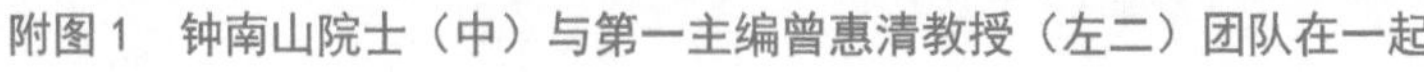
附图 1　钟南山院士（中）与第一主编曾惠清教授（左二）团队在一起

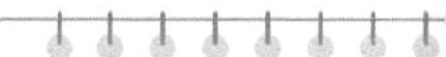

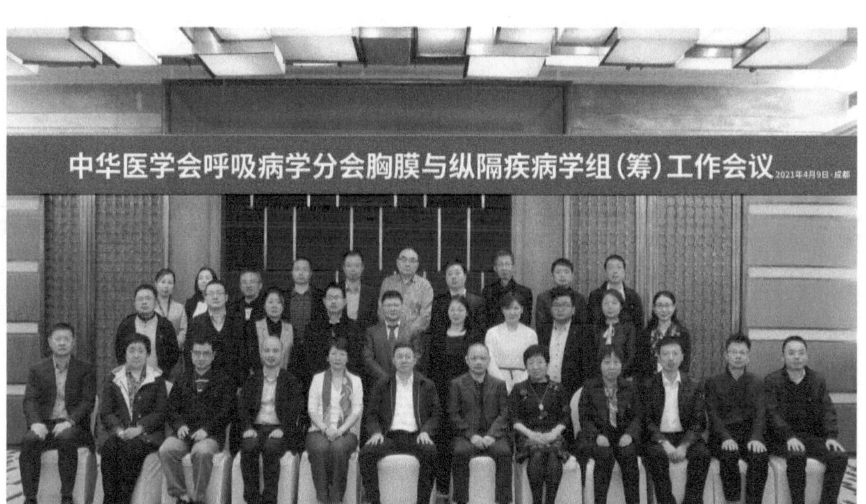

附图 2　中华医学会呼吸病学分会胸膜与纵隔疾病学组全体委员工作会议合影，左三为曾惠清教授，右六为曾运祥教授

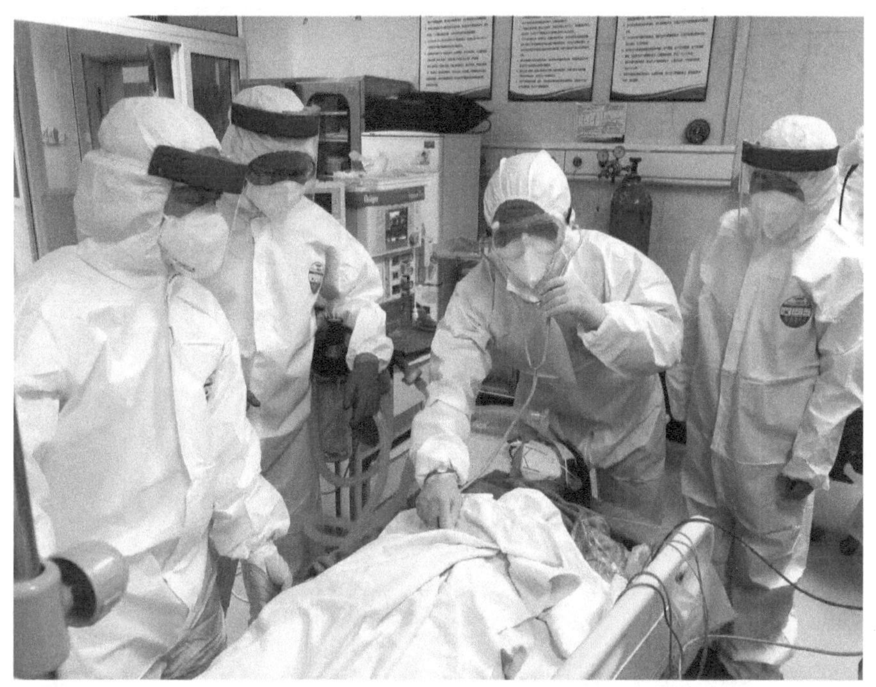

附图 3　曾惠清教授与团队成员在新冠重症监护病房抢救患者

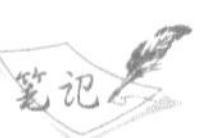

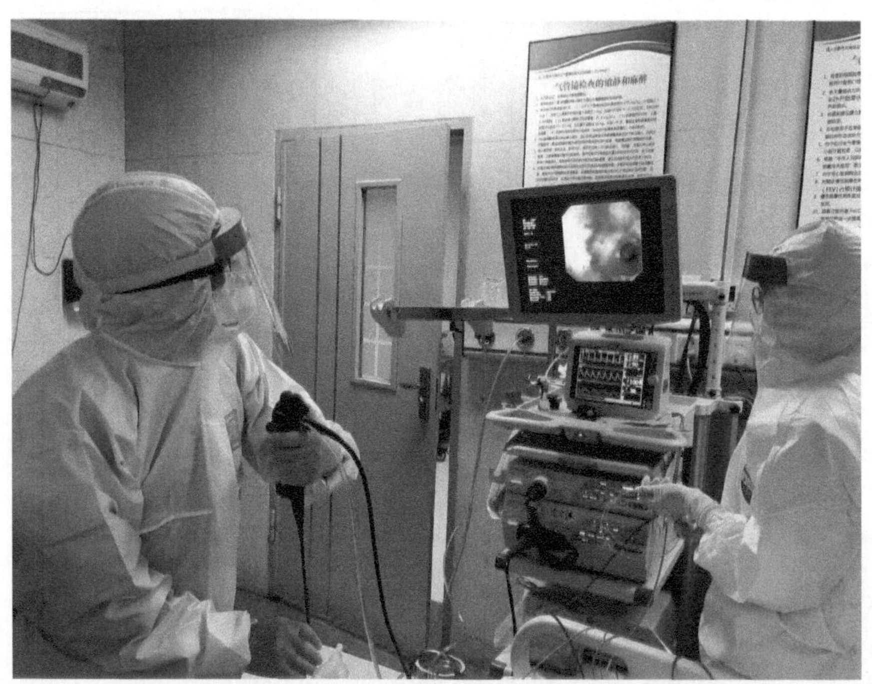

附图 4　曾惠清教授（左一）在给新冠疑似病例行支气管镜检查

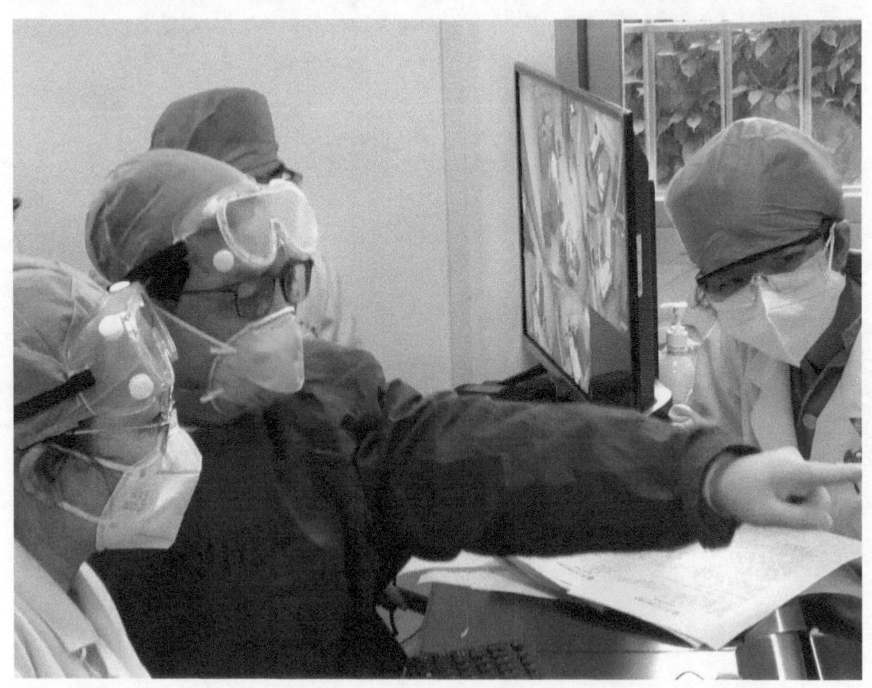

附图 5　曾惠清教授（左二）与团队成员在新冠隔离病房办公室讨论病情

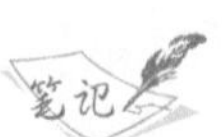

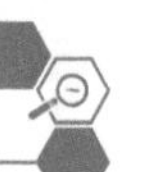

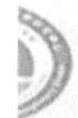

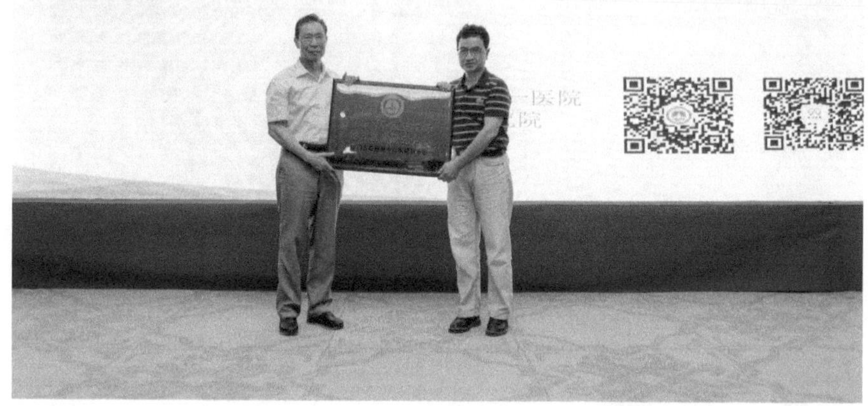

附图 6　曾惠清教授（右一）接受钟南山院士（左一）“国家呼吸系统疾病临床医学研究中心”的授牌

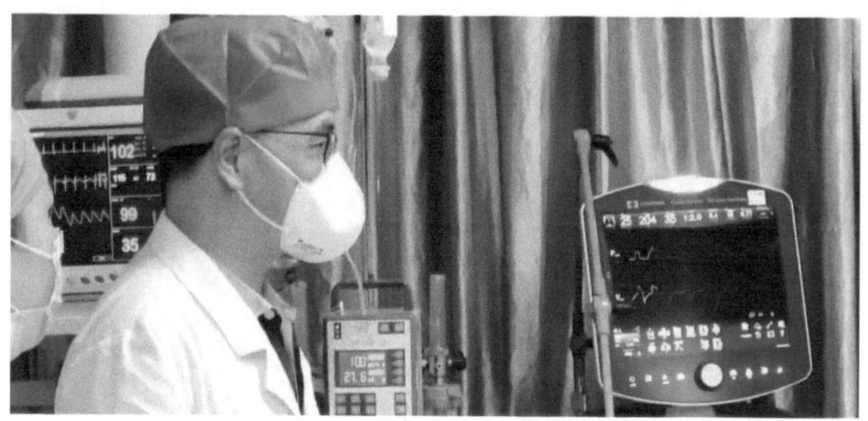

附图 7　曾惠清教授（左二）在 RICU 查房

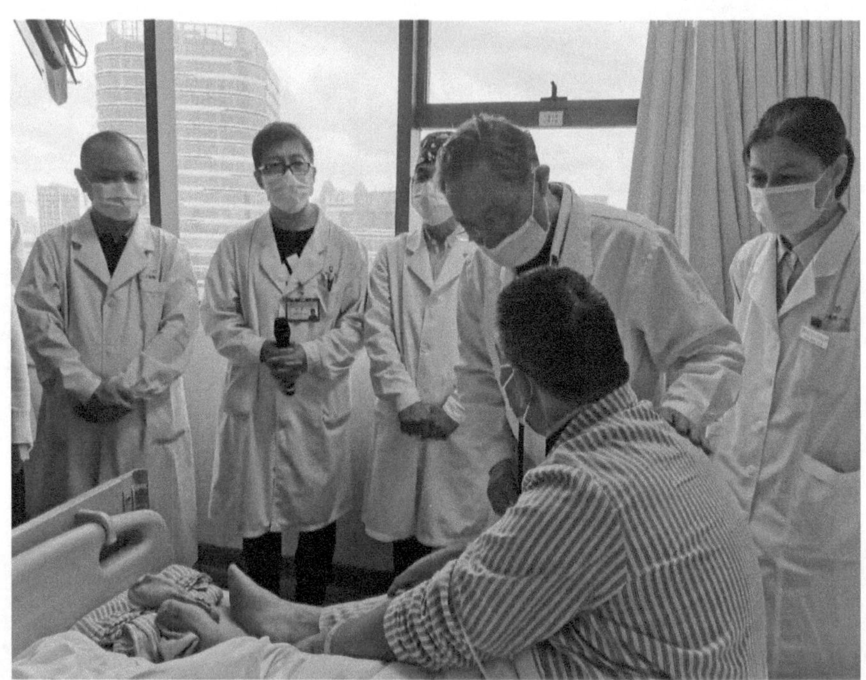

附图 8　曾运祥教授（左一）与钟南山院士（右二）一起查房

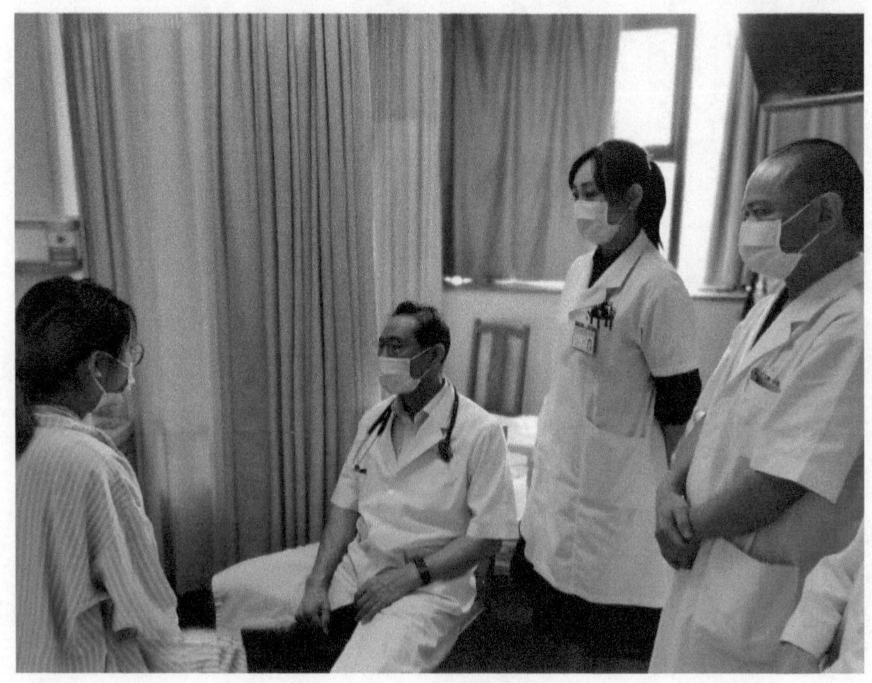

附图 9　曾运祥教授（右一）与钟南山院士（左二）一起查房

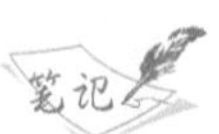

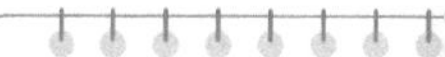

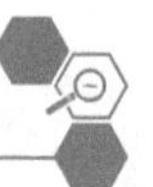

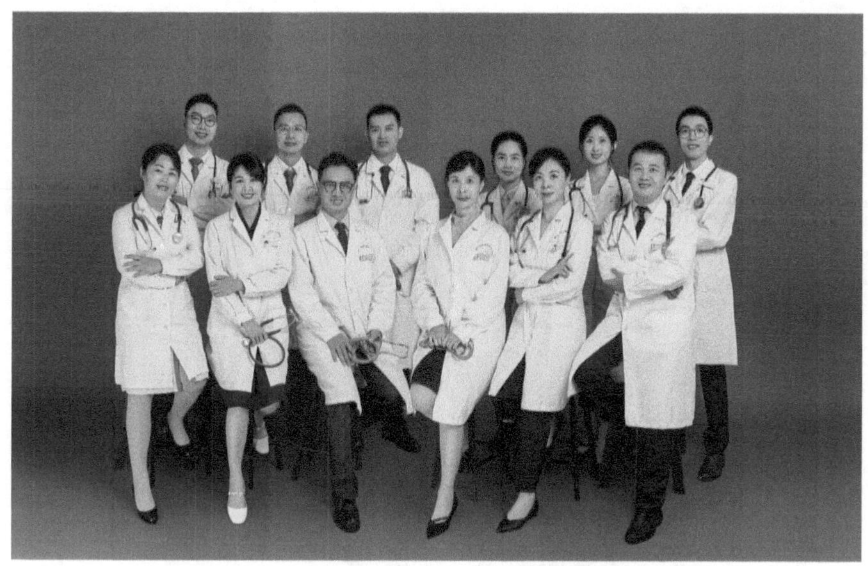

附图 10　曾惠清教授（左三）与团队成员在一起

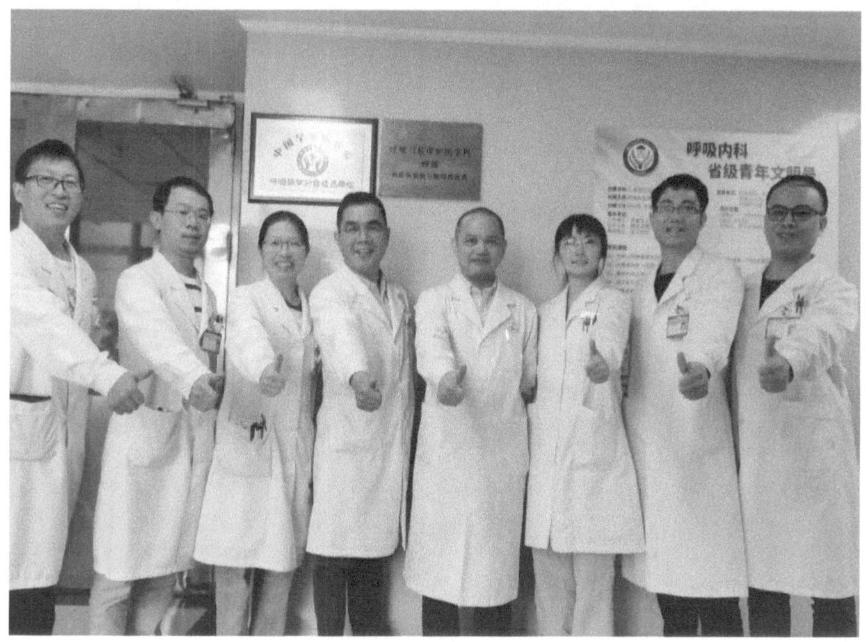

附图 11　曾运祥教授（右四）与团队成员在一起

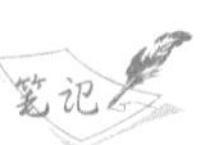

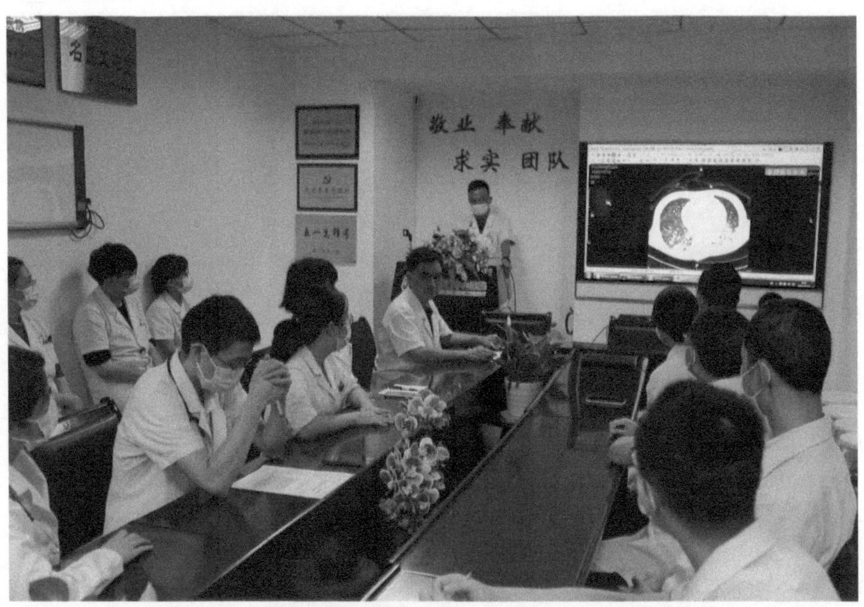

附图 12　曾惠清教授带领团队成员进行疑难病例讨论

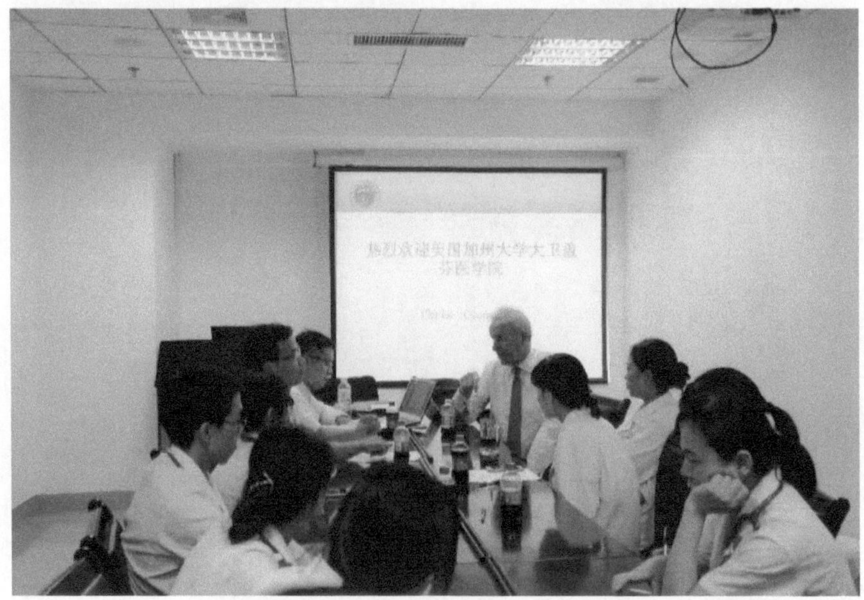

附图 13　曾惠清教授与团队和美国加州大学学术团队进行交流